全国高职高专院校护理类专业核心教材

内科护理

（供护理、助产专业用）

主　编　陈若冰　朱　慧　安晓倩

副主编　邢鸿雁　闫海波　王　燕　郑英花　徐西鹏

编　者　（以姓氏笔画为序）

王　燕（楚雄医药高等专科学校）

邢鸿雁（泰山护理职业学院）

朱　慧（江苏医药职业学院）

刘　永（重庆医药高等专科学校）

闫海波（山东医学高等专科学校）

安晓倩（遵义医药高等专科学校）

李冬秀（福建卫生职业技术学院）

陈若冰（辽宁医药职业学院）

林海慧（辽宁医药职业学院）

周滋霞（江苏医药职业学院）

郑英花（大连理工大学附属中心医院）

郑高福（山东省青岛第二卫生学校）

赵　爽（中国医科大学附属盛京医院）

徐西鹏（曲阜远东职业技术学院）

常月乐（沈阳医学院附属中心医院）

崔洪艳（长春医学高等专科学校）

中国健康传媒集团
中国医药科技出版社

内 容 提 要

本教材为“全国高职高专院校护理类专业核心教材”之一，是根据本套教材的编写指导思想和原则要求，结合专业培养目标和本课程的教学目标、内容与任务要求编写而成。全书主要介绍内科常见疾病的护理知识与技能，也涉及基础医学、临床医学和人文社会科学的部分知识。根据临床护理的科室分工，本教材除绪论外分为九个项目，在每个项目内，包括典型任务和综合任务，在每个任务下按照工作程序阐述与之相关的知识点和技术操作。

本教材为书网融合教材，在纸质教材基础上融合数字化教学配套资源（PPT、习题、微课、视频等），实现了纸媒教材与富媒体资源的融合，使教学资源更加多样化、立体化。

本教材主要供高职高专院校护理、助产专业用。

图书在版编目（CIP）数据

内科护理/陈若冰，朱慧，安晓倩主编．—北京：中国医药科技出版社，2022.7

全国高职高专院校护理类专业核心教材

ISBN 978－7－5214－2922－0

Ⅰ.①内…　Ⅱ.①陈…　②朱…　③安…　Ⅲ.①内科学－护理学－高等职业教育－教材　Ⅳ.①R473.5

中国版本图书馆 CIP 数据核字（2021）第 260372 号

美术编辑　陈君杞

版式设计　友全图文

出版　**中国健康传媒集团**｜中国医药科技出版社

地址　北京市海淀区文慧园北路甲 22 号

邮编　100082

电话　发行：010－62227427　邮购：010－62236938

网址　www. cmstp. com

规格　889mm×1194mm $^{1}/_{16}$

印张　24 $^{1}/_{2}$

字数　736 千字

版次　2022 年 7 月第 1 版

印次　2022 年 7 月第 1 次印刷

印刷　三河市万龙印装有限公司

经销　全国各地新华书店

书号　ISBN 978－7－5214－2922－0

定价　69.00 元

出版说明

为了贯彻党的十九大精神，落实国务院《国家职业教育改革实施方案》文件精神，将“落实立德树人根本任务，发展素质教育”的战略部署要求贯穿教材编写全过程，充分体现教材育人功能，深入推动教学教材改革，中国医药科技出版社在院校调研的基础上，于2020年启动“全国高职高专院校护理类、药学类专业核心教材”的编写工作。在教育部、国家药品监督管理局的领导和指导下，在本套教材建设指导委员会和评审委员会等专家的指导和顶层设计下，根据教育部《职业教育专业目录（2021 年）》要求，中国医药科技出版社组织全国高职高专院校及其附属机构历时1年精心编撰，现该套教材即将付梓出版。

本套教材包括护理类专业教材共计32门，主要供全国高职高专院校护理、助产专业教学使用；药学类专业教材33门，主要供药学类、中药学类、药品与医疗器械类专业师生教学使用。其中，为适应教学改革需要，部分教材建设为活页式教材。本套教材定位清晰、特色鲜明，主要体现在以下几个方面。

1. 体现职业核心能力培养，落实立德树人

教材应将价值塑造、知识传授和能力培养三者融为一体，融入思想道德教育、文化知识教育、社会实践教育，落实思想政治工作贯穿教育教学全过程。通过优化模块，精选内容，着力培养学生职业核心能力，同时融入企业忠诚度、责任心、执行力、积极适应、主动学习、创新能力、沟通交流、团队合作能力等方面的理念，培养具有职业核心能力的高素质技能型人才。

2. 体现高职教育核心特点，明确教材定位

坚持“以就业为导向，以全面素质为基础，以能力为本位”的现代职业教育教学改革方向，体现高职教育的核心特点，根据《高等职业学校专业教学标准》要求，培养满足岗位需求、教学需求和社会需求的高素质技术技能型人才，同时做到有序衔接中职、高职、高职本科，对接产业体系，服务产业基础高级化、产业链现代化。

3. 体现核心课程核心内容，突出必需够用

教材编写应能促进职业教育教学的科学化、标准化、规范化，以满足经济社会发展、产业升级对职业人才培养的需求，做到科学规划教材标准体系、准确定位教材核心内容，精炼基础理论知识，内容适度；突出技术应用能力，体现岗位需求；紧密结合各类职业资格认证要求。

4. 体现数字资源核心价值，丰富教学资源

提倡校企“双元”合作开发教材，积极吸纳企业、行业人员加入编写团队，引入一些岗位微课或者视频，实现岗位情景再现；提升知识性内容数字资源的含金量，激发学生学习兴趣。免费配套的“医药大学堂”数字平台，可展现数字教材、教学课件、视频、动画及习题库等丰富多样、立体化的教学资源，帮助老师提升教学手段，促进师生互动，满足教学管理需要，为提高教育教学水平和质量提供支撑。

编写出版本套高质量教材，得到了全国知名专家的精心指导和各有关院校领导与编者的大力支持，在此一并表示衷心感谢。出版发行本套教材，希望得到广大师生的欢迎，对促进我国高等职业教育护理类和药学类相关专业教学改革和人才培养做出积极贡献。希望广大师生在教学中积极使用本套教材并提出宝贵意见，以便修订完善，共同打造精品教材。

全国高职高专院校护理类专业核心教材

建设指导委员会

全国高职高专院校护理类专业核心教材

评审委员会

数字化教材编委会

主　编　陈若冰　朱　慧　安晓倩

副主编　邢鸿雁　闫海波　王　燕　郑英花

编　者　（以姓氏笔画为序）

王　燕（楚雄医药高等专科学校）

邢鸿雁（泰山护理职业学院）

朱　慧（江苏医药职业学院）

刘　永（重庆医药高等专科学校）

闫海波（山东医学高等专科学校）

安晓倩（遵义医药高等专科学校）

李冬秀（福建卫生职业技术学院）

陈若冰（辽宁医药职业学院）

林海慧（辽宁医药职业学院）

周滋霞（江苏医药职业学院）

郑英花（大连理工大学附属中心医院）

郑高福（山东省青岛第二卫生学校）

赵　爽（中国医科大学附属盛京医院）

常月乐（沈阳医学院附属中心医院）

崔洪艳（长春医学高等专科学校）

前言

为深入贯彻落实《国家职业教育改革实施方案》文件精神，培养更多高素质技术技能人才，更好地满足“十四五”期间高等职业教育人才培养的需要，深化“三教”改革，进一步提升护理专业教材质量，突出时代特征，满足护理岗位发展需求，我们编写了本教材。

本教材是“全国高职高专院校护理类专业核心教材”之一，系根据《高等职业学校专业教学标准》要求，紧密结合《职业教育专业目录（2021 年）》人才培养一体化要求，由 13 所院校及附属医院的 15 名一线教师和临床工作者，根据实际教学、临床经验编写而成。全书内容主要包括绪论、呼吸系统疾病患者的护理、循环系统疾病患者的护理、消化系统疾病患者的护理、泌尿系统疾病患者的护理、血液系统疾病患者的护理、内分泌及代谢性疾病患者的护理、风湿性疾病患者的护理、神经系统疾病患者的护理、传染病患者的护理十部分。本教材有以下特点：

1. 体现职业核心能力的培养，落实立德树人，将价值塑造、知识传授和能力培养三者融为一体，在课程教材中加强对学生人文素质的培养，将思政教育、文化实践等元素贯穿融入其中。

2. 遵循技术技能成长规律、对接护理岗位工作标准，以护理典型案例为载体，按照护理程序进行编写。

3. 紧扣护士执业资格考试大纲，将内科护理理论与临床护理技能有机融合，设置了“学习目标”“导学情景”“看一看”“练一练”“想一想”“知识回顾”“目标检测”等模块，增加教材的可读性，提升学生的学习兴趣，帮助学生把握重点和对知识的理解与记忆。

4. 为书网融合教材，在纸质教材基础上融合数字化教学配套资源（PPT、题库、微课、视频等），搭载丰富多样化、立体化教学资源，实现了纸媒教材与富媒体资源的融合，使读者充分享用优质资源，学习更加形象、生动、直观、高效。

本教材编写分工如下：绪论由陈若冰编写，呼吸系统疾病患者的护理由赵爽、常月乐编写，循环系统疾病患者的护理由郑英花、安晓倩编写，消化系统疾病患者的护理由王燕、李冬秀编写，泌尿系统疾病患者的护理由朱慧编写，血液系统疾病患者的护理由周滋霞、刘永编写，内分泌及代谢性疾病患者的护理由郑高福、陈若冰编写，风湿性疾病患者的护理由林海慧、陈若冰编写，神经系统疾病患者的护理由闫海波、邢鸿雁编写，传染病患者的护理由崔洪艳编写。

本教材在编写过程中得到了参编院校领导及专家的大力支持，在此一并表示感谢！本教材可作为高职高专院校护理、助产专业及其他医学专业学生的教学用书，也可作为在职护理人员的参考教材。

由于编者水平所限，书中不足之处，恳请读者和同仁多多指正。

编　者

2021 年 10 月

目录

绪　论

一、内科护理的定义和意义

内科护理是一门重要的临床专业课程，是高职护理专业的核心课程，主要介绍内科常见疾病的预防、治疗、护理的知识与技能，也是涉及基础医学、临床医学和人文社会科学的一门综合学科。

通过本课程的学习，能够较为全面的掌握内科常见病、多发病的主要病因病机、临床表现、常见的辅助检查、治疗要点和护理措施，具备一定的对内科护理患者实施整体护理的能力，以及对内科常见的急危重症开展配合抢救的能力。

二、内科护理岗位的特点

1. 病情复杂多变　内科护理病种多，轻者单一病种、慢性病重者多病种同时存在，甚至出现急危重症，患者病情信息量大、变化快、病变复杂。

2. 专科护理技术操作复杂　内科护理岗位除了基础护理技术外，还涉及专科护理技术，如心电图、透析、机械通气术等。

3. 服务对象具有多样性　内科护理服务对象年龄跨度大，从年轻人到老年人均可见，个体差异极大，包括患者机体差异、文化差异、种族差异、性格差异等。

三、内科护理岗位对护士素质的要求

1. 以患者为中心　内科护士从事护理工作，必须做到以患者为中心，具有尊重生命、呵护生命、关爱生命的大爱精神，具有以服务为先的理念，具有奉献精神和职业自豪感。

2. 具有终生学习意识　护理是一门与健康相关的学科，随着人们健康需求的不断提高，科学技术的不断发展，人们对疾病的认识也不断更新，治疗和护理的理念、技术也在不断地更新，要想做好护理工作，就必须具备终生学习意识，不断学习，不断与时俱进。

3. 具有夯实的医学护理基础知识　内科护理是一门综合学科，其学科是以医学基础知识、基础护理技术等为前提和基础的课程，同时又为临床其他课程和临床实习提供基础知识和技术，因此，学习内科护理需要具有坚实的医学、护理基础知识，以支撑内科护理的学习。

四、内科护理的发展趋势

1. 护理管理专业化　内科护理病种多、病情复杂、病变快慢不一，因此，需要科学、规范的管理理论、原则和技术，给内科护理工作的质量提供保障。在《全国护理事业发展规划（2016—2020 年）》中指出要加强护理科学管理。通过科学管理使纷繁复杂的护理工作条理化、系统化，便于进行质量监控。

2. 信息技术与护理技术融合　2019 年中国进入 5G 时代，信息时代步入新发展阶段，随着大数据、云计算、物联网和移动通讯等信息技术的快速发展，护理工作也出现发展新态势，一是护理管理的信息化，如医院护理管理系统的开发与应用，大大地加快了管理效率；二是护理仪器设备的信息化，如数字化的诊断设备（CT、MRI 等），数字化的治疗护理设备（微量泵），数字化的监护设备（麻醉机、脑电图机、心电图机等）等。三是开启了远程诊疗和护理。尤其是在新冠疫情发生期间，专家远程诊疗、护理，打破了空间距离对医护人员工作的束缚。信息技术与护理技术的融合提高了护理服务的效率和质量，减轻了护士工作负荷。同时，也为实现护理质量持续改进，护理管理更加科学化、精细化等提供技术支撑。逐步实现了护理资源共享，服务领域拓展，地区间护理工作水平共同提高。

3. 内科护理专科化 专科护士（Clinical Nurse Specialist，CNS）是指在某一特殊或者专门的护理领域具有较高水平和专长的专家型临床护士，专科护士的职能和作用主要是利用自己在某一领域的知识、专长和技术为患者和社会人群提供护理服务，促进康复和提高自我护理的能力；给护理人员提供专科领域的信息和建议，提高对患者的护理质量；开展本专科领域的护理研究；参与护理质量、护理效果的考核评价工作和成本效益的核算工作。内科护理主要包括糖尿病护理、PICC、血液净化、中风与脑血管意外等专科护理岗位。

项目一　呼吸系统疾病患者的护理

学习目标

知识目标：

1. **掌握**　呼吸系统常见疾病的临床表现、护理措施及健康教育。
2. **熟悉**　呼吸系统常见疾病的辅助检查、治疗原则。
3. **了解**　呼吸系统常见疾病的病因和发病机制。

技能目标：

学会运用护理程序对呼吸系统疾病患者实施整体护理。

素质目标：

具有职业使命感、自豪感，对待患者认真、负责，对待工作精益求精、恪尽职守。

导学情景

情境描述：患者，女，76岁。慢性阻塞性肺疾病40年，1天前淋雨后出现咳嗽、咳脓痰，今晨家属发现患者神志不清，气短，呼吸困难，口唇发绀。遂急诊入院诊疗。

情境分析：该患者既往诊断为慢性阻塞性肺疾病，其典型临床表现是逐渐加重的呼吸困难伴有咳嗽咳痰。该患者由于淋雨后抵抗力降低发生感染加重神志障碍。

讨论：1. 该患者的护理诊断有哪些？

2. 应采取哪些护理措施？

学前导语：慢性阻塞性肺疾病是常见的、多发的慢性病程的呼吸系统疾病，该病发病的机制与慢性的炎症浸润、蛋白酶-抗蛋白酶失衡以及氧化应激机制有关。其主要表现为慢性咳嗽、咳痰，逐渐加重的呼吸困难，偶有喘息或胸闷，查体可见典型的桶状胸、过清音。该患者既往有慢阻肺病史，淋雨后病情加重出现呼吸困难，神志改变，提示为慢性阻塞性肺疾病急性加重并发肺性脑病。

任务一　概　述

PPT

呼吸系统疾病是我国的常见病、多发病。据统计，呼吸系统疾病（不包括肺癌、慢性肺源性心脏病和肺结核）在城市居民的死亡原因中占10.54%（第四位）、在农村占14.96%（第四位）。近年来，呼吸系统疾病如肺癌、支气管哮喘的发病率明显增加，慢性阻塞性肺疾病的发病率居高不下（40岁以上人群中超过8%）。肺结核的发病率虽有所控制，但近年来又有增高趋势。流感在我国每年的发病率为10%~30%，其侵入人体内的主要靶器官是肺脏。由此可见，呼吸系统疾病对我国人民健康危害很大，其防治任务仍很艰巨。

呼吸系统常见的症状体征包括：咳嗽与咳痰、咯血、胸痛、肺源性呼吸困难。

一、咳嗽与咳痰

咳嗽（cough）是机体对外界刺激的防御反射，有利于清除呼吸道的有害物质。咳嗽反射减弱或消失可引起肺不张和肺部感染，甚至窒息死亡。但过度的咳嗽对患者也会造成非常不利的影响。

咳痰（expectoration）是指借助咳嗽将气管、支气管内的分泌物或肺泡内的渗出液排出。如果痰液黏稠、量多，而患者无力排痰或有意识障碍时，容易导致肺内感染，严重者出现窒息。咳嗽分为干性咳嗽和湿性咳嗽，干性咳嗽表现为仅有咳嗽，无痰或痰量很少；湿性咳嗽表现为咳嗽带有明显的痰液。

【病因】

引起咳嗽咳痰的病因：如呼吸系统疾病、心血管系统疾病、理化因素和中枢神经系统疾病，胃食管反流，服用β受体阻断药或血管紧张素转化酶抑制药等，以及习惯性及心理性咳嗽。注意观察咳嗽、咳痰有无诱因如受凉、劳累、吸入变应原等。

【临床表现】

1. 咳嗽与咳痰的特点

（1）咳嗽发生的时间、性质、伴随症状　咳嗽于清晨起床体位改变时加剧，伴脓痰，常见于支气管扩张、肺脓肿；咳嗽伴发热提示存在感染，夜间平卧时出现剧烈咳嗽及明显咳痰，常见于肺结核、左心衰竭；骤然出现的咳嗽，常见于突然吸入刺激性气体、急性咽喉炎或呼吸道异物；长期慢性咳嗽，提示有慢性呼吸系统疾病；咳嗽声音嘶哑，常见于声带或喉部病变；金属音调咳嗽，多见于纵隔肿瘤、主动脉瘤、支气管癌、淋巴瘤等压迫气管的疾病；咳嗽声调低微或无声，常由极度虚弱或声带麻痹等所致。

（2）痰液的颜色、性质、数量、气味、黏稠度等　慢性咳嗽伴咳痰常见于慢性支气管炎、支气管扩张症、肺脓肿和空洞型肺结核等。痰液颜色改变常有重要意义，黄绿色痰常为感染的表现；肺结核、肺癌、肺梗死出血时，因痰中含血液或血红蛋白而呈红色或红棕色；铁锈色痰可见于肺炎球菌肺炎；红褐色或巧克力色痰考虑为阿米巴肺脓肿；粉红色泡沫痰提示急性肺水肿；砖红色胶胨样痰或带血液者常见于克雷伯菌肺炎；痰有恶臭味是厌氧菌感染的特征。痰量少时每天仅数毫升，多可达数百毫升，一般将24小时痰量超过100ml定为大量痰。痰液黏稠难以咳出时要警惕患者是否有体液不足，痰量原来较多而突然减少，伴发热，可能为支气管引流不畅所致。

（3）严重咳嗽与咳痰对身体和心理的影响　严重咳嗽对患者生活和睡眠造成影响，甚至导致患者焦虑或抑郁等。

【实验室及其他检查】

可进行血液、痰液、胸部影像、纤维支气管镜、肺功能、血气分析等各项检查。

【常见护理诊断/问题】

清理呼吸道无效：与痰液黏稠、疲乏、胸痛、意识障碍等导致无效咳嗽有关。

【护理措施】

1. 一般护理

（1）环境　提供整洁、舒适、安静的环境，维持适宜的室温（18～20℃）和湿度（50%～60%），保持室内空气新鲜。

（2）密切观察病情，注意咳嗽的规律，记录痰液的性状。

（3）饮食护理　给予高蛋白、高维生素、足够热量、清淡饮食，以增强抗病能力，延缓疾病进程。避免进食油腻、辛辣刺激性的食物；充足水分能保证呼吸道黏膜的湿润和病变黏膜的修复，有利于痰液稀释和排出，如患者情况允许，每天饮水1.5L以上。

2. 促进有效排痰　包括深呼吸、有效咳嗽、胸部叩击、体位引流和机械吸痰等一组胸部物理治疗措施。

（1）深呼吸和有效咳嗽　深呼吸是指胸腹式呼吸联合进行，以排出肺内残气及其代谢产物、增加有效通气的一种呼吸方式。有效咳嗽是在咳嗽时通过加大呼气压力，增强呼气流速以提高咳嗽的效率，适用于神志清醒，一般状况良好、能够配合的患者。注意事项：①使患者尽可能深呼吸和有效咳嗽；②经常变换体位有利于痰液咳出；③减轻咳嗽时的疼痛，疼痛剧烈时可遵医嘱给予止痛药，30 分钟后进行有效咳嗽。

（2）气道湿化　适用于痰液黏稠不易咳出者。包括湿化治疗和雾化治疗两种方法，湿化治疗法是通过湿化器装置，达到湿润气道黏膜、稀释痰液的目的。雾化治疗是应用特制的气溶液装置将水分和药物形成气溶胶的液体微粒或固体颗粒，使之吸入并沉积于呼吸道和肺内，达到治疗疾病、改善症状的目的。雾化吸入同时也具有一定的湿化稀释气道分泌物的作用。

（3）胸部叩击　是一种借助叩击所产生的振动和重力作用，使滞留在气道内的分泌物松动，并移行到中心气道，最后通过咳嗽排出体外的方法。胸部叩击的注意事项：①叩击前听诊肺部有无呼吸音异常及干、湿啰音，明确痰液潴留部位；②用单层薄布覆盖叩击部位，以防止直接叩击引起皮肤发红，但覆盖物不宜过厚，以免降低叩击效果；③叩击时避开乳房、心脏、骨突部位（如脊椎、肩胛骨、胸骨）及衣服拉链、纽扣等；④叩击力量应适中，以患者不感到疼痛为宜；⑤每次叩击时间以 3～5 分钟为宜，应安排在餐后 2 小时至餐前 30 分钟完成，以避免治疗中引发呕吐；⑥叩击时应密切注意患者的反应；⑦操作后嘱患者休息并协助做好口腔护理，去除痰液、气味；⑧询问患者的感受，观察痰液情况，复查生命体征、肺部呼吸音及啰音变化。

（4）体位引流　体位引流是利用重力作用使肺、支气管内分泌物排出体外的胸部物理疗法之一，又称重力引流。适用于肺脓肿、支气管扩张症等有大量痰液排出不畅时。禁用于有明显呼吸困难和发绀者；近 1～2 周内曾有大咯血史者；严重心血管疾病或年老体弱不能耐受者。具体方法参见本项目任务六。

（5）机械吸痰　指经患者的口、鼻腔、气管插管或气管切开处进行负压吸痰。注意事项：①每次吸引时间少于 15 秒，两次抽吸间隔时间应大于 3 分钟；② 吸痰动作要迅速、轻柔，将不适感降至最低；③在吸痰前、后适当提高吸入氧浓度，避免吸痰引起低氧血症；④严格执行无菌操作，避免呼吸道交叉感染。

二、咯血

咯血（hemoptysis）是指喉及喉以下呼吸道及肺组织血管破裂引起出血并经咳嗽动作由口腔排出。少量咯血可仅表现为痰中带血，大咯血时血液自口鼻涌出，常阻塞呼吸道，造成患者窒息死亡。

【病因】

咯血主要由呼吸系统疾病引起，也见于循环系统及其他系统疾病。我国引起咯血的前三位病因是肺结核、支气管扩张症和支气管肺癌。突发胸痛及呼吸困难，而后出现咯血者应警惕肺血栓栓塞。

【临床表现】

1. 咯血的特点　根据咯血量，临床将咯血分为痰中带血、少量咯血（每天 <100ml）、中等量咯血（每天 100～500ml）和大量咯血（每天 >500ml，或一次 >300ml）。炎症和肿瘤破坏支气管黏膜或病灶处的毛细血管，使黏膜下血管破裂或毛细血管通透性增加引起的咯血，咯血量一般较小；病变直接侵蚀小血管引起血管破溃，可造成中等量咯血；病变引起小动脉瘤、小动静脉瘘、曲张的黏膜下静脉破裂，或严重而广泛的毛细血管炎症造成血管破坏或通透性增加而导致的咯血，多为大咯血。

2. 窒息的表现　咯血可引起窒息，一旦发生应及时识别与抢救。窒息发生时患者可表现为：咯血突然减少或中止，表情紧张或惊恐，大汗淋漓，两手乱动或手指喉头（示意空气吸不进来），继而出现发绀、呼吸音减弱、全身抽搐，甚至心跳、呼吸停止而死亡。

咯血可引起患者及其家属紧张和恐慌，患者因情绪不平静而咯血不止；若发生大咯血或并发窒息，患者会产生恐惧心理。

【实验室及其他检查】

可进行X线、CT、胸部造影等影像学检查，以发现有无肿瘤、炎症、解剖结构异常等问题。

【常见护理诊断/问题】

有窒息的危险：与咯血不畅阻塞气道、喉头痉挛有关。

【护理措施】

1. 一般护理 小量咯血者静卧休息，大量咯血者绝对卧床；患者取患侧卧位，出血部位不明者取仰卧位，头偏向一侧；保持病室安静，避免不必要的交谈和搬动；大量咯血者暂禁食，小量咯血者或大出血停止后，宜进少量温凉的流质饮食，多饮水，多食富含纤维素的食物，以保持大便通畅，避免排便时腹压增大而引起再度咯血。

2. 对症护理 预防窒息是大咯血护理的首要措施，大咯血时首先应保证气道通畅，改善氧合状态。

（1）保持呼吸道通畅　及时清理患者口、鼻腔的血液，协助漱口，擦净血迹，保持口腔清洁、舒适；鼓励患者轻轻咯出气管内的积血，嘱患者不能屏气，以免诱发喉头痉挛，血液引流不畅形成血块而导致窒息；安慰患者，消除紧张情绪，以免加重呼吸道平滑肌痉挛；遵医嘱吸氧。

（2）窒息的抢救配合　患者出现窒息时立即采取头低足高45°俯卧位，轻拍其背部，促进气管内的血液排出，清除口、鼻腔内血凝块，或迅速用鼻导管接吸引器插入气管内抽吸，以清除呼吸道内积血。无效时气管插管，必要时行气管切开。

3. 病情观察 观察咯血的量、色、质及出血速度；监测血压、脉搏、呼吸、心律、瞳孔、意识状态等变化，并详细记录；密切观察，避免窒息发生。

4. 用药护理 大咯血时，建立静脉通道，遵医嘱及时补充血容量和给予止血药，观察疗效及不良反应。床旁备好气管插管、吸痰器等抢救用物。

（1）垂体后叶素　是治疗大咯血的首选药物，一般静脉注射后3～5分钟起效，维持20～30分钟。在给药期间，密切观察患者有无恶心、便意、心悸、面色苍白等不良反应。伴有冠状动脉粥样硬化性心脏病、高血压、肺源性心脏病、心力衰竭者及孕妇忌用。

（2）其他　常用促凝血药为氨基己酸、氨甲苯酸、酚磺乙胺、血凝酶等。烦躁不安者，遵医嘱给予镇静剂，如地西泮肌内注射。禁用吗啡，以免抑制呼吸。咳嗽剧烈者，遵医嘱予以小剂量止咳剂；年老体弱、肺功能不全者，慎用强镇咳药，以免抑制咳嗽反射，使血块不能咯出而发生窒息。

5. 心理护理 向患者及其家属解释咯血的原因，减轻其恐惧心理。及时用清水洗净患者面部及其他部位的血迹，消除一切不良刺激。

三、胸痛

胸痛（chest pain）是由于胸内脏器或胸壁组织病变引起的胸部疼痛。胸痛是一种常见而又能危及生命的症状。

【病因】

胸痛常见于下列疾病：①胸壁疾病，如急性皮炎、皮下蜂窝织炎、带状疱疹、肌炎、肋间神经炎、肋骨骨折等；②心血管疾病，如心绞痛、心肌梗死、急性心包炎、主动脉瘤破裂、肺梗死、心脏神经症等；③呼吸系统疾病，如胸膜炎、胸膜肿瘤、自发性气胸、肺炎、肺癌等；④纵隔疾病，如纵隔炎、纵隔肿瘤、纵隔脓肿等；⑤其他疾病，如食管炎、食管癌、肝脓肿。

【临床表现】

1. 胸痛的特点

（1）发病年龄　青壮年胸痛多因结核性胸膜炎、自发性气胸、心肌炎等引起，40 岁以上患者出现的胸痛应注意心绞痛、心肌梗死和支气管肺癌等的可能。

（2）胸痛部位　胸壁疾病所致的胸痛常在病变部位，局部有压痛，胸壁皮肤的炎症性病变局部可有红、肿、热、痛等表现；心绞痛及心肌梗死所致的疼痛多在胸骨后方和心前区或剑突下，向左肩和左臂内侧放射；夹层动脉瘤引起的疼痛多位于胸背部，向下放射至下腹、腰部与两侧腹股沟和下肢；胸膜炎引起的疼痛多在胸侧部；食管及纵隔病变引起的胸痛多在胸骨后；肝胆疾病引起的胸痛多在右下胸。

（3）胸痛性质　带状疱疹呈刀割样或灼热样剧痛；食管炎多为烧灼样痛；肋间神经痛为阵发性灼痛或刺痛；心绞痛呈绞榨样痛，并有重压窒息感，心肌梗死所致的疼痛更为剧烈，并有濒死感；气胸在发病初期有撕裂样疼痛；胸膜炎常呈隐痛、钝痛和刺痛；夹层动脉瘤常呈突然发生胸背部撕裂样剧痛或锥痛；肺梗死可突发胸部剧痛或绞痛，伴呼吸困难与发绀。

（4）持续时间　平滑肌或血管狭窄缺血所致的胸痛多为阵发性；炎症、肿瘤、栓塞或梗死所致的胸痛呈持续性。心绞痛发作时间较短（持续 1 ~5 分钟），心肌梗死疼痛持续时间达数小时或更长。

（5）影响因素　心绞痛发作常在劳力或精神紧张时诱发，休息或含服硝酸甘油后缓解；食管疾病多在进食时胸痛发作或加剧，服用抗酸剂和促动力药物可使疼痛减轻或消失；胸膜炎及心包炎所致的胸痛常因咳嗽或用力呼吸而加剧。

【实验室及其他检查】

胸部影像学检查结果、心电图改变、心肌坏死标志物的出现等。

【常见护理诊断/问题】

疼痛：胸痛与胸壁或胸内脏器病变有关。

【护理措施】

1. 一般护理　保持环境安静；根据病情采取舒适体位，防止疼痛加重，如胸膜炎患者可取患侧卧位，以减少局部胸壁与肺的活动，缓解疼痛；指导患者保持大便通畅，以免用力排便诱发疼痛。

2. 病情观察　观察胸痛的部位、性质、持续时间，影响胸痛的因素及患者对胸痛的反应；观察胸部体征变化，发现异常及时报告给医生。

3. 对症护理

（1）胸膜炎、肺结核患者取患侧卧位，减少胸部活动幅度，减轻胸痛。

（2）气胸患者因胸部活动而加剧疼痛，在呼气末用 15cm 宽胶布固定患侧胸廓（胶布长度超过前后正中线），减低呼吸幅度，达到缓解疼痛的目的。

（3）采用局部按摩、针灸、经皮肤电刺激止痛穴位，以及局部冷敷或热敷等疗法，降低疼痛敏感性，延长镇痛药用药间隔时间，减少对药物的依赖和成瘾。

（4）在咳嗽、深呼吸或活动时，指导患者用手按压疼痛部位制动，以减轻疼痛。

（5）剧烈、持续性胸痛或癌症引起胸痛时，遵医嘱使用镇痛剂和镇静剂，如布桂嗪（强痛定）或哌替啶、地西泮等；或使用注射泵，患者根据自身需要，间歇或连续输注止痛药。

4. 心理护理　鼓励患者说出胸痛的感受，认真倾听患者的诉说，给予支持和引导；指导患者调整情绪和转移注意力的技巧，以减轻疼痛。

四、肺源性呼吸困难

肺源性呼吸困难（pulmonary dyspnea）是由于呼吸系统疾病引起的通气和（或）换气功能障碍导致缺氧和（或）二氧化碳潴留，患者主观感觉空气不足、呼吸费力，客观上出现呼吸频率、节律和幅度异常，严重者出现口唇发绀、鼻翼扇动、端坐呼吸、辅助呼吸肌参与呼吸运动等。

【病因】

引起肺源性呼吸困难的疾病，如慢性阻塞性肺疾病，肺炎，胸壁、胸廓、胸膜疾病，神经肌肉疾病等。

【临床表现】

肺源性呼吸困难分为三种类型。

（1）吸气性呼吸困难　吸气时呼吸困难显著，其发生与大气道的狭窄和梗阻有关，多见于喉头水肿、喉气管炎症、肿瘤或异物引起的上呼吸道机械性梗阻。发生时常伴干咳及高调吸气性哮鸣音，重者患者可出现"三凹征"，即胸骨上窝、锁骨上窝和肋间隙明显凹陷。

（2）呼气性呼吸困难　表现为呼气费力、缓慢及呼气时间延长，常伴有呼气性哮鸣音，其发生与支气管痉挛、狭窄和肺组织弹性减弱，影响了肺通气功能有关。多见于支气管哮喘和慢性阻塞性肺疾病。

（3）混合性呼吸困难　是由于肺部病变广泛使呼吸面积减少，影响了换气功能所致。此时，吸气与呼气均感费力，呼吸频率增快、深度变浅，常伴有呼吸音减弱或消失。临床常见于重症肺炎、重症肺结核、广泛性肺纤维化、大量胸腔积液和气胸等。

【实验室及其他检查】

动脉血气分析有助于判定缺氧和二氧化碳潴留的程度。肺功能测定可了解肺功能的基本状态，明确肺功能障碍的程度和类型。

【常见护理诊断/问题】

1. 气体交换受损　与呼吸道痉挛、呼吸面积减少、换气功能障碍有关。

2. 活动无耐力　与日常活动时供氧不足、疲乏有关。

【护理措施】

1. 气体交换受损

（1）环境与休息　保持病室环境安静舒适、空气洁净和温湿度适宜。哮喘患者室内避免湿度过高及存在过敏原，如尘螨、刺激性气体、花粉等。病情严重者应住重症监护病房，以便于及时观察并处理病情变化。

（2）病情观察　判断呼吸困难类型并动态评估患者呼吸困难的严重程度。有条件的可监测血氧饱和度变化。

（3）保持呼吸道通畅　协助患者清除呼吸道分泌物及异物，指导患者正确使用支气管舒张药以及时缓解支气管痉挛造成的呼吸困难，必要时需建立人工气道以保证气道通畅。

（4）氧疗和机械通气的护理　根据呼吸困难类型、严重程度不同，进行合理氧疗或机械通气，以缓解呼吸困难症状。密切观察氧疗的效果及不良反应，记录吸氧方式（鼻塞/鼻导管、面罩、呼吸机）、吸氧浓度及吸氧时间，若吸入高浓度氧或纯氧要严格控制吸氧时间，一般连续给氧不超过24小时。

（5）用药护理　遵医嘱应用支气管舒张药、呼吸兴奋药等，观察药物疗效和不良反应。

（6）心理护理　呼吸困难会使患者产生烦躁不安、焦虑，甚至恐惧等不良情绪，从而进一步加重呼吸困难。医护人员应安慰患者，在患者呼叫时及时出现，并给予心理支持以增强其安全感，保持情绪稳定。

2. 活动无耐力

（1）保证充分的休息　患者休息时尽量减少不必要的护理操作并保持病室环境的安静和舒适。采取的体位以患者自觉舒适为原则，对于因呼吸困难而不能平卧者可采取半卧位或坐位身体前倾，并使用枕头、靠背架或床边桌等支撑物增加患者的舒适度。指导患者穿着宽松的衣服并避免盖被过厚而造成胸部压迫等加重不适。

（2）呼吸训练　指导慢性阻塞性肺气肿患者做腹式呼吸和缩唇呼气训练，以提高气道压力，防止小气道过早陷闭，利于肺内气体的排出。

（3）逐步提高活动耐力　在保证充足睡眠的基础上，与患者协商并制定日间休息与活动计划，以不感觉疲乏为宜。如病情允许，可有计划地逐步增加每天活动量并鼓励患者尝试一些适宜的有氧运动，如室内走动、室外散步、快走、慢跑、太极拳、体操等，以逐步提高肺活量和活动耐力。

练一练1-1

吸气性呼吸困难时“三凹征”所指的三个凹陷是（　）

A. 胸骨上窝、肋间隙、锁骨上窝　B. 胸骨上窝、肋间隙、锁骨下窝

C. 胸骨上窝、肋间隙、胸骨下窝　D. 锁骨上窝、肋间隙、锁骨下窝

E. 胸骨上窝、肩胛窝、锁骨上窝

答案解析

任务二　急性呼吸道感染患者的护理

PPT

一、急性上呼吸道感染患者的护理

急性上呼吸道感染（acute upper respiratory tract infection）简称上感，指鼻腔、咽或喉部急性炎症的总称。大多数病原体是病毒，少数是细菌。发病率较高，症状轻微时可影响工作和生活，症状加重时可伴有严重并发症，特别是有基础疾病的人群，应积极防治。本病全年均可发生，冬春季多发。通常病情较轻、病程短、可自愈，预后良好。主要通过患者喷嚏和含有病毒的飞沫空气传播，也可经污染的手和用具接触传播。

【病因与发病机制】

有70%~80%的上感由病毒引起，包括鼻病毒、冠状病毒、腺病毒、流感和副流感病毒以及呼吸道合胞病毒、埃可病毒和柯萨奇病毒等。另有20%~30%的上感由细菌引起，可单纯发生或继发于病毒感染后，多见于口腔定植菌溶血性链球菌，其次为流感嗜血杆菌、肺炎链球菌和葡萄球菌等，偶为革兰阴性杆菌。接触病原体后是否发病，还取决于传播途径和人群易感性。老幼体弱，免疫功能低下或有慢性呼吸道疾病，如鼻窦炎、扁桃体炎者更易发病。成年人平均每年上呼吸道感染2~4次，学龄前儿童每年上呼吸道感染次数为4~8次。

【临床表现】

根据病因和临床表现不同，上呼吸道感染分为不同表现类型，严重者可引起并发症。

1. 普通感冒　为病毒感染引起，俗称“伤风”。起病较急，主要表现为鼻部症状，如喷嚏、鼻塞、流清水样鼻涕，还会有咳嗽、咽干、咽痒或烧灼感，甚至鼻后滴漏感出现。后三种表现与病毒诱发的

炎症介质导致的上呼吸道传入神经高敏状态有关。2～3天后鼻涕变稠，可伴咽痛、头痛、流泪、味觉迟钝、呼吸不畅、声嘶等，少数可出现咽鼓管炎致听力减退。严重者有发热、轻度畏寒和头痛等。查体时可见鼻腔黏膜充血、水肿、有分泌物，咽部可为轻度充血。一般5～7天痊愈，伴发并发症者可致病程迁延。

2. 急性病毒性咽炎和喉炎 多由病毒等引起。临床表现为咽痒和灼热感，咽痛不明显。咳嗽少见。急性喉炎多为流感病毒、副流感病毒及腺病毒等引起，临床表现为明显声嘶、讲话困难，可有发热、咽痛或咳嗽，咳嗽又使咽痛加重。查体可见喉部充血、水肿，局部淋巴结轻度肿大和触痛，有时可闻及喉部的喘息声。

3. 急性疱疹性咽峡炎 好发于夏季，多见于儿童，偶见于成人。由柯萨奇病毒A引起，表现为明显咽痛、发热，病程约1周。查体可见咽部充血，软腭、悬雍垂、咽及扁桃体表面有灰白色疱疹及浅表溃疡，周围伴红晕。

4. 急性咽结膜炎 多发于夏季，由游泳传播，儿童多见。主要由腺病毒、柯萨奇病毒等引起。表现为发热、咽痛、畏光、流泪、咽及结膜明显充血。病程4～6天。

5. 急性咽扁桃体炎 起病急，咽痛明显，伴发热、畏寒，体温可达39℃以上。查体可发现咽部明显充血，扁桃体肿大和充血，表面有黄色脓性分泌物，有时伴有颌下淋巴结肿大、压痛，而肺部查体无异常体征。

【实验室及其他检查】

1. 血常规 病毒性感染者，白细胞计数正常或偏低，伴淋巴细胞比例升高。细菌感染者可有白细胞计数与中性粒细胞增多和核左移现象。

2. 病原学检查 主要针对病毒。需要时可用鼻拭子、咽拭子或鼻咽拭子免疫荧光法、酶联免疫吸附法、血清学诊断或病毒分离鉴定等方法确定病毒的类型。

【治疗要点】

由于目前尚无特效抗病毒药物，以对症治疗为主，防治继发性细菌感染，注意休息、多饮水。

1. 对症治疗 对有急性咳嗽、鼻后滴漏和咽干的患者可予伪麻黄碱局部滴鼻应用，必要时加用解热镇痛类药物，包括对乙酰氨基酚、布洛芬等。小儿感冒、有哮喘病史者忌用阿司匹林。

2. 抗生素治疗 普通感冒无需使用抗生素。有白细胞升高、咳黄痰和流鼻涕等细菌感染证据，可根据当地流行病学史和经验选用口服青霉素类、第一代头孢菌素、大环内酯类药物或喹诺酮类药物。16岁以下禁用喹诺酮类抗生素。

3. 抗病毒药物治疗 对于无发热、免疫功能正常、发病不超过2天的患者一般无需应用抗病毒药物。必要时可用奥司他韦和利巴韦林抗病毒治疗。

4. 中药治疗 可辨证给予清热解毒或辛温解表和有抗病毒作用的中药，有助于改善症状，缩短病程。

【常见护理诊断/问题】

1. 舒适度减弱 鼻塞、流涕、咽痛、头痛与病毒、细菌感染有关。

2. 体温过高 与病毒、细菌感染有关。

【护理措施】

1. 病情观察 观察患者生命体征及主要症状，尤其是体温、咽痛、咳嗽等的变化。

2. 环境和休息 保持室内温湿度适宜和空气流通，症状较轻者应适当休息，病情较重或年老者卧床休息为主。

3. 饮食 选择清淡、富含维生素、易消化、有足够热量的食物。发热者应适当增加饮水。

4. 口腔护理 进食后漱口或按时给予口腔护理，防止口腔感染。

5. 防止交叉感染 注意隔离患者，减少探视，以避免交叉感染。指导患者咳嗽或打喷嚏时应避免对着他人，并用双层纸巾捂住口鼻。患者使用的餐具、痰盂等用品应按规定及时消毒。

6. 用药护理 遵医嘱用药且注意观察药物的疗效及不良反应。为减轻使用马来酸氯苯那敏或苯海拉明等抗过敏药者的头晕、嗜睡等不良反应，宜指导患者在临睡前服用，并告知驾驶员和高空作业者应避免使用。

【健康指导】

指导患者生活规律、劳逸结合、坚持规律且适当的体育活动，以增强体质，提高抗寒能力和机体抵抗力。保持室内空气流通，避免受凉、过度疲劳等感染的诱发因素。在高发季节少去人群密集的公共场所。

二、急性气管－支气管炎患者的护理

急性气管－支气管炎（acute tracheo－bronchitis）是由生物、理化刺激或过敏等因素引起的急性气管－支气管黏膜炎症。症状主要为咳嗽和咳痰，常发生于寒冷季节或气候突变时，也可由急性上呼吸道感染迁延不愈所致。年老体弱者易感。

【病因与发病机制】

1. 微生物病原体 与上呼吸道感染类似。近年来衣原体和支原体感染明显增加，在病毒感染的基础上继发细菌感染亦较多见。

2. 理化因素 冷空气、粉尘、刺激性气体或烟雾（如二氧化硫、二氧化氮、氨气、氯气等）吸入，可刺激气管－支气管黏膜引起急性损伤和炎症反应。

【临床表现】

1. 症状 急性起病，全身症状较轻，可有发热。初为干咳或少量黏痰，随后痰量增多，咳嗽加剧，偶伴痰中带血。咳嗽、咳痰可延续2～3周，如迁延不愈，可演变成慢性支气管炎。也可出现程度不等的胸闷、气促。

2. 体征 可无明显阳性表现，或在两肺闻及散在干、湿性啰音，部位不固定，咳嗽后可减少或消失。

【实验室及其他检查】

1. 血常规 白细胞计数可正常，但由细菌感染引起者，可伴白细胞总数和中性粒细胞百分比升高。

2. X线 胸片大多为肺纹理增强，少数无异常发现。

3. 痰培养 可见致病菌。

【治疗要点】

1. 对症治疗 可用右美沙芬、喷托维林镇咳。可选用盐酸氨溴索、溴己新、桃金娘油化痰，也可雾化祛痰。较常用复方甘草合剂，兼顾止咳和化痰。发生支气管痉挛时可用平喘药如茶碱、β受体激动剂、胆碱能阻滞剂等。发热可用解热镇痛药对症处理。

2. 抗生素治疗 仅在有细菌感染证据时使用。可首选大环内酯类或青霉素类药物，亦可选用头孢菌素类或喹诺酮类等药物。

3. 一般治疗 多休息，多饮水，避免劳累。

【常见护理诊断/问题】

1. 清理呼吸道无效 与呼吸道感染、痰液黏稠、支气管痉挛有关。

2. 体温过高 与病毒或细菌感染有关。

【护理措施】

1. 一般护理

（1）休息与活动 症状明显时，嘱患者卧床休息，适当限制活动量，避免劳累。

（2）饮食护理 给予清淡、易消化、高热量、低脂肪的流质、半流质饮食以及富含维生素的食物，鼓励患者多饮水，避免刺激性食物，忌烟酒。

（3）预防感染 注意隔离患者，做好消毒，避免交互感染；鼓励患者多漱口，保持口腔湿润和舒适，或协助口腔护理，3 次/日，防止因唾液分泌减少、机体抵抗力下降引起口腔黏膜损害或口腔感染。

2. 对症护理 指导患者咳嗽、排痰，必要时给予雾化吸入，以利于痰液排出。体温超过 39℃时进行物理降温，必要时遵医嘱给予药物降温，降温 30 分钟后观察降温效果，并记录；出汗后及时更衣和更换床单，防止受凉。

3. 病情观察 密切观察患者生命体征变化；观察有无并发症。若伴有耳痛、耳鸣、听力减退、外耳道流脓等，提示有中耳炎；若发热、头痛加重，伴脓涕，鼻窦有压痛，提示鼻窦炎，应及时通知医生，配合处理。

4. 用药护理

（1）抗菌药物 应用青霉素类和头孢菌素类药物前，应详细询问过敏史，凡过敏者，不得使用此类药物。头孢菌素类药物有胃肠道反应、皮疹等不良反应。红霉素不良反应为腹痛、恶心、呕吐、腹泻以及注射部位刺激、疼痛或静脉炎，因此静脉输液速度不宜过快、药物浓度不宜过高。喹诺酮类药物偶有恶心、皮疹、头痛或中枢神经系统兴奋作用，有癫痫史者慎用。

（2）镇咳祛痰药 喷托维林有口干、恶心、腹胀、头痛等不良反应；溴己新偶见恶心、转氨酶升高等不良反应，胃溃疡者慎用。

5. 心理护理 向患者解释上呼吸道感染是自限性疾病，能够自愈，不要有心理负担，但也不要过于轻视本病，以免引起并发症；讲解急性气管－支气管炎的致病因素及防治知识，使患者了解疾病的规律及治疗方案，减轻或消除焦虑情绪。

【健康指导】

1. 疾病预防指导 预防急性上呼吸道感染的诱发因素。增强体质，可选择合适的体育活动，如健身操、太极拳、跑步等，可进行耐寒训练，如冷水洗脸、冬泳等。

2. 疾病知识 指导患者增加休息时间，避免劳累；饮食宜清淡、富于营养；按医嘱用药，如 2 周后症状仍持续应及时就诊。

任务三　慢性阻塞性肺疾病患者的护理

PPT

一、慢性支气管炎患者的护理

微课

慢性支气管炎（chronic bronchitis）简称慢支，是指气管、支气管黏膜及其周围组织的慢性非特异性炎症。

【病因】

具体病因不清，考虑是由于环境因素与机体自身相互作用导致的。

1. 吸烟 为最重要的环境发病因素，吸烟者的患病率比不吸烟者高 2～8 倍。

2. 感染因素　病毒、支原体、细菌等感染是慢性支气管炎发生发展的重要原因之一。这些感染因素同样造成气管、支气管黏膜的损伤和慢性炎症。

3. 空气污染　大气中的有害气体如二氧化硫、二氧化氮、氯气等使气道净化能力下降、黏液分泌增多，为细菌感染创造条件。

4. 职业粉尘和化学物质　接触粉尘和特殊物质等浓度过高或时间过长时，均可能促进支气管炎发病。

5. 其他因素　免疫功能紊乱、气道高反应性、年龄增大等机体因素和气候、环境因素均与慢性支气管炎的发生和发展有关。

【临床表现】

1. 症状　主要症状为咳嗽、咳痰，或伴有喘息。急性加重指咳嗽、咳痰、喘息等症状突然加重，其主要原因是病毒、细菌等引起呼吸道感染。

（1）咳嗽　一般以晨间咳嗽为主，睡眠时有阵咳或排痰。

（2）咳痰　一般为白色黏液和浆液泡沫性痰，偶见痰中带血。清晨排痰较多，起床或体位变动可刺激排痰。

（3）喘息或气急　喘息明显者称为喘息性支气管炎，部分可能伴发支气管哮喘。若伴肺气肿，可表现为劳动或活动后气急。

2. 体征　早期多无异常体征。急性发作期可在背部或双肺底听到干、湿啰音，咳嗽后可减少或消失，如伴发哮喘可闻及广泛哮鸣音并伴呼气相延长。

3. 并发症　阻塞性肺气肿、支气管肺炎、支气管扩张症等。

【实验室及其他检查】

1. X 线检查　早期无异常。反复发作者表现为肺纹理增粗、紊乱，呈网状或条索状、斑点状阴影，以双下肺野明显。

2. 呼吸功能检查　早期无异常。如有小气道阻塞时，最大呼气流速－容量曲线在 75% 和 50% 肺容量时，流量明显降低。

3. 血液检查　细菌感染时偶可出现白细胞总数和（或）中性粒细胞增高。

4. 痰液检查　可培养出致病菌。涂片可发现革兰阳性菌或革兰阴性菌，或大量破坏的白细胞和杯状细胞。

【诊断要点】

临床上以咳嗽、咳痰为主要症状，每年发病持续 3 个月，连续 2 年或 2 年以上，并排除引起上述症状的其他疾病（如肺结核、支气管扩张、支气管肺癌、心脏病、支气管哮喘、间质性肺疾病）时，可做出诊断。

【治疗要点】

1. 急性加重期的治疗

（1）控制感染　多根据患者所在地常见病原菌经验性地选用抗生素，一般口服，病情严重时静脉给药。

（2）镇咳祛痰　可用复方甘草合剂、溴己新、金娘油等。干咳为主者可用镇咳药物，如右美沙芬或其合剂。

（3）平喘　有气喘者可加用支气管舒张药，如氨茶碱。

2. 缓解期治疗

（1）戒烟，避免吸入有害气体和其他有害颗粒。

（2）反复呼吸道感染者可试用免疫调节剂或中医中药，如流感疫苗、卡介菌多糖核酸、胸腺肽等。

【常见护理诊断/问题】

1. 清理呼吸道无效 与呼吸道分泌物增多、痰液黏稠有关。

2. 体温过高 与慢性支气管炎并发感染有关。

3. 潜在并发症 阻塞性肺气肿、支气管扩张症。

【护理措施】

参看本项目任务一概述“咳嗽与咳痰”的护理措施。

【健康指导】

1. 疾病预防指导 增强体质、预防感冒、戒烟，均是防治慢性支气管炎的重要措施，根据自身情况参加合适的体育锻炼，如健身操、太极拳、跑步等，可增加耐寒训练，如冷水洗脸、冬泳等。注意劳逸结合，保证充足睡眠。

2. 疾病知识指导 指导患者及家属了解本病的相关知识，积极配合治疗，减少急性发作。平时多饮水，饮食清淡、富有营养、易消化。保持室内适宜的温度和湿度，通风良好。避免主动和被动吸烟，避免烟雾、化学物质等有害的理化因素的刺激。寒冷季节外出时适当增加衣物，防止受寒。

二、慢性阻塞性肺气肿患者的护理

慢性阻塞性肺疾病（chronic obstructive pulmonary disease，COPD）简称慢阻肺，是一种常见的、可以预防和治疗的疾病，其特征是持续存在的呼吸系统症状和气流受限，通常与显著暴露于有害颗粒或气体引起的气道和（或）肺泡异常有关。

慢阻肺与慢性支气管炎和肺气肿（emphysema）有密切关系。肺气肿是指肺部终末细支气管远端气腔出现异常持久的扩张，并伴有肺泡和细支气管的破坏。当慢性支气管炎、肺气肿患者肺功能检查出现持续的气流受限时，则能诊断为慢阻肺；慢阻肺是呼吸系统疾病中的常见病和多发病，患病率和病死率均居高不下。在我国，慢阻肺是导致慢性呼吸衰竭和慢性肺源性心脏病最常见的病因，约占全部病例的80%。慢阻肺造成巨大的社会和经济负担。

【病因】

本病的病因与慢性支气管炎相似。

1. 吸烟 是导致COPD最危险的因素，吸烟者的患病率是非吸烟者的2～8倍，吸烟时间越长、量越大，患病率越高，戒烟后病情减轻。烟草中的焦油、尼古丁等有害成分直接损伤气道上皮细胞，使纤毛脱落、杯状细胞增生、巨噬细胞吞噬功能下降、黏膜充血与水肿。

2. 感染 是COPD发生发展的重要因素之一，多为病毒与细菌感染。一般为病毒感染损伤气道黏膜的基础上继发细菌感染。常见病毒为鼻病毒、腺病毒、流感病毒、副流感病毒等，常见细菌有肺炎球菌、流感嗜血杆菌、葡萄球菌、肺炎克雷伯菌等。

3. 理化因素 长时间接触烟雾、粉尘、变应原、工业废气及大气污染中的有害气体（二氧化硫、二氧化氮、氯气、氨气）等，可使纤毛清除功能下降，黏液分泌增多，使气道防御功能下降，为细菌入侵创造条件。

【发病机制】

1. 炎症 气道、肺实质和肺血管的慢性炎症是慢阻肺的特征性改变，中性粒细胞、巨噬细胞、T淋巴细胞等炎症细胞参与了慢性阻塞性肺疾病的发病过程。

2. 蛋白酶-抗蛋白酶失衡　蛋白水解酶对组织有损伤、破坏作用；抗蛋白酶对弹性蛋白酶等多种蛋白酶具有抑制功能。吸入有害气体和有害物质可以导致蛋白酶增多或活性增强，抗蛋白酶产生减少或灭活加快；同时氧化应激、吸烟等危险因素也可以降低抗蛋白酶的活性。先天性 α_1-抗胰蛋白酶缺乏多见于北欧血统的个体，我国尚未见正式报道。

3. 氧化应激　许多研究表明慢阻肺患者的氧化应激增加。

4. 其他　如自主神经功能失调、营养不良、气温变化等都有可能参与慢阻肺的发生、发展。

【临床表现】

1. 症状　起病缓慢，病程较长，早期可以没有自觉症状。

（1）慢性咳嗽　常见晨间咳嗽明显，随病程发展可有夜间阵咳，甚至终身不愈。

（2）咳痰　一般为白色黏液或浆液泡沫性痰，清晨排痰较多。急性发作期痰量增多，可有脓性痰。

（3）气短或呼吸困难　早期在较剧烈活动时出现，逐渐加重，在日常活动，甚至休息时也感到气短，是慢阻肺的标志性症状。

（4）喘息和胸闷　部分患者可出现喘息。

2. 体征

（1）视诊　胸廓前后径增大，肋间隙增宽，剑突下胸骨下角增宽，称为桶状胸。

（2）触诊　双侧语颤减弱。

（3）叩诊　肺部过清音，心浊音界缩小，肺下界和肝浊音界下降。

（4）听诊　两肺呼吸音减弱，呼气相延长，部分患者可闻及湿啰音和（或）干啰音。

3. COPD 分期　COPD 按病程分为急性加重期和稳定期，前者指在短期内咳嗽、咳痰、气短和（或）喘息加重、痰量增多，呈脓性或黏液脓性痰，伴发热等症状；稳定期指患者咳嗽、咳痰、气短等症状稳定或减轻。

4. COPD 并发症　可并发慢性呼吸衰竭、自发性气胸、慢性肺源性心脏病等。

【实验室及其他检查】

1. 肺功能检查　是判断持续气流受限的主要客观指标。吸入支气管扩张剂后，第一秒用力呼气容积（FEV_1）/用力肺活量（FVC）<70%可确定为持续气流受限。肺总量（TLC）、功能残气量（FRC）和残气量（RV）增高，肺活量（VC）减低，表明肺过度充气。

2. 胸部 X 线检查　慢阻肺早期胸片无异常变化。以后可出现肺纹理增粗、紊乱等非特异性改变，也可出现肺气肿。

3. 胸部 CT 检查　CT 检查可见慢阻肺小气道病变的表现、肺气肿的表现以及并发症的表现，但其主要临床意义在于排除其他具有相似症状的呼吸系统疾病。

4. 血气检查　对确定发生低氧血症、高碳酸血症、酸碱平衡失调以及判断呼吸衰竭的类型有重要价值。

5. 其他　慢阻肺合并细菌感染时，外周血白细胞计数增高，核左移。痰培养可能查出病原菌。

【治疗要点】

1. 稳定期的治疗

（1）慢病建议　其中最重要的是劝导吸烟的患者戒烟，这是减慢肺功能损害最有效的措施，因职业或环境粉尘、刺激性气体所致者，应脱离污染环境。

（2）支气管扩张剂　是现有控制症状的主要措施，可依据患者病情严重程度、用药后患者的反应等因素选用。联合应用不同药理机制的支气管扩张剂可增加支气管扩张效果。

1）肾上腺素受体激动剂　短效制剂如沙丁胺醇（salbutamol）气雾剂，疗效持续4～5小时。长效制剂如沙美特罗（salmeterol）、福莫特罗（formoterol）等，每日吸入两次。

2）抗胆碱药　短效制剂如异丙托溴铵（ipratropium）气雾剂；长效制剂有噻托溴铵（tiotropium bromide）粉吸入剂，每天吸入一次。

3）茶碱类药　茶碱缓释或控释片。

（3）糖皮质激素　常用药物有甲泼尼龙、强的松、地塞米松、布地奈德等，联合肾上腺素受体激动剂使用，可增加运动耐量、减少急性加重发作频率、提高生活质量，目前常用制剂有沙美特罗加氟替卡松、福莫特罗加布地奈德。

（4）祛痰药　对痰不易咳出者可应用，常用药物有盐酸氨溴索、乙酰半胱氨酸。

（5）其他　磷酸二酯酶－4抑制剂罗氟司特用于具有COPD频繁急性加重病史的患者，可以降低急性加重风险。

（6）长期家庭氧疗（LTOT）　对慢阻肺并发慢性呼吸衰竭者可提高生活质量和生存率，对血流动力学、运动能力和精神状态均会产生有益的影响。

（7）康复治疗　稳定期患者的重要治疗手段，包括呼吸生理治疗、肌肉训练、营养支持、精神治疗与教育等多方面措施。

2. 急性加重期治疗

（1）确定急性加重的原因（最多见的原因是细菌或病毒感染）及病情的严重程度，根据病情严重程度决定门诊或住院治疗。

（2）支气管扩张剂药物的使用同稳定期。有严重喘息症状者可给予较大剂量雾化吸入治疗，通过小型雾化器给患者吸入治疗以缓解症状。

（3）低流量吸氧　发生低氧血症者可用鼻导管吸氧，或通过面罩吸氧。鼻导管给氧时，吸入的氧浓度为28%～30%，避免吸入氧浓度过高引起二氧化碳潴留。

（4）抗生素　当患者呼吸困难加重，咳嗽伴痰量增加、有脓性痰时，应依据患者所在地常见病原菌及药物敏感情况积极选用抗生素治疗。门诊可用阿莫西林/克拉维酸、左氧氟沙星、莫西沙星口服治疗；住院患者应根据预计的病原菌及当地细菌耐药情况选用抗生素，一般多静脉滴注给药。如果找到确切的病原菌，应根据药敏结果选用抗生素。

（5）糖皮质激素　对需要住院治疗的急性加重期患者可考虑泼尼松龙，也可静脉给予甲泼尼龙。

（6）机械通气　对于并发较严重呼吸衰竭的患者可使用机械通气治疗。

【常见护理诊断/问题】

1. 气体交换受损　与气道阻塞、通气不足、呼吸肌疲劳、分泌物过多和肺泡呼吸面积减少有关。

2. 清理呼吸道无效　与呼吸道分泌物增多而黏稠、气道湿度减低和无效咳嗽有关。

3. 焦虑　与健康状况的改变、病情危重、经济状况有关。

4. 活动无耐力　与疲劳、呼吸困难、缺氧有关。

5. 营养失调：低于机体需要量　与食欲降低、摄入减少、腹胀、呼吸困难、痰液增多有关。

6. 潜在并发症　自发性气胸、慢性肺源性心脏病等。

【护理措施】

1. 休息与活动　中度以上COPD急性加重期患者宜卧床休息，取舒适体位；极重度患者宜采取身体前倾位，使辅助呼吸肌参与呼吸。视病情安排适当的活动，以不感到疲劳、不加重症状为宜。室内保持合适的温度和湿度，冬季注意保暖，避免直接吸入冷空气。

2. 病情观察　观察患者咳嗽、咳痰及呼吸困难的程度，监测动脉血气分析和水、电解质、酸碱平衡情况。

3. 氧疗护理　呼吸困难伴低氧血症者，遵医嘱给予氧疗。一般采用鼻导管持续低流量吸氧，氧流量1～2L/min，应避免吸入过高浓度氧而引起二氧化碳潴留。提倡长期家庭氧疗，氧疗有效的指标：患者呼吸困难减轻、呼吸频率减慢、发绀减轻、心率减慢、活动耐力增加。

4. 用药护理　遵医嘱应用抗生素、支气管扩张药和祛痰药，注意观察疗效及不良反应。

5. 对症护理

（1）呼吸功能锻炼　COPD患者需要增加呼吸频率来代偿呼吸困难，这种代偿多数依赖于辅助呼吸肌参与呼吸，即胸式呼吸。然而胸式呼吸的效能低于腹式呼吸，患者容易疲劳，因此，护士应指导患者进行缩唇呼吸、腹式呼吸等呼吸训练，以加强胸、腹呼吸肌的肌力和耐力，改善呼吸功能。

1）缩唇呼吸　缩唇形成微弱阻力可延长呼气时间，增加气道压力，延缓气道塌陷。患者闭嘴经鼻吸气，然后通过缩唇（吹口哨样）缓慢呼气，同时收缩腹部。吸气与呼气时间比为1∶2或1∶3。缩唇的程度与呼气流量以能使距口唇10～20cm处、与口唇等高水平的蜡烛火焰随气流倾斜又不至于熄灭为宜。

2）胸式或腹式呼吸　患者可取立位、平卧位或半卧位，两手分别放于前胸部和上腹部。用鼻缓慢吸气时，膈肌最大程度下降，腹肌松弛，腹部凸出，使手部感到腹部向上抬起。呼气时经口呼出，腹肌收缩，膈肌松弛，膈肌随腹腔内压增加而上抬，推动肺部气体排出，手部感到腹部下降。可在腹部放置小枕头、杂志或书本帮助训练腹式呼吸。如果吸气时，物体上升，证明是腹式呼吸。

缩唇呼吸和腹式呼吸每天训练3～4次，每次重复8～10次。腹式呼吸需要增加能量消耗，因此只能在疾病恢复期或出院前进行训练。

（2）保持呼吸道通畅　可酌情进行湿化气道、有效咳痰、协助排痰等。

6. 心理护理　COPD患者因长期患病、社会活动减少、经济收入降低等因素失去自信，易形成焦虑和抑郁的心理状态，部分患者因此不愿意配合治疗，护士应帮助患者消除导致焦虑的原因，帮助患者树立治病信心，指导患者放松技巧，如听轻音乐、下棋、做游戏等娱乐活动，以分散注意力，减轻焦虑。

【健康指导】

1. 疾病预防　指导患者戒烟。控制职业和环境污染，减少有害气体或粉尘、通风不良的烹饪环境或燃料烟雾的吸入。防治呼吸道感染对预防COPD也十分重要。对于患有慢性支气管炎等COPD高危人群应定期进行肺功能监测，尽可能及早发现COPD并及时采取干预措施。

2. 疾病知识指导　教会患者及其家属依据呼吸困难与活动之间的关系，合理安排工作和生活。使患者理解康复锻炼的意义，进行腹式呼吸或缩唇呼吸训练等。指导患者识别加重本病的因素，在呼吸道传染病流行期间尽量避免到人群密集的公共场所；潮湿、大风、严寒气候时避免室外活动，根据气候变化及时增减衣物，避免受凉感冒。

3. 饮食指导　制订合理的饮食计划，摄入足够热量和蛋白质，少量多餐，避免餐前和进餐时过多饮水。避免进食产气食物，如汽水、啤酒、豆类、马铃薯和胡萝卜等；避免便秘，避免摄入高碳水化合物和高热量饮食，以免产生过多二氧化碳。

4. 心理指导　引导患者适应慢性病并以积极的心态对待疾病，培养生活兴趣，如听音乐、养花种草等爱好，以分散注意力，减少孤独感，缓解焦虑、紧张的精神状态。

5. 家庭氧疗指导患者和家属做到　①了解氧疗的目的、必要性及注意事项；②注意安全，供氧装置周围严禁烟火，防止氧气燃烧爆炸；③氧疗装置定期更换、清洁、消毒。

? 想一想1-1

患者，男，65岁。吸烟史40年，慢性咳嗽、咳痰15年，活动后气促3年，此次于体检后医生考虑为慢性阻塞性肺疾病，建议来院就诊以明确诊断，该患者必做的检查是什么？

答案解析

任务四　慢性肺源性心脏病患者的护理

PPT

肺源性心脏病（cor pulmonale）简称肺心病，是指由支气管－肺组织、胸廓或肺血管病变致肺血管阻力增加，产生肺动脉高压，继而右心室结构和（或）功能改变的疾病。根据起病缓急和病程长短，可分为急性和慢性肺心病两类。急性肺心病常见于急性大面积肺栓塞。本节重点论述慢性肺心病。慢性肺心病的患病率存在地区差异，北方地区患病率高于南方地区，农村患病率高于城市，并随年龄增长而增加，吸烟者比不吸烟者患病率明显增多，男女无明显差异。

【病因】

按原发病的不同部位，可分为以下几类。

1. 支气管、肺疾病　以慢阻肺最为多见，占80%~90%，其次为支气管哮喘、支气管扩张、肺结核、间质性肺疾病等。

2. 胸廓运动障碍性疾病　较少见，严重胸廓或脊椎畸形以及神经肌肉疾病均可引起胸廓活动受限、肺受压、支气管扭曲或变形，导致肺功能受损。气道引流不畅，肺部反复感染，并发肺气肿或纤维化。

3. 肺血管疾病　特发性肺动脉高压、慢性栓塞性肺动脉高压和肺小动脉炎均可引起肺血管阻力增加、肺动脉压升高和右心室负荷加重，发展成慢性肺心病。

4. 其他　原发性肺泡通气不足及先天性口咽畸形、睡眠呼吸暂停综合征等均可产生低氧血症，引起肺血管收缩，导致肺动脉高压，发展成慢性肺心病。

【发病机制】

（一）肺动脉高压形成

1. 功能性因素　肺血管收缩在低氧性肺动脉高压的发生中起着关键作用。缺氧、高碳酸血症和呼吸性酸中毒使肺血管收缩、痉挛，其中缺氧是肺动脉高压形成最重要的因素。

2. 解剖学因素　包括：①长期反复发作的慢阻肺及支气管周围炎，可累及邻近肺小动脉，引起血管炎，管壁增厚、管腔狭窄或纤维化，甚至完全闭塞，使肺血管阻力增加，产生肺动脉高压。②肺气肿导致肺泡内压增高，压迫肺泡毛细血管，造成毛细血管管腔狭窄或闭塞。肺泡壁破裂造成毛细血管网的毁损，肺泡毛细血管床减损超过70%时肺循环阻力增大。③肺血管重构。④血栓形成。

3. 血液黏稠度增加和血容量增多　慢性缺氧产生继发性红细胞增多，血液黏稠度增加。缺氧可使醛固酮增加，肾小动脉收缩，肾血流减少，导致水钠潴留，使肺动脉压升高。

（二）心脏病变和心力衰竭

肺动脉高压早期，右心室尚能代偿，舒张末期压仍正常。随着病情的进展，特别是急性加重期，肺动脉压持续升高，超过右心室的代偿能力，右心失代偿，右心排出量下降，右心室收缩末期残留血量增加，舒张末期压增高，促使右心室扩大和右心衰竭。

【临床表现】

（一）肺、心功能代偿期

1. 症状 咳嗽、咳痰、气促，活动后可有心悸、呼吸困难、乏力和劳动耐力下降。偶有胸痛或咯血。

2. 体征 可有不同程度的发绀，原发肺脏疾病体征，如肺气肿体征，干、湿性啰音，$P_2 > A_2$三尖瓣听诊区可出现收缩期杂音或剑突下心脏搏动增强，提示有右心室肥厚。部分患者因肺气肿使胸内压升高，阻碍腔静脉回流，可有颈静脉充盈甚至怒张，或使横膈下降致肝界下移。

（二）肺、心功能失代偿期

1. 呼吸衰竭

（1）症状　呼吸困难加重，夜间为甚，常有头痛、失眠、食欲下降，白天嗜睡，甚至出现表情淡漠、神志恍惚、谵妄等肺性脑病的表现。

（2）体征　发绀明显，球结膜充血、水肿，严重时可有视网膜血管扩张、球结膜充血等颅内压升高的表现。腱反射减弱或消失，出现病理反射。因高碳酸血症可出现周围血管扩张的表现，如皮肤潮红、多汗。

2. 右心衰竭

（1）症状　明显气促，心悸、食欲缺乏、腹胀、恶心等。

（2）体征　发绀明显，颈静脉怒张，心率增快，可出现心律失常，剑突下可闻及收缩期杂音，甚至出现舒张期杂音。肝大且有压痛，肝颈静脉回流征阳性，下肢水肿，重者可有腹腔积液。少数患者可出现肺水肿及全心衰竭的体征。

【实验室及其他检查】

1. X线检查 除原有肺、胸基础疾病及急性肺部感染的特征外，尚有肺动脉高压征。

2. 心电图检查 主要表现有电轴右偏、肺性P波。

3. 超声心动图检查 主要表现为右心室流出道内径、右心室内径增大，右心室前壁增厚、前壁搏动幅度增强；右肺动脉内径或肺动脉干增宽。

4. 动脉血气分析 失代偿期可出现低氧血症或合并高碳酸血症。

5. 血液检查 红细胞及血红蛋白可升高，全血及血浆黏滞度增加；合并感染时白细胞总数增高，中性粒细胞百分比增加。部分患者可有肝肾功能改变以及电解质异常。

6. 其他 早期或缓解期患者可行肺功能检查。合并感染时痰细菌学检查可指导抗生素的选用。

【治疗要点】

（一）肺、心功能代偿期

可采用综合治疗措施，延缓基础支气管、肺疾病的进展，增强患者的免疫功能，预防感染，减少或避免急性加重，加强康复锻炼和营养，进行长期家庭氧疗或家庭无创呼吸机治疗等，以改善患者生活质量。

（二）肺、心功能失代偿期

治疗原则为积极控制感染，通畅呼吸道，改善呼吸功能，纠正缺氧和二氧化碳潴留，控制呼吸衰竭和心力衰竭，防治并发症。

1. 控制感染 呼吸系统感染是引起慢性肺心病急性加重，致肺、心功能失代偿的常见原因，需积极控制感染。

2. 控制呼吸衰竭 给予扩张支气管、祛痰等治疗，通畅呼吸道，改善通气功能。合理氧疗纠正缺氧。需要时给予无创正压通气或气管插管有创正压通气治疗。

3. 控制心力衰竭 慢性肺心病患者一般在积极控制感染、改善呼吸功能、纠正缺氧和二氧化碳潴留后，心力衰竭便能得到改善，患者尿量增多，水肿消退，不需常规使用利尿药和正性肌力药。但对经上述治疗无效或严重心力衰竭患者，可适当选用利尿药、正性肌力药或扩血管药物。

（1）利尿药　通过抑制肾脏钠、水重吸收而增加尿量，消除水肿，减少血容量，减轻右心前负荷的作用。常用利尿药有：氢氯噻嗪、螺内酯、氨苯蝶啶、呋塞米。

（2）正性肌力药　慢性肺心病患者由于慢性缺氧及感染，对洋地黄类药物的耐受性低，易致中毒，出现心律失常。常用药物：地高辛、西地兰、毒毛花苷 K。是否应用洋地黄类药物应持慎重态度，原则上选用作用快、排泄快的洋地黄类药物，剂量控制在常规剂量的 1/2 或 2/3。用药前应注意纠正缺氧，防治低钾血症，以免发生药物毒性反应。

（3）血管扩张药　血管扩张药在扩张肺动脉的同时也扩张体动脉，往往造成体循环血压下降，反射性产生心率增快、氧分压下降、二氧化碳分压上升等不良反应，因而限制了血管扩张药在慢性肺心病的临床应用。常用药物：钙拮抗剂、一氧化氮、川芎嗪等。

4. 防治并发症 积极处理肺性脑病、酸碱失衡及电解质紊乱、心律失常、休克、消化道出血。

【常见护理诊断/问题】

1. 气体交换障碍 与肺血管阻力增高引起肺淤血、肺血管收缩导致肺血流量减少有关。

2. 清理呼吸道无效 与呼吸道感染、痰多而黏稠有关。

3. 活动无耐力 与心、肺功能减退有关。

【护理措施】

1. 休息与活动 休息有助于心肺功能的恢复。在心肺功能失代偿期，应绝对卧床休息，协助患者采取舒适体位，如半卧位或坐位，以减少机体耗氧量，促进心肺功能的恢复，减慢心率和减轻呼吸困难。代偿期以量力而行、循序渐进为原则，鼓励患者进行适量活动，活动量以不引起疲劳、不加重症状为度。对于卧床患者，应协助定时翻身、变换体位。

2. 饮食护理 给予高纤维素、易消化清淡饮食，防止因便秘、腹胀而加重呼吸困难。避免含糖量高的食物，以免引起痰液黏稠。如患者出现水肿、腹腔积液（简称腹水）或尿少时，应限制钠水摄入，少食多餐，减少用餐时的疲劳，进餐前后漱口，保持口腔清洁，促进食欲。必要时遵医嘱予静脉补充营养。

3. 病情观察 观察患者的生命体征及意识状态；观察有无发绀和呼吸困难，评估严重程度；定期监测动脉血气分析，观察有无右心衰竭的表现，观察有无头痛、烦躁不安、神志改变等。

4. 对症护理

（1）皮肤护理　注意观察患者全身水肿情况、有无压疮发生。因肺心病患者常有营养不良和身体下垂部位水肿，若长期卧床，极易形成压疮。指导患者穿宽松、柔软的衣服；定时更换体位，或使用气垫床。

（2）肺性脑病护理　患者绝对卧床休息，呼吸困难者取半卧位，有意识障碍者，给予床档进行安全保护，必要时专人护理。持续低流量、低浓度给氧，氧流量 1～2L/min，浓度在 25%～29%。防止高浓度吸氧抑制呼吸，加重缺氧和二氧化碳潴留。遵医嘱应用呼吸兴奋剂，观察药物疗效和不良反应。出现心悸、呕吐、震颤、惊厥等症状，立即通知医生。

5. 用药护理 对二氧化碳潴留、呼吸道分泌物多的重症患者慎用镇静药、麻醉药、催眠药，如必须用药，使用后注意观察是否有抑制呼吸和咳嗽反射减弱的情况。应用利尿药后易出现低钾、低氯性碱中毒而加重缺氧，过度脱水引起血液浓缩、痰液黏稠不易排出等不良反应，应注意观察及预防。使用排钾利尿药时，督促患者遵医嘱补钾。利尿药尽可能在白天给药，避免夜间频繁排尿而影响患者睡眠。使用洋地黄类药物时，应询问有无洋地黄用药史，遵医嘱准确用药，注意观察药物毒性反应。应用血管扩张药时，注意观察患者心率及血压情况。血管扩张药在扩张肺动脉的同时也扩张体循环动脉，往往造成血压下降、反射性心率增快、氧分压下降、二氧化碳分压升高等不良反应。使用抗生素时，注意观察感染控制的效果、有无继发性感染。

6. 心理护理　与患者建立良好互动关系，指导其掌握、了解疾病相关知识，科学认识本病，增加社会支持系统，以积极患者现身说法，鼓励患者增强战胜疾病的信心。

【健康指导】

1. 疾病预防指导　由于慢性肺心病是各种原发肺胸疾病晚期的并发症，应对高危人群进行宣传教育，劝导戒烟，积极防治 COPD 等慢性支气管肺疾病，以降低发病率。

2. 疾病知识指导　使患者和家属了解疾病发生、发展过程，减少反复发作的次数。积极防治原发病，避免和防治各种可能导致病情急性加重的诱因，坚持长期家庭氧疗等。加强饮食营养，以保证机体康复的需要。病情缓解期应根据肺、心功能及体力情况进行适当的体育锻炼和呼吸功能锻炼，如散步、气功、太极拳、腹式呼吸、缩唇呼吸等，改善呼吸功能，提高机体免疫功能。

3. 病情监测指导　告知患者及家属病情变化的征象，如体温升高、呼吸困难加重、咳嗽剧烈、咳痰不畅、尿量减少、水肿明显或发现患者神志淡漠、嗜睡、躁动、口唇发绀加重等，提示病情变化或加重，需及时就诊。

练一练1-2

患者，男，70 岁，因“慢性咳嗽、咳痰 20 年，进行性呼吸困难 3 年，症状加重 1 周”，拟诊“慢性阻塞性肺疾病、肺心病”收入院。提示患者并发右心衰的体征是（　）

A. 半坐卧位　　B. 双侧颈静脉怒张　　C. 双肺弥漫性湿啰音

D. 眼睑浮肿　　E. 口唇发绀

答案解析

任务五　支气管哮喘患者的护理

PPT

支气管哮喘（bronchial asthma）简称哮喘，是一种以慢性气道炎症和气道高反应性为特征的气道慢性炎症性疾病。主要特征是气道慢性炎症，气道对多种刺激因素呈现高反应性，气流可逆性受限，以及随病程延长而导致的一系列气道结构改变，即气道重构。临床表现为反复发作的喘息、气急、胸闷或咳嗽等症状，常在夜间及凌晨发作或加重，多数患者可自行缓解或经治疗后缓解。

哮喘是世界上最常见的慢性疾病之一，全球约有 3 亿、我国约有 3000 万哮喘患者。各国哮喘患病率从 1%～18% 不等，我国成人哮喘的患病率为 1.24%，且呈逐年上升趋势。一般认为发达国家哮喘患病率高于发展中国家，城市高于农村。哮喘病死率在（1.6～36.7）/10 万，多与哮喘长期控制不佳、最后一次发作时治疗不及时有关，其中大部分是可预防的。我国已成为全球哮喘病死率最高的国家之一。

【病因】

1. 遗传因素　哮喘是一种复杂的、具有多基因遗传倾向的疾病，其发病具有家族聚集现象，亲缘关系越近，患病率越高。具有哮喘易感基因的人群发病与否受环境因素的影响较大，深入研究基因－环境相互作用将有助于揭示哮喘发病的遗传机制。

2. 环境因素　包括变应原性因素，如室内变应原（尘螨、家养宠物、蟑螂）、室外变应原（花粉、草粉)、职业性变应原(油漆、活性染料)、食物(鱼、虾、蛋类、牛奶)、药物(阿司匹林、抗生素)和非变应原性因素，如大气污染、吸烟、运动、肥胖等。

【发病机制】

哮喘的发病机制尚未完全阐明，目前可概括为气道免疫-炎症机制、神经调节机制及其相互作用。

1. 气道免疫-炎症机制

(1)气道炎症形成机制　外源性变应原进入机体后，被抗原提呈细胞内吞并激活 T 细胞。一方面，合成并释放多种活性介质，导致气道平滑肌收缩、黏液分泌增加和炎症细胞浸润，产生哮喘临床症状，形成一个典型的变态反应过程。另一方面，构成了一个与炎症细胞相互作用的复杂网络，导致气道慢性炎症。嗜酸性粒细胞在哮喘发病中不仅发挥着终末效应细胞的作用，还具有免疫调节作用。

(2)气道高反应性(airway hyperresponsiveness，AHR)　是指气道对各种刺激因子如变应原、理化因素、运动、药物等呈现的高度敏感状态。患者接触刺激因子时气道出现过强或过早的收缩反应。AHR 是哮喘的基本特征。

2. 神经调节机制　神经因素是哮喘发病的重要环节之一。支气管受复杂的自主神经支配，包括肾上腺素能神经、胆碱能神经、非肾上腺素能非胆碱能(NANC)神经系统。

【临床表现】

1. 症状　典型症状为发作性伴有哮鸣音的呼气性呼吸困难，可伴有气促、胸闷或咳嗽。症状可在数分钟内发作，并持续数小时至数天，可经平喘药物治疗后缓解或自行缓解。夜间及凌晨发作或加重是哮喘的重要临床特征。有些患者尤其是青少年，其哮喘症状在运动时出现，称为运动性哮喘。此外，以咳嗽为唯一症状的不典型哮喘称为咳嗽变异性哮喘(cough variant asthma，CVA)；以胸闷为唯一症状的不典型哮喘，称之为胸闷变异性哮喘(chest tightness variant asthma，CTVA)。哮喘的具体临床表现形式及严重程度在不同时间表现为多变性。

2. 体征　发作时典型的体征为双肺可闻及广泛的哮鸣音，呼气音延长。但非常严重的哮喘发作，哮鸣音反而减弱，甚至完全消失，表现为“沉默肺”，是病情危重的表现。非发作期体检可无异常发现，故未闻及哮鸣音，不能排除哮喘。

【实验室及其他检查】

1. 痰嗜酸性粒细胞计数　大多数哮喘患者诱导痰液中嗜酸性粒细胞计数增高(>2.5%)，且与哮喘症状相关。

2. 肺功能检查

(1)通气功能检测　哮喘发作时呈阻塞性通气功能障碍表现，用力肺活量(FVC)正常或下降，第 1 秒用力呼气容积(FEV_1)、1 秒率(FEV_1/FVC%)以及最高呼气流量(PEF)均下降；残气量及残气量与肺总量比值增加。其中以 FEV_1/FVC% <70% 或 FEV_1 低于正常预计值的 80% 为判断气流受限的最重要指标。

(2)支气管激发试验(BPT)　测定气道反应性。常用激发剂为乙酰胆碱、组胺。如结果为阳性，提示气道高反应性。BPT 适用于非哮喘发作期、FEV_1 在正常预计值 70% 以上患者的检查。

(3)支气管舒张试验(BDT)　测定气道的可逆性改变。常用药物有沙丁胺醇、特布他林。当吸入支气管舒张剂 20 分钟后重复测定肺功能，FEV_1 较用药前增加≥12%，且其绝对值增加≥200ml，判断结果为阳性，提示存在可逆性的气道阻塞。

(4)呼吸流量峰值(PEF)及其变异率测定　PEF 平均每日昼夜变异率>10%，或 PEF 周变异率>20%，提示存在气道可逆性的改变。

3. 胸部 X 线/CT 检查　哮喘发作时胸部 X 线可见两肺透亮度增加，呈过度通气状态，缓解期多无明显异常。胸部 CT 在部分患者可见支气管壁增厚、黏液阻塞。

4. 特异性变应原检测　有助于病因诊断。

5. 动脉血气分析　表现为呼吸性碱中毒或呼吸性酸中毒。当 $PaCO_2$ 较前增高，即使在正常范围内也要警惕严重气道阻塞的发生。

6. 呼出气一氧化氮（FeNO）检测　FeNO 测定可以作为评估气道炎症和哮喘控制水平的指标，也可以用于判断吸入激素治疗的反应。

【诊断标准】

1. 典型哮喘的临床症状和体征

（1）反复发作喘息、气急，胸闷或咳嗽，夜间及晨间多发，常与接触变应原、冷空气、理化刺激以及病毒性上呼吸道感染、运动等有关。

（2）发作时双肺可闻及散在或弥漫性哮鸣音，呼气相延长。

（3）上述症状和体征可经治疗缓解或自行缓解。

2. 可变气流受限的客观检查　①支气管舒张试验阳性；②支气管激发试验阳性；③平均每日 PEF 昼夜变异率 >10% 或 PEF 周变异率 >20%。

符合上述症状和体征，同时具备气流受限客观检查中的任一条，并除外其他疾病所引起的喘息、气急、胸闷和咳嗽，可以诊断为哮喘。

【治疗要点】

哮喘治疗的目标是长期控制症状、预防未来风险发生，即在使用最小有效剂量药物治疗的基础上或不用药物，能使患者与正常人一样生活、学习和工作。

1. 确定并减少危险因素接触　找到引起哮喘发作的变应原或其他非特异性刺激因素，使患者脱离这些危险因素是防治哮喘最有效的方法。

2. 药物治疗

（1）糖皮质激素　简称激素，是目前控制哮喘最有效的药物。能抑制嗜酸性粒细胞等炎症细胞在气道的聚集、抑制炎症因子的生成和介质释放、增强平滑肌细胞 β_2 受体的反应性等，有效抑制气道炎症。可吸入、口服和静脉用药。

1）吸入性糖皮质激素（ICS）　局部抗炎作用强、全身不良反应少，是哮喘长期治疗的首选药物。常用药物有倍氯米松、布地奈德、氟替卡松、环索奈德、莫米松等。通常需规律吸入 1～2 周及以上方能起效。

2）口服糖皮质激素　常用泼尼松和泼尼松龙。用于吸入激素无效或需要短期加强治疗的患者。起始 30～60mg/d，症状缓解后逐渐减量至≤10mg/d，然后停用或改用吸入剂。不主张长期口服激素用于维持哮喘控制的治疗。

3）静脉糖皮质激素　重度或严重哮喘发作时应及早静脉给予激素。可选择琥珀酸氢化可的松，常用量 100～400mg/d，或甲泼尼龙，常用量 80～160mg/d。

（2）β_2 受体激动剂　主要通过激动气道的 β_2 受体，舒张支气管、缓解哮喘症状。分为短效 β_2 受体激动剂（SABA）（维持 4～6 小时）和长效 β_2 受体激动剂（LABA）（维持 10～12 小时），LABA 又可分为快速起效（数分钟起效）和缓慢起效（30 分钟起效）两种。

SABA：哮喘急性发作首选药物。有吸入、口服和静脉三种制剂，首选吸入给药。常用药物有沙丁胺醇、特布他林。吸入剂包括定量气雾剂（MDI）、干粉剂和雾化溶液。SABA 应按需间歇使用，不宜长期、单一、规律使用。主要不良反应有心悸、骨骼肌震颤、低钾血症等。

LABA：与 ICS 联合是目前最常用的哮喘控制性药物。常用 LABA 有沙美特罗和福莫特罗。

（3）白三烯调节剂　是目前除 ICS 外唯一可单独应用的哮喘控制性药物，可作为轻度哮喘 ICS 的替代治疗药物和中、重度哮喘的联合治疗用药，尤其适用于阿司匹林哮喘、运动性哮喘和伴有过敏性鼻炎哮喘患者的治疗。常用药物有孟鲁司特和扎鲁司特。

（4）茶碱类药物　通过抑制磷酸二酯酶，提高平滑肌细胞内的 cAMP 浓度，拮抗腺苷受体，增强呼吸肌的力量以及增强气道纤毛清除功能等，从而起到舒张支气管和气道抗炎的作用，是目前治疗哮喘的有效药物之一。

口服给药：用于轻至中度哮喘急性发作以及哮喘的维持治疗，常用药物有氨茶碱和缓释茶碱，常用剂量每日 6～10mg/kg。口服缓释茶碱适用于夜间哮喘症状的控制。

静脉给药：氨茶碱首剂负荷剂量为 4～6mg/kg，注射速度不宜超过 0.25mg/(kg·min)，维持剂量为 0.6～0.8mg/(kg·h)。每日最大用量一般不超过 1.0g（包括口服和静脉给药）。静脉给药主要用于重症和危重症哮喘。

（5）抗胆碱药　通过阻断节后迷走神经通路，降低迷走神经张力而起到舒张支气管、减少黏液分泌的作用，但其舒张支气管的作用比 β_2 受体激动剂弱。

【常见护理诊断/问题】

1. 气体交换障得　与支气管痉挛、气道炎症、气道阻力增加有关。

2. 清理呼吸道无效　与支气管黏膜水肿、分泌物增多、痰液黏稠、无效咳嗽有关。

3. 知识缺乏　缺乏正确使用定量雾化吸入器用药的相关知识。

【护理措施】

1. 环境与体位　有明确过敏原者应尽快脱离，提供安静、舒适、温度和湿度适宜的环境，保持室内清洁、空气流通。根据病情提供舒适体位，如为端坐呼吸者提供床旁桌支撑，以减少体力消耗。病室不宜摆放花草，避免使用皮毛、羽绒或蚕丝织物等。

2. 饮食护理　大约 20% 的成年患者和 50% 的患儿可因不适当饮食而诱发或加重哮喘，应提供清淡、易消化、足够热量的饮食，避免进食硬、冷、油煎食物。避免食用与哮喘发作有关的食物，如鱼、虾、蟹、蛋类、牛奶等。补充水分，每天饮水 2500～3000ml。

3. 病情观察　观察哮喘发作的前驱症状，如鼻咽痒、喷嚏、流涕、眼痒等黏膜过敏症状。哮喘发作时，观察患者意识状态、呼吸频率、节律、深度，是否有辅助呼吸肌参与呼吸运动等，监测呼吸音、哮鸣音变化，监测动脉血气分析和肺功能情况，了解病情和治疗效果。哮喘严重发作时，如经治疗病情无缓解，需做好机械通气的准备。加强对急性期患者的监护，尤其夜间和凌晨是哮喘易发作的时间，应严密观察病情变化。

4. 氧疗护理　重症哮喘患者常伴有不同程度的低氧血症，应遵医嘱给予鼻导管或面罩吸氧，吸氧流量为 1～3L/min，吸入氧浓度一般不超过 40%。为避免气道干燥和寒冷气流刺激引起气道痉挛，吸入的氧气应尽量温暖湿润。在给氧过程中，监测动脉血气分析。

5. 用药护理

（1）糖皮质激素　吸入用药全身性不良反应少，少数患者可出现口腔念珠菌感染和声音嘶哑，指导患者吸药后及时用清水含漱口咽部，选用干粉吸入剂或加用除雾器可减少上述不良反应。口服用药宜在饭后服用，以减少对胃肠道黏膜的刺激。气雾吸入糖皮质激素可减少其口服量，当用吸入剂替代口服剂时，通常需同时使用 2 周后再逐步减少口服量，指导患者不得自行减量或停药。

（2）β_2 受体激动药　不宜长期、规律、单一、大量使用，以免耐药。用药过程观察患者有无心悸、骨骼肌震颤、低血钾等不良反应。

（3）茶碱类药物　静脉注射时浓度不宜过高，速度不宜过快，注射时间宜在10分钟以上，以防中毒症状发生。不良反应有恶心、呕吐、心律失常、血压下降及多尿，偶有呼吸中枢兴奋，严重者可致抽搐甚至死亡。茶碱缓（控）释片有控释材料，不能嚼服，必须整片吞服。

（4）抗胆碱药　抗胆碱药吸入后，少数患者可有口苦或口干感。白三烯调节剂的主要不良反应是轻微的胃肠道症状，少数有皮疹、血管性水肿、转氨酶升高，停药后可恢复。

（5）定量雾化吸入器（MDI）　MDI的正确使用是保证吸入治疗成功的关键。使用MDI的正确方法：打开盖子，摇匀药液，深呼气至不能再呼时张口，将MDI喷嘴置于口中，双唇包住咬口，以慢而深的方式经口吸气，同时以手指按压喷药，至吸气末屏气10秒，使较小的雾滴沉降在气道远端，然后缓慢呼气，休息3分钟后可再重复使用一次。护士演示后，指导患者反复练习，直至患者完全掌握。对儿童或重症患者，可在MDI上加储药罐以简化操作，增加吸入到下呼吸道和肺部的药物量，减少雾滴在口咽部沉积引起刺激，增强疗效。此外，还有干粉吸入器，其使用要点与MDI相似，但在使用中要保持干燥。

6. 心理护理　哮喘新近发生和重症发作的患者，通常会出现紧张，甚至惊恐不安的情绪，应多巡视患者，耐心解释病情和治疗措施，给予心理疏导和安慰，消除过度紧张情绪，对减轻哮喘发作症状和控制病情有重要意义。

【健康指导】

1. 疾病知识指导　指导患者认识哮喘的激发因素、发病机制、控制目的和效果，以提高患者的治疗依从性。稳定期的维持治疗是哮喘患者疾病长期管理的重点内容，使患者懂得哮喘虽不能彻底治愈，但长期规范化治疗使大多数患者达到良好或完全的临床控制，即患者可达到没有或仅有轻度症状，能和正常人一样生活、工作和学习。

2. 生活指导　针对个体情况，指导患者有效控制可诱发哮喘发作的各种因素，如避免摄入易引起过敏的食物；避免强烈的精神刺激和剧烈运动；避免持续的喊叫等过度换气动作；不养宠物；避免接触刺激性气体及预防呼吸道感染；戴围巾或口罩避免冷空气刺激；在缓解期加强体育锻炼、耐寒锻炼及耐力训练，增强体质。动员患者家属及朋友参与对哮喘患者的管理，为其身心康复提供各方面的支持。

3. 疾病指导　指导患者识别哮喘发作的先兆表现和病情加重的征象，学会哮喘发作时进行简单的紧急自我处理方法。学会利用峰流速仪来监测最大呼气峰流速（PEFR），做好哮喘日记。掌握药物的名称、用法、用量及注意事项，了解药物的不良反应及相应处理措施。指导患者或家属掌握正确的药物吸入技术，遵医嘱正确用药。

练一练1-3

某急性发作的重度支气管哮喘患者，其首选药物是（　）

A. 氨茶碱　　B. 地塞米松　　C. 沙丁胺醇
D. 色甘酸钠　　E. 异丙托溴铵

答案解析

任务六　支气管扩张症患者的护理

PPT

支气管扩张症（bronchiectasis）是指急、慢性呼吸道感染和支气管阻塞后，反复发生的支气管化脓性炎症，表现为支气管壁结构破坏，管壁增厚，支气管异常和持久性扩张。可以是原发性，也可以是继发性，主要分为囊性纤维化导致的支气管扩张症和非囊性纤维化导致的支气管扩张症。

本节主要讨论非囊性纤维化支气管扩张症。支气管扩张症临床表现主要为慢性咳嗽、咯大量脓痰和（或）反复咯血。

【病因与发病机制】

本病可以分为先天性和继发性。先天性支气管扩张症少见，有些病例无明显病因；继发性支气管扩张可源自未进行治疗的肺炎或阻塞，如异物或肿瘤、外源性压迫或肺叶切除后解剖移位。上述疾病会损伤气道清除机制和防御功能，易发生感染和炎症。细菌反复感染可使气道内因充满炎症介质和病原菌黏稠液体而逐渐扩大，形成瘢痕和扭曲。

【临床表现】

1. 症状 为持续或反复的咳嗽、咳痰或咳脓痰。痰液为黏液性、黏液脓性或脓性，可呈黄绿色，收集后分层：上层为泡沫，中间为浑浊黏液，下层为脓性成分，最下层为坏死组织。无明显诱因者常隐匿起病，无症状或症状轻微。呼吸困难和喘息常提示有广泛的支气管扩张或有潜在的慢阻肺。随着感染加重，可出现痰量增多和发热，可仅为支气管感染加重，也可为病变累及周围肺实质出现肺炎所致。50%~70%的病例可发生咯血，大出血常为小动脉被侵蚀或增生的血管被破坏所致。部分患者以反复咯血为唯一症状，称为“干性支气管扩张”。

2. 体征 在病变部位，可闻及固定而持久的粗湿啰音。病变严重尤其是伴有慢性缺氧、肺源性心脏病和右心衰竭的患者可出现杵状指及右心衰竭体征。

【实验室及其他检查】

1. 影像学检查

（1）胸部X线检查 囊状支气管扩张的气道表现为显著的囊腔，腔内可存在气液平面。

（2）胸部高分辨CT扫描（HRCT） HRCT可在横断面上清楚地显示扩张的支气管，是主要的诊断方法。表现为支气管呈柱状及囊状改变，气道壁增厚（支气管内径<80%外径）、黏液阻塞、树芽征及马赛克征。当CT扫描层面与支气管平行时，扩张的支气管呈“双轨征”或“串珠”状改变；当扫描层面与支气管垂直时，扩张的支气管与伴行的肺动脉形成“印戒征”；当多个囊状扩张的支气管彼此相邻时，则表现为“蜂窝”状改变。

（3）支气管碘油造影 可确诊支气管扩张，但因其为创伤性检查，现已被高分辨CT（HRCT）所替代。

2. 实验室检查

（1）血常规及炎症标志物 当细菌感染时，白细胞计数、中性粒细胞分类及C反应蛋白可升高。

（2）血清免疫球蛋白 合并免疫功能缺陷者可出现血清免疫球蛋白（IgG、IgA、IgM）缺乏。

（3）血气分析 可判断患者是否合并低氧血症和（或）高碳酸血症。

（4）微生物学检查 应留取合格的痰标本送检，痰涂片以及痰细菌培养可指导用药，亦可发现抗酸杆菌。

3. 其他 包括纤维支气管镜检查、肺功能测定等。

【治疗原则】

1. 控制感染 支气管扩张症患者出现痰量增多等急性感染征象时，需应用抗感染药物。急性加重期开始抗菌药物治疗前应常规送痰培养，根据痰培养和药敏结果指导抗生素应用，但在等待培养结果时即应开始经验性抗菌药物治疗。

2. 改善气流受限 建议支气管扩张症患者常规随访肺功能的变化，尤其是已经有阻塞性通气功能障碍的患者。长效支气管舒张剂可改善气流受限并帮助清除分泌物。

3. 清除气道分泌物 包括物理排痰和化痰药物。物理排痰包括体位引流，患者一般取头低臀高位，可配合震动拍击背部协助痰液引流。气道内雾化吸入0.9%氯化钠溶液（生理盐水），短时间内吸入高渗生理盐水，或吸入黏液松解剂如乙酰半胱氨酸等，可有助于痰液的稀释和排出。

4. 咯血的治疗 合理应用止血药，经内科治疗无效，可考虑介入栓塞治疗或手术治疗。

5. 外科治疗 如支气管扩张为局限性，经充分内科治疗仍顽固反复发作者，可考虑外科手术切除病变肺组织。

【常见护理诊断/问题】

1. 清理呼吸道无效 与痰多黏稠和无效咳嗽有关。

2. 潜在并发症 大咯血、窒息等。

3. 营养失调：低于机体需要量 与慢性感染导致机体消耗有关。

4. 焦虑 与疾病迁延、个体健康受到威胁有关。

【护理措施】

1. 休息和环境 保持室内空气流通，维持适宜的温度和湿度，注意保暖。小量咯血者以静卧休息为主，大量咯血者应绝对卧床休息，尽量避免搬动患者。取患侧卧位。

2. 饮食护理 提供高热量、高蛋白质、富含维生素饮食，避免冰冷食物诱发咳嗽，少食多餐。指导患者在咳痰后及进食前后用清水或漱口液漱口，保持口腔清洁，促进食欲。鼓励患者多饮水。大量咯血者应禁食；小量咯血者宜进少量温、凉流质饮食，因过冷或过热食物均易诱发或加重咯血。

3. 病情观察 观察痰液的量、颜色、性质、气味和与体位的关系，痰液静置后是否有分层现象，记录24小时痰液排出量。观察咯血的颜色、性质及量。病情严重者需观察患者缺氧情况，是否有发绀、气促等表现。

4. 对症护理 安排专人护理并安慰患者。保持患者口腔清洁、呼吸道通畅，咯血时轻轻拍击健侧背部，嘱其不要屏气，以免诱发喉头痉挛，使血液引流不畅形成血块，导致窒息。咯血后为患者漱口，擦净血迹，防止因口咽部异物刺激引起剧烈咳嗽而诱发咯血。对精神极度紧张、咳嗽剧烈的患者，可建议给予小剂量镇静药或镇咳药。对适应体位引流的患者，可进行体位引流，具体操作见体位引流术。

5. 用药护理 垂体后叶素可收缩小动脉，减少肺血流量，从而减轻咯血。但也能引起子宫、肠道平滑肌收缩和冠状动脉收缩，故冠心病、高血压患者及孕妇忌用。静脉滴注时速度勿过快，以免引起患者恶心、便意、心悸、面色苍白等不良反应。年老体弱、肺功能不全者在应用镇静药和镇咳药后，应注意观察呼吸中枢和咳嗽反射受抑制情况，以及早发现呼吸抑制引起的呼吸衰竭和血块引发的窒息。

6. 窒息的抢救 对大咯血及意识不清的患者，应在病床旁备好急救设备，一旦患者出现窒息征象，应立即取头低脚高45°俯卧位，面向一侧，轻拍背部，迅速排出在气道和口咽部的血块，或直接刺激咽部以咳出血块。必要时用吸痰管进行负压吸引，并给予高浓度吸氧。做好气管插管或气管切开的准备与配合工作，以解除呼吸道阻塞。

【健康指导】

1. 疾病预防指导 支气管扩张症与感染密切相关，应积极防治百日咳、麻疹、支气管肺炎、肺结核等呼吸道感染，及时治疗上呼吸道慢性病灶（如扁桃体炎、鼻窦炎等）。避免受凉、预防感冒和减少刺激性气体吸入，对预防支气管扩张症有重要意义。

2. 疾病知识指导 帮助患者和家属了解疾病发生、发展与治疗、护理过程，与患者及家属共同制订长期防治计划。讲明加强营养对机体康复的作用，使患者能主动摄取必需的营养素，以增加机体抗病能力。鼓励患者参加体育锻炼，建立良好的生活习惯，劳逸结合，以维护心、肺功能。告诉患者戒烟、避免烟雾和灰尘刺激，避免疾病复发，防止病情恶化。

3. 康复指导 强调清除痰液对减轻症状、预防感染的重要性，指导患者及其家属学习和掌握有效咳嗽、胸部叩击、雾化吸入及体位引流的排痰方法，长期坚持，以控制病情的发展。

附 体位引流术

体位引流是利用重力作用促使呼吸道分泌物流入气管、支气管排出体外的方法。

体位引流的方法如下。

1. 引流前准备 向患者解释体位引流的目的、过程和注意事项，测量生命体征，听诊肺部，明确病变部位。引流前15分钟遵医嘱给予支气管舒张药（有条件可使用雾化器或手按定量吸入器）。备好排痰用纸巾或一次性容器。

2. 引流体位 引流体位的选择取决于分泌物停留的部位和患者的耐受程度，原则上抬高病灶部位，使引流支气管开口向下，以利于潴留的分泌物随重力作用流入支气管和气管排出。如果患者不能耐受，应及时调整姿势。头部外伤、胸部创伤、咯血、严重心血管疾病和状况不稳定者，不宜采用头低位进行体位引流。

3. 引流时间 根据病变部位、病情和患者状况，每天1～3次，每次15～20分钟。一般于饭前进行，早晨清醒后立即进行效果最好。如需餐后引流，应在餐后1～2小时进行，以预防胃食管反流、恶心和呕吐等不良反应。

4. 引流的观察 引流时应有护士或家人协助，观察患者有无出汗、脉搏细弱、头晕、疲劳、面色苍白等表现，评估患者对体位引流的耐受程度，如患者出现心率>120次/分、心律失常、高血压、低血压、眩晕或发绀，应立即停止引流并通知医生。

5. 引流的配合 在体位引流过程中，鼓励并指导患者做腹式深呼吸，辅以胸部叩击或震荡等措施。协助患者在保持引流体位时进行咳嗽，也可取坐位以产生足够的气流促进排痰，提高引流效果。

6. 引流后护理 体位引流结束后，帮助患者采取舒适体位，给予清水或漱口液漱口。观察患者咳痰的性质、量及颜色，听诊肺部呼吸音的改变，评价体位引流的效果，并记录。

任务七 肺炎患者的护理

PPT

肺炎（pneumonia）是指发生在终末细支气管、肺泡和肺间质的炎症，由多种病原体、理化因素、免疫损伤和过敏等因素引起。本病是呼吸系统的常见病，发病率及病死率高，尤其好发于老年、儿童、长期吸烟、伴有基础疾病或机体免疫力低下者。

【分类】

1. 按解剖分类

（1）大叶性肺炎（肺泡性肺炎） 此型肺炎以肺炎球菌感染最为多见，流感嗜血杆菌、铜绿假单胞菌、大肠埃希菌、葡萄球菌、肺炎克雷伯菌、结核杆菌也可引起本病。炎症始发于肺泡，然后通过肺泡间孔向其他肺泡扩张蔓延，以致肺段的一部分或整个肺段、肺叶发生炎症。主要表现为肺实质的炎症，一般不累及支气管。

（2）小叶性肺炎（支气管性肺炎） 此型肺炎由细菌、病毒、支原体等引起，比大叶性肺炎更常见。病原体通过支气管入侵，引起细支气管、终末细支气管及其远端小肺泡的炎症。常继发于有基础性疾病或长期卧床的危重患者。

（3）间质性肺炎　此型肺炎由细菌、病毒、支原体、衣原体及卡氏肺囊虫等引起。以肺间质的炎症为主，可累及支气管壁、支气管周围组织和肺泡壁。由于病变在间质，呼吸道症状轻，体征也较少。多见于麻疹和慢性支气管炎患者。

2. 按病因分类

（1）细菌性肺炎　包括肺炎链球菌、金黄色葡萄球菌、肺炎克雷伯菌、溶血性链球菌、铜绿假单胞菌等引起的肺炎。

（2）病毒性肺炎　如冠状病毒、腺病毒、流感病毒、呼吸道合胞病毒、麻疹病毒等引起的肺炎。

（3）非典型性肺炎　如支原体、衣原体、军团菌等引起的肺炎。

（4）真菌性肺炎　如白色念珠菌、曲霉菌、放线菌等引起的肺炎。

（5）其他病原体肺炎　如立克次体、寄生虫等引起的肺炎。

（6）理化因素所致肺炎　包括毒气、化学物质、药物、放射性物质、液体、食物或呕吐物的吸入等所引起的肺炎。

3. 按患病环境和宿主状态分类

（1）社区获得性肺炎（CAP）也称医院外肺炎，是指患者在医院外罹患的感染性肺实质炎症，包括具有明确潜伏期的病原体感染而在入院后平均潜伏期内发生的肺炎。常见病原体为肺炎链球菌、流感嗜血杆菌和非典型性病原体，耐药菌普遍。传播途径为飞沫、空气或血源传播。

（2）医院获得性肺炎（HAP）也称医院内肺炎，是指患者入院（包括老人院、护理院和康复院）时不存在，也不处于潜伏期，而于入院 48 小时后发生的肺炎。常见病原体为肺炎链球菌、流感嗜血杆菌、金黄色葡萄球菌、大肠埃希菌、铜绿假单胞菌、肺炎克雷伯菌等。其中以呼吸机相关肺炎最为多见，预防和治疗较困难。

一、肺炎链球菌肺炎

肺炎链球菌肺炎是由肺炎链球菌（SP）或称肺炎球菌所引起的肺炎，约占社区获得性肺炎的半数。通常急骤起病，以高热、寒战、咳嗽、血痰及胸痛为特征。因抗菌药物的广泛使用，使本病表现不典型。

【病因与发病机制】

SP 为革兰染色阳性球菌，多成双排列或短链排列，有夹膜，其毒力大小与荚膜中的多糖结构及含量有关。SP 在干燥痰中能存活数个月，但在阳光直射 1 小时或加热至 52℃10 分钟即可被杀灭，对苯酚等消毒剂亦甚敏感。机体免疫功能正常时，SP 是寄居在口腔及鼻咽部的一种正常菌群，带菌率随年龄、季节及免疫状态的变化而有差异。机体免疫功能受损时，有毒力的 SP 入侵人体而致病。SP 除引起肺炎外，少数可发生菌血症或感染性休克，老年人及婴幼儿的病情尤为严重。

【临床表现】

本病冬季与初春多见，常与呼吸道病毒感染相伴行。患者多为原来健康的青壮年或老年与婴幼儿，男性较多见。吸烟者、痴呆者、慢性支气管炎、支气管扩张、充血性心力衰竭、慢性病患者以及免疫抑制者均易受 SP 感染。

1. 症状　发病前常有受凉、淋雨、疲劳、醉酒、病毒感染史，多有上呼吸道感染的前驱症状。起病急骤，高热、寒战，全身肌肉酸痛，体温在数小时内升至 39～40℃，高峰在下午或傍晚，或呈稽留热，脉率随之增加。可有患侧胸部疼痛，放射到肩部或腹部，咳嗽或深呼吸时加剧。痰少，可带血或呈铁锈色，食欲减退，偶有恶心、呕吐、腹痛或腹泻，易被误诊为急腹症。

2. 体征 患者呈急性热病面容，面颊绯红，鼻翼扇动，皮肤灼热、干燥，口角及鼻周有单纯疱疹；病变广泛时可出现发绀。有脓毒症者，可出现皮肤、黏膜出血点，巩膜黄染。早期肺部体征无明显异常，仅有胸廓呼吸运动幅度减小，叩诊稍浊，听诊可有呼吸音减低及胸膜摩擦音。肺实变时叩诊浊音，触觉语颤增强并可闻及支气管呼吸音。消散期可闻及湿啰音。心率增快，有时心律不齐。重症患者有肠胀气，上腹部压痛多与炎症累及膈胸膜有关。重症感染时可伴休克、急性呼吸窘迫综合征及神经精神症状。

【实验室及其他检查】

1. 血常规 血白细胞计数升高，中性粒细胞多在80%以上，并有核左移。

2. 病原学检查 痰涂片做革兰染色及荚膜染色镜检，结果阳性可初步做出病原学诊断。痰培养24～48小时可以确定病原体。

3. 胸部影像学 早期肺纹理增粗，随着病情进展，表现为大片炎症浸润阴影或实变影，在实变阴影中可见支气管充气征，肋隔角可有少量胸腔积液。消散期可有片状区域吸收较快而呈现“假空洞”征。

【治疗原则】

1. 抗菌药物治疗 首选青霉素。轻症患者，可用240万U/d，分3次肌内注射，或用普鲁卡因青霉素每12小时肌内注射60万U。病情稍重者，宜用青霉素240万～480万U/d，分次静脉滴注，6～8小时一次；对青霉素过敏者，或感染耐青霉素菌株者，用喹诺酮类、头孢噻肟钠或头孢曲松等药物，感染多重耐药菌（MDR）菌株者可用万古霉素、替考拉宁或利奈唑胺。

2. 支持疗法 患者卧床休息，补充足够的蛋白质、热量及维生素。

3. 并发症的处理 若体温降而复升或3天后仍不降者，应考虑SP的肺外感染，如脓胸、心包炎或关节炎等；若持续发热应寻找其他原因。10%～20% SP肺炎伴发胸腔积液，应胸腔穿刺抽胸腔积液检查及培养以确定其性质。若治疗不当，约5%并发脓胸，应积极引流排脓。

二、葡萄球菌肺炎

葡萄球菌肺炎（staphylococcal pneumonia）是由葡萄球菌引起的急性肺化脓性炎症。常发生于有基础疾病如糖尿病、血液病、艾滋病、肝病、营养不良、酒精中毒、静脉吸毒或原有支气管肺疾病者，流感后、病毒性肺炎后或儿童患麻疹时也易罹患。多急骤起病，高热、寒战、胸痛，脓性痰，可早期出现循环衰竭。若治疗不及时或不当，病死率甚高。

葡萄球菌为革兰染色阳性球菌，其致病物质主要是毒素与酶，如溶血毒素、杀白细胞素、肠毒素等，具有溶血、坏死、杀白细胞及血管痉挛等作用。

【临床表现】

1. 症状 起病多急骤，有寒战、高热，体温多高达39～40℃，胸痛，痰脓性，量多，带血丝。毒血症状明显，全身肌肉、关节酸痛，体质衰弱，精神萎靡，病情严重者可早期出现周围循环衰竭。老年人症状可不典型。血源性葡萄球菌肺炎常有皮肤伤口、疖、痈或中心静脉导管置入等，或静脉吸毒史，较少咳脓性痰。

2. 体征 早期可无明显体征，常与严重的中毒症状和呼吸道症状不平行，然后可出现两肺散在性湿啰音。病变较大或融合时可有肺实变体征，气胸或脓气胸则有相应体征。血源性葡萄球菌肺炎应注意肺外病灶，静脉吸毒者多有皮肤针口和三尖瓣赘生物，可闻及心脏杂音。

【实验室及其他检查】

1. 血常规 白细胞计数明显升高，中性粒细胞比例增加，核左移。

2. 胸部X线　检查显示肺段或肺叶实变，可早期形成空洞，或呈小叶状浸润，其中有单个或多发的液气囊腔。另一特征是X线影像阴影的易变性，表现为一处的炎性浸润消失而在另一处出现新的病灶，或很小的单一病灶发展为大片阴影。治疗有效时，病变消散，阴影密度逐渐减低，2～4周后病变完全消失，偶可遗留少许条索状阴影或肺纹理增多等。

【治疗】

强调早期清除和引流原发病灶，选用敏感的抗菌药物。临床选择抗菌药物时可参考细菌培养的药物敏感试验。

三、革兰阴性杆菌肺炎

革兰阴性杆菌肺炎常见克雷伯菌（又称肺炎杆菌）、铜绿假单胞菌、流感嗜血杆菌等引起的感染，是医院获得性肺炎的常见致病菌。其中克雷伯菌是医院获得性肺炎的主要致病菌，且耐药株不断增加，病情危重、病死率高，成为防治中的难点。革兰阴性杆菌肺炎的共同点是肺实变或病变融合，易形成多发性脓肿。

1. 肺炎杆菌肺炎　肺炎克雷伯菌存在于正常人的上呼吸道及肠道，当机体免疫力低下时，经呼吸道吸入肺内而感染。常发生在年龄40岁以上者，男性占90%。好发于长期酗酒、久病体弱者，尤其是慢性呼吸系统疾病、糖尿病、恶性肿瘤、免疫功能低下或全身衰竭的住院患者。本病起病急骤，常有咳嗽、胸痛、呼吸困难、寒战和高热。典型痰液为黏稠血性、黏液样或胶胨样痰，临床描述为无核小葡萄干性胶胨样痰，量大，有时可发生咯血。胸部X线典型表现为肺叶实变，多见于右肺上叶、双肺下叶，有多发性蜂窝状肺脓肿、叶间隙下坠，常伴有脓肿形成。

2. 铜绿假单胞菌肺炎　铜绿假单胞菌是条件致病菌，在正常人皮肤（如腋下、会阴部和耳道内）、呼吸道和肠道均存在。易感人群是老年人，有严重基础疾病、营养不良或使用免疫抑制剂治疗者，如慢性阻塞性肺疾病、多器官功能障碍综合征、白血病、糖尿病、住监护病房、接受人工气道或机械通气的患者。多数患者表现为中等程度发热、咳嗽，咳出大量脓性痰，少数患者咳典型的翠绿色脓性痰。

3. 流感嗜血杆菌肺炎　本病高发于6个月～5岁的婴幼儿和有基础疾病的成人。秋冬季节是该病高发季节，常发生于上呼吸道感染之后。成人往往在慢性肺部疾病基础上继发感染，起病多缓慢，表现为发热、原有咳嗽加剧、咳脓痰或痰中带血，严重者可出现气急、呼吸衰竭。免疫功能低下者起病急，临床表现与肺炎链球菌肺炎相似。

【诊断要点】

根据基础病因和患病环境，结合痰液、支气管分泌物和血液的病原学检查，以及肺部X线表现的特点，多能明确诊断。

【治疗要点】

在营养支持、补充水分、痰液引流的基础上，早期合理使用抗生素是治愈的关键。一经诊断应立即根据药敏试验，给予敏感抗生素治疗，宜采用联合用药，给药方式以静脉滴注为主。

四、肺炎患者的护理

【常见护理诊断/问题】

1. 体温过高　与肺部感染有关。

2. 清理呼吸道无效　与气道分泌物多、痰液黏稠、胸痛、咳嗽无力等有关。

3. 潜在并发症　感染性休克。

【护理措施】

1. 休息与环境 高热患者应卧床休息，以减少氧耗量，缓解头痛、肌肉酸痛等症状。病室应尽可能保持安静并维持适宜的温度、湿度。

2. 饮食护理 提供足够热量、蛋白质和维生素的流质或半流质食物，以补充高热引起的营养物质消耗。鼓励患者多饮水，以保证足够的入量并有利于稀释痰液。

3. 病情观察 ①监测生命体征：有无心率加快、脉搏细速、血压下降、脉压变小、体温不升或高热、呼吸困难等，必要时进行心电监护。②精神和意识状态：有无精神萎靡、表情淡漠、烦躁不安、神志模糊等。③皮肤、黏膜：有无发绀、肢端湿冷。④出入量：有无尿量减少，疑有休克应测每小时尿量。⑤评估实验室及其他检查变化：如动脉血气分析、血常规等指标的改变。

4. 高热护理 可采用温水擦浴、冰袋、冰帽等物理降温措施，以逐渐降温为宜，防止虚脱。患者大汗时，及时协助擦拭和更换衣服，避免受凉。必要时遵医嘱使用退热药或静脉补液，补充因发热而丢失较多的水分和电解质，加快毒素排泄和热量散发。心脏病和（或）老年人应注意补液速度，避免过快导致急性肺水肿。

5. 用药护理 遵医嘱使用抗生素，观察疗效和不良反应。应用头孢类可出现过敏、皮疹、胃肠道不适等不良反应；喹诺酮类药物（氧氟沙星、环丙沙星）偶见皮疹、恶心等不良反应；氨基糖苷类抗生素有肾、耳毒性，老年人或肾功能减退者应特别注意有无耳鸣、头晕、唇舌发麻等不良反应，患者一旦出现严重不良反应，应及时与医生沟通，并做相应处理。

6. 感染性休克抢救配合 发现异常情况，立即通知医生，并备好物品，积极配合抢救。患者取仰卧中凹位，头胸部抬高约20°，下肢抬高约30°，以利于呼吸和静脉血回流。给予中、高流量吸氧，维持 $PaO_2 > 60mmHg$，改善缺氧状况。快速建立两条静脉通道，遵医嘱补液，输入血管活性药物和纠正酸中毒。补液速度应考虑患者的年龄和基础疾病，尤其是患者的心功能状况，可以中心静脉压作为调整补液速度的指标。多巴胺、间羟胺（阿拉明）等血管活性药物应单独输入，维持收缩压在90～100mmHg为宜，输注过程中注意防止药液溢出血管外引起局部组织坏死。有明显酸中毒时可应用5%碳酸氢钠静脉滴注，宜单独输入。下列证据提示血容量已补足：口唇红润、肢端温暖、收缩压 $>90mmHg$、尿量 $>30ml/h$ 以上。在血容量已基本补足的情况下，尿量仍 $<20ml/h$，尿比重 <1.018，应及时报告医生，警惕急性肾损伤的发生。

【健康指导】

1. 疾病预防指导 避免上呼吸道感染、淋雨受寒、过度疲劳、醉酒等诱因。加强体育锻炼，增加营养。长期卧床者应注意经常改变体位、翻身、拍背，随时咳出气道内痰液。易感人群，如年老体弱者、慢性病者可接种流感疫苗、肺炎疫苗等，以预防发病。

2. 疾病知识指导 对患者及其家属进行有关肺炎知识的教育，使其了解肺炎的病因和诱因。指导患者遵医嘱按疗程用药，出院后定期随访。出现高热、心率增快、咳嗽、咳痰、胸痛等症状及时就诊。

附　胸腔穿刺术

胸腔穿刺术（thoracentesis）是自胸膜腔内抽取积液或积气的操作，常用于检查胸腔积液的性质、抽液减压或通过穿刺胸膜腔内给药。

1. 术前护理

（1）向患者及其家属解释穿刺目的、操作步骤以及术中注意事项，协助患者做好心理准备，配合穿刺。

（2）术前指导患者练习穿刺体位，并告知患者在操作过程中保持穿刺体位，不要随意活动，避免咳嗽或深呼吸，以免损伤胸膜或肺组织。必要时给予镇静药。

2. 术中配合　穿刺过程中应密切观察患者的脉搏、面色等变化，注意询问患者有无异常感觉，以判定患者对穿刺的耐受性。如患者有任何不适，应减慢或立即停止抽吸。若患者突然感觉头晕、心悸、冷汗、面色苍白、胸部有压迫感或剧痛、晕厥，提示患者可能出现胸膜过敏反应，应立即停止抽吸，取平卧位，遵医嘱皮下注射0.1%肾上腺素0.3～0.5ml，密切观察血压，防止休克。

3. 术后护理

（1）记录穿刺时间、抽液抽气量、胸腔积液的颜色以及患者术中状态。

（2）观察患者脉搏和呼吸，注意有无血胸、气胸、肺水肿等并发症的发生。

（3）观察穿刺部位，如出现红、肿、热、痛，体温升高或液体溢出等及时通知医生。保持穿刺部位敷料清洁干燥。

（4）嘱患者静卧休息，鼓励患者深呼吸，促进肺膨胀。

想一想1-2

某患者，右侧胸痛，体检时发现胸部不对称，右侧呼吸运动减弱。触诊气管居中，右下语颤增强。叩诊为浊音。听诊右下肺有支气管呼吸音及湿啰音，可诊断为什么病？

答案解析

PPT

任务八　肺脓肿患者的护理

肺脓肿（lung abscess）是由多种病原体所引起的肺组织化脓性病变，早期为化脓性肺炎，继而坏死、液化，脓肿形成。临床特征为高热、咳嗽和咳大量脓臭痰。肺脓肿多发生于青壮年，男性多于女性。病原体主要是厌氧菌、兼性厌氧菌和需氧菌，近年来需氧菌感染比例增高。

【病因与发病机制】

肺脓肿的病原体与感染途径密切相关。根据感染途径不同，肺脓肿可分为以下几种类型。

1. 吸入性肺脓肿　最多见。病原体经口、鼻、咽腔吸入致病。脓肿常为单发，多为厌氧菌，其部位与支气管解剖和体位有关，一般情况，吸入物易进入右肺；仰卧位时，好发于上叶后段或下叶背段；坐位时好发于下叶后基底段；右侧卧位时，则好发于右上叶前段或后段。

2. 继发性肺脓肿　肺脓肿多继发于其他疾病，如金黄色葡萄球菌、铜绿假单胞菌和肺炎克雷伯菌肺炎，支气管扩张，支气管囊肿，支气管肺癌，肺结核空洞等。支气管异物阻塞、肺部邻近器官化脓性病变也可引起肺脓肿。

3. 血源性肺脓肿　一般患者有皮肤外伤感染、疖、痈、中耳炎或骨髓炎等病史；或者有静脉吸毒史等。

【临床表现】

1. 症状　早期症状常为肺炎症状，即发热、咳痰、咳少量黏液痰或黏液脓痰，体温可高达39～40℃。炎症波及局部胸膜可引起胸痛。发病10～12天后，咳嗽加剧，脓肿破溃于支气管，咳出大量脓臭痰，每日可达300～500ml。血源性肺脓肿多先有原发病灶引起的畏寒、高热等全身脓毒血症症状。经数日至两周才出现肺部症状，如咳嗽、咳痰等。通常痰量不多，极少咯血。肺脓肿急性阶段及时有效地治疗，可在数周内逐渐好转。如迁延3个月以上称为慢性肺脓肿。患者可有慢性咳嗽、咳脓痰、反复咯血、不规则发热等，常呈贫血、消瘦等慢性消耗症状。

2. 体征 体征与肺脓肿的大小和部位有关。病变较小或位于肺脏的深部，可无异常体征。病变较大，脓肿周围有大量炎症，叩诊呈浊音或实音，听诊呼吸音减弱，有时可闻及湿啰音，如空洞大，可出现鼓音、空瓮性呼吸音。血源性肺脓肿体征多为阴性。慢性肺脓肿患者呈消耗病容，面色苍白、消瘦，患侧胸廓略塌陷，叩诊浊音，呼吸音减低，可有杵状指（趾）。

【实验室及其他检查】

1. 血常规 急性肺脓肿血白细胞总数达（20～30）$\times 10^9$/L，中性粒细胞在90%以上，核左移明显，常有中毒颗粒。

2. 影像学检查 肺脓肿的X线表现根据类型、病期、支气管的引流是否通畅以及有无胸膜并发症而有所不同。

3. 纤维支气管镜检查 有助于明确病因和病原学诊断，并可用于治疗。如有气道内异物，可取出异物使气道引流通畅。疑为肿瘤阻塞，则可取病理标本。还可取痰液标本行需氧和厌氧菌培养。

4. 病原菌检查。

【治疗要点】

主要治疗措施是抗生素治疗和痰液引流。

1. 抗生素治疗 根据病因或细菌药物敏感试验结果选择有效抗菌药物。吸入性肺脓肿多为厌氧菌感染，多对青霉素治疗敏感。对青霉素过敏或不敏感者，可用林可霉素、克林霉素或甲硝唑等药物。

2. 脓液引流 可用祛痰药、雾化吸入，以利排痰。身体状况较好者可采取体位引流。有条件宜尽早应用纤维支气管镜冲洗及吸引，可向脓腔内注入抗生素以加强局部治疗，提高疗效并缩短病程。

3. 手术治疗 适应证：①肺脓肿病程超过3个月，经内科治疗病变未见明显吸收，并有反复感染或脓腔过大（直径>5cm）不易吸收者；②大咯血内科治疗无效或危及生命者；③并发支气管胸膜瘘或脓胸经抽吸、冲洗治疗效果不佳者；④怀疑肿瘤阻塞时。

【常见护理诊断/问题】

1. 体温过高 与肺组织感染、坏死或脓痰阻塞支气管等有关。

2. 清理呼吸道无效 与痰液黏稠、积聚且位置较深有关。

3. 营养失调：低于机体需要量 与肺部感染导致机体消耗增加有关。

4. 疼痛：胸痛 与炎症波及壁层胸膜有关。

【护理措施】

1. 休息与环境 高热及全身症状重者应卧床休息；应定时开窗通风，保持室内空气流通。

2. 饮食 给予清淡、易消化饮食，保证食物中富含蛋白质及足够热量，以补充机体消耗。鼓励患者增加饮水量，以稀释痰液。

3. 病情观察 密切观测患者体温变化；观察并记录痰的量、颜色、性质、气味；如发生咯血且咯血量较大时，嘱患者患侧卧位，床边备好抢救用物，并加强巡视，警惕大咯血或窒息的发生。

4. 对症护理

（1）咳嗽、咳痰护理 鼓励患者进行有效咳嗽，经常活动和变换体位，以利痰液排出。伴有明显呼吸困难者以及患者处于高热、咯血期间不宜行体位引流。必要时给予负压吸引经口吸痰或经纤支镜行脓液吸引及冲洗。

（2）口腔护理 肺脓肿患者的口腔护理尤为重要，主要原因是：①患者高热持续时间长，使口腔内唾液分泌减少，口腔黏膜干燥；②患者咳大量脓痰，利于细菌繁殖，易引起口腔炎及黏膜溃疡；③

治疗中大量应用抗生素，易致菌群失调而诱发真菌感染。应协助患者在晨起、饭后、体位引流后、临睡前漱口，尤其是咳大量臭痰的患者，应在每次咳痰后及时漱口；对意识障碍者应由护士定时给予口腔护理。

5. 用药护理　肺脓肿患者应用抗生素治疗时间较长，应向患者强调坚持治疗的重要性、疗程及可能出现的不良反应，使患者坚持治疗。用药期间要密切观察药物疗效及不良反应。

【健康指导】

1. 疾病预防指导　应彻底治疗口腔、上呼吸道慢性感染病灶如龋齿、化脓性扁桃体炎、鼻窦炎、牙周溢脓等，以防止病灶分泌物吸入肺内诱发感染。重视口腔清洁，经常漱口，多饮水，预防口腔炎的发生。积极治疗皮肤外伤感染、痈、疖等化脓性病灶，不挤压痈、疖，防止血源性肺脓肿的发生。避免受寒、醉酒和极度疲劳，以免机体免疫力低下、气道防御清除功能减弱诱发吸入性感染。

2. 疾病知识指导　教会患者有效咳嗽、体位引流的方法，及时排出呼吸道分泌物，必要时采取胸部物理治疗协助排痰，以保持呼吸道通畅，促进病变的愈合。指导患有慢性基础疾病、年老体弱患者的家属经常为患者翻身、叩背，促进痰液排出，疑有异物吸入时要及时就医以清除异物。

3. 用药指导与病情监测　告知患者及家属抗生素治疗对肺脓肿的治疗非常重要，但疗程较长，需用药 8 ~ 12 周，为防止病情反复，应遵从治疗计划。患者出现高热、咯血、呼吸困难等表现时应警惕大咯血和窒息的发生，需立即就诊。

任务九　肺结核患者的护理

PPT

肺结核（pulmonary tuberculosis）是由结核分枝杆菌引起的慢性肺部传染性疾病。临床表现为低热、盗汗、消瘦、乏力等全身中毒症状和咳嗽、咳痰伴咯血等呼吸系统症状。

当前结核病疫情虽出现缓慢的下降，但由于耐多药结核病（MDR - TB）的增多，人类免疫缺陷病毒与结核分枝杆菌的双重感染（HIV/TB）和移民及流动人口中结核病难以控制，结核病仍然是危害人类健康的公共卫生问题。自 20 世纪 80 年代以来，结核病疫情出现明显回升并呈现全球性恶化的趋势。世界卫生组织（WHO）于 1993 年宣布结核病处于“全球紧急状态”，动员和要求各国政府大力加强结核病的控制工作以遏制这次结核病危机，同时将积极推行全程督导短程化学治疗策略（DOTS）作为国家结核病规划的核心内容。

【病因与发病机制】

1. 结核分枝杆菌　典型的结核分枝杆菌是细长稍弯曲两端圆形的杆菌，分为人型、牛型、非洲型和鼠型 4 类，其中引起人类结核病的主要为人型结核分枝杆菌，其余型少见。结核分枝杆菌具有抗酸性、生长缓慢、抵抗力强等特性。对干燥、酸、碱、冷有较强的抵抗力。在干燥的环境中，可存活 6 ~ 8 个月，甚至数年，阴湿环境中能生存 5 个月以上。一般的化学消毒剂如除污剂或合成洗涤剂对结核分枝杆菌不起作用。但结核分枝杆菌对热、光照和紫外线照射非常敏感，在烈日下暴晒 2 ~ 7 小时可被杀死；紫外线灯照射 30 分钟有明显杀菌作用；煮沸 5 分钟即可被杀死。常用杀菌药中，70% 乙醇最佳，接触 2 分钟即可杀菌。5% 苯酚或 1.5% 煤酚皂（来苏儿液）可以杀菌但需时较长，如 5% 苯酚需 24 小时才能杀死痰中的结核分枝杆菌。将痰吐在纸上直接焚烧是最简易的灭菌方法。

2. 肺结核的传播　飞沫传播是肺结核最重要的传播途径。传染源主要是痰中带菌的肺结核患者，尤其是未经治疗者。传染性的大小取决于痰内细菌量的多少，痰涂片检查阳性者属于大量排菌；痰涂片阴性而仅痰培养阳性者属于微量排菌。

3. 结核分枝杆菌感染和肺结核的发生与发展

（1）人体感染后的反应　结核菌进入人体后，可发生两种主要反应。一是免疫反应：主要是细胞免疫，表现为淋巴细胞致敏和吞噬细胞的功能增强。二是迟发性变态反应：在结核菌侵入人体后4～8周，机体组织对结核菌及其代谢产物可发生Ⅳ型（迟发性）变态反应。

（2）原发感染与继发感染　原发感染是指机体首次感染结核分枝杆菌，继发感染是指初次感染后再次感染结核分枝杆菌。人体初次感染后，若结核分枝杆菌未被吞噬细胞完全清除，并在肺泡巨噬细胞内外生长繁殖，这部分肺组织即出现炎性病变，称为原发病灶。由于机体缺乏特异性免疫及变态反应，原发病灶中的结核分枝杆菌沿淋巴管到达肺门淋巴结，引起肺门淋巴结肿大。原发病灶和肿大的气管支气管淋巴结合称为原发综合征。原发病灶继续扩大，结核分枝杆菌可直接或经血液播散至邻近组织器官，引起相应部位的结核感染。原发病灶炎症迅速吸收或留下少量钙化灶，肿大的肺门淋巴结逐渐缩小、纤维化或钙化，播散到全身各器官的结核分枝杆菌大部分被消灭，这就是原发感染最常见的良性过程。但仍有少量结核分枝杆菌没有被消灭，长期处于休眠状态，成为继发性结核的潜在病灶。当人体免疫功能降低时，潜在病灶中的细菌可重新生长、繁殖，发生继发性结核病。

4. 结核的基本病理改变　结核病的基本病理改变为渗出、增生（结核结节形成）和干酪样坏死。由于在结核病的病理过程中，破坏与修复常同时进行，故上述三种基本病变可同时存在于一个病灶中，多以某一病变为主，且可相互转变。

【临床表现】

（一）症状

1. 呼吸系统症状　咳嗽、咳痰2周以上或痰中带血是肺结核的常见可疑症状。咳嗽较轻，干咳或少量黏液痰。有空洞形成时，痰量增多。若合并支气管结核，则表现为刺激性咳嗽。约1/3的患者有咯血，多数患者为少量咯血，少数为大咯血。结核病灶累及胸膜时可表现为胸痛，为胸膜性胸痛。随呼吸运动和咳嗽加重。呼吸困难多见于干酪样肺炎和大量胸腔积液患者。

2. 全身症状　发热为最常见症状，多为长期午后潮热，即下午或傍晚开始升高，凌晨降至正常。部分患者有倦怠乏力、盗汗、食欲减退和体重减轻等。育龄期女性患者可有月经不调。

（二）体征

病变范围较小，可无任何体征；渗出性病变范围较大或干酪样坏死时，则可以有肺实变体征，如触觉语颤增强、叩诊浊音、听诊闻及支气管呼吸音和细湿啰音。较大的空洞性病变听诊也可以闻及支气管呼吸音。当有较大范围的纤维条索形成时，气管向患侧移位，患侧胸廓塌陷、叩诊浊音、听诊呼吸音减弱并可闻及湿啰音。结核性胸膜炎时有胸腔积液体征：气管向健侧移位，患侧胸廓望诊饱满、触觉语颤减弱、叩诊实音、听诊呼吸音消失。支气管结核可有局限性哮鸣音。少数患者可以有类似风湿热样表现，称为结核性风湿症。多见于青少年女性，常累及四肢大关节，在受累关节附近可见结节性红斑或环形红斑，间歇出现。

【实验室及其他检查】

1. 影像学检查　胸部X线检查是诊断肺结核的常规首选方法，肺结核病影像学特点是浸润、增殖、干酪、纤维钙化病变同时存在，密度不均匀、边缘较清楚和病变变化较慢，易形成空洞和播散病灶。CT能提高分辨率。

2. 痰结核分枝杆菌检查　是确诊肺结核病的主要方法，也是制订化疗方案和考核治疗效果的主要依据。

（1）痰标本的收集　初诊患者至少要送3份痰标本，包括清晨痰、夜间痰和即时痰，复诊患者每次送两份痰标本。

（2）痰涂片检查　目前 WHO 推荐使用 LED 荧光显微镜检测抗酸杆菌。痰涂片检查阳性只能说明痰中含有抗酸杆菌，但由于非结核性分枝杆菌致病的机会非常少，故痰中检出抗酸杆菌对诊断有极重要的意义。

（3）培养法　结核分枝杆菌培养为痰结核分枝杆菌检查提供准确、可靠的结果，灵敏度高于涂片法，常作为结核病诊断的“金标准”。同时也为药物敏感性测定和菌种鉴定提供菌株。

（4）药物敏感性测定　主要用于初治失败、复发以及其他复治患者。WHO 把比例法作为药物敏感性测定的“金标准”。

3. 纤维支气管镜检查　纤维支气管镜检查常应用于支气管结核的诊断，支气管结核表现为黏膜充血、溃疡、糜烂、组织增生、形成瘢痕和支气管狭窄，可以在病灶部位钳取活体组织进行病理学检查和结核分枝杆菌培养。对于肺内结核病灶，可以采集分泌物或冲洗液标本做病原体检查，也可以经支气管肺活检获取标本检查。

4. 结核菌素试验　结核菌素试验阳性表明存在结核分枝杆菌感染。通常取 0.1ml（5IU）结核菌素，在左前臂屈侧做皮内注射，注射 48～72 小时后测量皮肤硬结的横径和纵径，得出平均直径 =（横径 + 纵径）/2。硬结直径 <5mm 为阴性（–）；5～9mm 为弱阳性（+）；10～19mm 为阳性（++）；≥20mm 或虽 <20mm 但局部出现水疱、坏死或淋巴管炎为强阳性（+++）。结核菌素试验对儿童、少年和青年的结核病诊断有参考意义。目前 WHO 推荐使用的结核菌素为纯蛋白衍化物（purified protein derivative，PPD）和 PPD－RT23。

【临床类型】

我国实施结核病分类标准（WS196—2017）。

1. 结核病分类和诊断要点

（1）原发型肺结核　含原发综合征及胸内淋巴结结核。多见于少年、儿童，无症状或症状轻微，多有结核病家庭接触史，结核菌素试验多为强阳性，X 线胸片表现为哑铃型阴影，即原发病灶、引流淋巴管炎和肿大的肺门淋巴结，形成典型的原发综合征。原发病灶一般吸收较快，可不留任何痕迹。

（2）血行播散型肺结核　含急性血行播散型肺结核（急性粟粒型肺结核）及亚急性、慢性血行播散型肺结核。急性粟粒型肺结核多见于婴幼儿和青少年，特别是营养不良、患传染病和长期应用免疫抑制剂导致抵抗力明显下降的小儿，多同时伴有原发型肺结核。成人也可发生急性粟粒型肺结核，起病急，持续高热，中毒症状严重。身体浅表淋巴结肿大，肝和脾大，有时可发现皮肤淡红色粟粒疹，可出现颈项强直等脑膜刺激征，眼底检查约 1/3 的患者可发现脉络膜结核结节。X 线胸片和 CT 检查初始为肺纹理重，后逐渐出现由肺尖至肺底呈大小、密度和分布三均匀的粟粒状结节阴影，结节直径 2mm 左右。亚急性、慢性血行播散型肺结核起病较缓，症状较轻，X 线胸片呈以双上、中肺野为主的大小不等、密度不同和分布不均的粟粒状或结节状阴影，新鲜渗出与陈旧硬结和钙化病灶共存。

（3）继发型肺结核　包括浸润性肺结核、纤维空洞性肺结核和干酪样肺炎等，临床特点如下。

1）浸润性肺结核　多发生在肺尖和锁骨下，影像学检查表现为小片状或斑点状阴影，可融合和形成空洞。渗出性病变易吸收，而纤维干酪增殖病变吸收缓慢，可长期无改变。

2）空洞性肺结核　多由干酪渗出，病变溶解后形成洞壁不明显的、多个空腔的虫蚀样空洞，空洞形态不一，伴有周围浸润病变。空洞性肺结核多有支气管播散病变，临床症状较多，有发热、咳嗽、咳痰和咯血等。空洞性肺结核成人痰中经常排菌。应用有效化学治疗后，空洞不闭合，但查痰阴性，称为“净化空洞”。还有些患者，空洞残留干酪组织，长期多次查痰阴性，临床上诊断为“开放菌阴综合征”，仍须随访。

3）结核球　多由干酪样病变吸收和周边纤维膜包裹或干酪空洞阻塞性愈合而形成。结核球内有钙化灶或液化坏死形成空洞。80%以上的结核球有卫星灶。直径2～4cm，多小于3cm。

4）干酪性肺炎　多发生在机体免疫力和体质衰弱，又受到大量结核分枝杆菌感染的患者，或有淋巴结支气管瘘，淋巴结中的大量干酪样物质经支气管进入肺内而发生。大叶性干酪性肺炎X线影像呈大叶性密度均匀的磨玻璃状阴影，逐渐出现溶解区，呈虫蚀样空洞，可出现播散病灶，痰中能查出结核分枝杆菌。小叶性干酪性肺炎的症状和体征都比大叶性干酪性肺炎轻，X线影像呈小叶斑片播散病灶，多发生在双肺中下部。

5）纤维空洞性肺结核　纤维空洞性肺结核病程长，反复进展恶化，肺组织破坏重，肺功能严重受损，双侧或单侧出现纤维厚壁空洞和广泛的纤维增生，造成肺门抬高和肺纹理呈垂柳样，患侧肺组织收缩，纵隔向患侧移位，常见胸膜粘连和代偿性肺气肿。结核分枝杆菌长期检查阳性且常耐药。

（4）结核性胸膜炎　含结核性干性胸膜炎、结核性渗出性胸膜炎、结核性脓胸。

（5）其他肺外结核　按部位和脏器命名，如骨关节结核、肾结核、肠结核等。

【治疗原则】

（一）化学治疗的原则

肺结核化学治疗的原则是早期、规律、全程、适量、联合。整个治疗方案分强化和巩固两个阶段。

（二）化学治疗的主要作用

1. 杀菌作用　迅速地杀死病灶中大量繁殖的结核分枝杆菌，使患者由传染性转为非传染性，减轻组织破坏，缩短治疗时间，可早日恢复工作，临床上表现为痰菌迅速转阴。

2. 防止耐药菌产生　防止获得性耐药变异菌的出现是保证治疗成功的重要措施，耐药变异菌的发生不仅会造成治疗失败和复发，而且会造成耐药菌的传播。

3. 灭菌　彻底杀灭结核病变中半静止或代谢缓慢的结核分枝杆菌是化学治疗的最终目的，完成规定疗程治疗后无复发或复发率很低。

（三）常用抗结核病药物

1. 异烟肼（isoniazid，INH，H）　杀菌力强。INH对巨噬细胞内外的结核分枝杆菌均具有杀菌作用。最低抑菌浓度为0.025～0.05μg/ml。成人剂量每日300mg，顿服；儿童为每日5～10mg/kg，最大剂量每日不超过300mg。偶可发生药物性肝炎，肝功能异常者慎用，如果发生周围神经炎可服用维生素B。

2. 利福平（rifampicin，RFP，R）　最低抑菌浓度为0.06～0.25μg/ml，INH与RFP联用可显著缩短疗程。口服1～2小时后达血药峰浓度，半衰期为3～8小时，有效血药浓度可持续6～12小时，药量加大则持续时间更长。口服药能保持较长时间的高峰血药浓度，故推荐早晨空腹或早饭前半小时服用。利福平及其代谢物为橘红色，服后大小便、眼泪等为橘红色。成人剂量为每日8～10mg/kg，顿服。儿童每日10～20mg/kg。间歇用药为600～900mg，每周2次或3次。用药后如出现黄疸应立即停药。妊娠3个月以内者忌用，超过3个月者要慎用。

3. 吡嗪酰胺（pyrazinamide，PZA，Z）　吡嗪酰胺具有独特的杀菌作用，主要是杀灭巨噬细胞内酸性环境中的B菌群。在6个月标准短程化疗中，PZA与INH和RFP联合用药是三个不可缺少的重要药物。对于新发现初治涂阳患者，PZA仅在前两个月使用。成人用药为1.5g/d，每周3次用药为1.5～2.0g/d。常见不良反应为高尿酸血症、肝损害、食欲缺乏、关节痛和恶心。

4. 乙胺丁醇（ethambutol，EMB，E）　乙胺丁醇对结核分枝杆菌的最低抑菌浓度为0.95～7.5μg/ml，口服易吸收，成人剂量为0.75～1.0g/d，每周3次用药量为1.0～1.25g/d。不良反应为视神经炎。儿童不宜使用。

5. 链霉素（streptomycin，SM，S） 链霉素对巨噬细胞外碱性环境中的结核分枝杆菌有杀菌作用。肌内注射，每日量为0.75g，每周5次；间歇用药每次为0.75～1.0g，每周2～3次。不良反应主要为耳毒性、前庭功能损害和肾毒性等，儿童、老人、孕妇、听力障碍和肾功能不良者要慎用或不用。

【常见护理诊断/问题】

1. 知识缺乏 缺乏结核病治疗的相关知识。

2. 营养失调：低于机体需要量 与机体消耗增加、食欲减退有关。

3. 潜在并发症 大咯血、窒息等。

【护理措施】

1. 合理休息 休息的程度与期限取决于患者的代谢功能、病灶的性质与病变趋势。症状明显、结核性胸膜炎伴大量胸腔积液者，应卧床休息；恢复期患者应适当增加户外活动，以提高机体的抗病能力。症状轻者劳逸结合。有效抗结核治疗4周以上且痰涂片证实无传染性或传染性极低的患者，应恢复正常的家庭和社会生活。

2. 饮食护理 给予高热量、高蛋白、富含维生素和易消化饮食，忌烟酒及辛辣刺激食物。蛋白质有助于增加体能及促进机体修复，每日摄入量为1.5～20g/kg，其中优质蛋白摄入量占一半以上；多进食新鲜蔬菜和水果，以补充维生素（维生素C有减轻血管渗透性的作用，可以促进渗出病灶的吸收；维生素B对神经系统及胃肠道有调节作用，可促进食欲）。

3. 监测体重 监测生命体征，监测咳嗽、咳痰、咯血等临床表现，每周测量体重一次并记录，了解营养状况是否改善。注意观察有无并发症的发生，观察各项检查指标变化，预估病情发展趋势和疾病转归。

4. 药物护理 抗结核化疗对控制结核病起决定性作用，护士应向患者及其家属反复强调化疗的重要性及意义，督促患者按医嘱服药，坚持完成规则、全程化疗，以提高治愈率、减少复发；向患者说明化疗药的用法、疗程、可能出现的不良反应及表现，督促患者定期检查肝功能及听力情况，如出现巩膜黄染、肝区疼痛、胃肠不适、眩晕、耳鸣等不良反应要及时与医生联系，不要自行停药，大部分不良反应经相应处理可以消除。

5. 正确留取痰标本 肺结核患者有间断且不均匀排菌的特点，故需多次查痰。通常初诊患者应留3份痰标本（即时痰、清晨痰和夜间痰），夜间无痰者，应在留取清晨痰后2～3小时再留1份。复诊患者应每次送检2份痰标本（夜间痰和清晨痰）。

6. 心理护理 做好患者心理疏导，消除其恐惧心理，使其能积极配合治疗。提供或帮助患者建立良好社会支持系统，树立治病信心。

【健康指导】

1. 疾病预防指导

（1）控制传染源 控制传染源的关键是早期发现和彻底治愈肺结核患者。对确诊的结核患者，应及时转至结核病防治机构进行统一管理，并实行全程督导短程化学治疗（DOTS）。

（2）切断传播途径 开窗通风，保持空气新鲜。涂阳肺结核患者进行呼吸道隔离，每天紫外线消毒病室。患者咳嗽或打喷嚏时应用双层纸巾遮掩，痰液吐入带盖的容器内，与等量的1%消毒灵浸泡1小时后再弃去；或吐入纸巾中焚烧处理；用流动水清洗双手，消毒液浸泡或煮沸消毒餐具，同桌共餐时使用公筷；患者污染物在烈日下暴晒杀菌。

（3）保护易感人群 卡介苗接种可使未受过结核菌感染者获得对结核病的特异免疫力。其接种对象主要为未受感染的新生儿、儿童及青少年。对于高危人群，如与涂阳肺结核患者密切接触且结核菌素试验强阳性者、HIV感染者、长期使用糖皮质激素及免疫抑制剂者、糖尿病者等，可以服用异烟肼和（或）利福平以预防发病。

2. 疾病知识指导 嘱患者合理休息，避免劳累；保证营养的摄入，戒烟酒；指导患者规律、全程、合理用药，保证DOTS顺利完成。督促患者治疗期间定期复查胸片和肝、肾功能，指导患者观察药物疗效和不良反应，若出现药物不良反应及时就诊。定期随访。

练一练1-4

最容易引起听神经损害的是（ ）

A. 异烟肼　　B. 利福平　　C. 链霉素

D. 吡嗪酰胺　　E. 乙胺丁醇

答案解析

任务十　原发性支气管肺癌患者的护理

PPT

肺癌（lung cancer）或称原发性支气管癌（primary bronchogenic carcinoma）或原发性支气管肺癌（primary bronchogenic lung cancer），世界卫生组织（WHO）定义为起源于呼吸上皮细胞（支气管、细支气管和肺泡）的恶性肿瘤，是最常见的肺部原发性恶性肿瘤。根据病变组织，肺癌可分成小细胞癌和非小细胞癌，以55～65岁多见，男性多于女性，男女比约为2.1∶1。临床症状多隐匿，以咳嗽、咳痰、咯血和消瘦等为主要表现，X线影像学主要表现为肺部结节、肿块影等。肺癌患者治疗要重视早期诊断和规范化治疗。

【病因与发病机制】

肺癌的病因和发病机制迄今尚未明确，但有证据显示与下列因素有关。

1. 吸烟 吸烟是引起肺癌最常见的原因，约85%的肺癌患者有吸烟史。与从不吸烟者相比，吸烟者发生肺癌的危险性平均高10倍，重度吸烟者可达10～25倍。

2. 职业致癌因子 包括石棉、砷、双氯甲基乙醚、铬、芥子气、镍、多环芳香烃类，以及铀、镭等放射性物质衰变时产生的氡和氡气，电离辐射和微波辐射等。这些因素可使肺癌发生危险性增加330倍。

3. 空气污染 如工业废气、汽车尾气等。有资料显示，城市肺癌发病率明显高于农村。

4. 电离辐射 电离辐射可以是职业性或非职业性的，有来自体外或因吸入放射性粉尘和气体引起的体内照射。不同射线产生的效应也不同，如在日本广岛原子弹释放的是中子和α射线，长崎则仅有α射线，前者患肺癌的危险性高于后者。

5. 饮食与体力活动 成年人水果和蔬菜的摄入量低，尤其是血清中β胡萝卜素水平越低，肺癌发生可能性越高。体力活动越少，肺癌发生的风险越高。

6. 遗传和基因改变 肺癌的发生涉及一系列基因改变，多种基因变化的积累才会引起细胞生长和分化的控制机制紊乱，使细胞生长失控而发生癌变。

【分类】

（一）按解剖学部位分类

1. 中央型肺癌 发生在段及以上支气管的肺癌，以鳞状上皮细胞癌和小细胞肺癌较多见。

2. 周围型肺癌 发生在段支气管以下的肺癌，以腺癌较多见。

（二）按组织病理学分类

肺癌的组织病理学分为非小细胞肺癌和小细胞肺癌两大类，其中，非小细胞肺癌最为常见，约占肺癌总发病率的85%。

1. 非小细胞肺癌（non－small cell lung cancer，NSCLC）

（1）鳞状上皮细胞癌（简称鳞癌） 分为角化型、非角化型和基底细胞样型鳞状上皮细胞癌。癌组织易变性、坏死，形成空洞或癌性肺水肿。常见于老年男性。生长较慢，转移晚，手术切除机会较多，5年生存率较高，但对化疗和放疗不敏感。

（2）腺癌 腺癌是肺癌最常见的类型。女性多见，临床多表现为周围型。腺癌可在气管外生长，也可循肺泡壁蔓延，常在肺边缘部形成直径2～4cm的结节或肿块。腺癌局部浸润和血行转移较早，易累及胸膜引起胸腔积液。

（3）大细胞癌 较为少见，占肺癌的10%以下，大细胞癌转移较晚，手术切除机会较大。

（4）其他 腺鳞癌、肉瘤样癌、淋巴上皮瘤样癌、NUT癌、唾液腺型癌（腺样囊性癌、黏液表皮样癌）等。

2. 小细胞肺癌（small cell lung cancer，SCLC） SCLC是一种低分化的神经内分泌肿瘤，以增殖快速和早期广泛转移为特征。SCLC多为中央型，典型表现为肺门肿块和肿大的纵隔淋巴结引起的咳嗽和呼吸困难。SCLC对化疗和放疗较敏感。

【临床表现】

临床表现与肿瘤大小、类型、发展阶段、所在部位、有无并发症或转移有密切关系。

（一）原发肿瘤引起的症状和体征

1. 咳嗽 为早期症状，常为无痰或少痰的刺激性干咳，当肿瘤引起支气管狭窄后可加重咳嗽。多为持续性，呈高调金属音性咳嗽或刺激性呛咳。黏液型腺癌可有大量黏液痰。伴有继发感染时，痰量增加，且呈黏液脓性。

2. 血痰或咯血 多见于中央型肺癌。肿瘤向管腔内生长者可有间歇或持续性痰中带血，如果表面糜烂严重侵蚀大血管，则可引起大咯血。

3. 气短或喘鸣 肿瘤向气管、支气管内生长引起部分气道阻塞，或转移到肺门淋巴结致使肿大的淋巴结压迫主支气管或隆突，或转移引起大量胸腔积液、心包积液、膈肌麻痹、上腔静脉阻塞，或广泛肺部侵犯时，可有呼吸困难、气短、喘息，偶尔表现为喘鸣，听诊时可发现局限或单侧哮鸣音。

4. 胸痛 可有胸部隐痛，与肿瘤的转移或直接侵犯胸壁有关。

5. 发热 肿瘤组织坏死可引起发热。多数发热的原因是由于肿瘤引起的阻塞性肺炎所致，抗生素治疗效果不佳。

6. 消瘦 为恶性肿瘤常见表现，晚期由于肿瘤毒素以及感染、疼痛所致食欲减退，可表现为消耗性恶病质。

（二）肿瘤局部扩展引起的症状和体征

1. 胸痛 肿瘤侵犯胸膜或胸壁时，产生不规则的钝痛、隐痛或剧痛，在呼吸、咳嗽时加重。肋骨、脊柱受侵犯时可有压痛点。肿瘤压迫肋间神经时，其分布区域可出现胸痛。

2. 声音嘶哑 肿瘤直接或转移至纵隔淋巴结后压迫喉返神经（多见左侧）使声带麻痹，导致声音嘶哑。

3. 吞咽困难 肿瘤侵犯或压迫食管时，引起咽下困难，亦可引起气管－食管瘘，继发肺部感染。

4. 胸腔积液 肿瘤转移累及胸膜或肺淋巴回流受阻，可引起胸腔积液。

5. 心包积液 肿瘤可通过直接蔓延侵犯心包，亦可阻塞心脏的淋巴引流导致心包积液，出现心脏压塞症状。

6. 上腔静脉阻塞综合征 肿瘤直接侵犯纵隔、转移的肿大淋巴结压迫上腔静脉或腔静脉内癌栓阻塞，均可引起静脉回流受阻。表现为上肢、颈面部水肿和胸壁静脉曲张。严重者皮肤呈暗紫色，眼结膜充血，视物模糊，头晕、头痛。

7. Horner 综合征 肺上沟瘤（Pancoast tumor）是肺尖部肺癌，可压迫颈部交感神经，引起患侧眼睑下垂、瞳孔缩小、眼球内陷，同侧额部与胸壁少汗或无汗，称为 Horner 综合征。

（三）肿瘤远处转移引起的症状和体征

病理解剖发现，鳞癌患者 50% 以上有胸外转移，腺癌和大细胞癌患者为 80%，小细胞癌患者则为 95% 以上。约 1/3 有症状的患者是胸腔外转移引起的。肺癌可转移至任何器官系统，出现相应累及部位的症状和体征。如中枢神经系统转移、骨骼转移、腹部转移、淋巴结转移等。

（四）肺癌的胸外表现

指肺癌非转移性的胸外表现，可出现在肺癌发现的前、后，称之为副癌综合征（paraneoplatic syndrome）。

【实验室及其他检查】

（一）影像学检查

1. X 线胸片 是发现肺癌最常用的方法之一。对早期肺癌的检出有一定的局限性。

2. 胸部电子计算机体层扫描（CT） 分辨率高，可发现肺微小病变和普通 X 线胸片难以显示的部位。CT 引导下经皮肺穿刺活检术是重要的组织学诊断技术。应用 CT 模拟成像功能，可以引导支气管镜在气道内或经支气管壁进行病灶活检。

3. 磁共振显像（MRI） 与 CT 相比，在明确肿瘤与大血管之间的关系、发现脑实质或脑膜转移上有优越性，而在发现肺部小病灶（<5mm）方面则不如 CT 敏感。

4. 其他 包括核素标记生长抑素类似物显像、核素标记的抗 CEA 抗体静脉注射后的显像、正电子发射断层显像（PET）和 PET - CT 等。

（二）获得病理学诊断的检查

1. 痰脱落细胞学检查 是重要诊断方法之一。要提高痰检阳性率，必须获得气道深部的痰液并及时送检，至少送检 3 次以上。敏感性 $<70\%$，但特异性高。

2. 胸腔积液细胞学检查 有胸腔积液的患者，可抽液找癌细胞。

3. 呼吸内镜检查 支气管镜检查是诊断肺癌的主要方法之一。对于中央型肺癌，直视下组织活检加细胞刷刷检的诊断阳性率可达 90% 左右。对于周围型肺癌，可行经支气管镜肺活检（TBLB），直径 >4cm 病变的诊断率可达 50%～80%。此外，亦可进行胸腔镜、纵隔镜检查。

4. 针吸活检 包括经胸壁穿刺肺活检、浅表淋巴结活检、闭式胸膜针刺活检等。

5. 开胸肺活检 须根据患者的年龄、肺功能等权衡利弊后决定。

（三）肿瘤标志物检测

如癌胚抗原（CEA）、神经特异性烯醇酶（NSE）检测等，对诊断有一定参考价值。

（四）肺癌的基因诊断及其他

癌基因产物检测有助于诊断早期肺癌。同时，基因检测可识别靶向药物最佳用药人群。

【诊断要点】

根据病史、临床表现，结合相关检查，尤其是影像学、病理学结果可明确诊断。

【治疗要点】

（一）手术治疗

是肺癌早期的最佳治疗方法。

（二）药物治疗

1. 化学治疗　应当严格掌握适应证，充分考虑患者的疾病分期、体力状况、自身意愿、药物不良反应、生活质量等，避免治疗过度或治疗不足。如患者体力状况评分≤2分，重要脏器功能可耐受者可给予化疗。

2. 靶向治疗　是以肿瘤组织或细胞的驱动基因变异以及肿瘤相关信号通路的特异性分子A为靶点，利用分子靶向药物特异性阻断该靶点的生物学功能，选择性地从分子水平逆转肿瘤细胞的恶性生物学行为，从而达到抑制肿瘤生长甚至使肿瘤消退的目的。目前靶向治疗主要应用于非小细胞肺癌中的腺癌患者，靶向治疗成功的关键是选择特异性的标靶人群。

（三）放射治疗

放射治疗可分为根治性放疗、姑息性放疗、辅助放疗和预防性放疗等。

（四）介入治疗

介入治疗包括支气管动脉灌注化疗、经支气管镜介入治疗。

（五）中医药治疗

【常见护理诊断/问题】

1. 恐惧　与肺癌的确诊、不了解治疗计划及预感到治疗对机体功能的影响和死亡威胁有关。

2. 疼痛　与癌细胞浸润、肿瘤压迫或转移有关。

3. 营养失调：低于机体需要量　与癌症致机体过度消耗、压迫食管致吞咽困难、化疗反应致食欲下降、摄入量不足有关。

4. 潜在并发症　化疗药物不良反应。

【护理措施】

1. 生活护理　根据病情合理安排休息和活动。

2. 饮食护理　与患者和家属共同制订饮食计划。原则是给予高蛋白、高热量、高维生素、易消化的食物，动、植物蛋白应合理搭配，如蛋、鸡肉、大豆等。避免产气食物，如地瓜、韭菜等。并注意调配好食物的色、香、味。创造清洁、舒适、愉快的进餐环境，尽可能安排患者与他人共同进餐，少量多餐。有吞咽困难者应给予流质饮食，进食宜慢，取半卧位，以免发生吸入性肺炎或呛咳，甚至窒息。因化疗引起严重胃肠道反应而影响进食者，应根据情况做相应处理。病情危重者可采取喂食、鼻饲等方法增加摄入量。

3. 病情观察　监测患者的生命体征，观察其临床表现，如胸痛、呼吸困难、吞咽障碍等。注意观察是否有肿瘤转移表现。监测患者体重、尿量、血红蛋白值；严密观察放化疗后患者耐受程度和疗效。

4. 疼痛的护理

（1）对疼痛的评估　评估患者疼痛的部位、性质、程度和持续时间，疼痛加重或减轻的因素，影响其表达疼痛的因素以及疼痛对睡眠、进食、活动等日常生活的影响程度。应用止痛药物后注意观察用药效果及有无药物不良反应等。

（2）避免加重疼痛因素　预防上呼吸道感染，尽量避免咳嗽，必要时给止咳药。对于活动困难者，应小心搬动，平缓地给患者变换体位，避免推、拉动作。防止用力不当引起病变部位疼痛。指导和协助胸痛患者用手或枕头护住胸部，以减轻深呼吸、咳嗽或变换体位所引起的疼痛。

（3）患者自控镇痛（patient - controlled analgesia，PCA）　该方法是用计算机化的注射泵，经由静脉、皮下或椎管内连续性输注止痛药，并且患者可自行间歇性给药。晚期患者疼痛严重而持续、应用常规给药方法不能有效控制疼痛及有条件的患者可建议采用 PCA，并指导患者掌握操作方法。

5. 用药护理　疼痛明显，影响日常生活时，应及早建议使用有效的止痛药物，用药期间应取得患者及其家属的配合，以确定有效止痛的药物和剂量。止痛药剂量应根据患者的需要由小到大直至患者疼痛消失为止。给药时应遵循 WHO 推荐的阶梯给药法。注意观察用药的效果，了解疼痛缓解程度和镇痛持续时间，对生活质量的改善情况。注意预防药物的不良反应，如阿片类药物有便秘、恶心、呕吐、镇静和精神紊乱等不良反应。

6. 心理护理　倾听患者的诉说，教会患者正确描述疼痛程度及转移注意力的技术，帮助患者找出适宜的减轻疼痛方法。为患者提供一个舒适和安静的环境，避免精神紧张，消除恐惧，与患者家属配合做好患者的心理护理，分散注意力，调整好患者的情绪和行为。

【健康指导】

1. 生活指导　提倡健康的生活方式，劝导戒烟，避免被动吸烟。改善工作和生活环境，减少或避免吸入致癌物质，如污染的空气和粉尘。对肺癌高危人群定期进行体检，以早期发现，早期治疗。对 40 岁以上长期重度吸烟者应进行有关排除检查。

2. 疾病知识指导　指导患者加强营养支持，多食高蛋白、高热量、高维生素、高纤维、易消化的饮食，尽可能改善患者的食欲。合理安排休息和活动，增强抗病能力，避免呼吸道感染。督促患者坚持化疗或放疗，并告诉患者出现呼吸困难、疼痛等症状加重或不缓解时应及时就诊。

3. 心理指导　指导患者尽快脱离过激的心理反应，保持良好的精神状态，增强治疗疾病的信心。解释治疗中可能出现的反应，使患者做好必要的准备，消除恐惧心理，完成治疗方案。可采取分散注意力的方式，如看书、听音乐等，以减轻痛苦。对晚期肿瘤转移患者，要指导家属做好临终前的护理，告知患者及家属对症处理的措施，使患者平静地走完人生最后旅途。

PPT

任务十一　自发性气胸患者的护理

胸膜腔为不含气体的密闭潜在腔隙，当气体进入胸膜腔，造成积气状态时，称为气胸（pneumothorax）。气胸可分为自发性、外伤性和医源性三类。自发性气胸（spontaneous pneumothorax）是指肺组织及脏层胸膜的自发破裂，或胸膜下肺大疱自发破裂，使肺及支气管内气体进入胸膜腔所致的气胸，根据有无基础肺病可分为原发性和继发性。

【病因与发病机制】

1. 继发性自发性气胸　临床多见。多见于肺结核、慢性阻塞性肺疾病、艾滋病合并卡氏肺孢子菌感染、肺癌、肺气肿等肺部基础疾病者。有些女性可在月经来潮后 24 ~ 72 小时内发生气胸。

2. 原发性自发性气胸　与吸烟、瘦高体形、非特异性炎症瘢痕或先天性弹力纤维发育不良有关。航空、潜水作业时无适当防护措施或从高压环境突然进入低压环境也可发生气胸。抬举重物、用力过猛、剧咳、屏气、大笑等可成为促使气胸发生的诱因。

气胸发生后，胸膜腔内压力增高，失去了负压对肺的牵引作用，且正压对肺产生压迫，使肺失去膨胀能力，导致限制性通气功能障碍，出现低氧血症。大量气胸时，胸膜腔内正压对心脏和大血管产生压迫作用，使心脏充盈减少，导致心排血量减少，出现心率加快、血压降低，甚至休克。张力性气胸可引起纵隔移位，导致循环障碍，甚至窒息死亡。

【临床类型】

自发性气胸通常分为以下三种类型。

1. 闭合性（单纯性）气胸 胸膜破裂口较小，随肺萎缩而闭合，空气不再继续进入胸膜腔。胸膜腔内压接近或略超过大气压，测定时可为正压亦可为负压，视气体量多少而定。抽气后压力下降而不复升，表明其破裂口已不再漏气。

2. 交通性（开放性）气胸 破裂口较大或因两层胸膜间有粘连或牵拉，使破裂口持续开放，吸气与呼气时空气自由进出胸膜腔。胸膜腔内压在 $0cmH_2O$ 上下波动；抽气后可呈负压，但观察数分钟，压力又复升至抽气前水平。

3. 张力性（高压性）气胸 破裂口呈单向活瓣或活塞作用，吸气时胸廓扩大，胸膜腔内压变小，空气进入胸膜腔；呼气时胸膜腔内压升高，压迫活瓣使之关闭，致使胸膜腔内空气越积越多，内压持续升高，使肺脏受压，纵隔向健侧移位，影响心脏血液回流。此型气胸胸膜腔内压测定常超过 $10cmH_2O$，甚至高达 $20cmH_2O$，抽气后胸膜腔内压可下降，但又迅速复升，对机体呼吸循环功能的影响最大，必须紧急抢救处理。

【临床表现】

症状轻重与有无基础疾病、肺功能状态、气胸发生速度、胸膜腔内积气量及其压力大小等因素有关。

1. 症状 起病前有明显诱因或安静状态下发生。多数起病急骤，患者突感一侧胸痛，针刺样或刀割样痛，持续时间短暂，继之胸闷和呼吸困难，可伴有刺激性咳嗽。少数患者可发生双侧气胸，以呼吸困难为突出表现。积气量大或有基础疾病者，呼吸困难明显，患者不能平卧。如果侧卧，则被迫气胸侧向上卧位，以减轻呼吸困难。发生张力性气胸时，纵隔移位，患者迅速出现严重呼吸循环障碍，表情紧张、胸闷、烦躁不安、发绀、冷汗、脉速、虚脱、心律失常，甚至呼吸衰竭。

2. 体征 取决于积气量的多少和是否伴有胸腔积液。少量气胸体征不明显。大量气胸时，气管向健侧移位，患侧胸部隆起，呼吸运动与触觉语颤减弱，叩诊过清音或鼓音，心或肝浊音界缩小或消失，听诊呼吸音减弱或消失。液气胸时，胸内有振水声。血气胸如失血量过多，可使血压下降，甚至发生失血性休克。

【实验室及其他检查】

1. X 线 胸片检查是诊断气胸的重要方法。典型表现为外凸弧形的细线条形阴影，称为气胸线，线外透亮度增高，无肺纹理，线内为压缩的肺组织。大量气胸时，肺脏向肺门回缩，呈圆球形阴影。大量气胸或张力性气胸常显示纵隔及心脏移向健侧。

2. 胸部 CT 表现为胸膜腔内出现极低密度的气体影，伴有肺组织不同程度的萎缩改变。

【诊断标准】

根据突发性胸痛伴呼吸困难及相应的气胸体征，结合影像学检查，可进行初步诊断。必要时可进行胸膜腔穿刺，抽出气体，以证实诊断。

【治疗原则】

自发性气胸的治疗目的是促进患侧肺复张、消除病因及减少复发。

1. 保守治疗 适用于稳定型小量闭合性气胸，包括严格卧床休息、给氧、酌情给予镇静和镇痛等药物、积极治疗肺基础疾病等。

2. 排气疗法

（1）胸腔穿刺排气　适用于小量气胸（20%以下）、呼吸困难较轻、心肺功能尚好的闭合性气胸患者。选择患侧锁骨中线外侧第2肋间为穿刺点（局限性气胸除外），皮肤消毒后，用胸穿针穿刺入胸腔，并用胶管（便于抽气时钳夹，防止空气进入）将针头与50ml或100ml注射器相连进行抽气并测压，直到患者呼吸困难缓解为止。胸腔内气体较多时，一次抽气量不宜超过1000ml，每天或隔天抽气一次。张力性气胸紧急时需立即胸腔穿刺排气。

（2）胸腔闭式引流　对于呼吸困难明显、肺压缩程度较大的不稳定型气胸患者，包括交通性气胸、张力性气胸和气胸反复发作的患者，无论气胸容量多少，均应尽早行胸腔闭式引流。插管部位一般都取锁骨中线外侧第2肋间或腋前线第4～5肋间（局限性气胸和有胸腔积液的患者需经X线胸片定位）。插管前，测定胸膜腔内压力了解气胸类型，然后在局麻下将引流导管经胸部切口插入胸膜腔。导管固定后，另一端连接Heimlich单向活瓣或胸腔闭式引流装置进行引流，使胸膜腔内压力保持在1～2cmH_2O以下，插管成功则导管持续逸出气泡，呼吸困难迅速缓解。

3. 化学性胸膜固定术　对于气胸反复发生，肺功能欠佳，不宜手术治疗者，可胸腔内注入硬化剂，如多西环素、无菌滑石粉等，产生无菌性胸膜炎症，使两层胸膜粘连，胸膜腔闭合，达到预防气胸复发的目的。

4. 手术治疗　根据病情行经胸腔镜直视下粘连带烙断术、开胸行破口修补术、肺大疱结扎术或肺叶肺段切除术。

5. 并发症处理。

【常见护理诊断/问题】

1. 低效性呼吸型态　与胸膜腔内积气，气体限制肺扩张有关。

2. 疼痛：胸痛　与脏层胸膜破裂、引流管置入有关。

3. 焦虑　与呼吸困难、胸痛、胸腔穿刺或胸腔闭式引流或气胸复发有关。

4. 潜在并发症　纵隔气肿、皮下气肿、血气胸。

【护理措施】

1. 休息与卧位　急性自发性气胸患者应绝对卧床休息，避免用力、屏气、咳嗽等增加胸腔内压的活动。有胸腔引流管者，翻身时应注意防止引流管脱落。

2. 吸氧　根据患者缺氧的严重程度选择适当的给氧方式和吸入氧流量，保证患者$SaO_2>90\%$。保守治疗者，需高浓度吸氧。

3. 病情观察　密切观察患者的呼吸频率、呼吸困难和缺氧情况、治疗后反应和治疗后患侧呼吸音的变化等，有无心率加快、血压下降等循环衰竭征象。大量抽气或放置胸腔引流管后，在呼吸困难缓解后再次出现胸闷，并伴有顽固性咳嗽、患侧湿啰音时，应考虑复张性肺水肿，立即报告医生进行处理。

4. 排气治疗患者的护理　做好胸腔抽气或胸腔闭式引流的准备和配合工作，使肺尽早复张，减轻呼吸困难症状。

5. 心理护理　当患者呼吸困难严重时，应尽量在床旁陪伴，解释病情和及时回应患者的需求。在做各项检查、操作前向患者解释其目的、效果和感觉，即使是在非常紧急的情况下，也要在实施操作的同时用简单明了的语言进行必要的解释，不应只顾执行治疗性护理而忽视患者的心理状态。

【健康指导】

1. 疾病知识指导　指导患者遵医嘱积极治疗肺部基础疾病。指导患者避免气胸诱发因素，如避免抬举重物、剧烈咳嗽、屏气、用力排便、剧烈运动等。注意劳逸结合，保持心情愉快，避免情绪波动，劝导吸烟者戒烟。

2. 病情监测指导　告诉患者一旦出现突发性胸痛，随即感到胸闷、气急时，可能为气胸复发，应及时就诊。

PPT

任务十二　呼吸衰竭患者的护理

呼吸衰竭（respiratory failure）简称呼衰，指各种原因引起的肺通气和（或）换气功能严重障碍，以致在静息状态下亦不能维持足够的气体交换，导致低氧血症伴（或不伴）高碳酸血症，进而引起一系列病理生理改变和相应临床表现的综合征。在海平面大气压下，静息状态，呼吸空气的前提下，动脉血氧分压（PaO_2）<60mmHg，伴或不伴二氧化碳分压（$PaCO_2$）>50mmHg，同时，排除心内解剖分流和原发心排血量降低等因素，即可诊断为呼吸衰竭。

【病因】

1. 气道阻塞性病变　气管－支气管的炎症、痉挛、肿瘤、异物、纤维化等均可引起气道阻塞。如慢阻肺、哮喘急性加重时可引起气道痉挛、炎性水肿、分泌物阻塞气道等，发生缺氧和（或）CO_2潴留，甚至呼吸衰竭。

2. 肺组织病变　各种累及肺泡和（或）肺间质的病变，如肺炎、肺气肿、严重肺结核等，均可使有效弥散面积减少，导致缺氧或合并 CO_2潴留。

3. 肺血管疾病　肺栓塞、肺血管炎等可引起通气/血流比例失调，或部分静脉血未经氧合直接流入肺静脉，导致呼吸衰竭。

4. 心脏疾病　各种缺血性心脏疾病、严重心瓣膜疾病、严重心律失常等均可导致通气和换气功能障碍，从而导致缺氧和（或）CO_2潴留。

5. 胸廓与胸膜病变　胸部外伤所致的连枷胸、严重的自发性或外伤性气胸、严重的脊柱畸形、大量胸腔积液、胸膜肥厚与粘连、强直性脊柱炎等，均可限制胸廓活动和肺扩张，导致通气不足及吸入气体分布不均，从而发生呼吸衰竭。

6. 神经肌肉疾病　脑血管疾病、颅脑外伤、脑炎以及镇静催眠剂中毒可直接或间接抑制呼吸中枢。脊髓颈段或高位胸段损伤（肿瘤或外伤）、重症肌无力、有机磷中毒、破伤风以及严重的钾代谢紊乱等均可累及呼吸肌，造成呼吸肌无力、疲劳、麻痹，因呼吸动力下降而发生肺通气不足。

【发病机制和病理生理】

（一）低氧血症和高碳酸血症的发生机制

各种病因通过肺通气不足、弥散障碍、通气/血流比例失调、肺内动－静脉解剖分流增加、氧耗量增加五个主要机制，使通气和（或）换气过程发生障碍，导致呼吸衰竭。临床上单一机制引起的呼吸衰竭很少见，往往是多种机制并存或随着病情的发展先后参与发挥作用。肺通气不足会引起 PaO_2下降和 $PaCO_2$上升，从而发生缺氧和 CO_2潴留。弥散障碍、通气/血流比例失调、肺内动－静脉解剖分流增加、氧耗量增加（发热、寒战、呼吸困难和抽搐）等均导致低氧血症。

（二）低氧血症和高碳酸血症对机体的影响

低氧血症和高碳酸血症能够影响全身各系统脏器的代谢、功能，甚至使组织结构发生变化。

1. 对中枢神经系统的影响　脑组织的耗氧量很大，约占全身耗氧量的1/5～1/4。大脑皮质的神经元细胞对缺氧最为敏感，通常完全停止供氧4～5分钟即可引起不可逆性脑损害。低氧对中枢神经系统影响的程度与缺氧发生的速度和程度有关。轻度的 CO_2 增加，可间接引起皮质兴奋，随 CO_2潴留增加，脑脊液 H^+浓度增加，降低脑细胞兴奋性，抑制皮质活动，患者出现头痛、头晕、烦躁不安、言语不清、精神错乱、扑翼样震颤、嗜睡、昏迷、抽搐和呼吸抑制等表现，称为肺性脑病（pulmonary encephalopathy），又称 CO_2麻醉。

2. 对循环系统的影响 PaO_2降低和 $PaCO_2$升高，可使心率反射性增快、心肌收缩力增强、心排血量增加。缺氧和 CO_2潴留时，交感神经兴奋使皮肤和腹腔脏器血管收缩，而冠脉血管由于受局部代谢产物的影响发生扩张，其血流量是增加的。严重的缺氧和 CO_2潴留可直接抑制心血管中枢，造成心脏活动抑制和血管扩张、血压下降、心律失常等严重后果。

3. 对呼吸系统的影响 低氧血症对呼吸的影响远小于 CO_2潴留。$PaO_2<60mmHg$ 可反射性兴奋呼吸中枢，增强呼吸运动，使呼吸频率增快，甚至出现呼吸窘迫。当缺氧程度缓慢加重，$PaO_2<30mmHg$ 时，则表现为呼吸抑制作用。轻度的 CO_2潴留是强有力的呼吸中枢兴奋剂，当 $PaCO_2$急骤升高时，呼吸加深加快；当 $PaCO_2>80mmHg$ 时，会对呼吸中枢产生抑制和麻醉效应。

4. 对肾功能的影响 呼吸衰竭的患者常常合并肾功能不全，若及时治疗，随着外呼吸功能的好转，肾功能可以恢复。

5. 对消化系统的影响 呼吸衰竭的患者常合并消化道功能障碍，表现为消化不良、食欲缺乏，甚至出现胃肠黏膜糜烂、坏死、溃疡和出血。

6. 呼吸性酸中毒及电解质紊乱 呼吸功能障碍导致血 $PaCO_2$增高（$>45mmHg$）、pH 下降（<7.35）、H^+浓度升高（$>45mmol/L$），发生呼吸性酸中毒。严重时患者表现为呼吸性酸中毒合并代谢性酸中毒，可出现意识障碍、血压下降、心律失常，甚至心脏骤停。

【分类】

（一）按动脉血气分析分类

1. Ⅰ型呼吸衰竭 又称缺氧性呼吸衰竭，无 CO_2潴留。血气分析特点：$PaO_2<60mmHg$，$PaCO_2$降低或正常，见于换气功能障碍（通气/血流比例失调、弥散功能损害和肺动-静脉分流）疾病。

2. Ⅱ型呼吸衰竭 又称高碳酸性呼吸衰竭，既有缺氧，又有 CO_2潴留，血气分析特点为：$PaO_2<60mmHg$，$PaCO_2>50mmHg$，系肺泡通气不足所致。

（二）按发病急缓分类

1. 急性呼吸衰竭 由于多种突发致病因素使通气或换气功能迅速出现严重障碍，在短时间内发展为呼吸衰竭。如不及时抢救，将危及患者生命。

2. 慢性呼吸衰竭 由于呼吸和神经肌肉系统的慢性疾病，导致呼吸功能损害逐渐加重，经过较长时间发展为呼吸衰竭。

一、慢性呼吸衰竭

【病因】

慢性呼吸衰竭多由支气管-肺疾病引起，如慢阻肺、严重肺结核、肺间质纤维化、肺尘埃沉着症等。胸廓和神经肌肉病变，如胸部手术、外伤、广泛胸膜增厚、胸廓畸形、脊髓侧索硬化症等，亦可导致慢性呼吸衰竭。

【临床表现】

慢性呼吸衰竭的临床表现与急性呼吸衰竭大致相似，但以下几方面有所不同。

1. 呼吸困难 是呼吸衰竭较早出现的症状。多数患者有明显的呼吸困难，可表现为呼吸频率、节律和幅度的改变。较早表现为呼吸频率增快，病情加重时出现呼吸困难，慢阻肺所致的呼吸困难，病情较轻时表现为呼吸费力伴呼气延长，严重时发展成浅快呼吸。若并发 CO_2潴留，$PaCO_2$升高过快或显著升高以致发生 CO_2麻醉时，患者可由呼吸过速转为浅慢呼吸或潮式呼吸。

2. 发绀　缺氧的典型表现，主要由动脉血氧饱和度降低引起，属于中央性发绀。当动脉血氧饱和度低于90%时，可在口唇、指甲等处出现发绀。因中央性发绀的程度与还原血红蛋白含量相关，所以红细胞增多者发绀更明显，贫血者则不明显或不出现发绀。此外，因严重休克引起末梢循环障碍的患者，即使动脉血氧分压正常，也可出现发绀，称为外周性发绀；发绀还受皮肤色素及心功能的影响。

3. 神经症状　慢性呼吸衰竭伴 CO_2潴留时，随 $PaCO_2$升高患者可表现为先兴奋后抑制现象。兴奋症状包括失眠、烦躁、躁动、夜间失眠而白天嗜睡（昼夜颠倒现象）等，但此时切忌应用镇静或催眠药，以免加重 CO_2潴留，诱发肺性脑病。肺性脑病主要表现为神志淡漠、肌肉震颤或扑翼样震颤、间歇性抽搐、昏睡甚至昏迷等，亦可出现腱反射减弱或消失、锥体束征阳性等。

4. 循环系统表现　CO_2潴留使外周体表静脉充盈、皮肤充血、温暖多汗、血压升高、心排血量增多而致脉搏洪大；多数患者心率增快；因脑血管扩张而产生搏动性头痛。

5. 消化和泌尿系统表现　严重呼吸衰竭对肝、肾功能都有影响，部分病例可出现丙氨酸氨基转移酶与血浆尿素氮升高，个别病例尿中可出现蛋白、红细胞和管型。因胃肠道黏膜屏障功能受损，导致胃肠道黏膜充血水肿、糜烂渗血或发生应激性溃疡，引起上消化道出血。

【实验室及其他检查】

1. 动脉血气分析　当 $PaCO_2$升高、pH 正常时，称为代偿性呼吸性酸中毒；若 $PaCO_2$升高、$pH < 7.35$，则称为失代偿性呼吸性酸中毒。

2. 肺功能检测　通过肺功能判断通气功能障碍的性质（阻塞性、限制性或混合性）及是否合并换气功能障碍，并对通气和换气功能障碍的严重程度进行判断。

3. 胸部影像学检查　包括 X 线胸片、胸部 CT、肺血管造影及超声检查等。

4. 纤维支气管镜检查　对明确气道疾病和获取病理学证据具有重要意义。

【诊断标准】

结合基础疾病病史、临床表现、结合血气分析检查及其他相关检查结果可明确诊断。

【治疗原则】

呼吸衰竭的总体治疗原则是：保持呼吸道通畅、纠正缺氧和改善通气、纠正呼吸衰竭病因和诱因，进行支持治疗以及监测和纠正重要脏器功能损害。

1. 保持呼吸道通畅　保持呼吸道通畅是最基本、最重要的治疗措施。具体方法有：①昏迷患者应取仰卧位，头后仰，托起下颌并将口打开；②清除气道内分泌物及异物；③若以上方法不能奏效，必要时建立人工气道，包括简便人工气道、气管插管及气管切开。气管内导管是重建呼吸通道最可靠的方法。

2. 氧疗　见护理措施。

3. 正压机械通气　根据病情选用无创机械通气或有创机械通气。慢阻肺急性加重早期及时应用无创机械通气可以防止呼吸功能不全加重，缓解呼吸肌疲劳，减少后期气管插管率，改善预后。

4. 呼吸兴奋剂　在病情需要时可服用呼吸兴奋剂，通过刺激颈动脉体和主动脉体的化学感受器兴奋呼吸中枢，增加通气量，如尼可刹米、多沙普仑、洛贝林等。

5. 纠正酸碱平衡失调　慢性呼吸衰竭常有呼吸性酸中毒，机体常通过增加碱储备来代偿，以维持 pH 于相对正常水平。当以机械通气等方法较为迅速地纠正呼吸性酸中毒时，原已增加的碱储备会使 pH

升高，对机体造成严重危害，故在纠正呼吸性酸中毒时，应注意同时纠正潜在的代谢性碱中毒。

6. 抗感染。

二、急性呼吸窘迫综合征

急性呼吸窘迫综合征（acute respiratory distress syndrome，ARDS）是指由各种肺内和肺外致病因素所导致的急性弥漫性肺损伤和进而发展的急性呼吸衰竭。主要病理特征是炎症反应导致的肺微血管内皮及肺泡上皮受损，肺微血管通透性增高，肺泡内渗出富含蛋白质的液体，进而导致肺水肿及透明膜形成。主要病理生理改变是肺容积减少、肺顺应性降低和严重通气/血流比例失调。临床表现为呼吸窘迫及难治性低氧血症，肺部影像学表现为双肺弥漫性渗出改变。

【病因与发病机制】

1. 病因 ARDS 的病因尚不清楚。

（1）肺内因素 包括化学性因素，如吸入胃内容物、毒气、烟尘及长时间吸入纯氧等；物理性因素，如肺挫伤、淹溺；生物性因素，如重症肺炎。国外报道，误吸胃内容物是发生 ARDS 的最常见危险因素，当吸入物的 pH <2.5 时，尤其容易发生 ARDS，而我国最主要的危险因素是重症肺炎。

（2）肺外因素 包括各种类型的休克、败血症、严重的非胸部创伤、大量输血、急性重症胰腺炎、药物或麻醉品中毒等。

2. 发病机制 ARDS 的发病机制仍不十分清楚。在 ARDS 的发展中，炎症细胞和炎症介质起着至关重要的作用。主要有大量炎症介质和细胞因子释放，导致肺毛细血管内皮细胞和肺泡上皮细胞损伤，血管通透性增高和微血栓形成，大量富含蛋白质和纤维蛋白的液体渗出到肺间质和肺泡，形成透明膜，进一步导致肺间质纤维化、小气道陷闭和肺泡萎陷，导致弥散和通气功能障碍、通气/血流比例失调和肺顺应性下降。重者，出现肺水肿和肺不张，通气功能极差，造成严重的低氧血症和呼吸窘迫。

【临床表现】

ARDS 大多数于原发病起病后 72 小时内发生，几乎不超过 7 天。除原发病的相应症状和体征外，最早出现的症状是呼吸增快，并呈进行性加重的呼吸困难、发绀，常伴有烦躁、焦虑、出汗等。其呼吸困难的特点是呼吸深快、费力，患者常感到胸廓紧束、严重憋气，即呼吸窘迫，不能用通常的吸氧疗法改善，亦不能用其他原发心肺疾病解释。早期体征可无异常，或仅在双肺闻及少量细湿啰音；后期多可闻及水泡音，可有管状呼吸音。

【实验室及其他检查】

1. X 线胸片 早期可无异常或呈轻度间质改变，表现为边缘模糊的肺纹理增多，继之出现斑片状以至融合成大片状的磨玻璃或实变浸润影。

2. 动脉血气分析 典型改变为 PaO_2 降低，$PaCO_2$ 降低，pH 升高。根据动脉血气分析和吸入氧浓度可计算肺氧合功能指标，氧合指数（PaO_2/FiO_2）正常值为 400~500，氧合指数 ≤ 300 是诊断 ARDS 的必要条件。

3. 床旁呼吸功能监测 ARDS 时血管外肺水增加、肺顺应性降低、出现明显的肺内右向左分流，但无呼吸气流受限。上述改变对 ARDS 疾病严重性评价和疗效判断有一定的意义。

看一看

床旁超声在呼吸系统中的应用

1. 协助诊断 可以用于检测和诊断各种肺部疾病，且具有较高的敏感性和特异性。同时肺部超声检查中观察到的特定伪影可以预测和诊断各种肺部病变，尤其对肺间质综合征的诊断意义更大。

2. 肺功能评估　在肺功能评估方面的作用明显，尤其对伴有肌肉肌腱损伤、无法移动的重症患者，可快速准确地评估损伤部位、程度和功能。

3. 监测　可以辅助监测肺部手术患者血流动力学并寻找不稳定的具体病因，观察患者肺水肿消退情况。

4. 指导干预　可以通过计算肺部超声得分和膈肌增厚分数，对符合脱机标准的患者开展脱机，提高脱机成功率。

5. 疗效评价　可以监测呼气末正压来评估肺功能的康复情况，并在后期随访中也得到较好应用。

【诊断标准】

根据发病诱因、影像学表现、临床典型症状及低氧血症的检查结果可进行诊断。

【治疗原则】

ARDS 的治疗原则同一般急性呼吸衰竭，主要治疗措施包括：积极治疗原发病、氧疗、机械通气和调节液体平衡等。

1. 原发病治疗　是治疗 ARDS 的首要原则和基础。

2. 氧疗　一般需用面罩进行高浓度（>50%）给氧，使 $PaO_2>60mmHg$ 或 $SaO_2\geqslant 90\%$。

3. 机械通气　一旦诊断为 ARDS，应尽早进行机械通气，以提供充分的通气和氧合，支持器官功能。轻度 ARDS 可试用无创正压通气（NIPPV），无效或病情加重时应尽快行气管插管进行有创机械通气。目前 ARDS 机械通气主要采用肺保护性通气。

4. 液体管理　为了减轻肺水肿，需要以较低的循环容量来维持有效循环，保持双肺相对“干”的状态。

5. 其他治疗　糖皮质激素、表面活性物质替代治疗、吸入一氧化氮等可能有一定的价值。

三、呼吸衰竭患者的护理

【常见护理诊断/问题】

1. 气体交换受损　与肺毛细血管损伤、肺水肿、肺泡内透明膜形成导致换气功能障碍有关。

2. 清理呼吸道无效　与呼吸道感染或阻塞、气道分泌物过多、呼吸肌无力及无效咳嗽有关。

3. 低效性呼吸型态　与不能进行有效呼吸有关。

4. 焦虑　与呼吸窘迫、疾病危重以及对环境和事态失去自主控制有关。

5. 营养失调：低于机体需要量　与气管插管和代谢增高有关。

6. 语言沟通障碍　与建立人工气道、患者极度衰弱有关。

7. 潜在并发症　多脏器功能障碍。

【护理措施】

1. 休息与活动　患者取半卧位或坐位，趴伏在床桌上，借此增加辅助呼吸肌的效能，促进肺膨胀。为减少体力消耗，降低氧耗量，患者需卧床休息，并尽量减少自理活动和不必要的操作。

2. 给氧

（1）氧疗原则　Ⅰ型呼吸衰竭和 ARDS 患者需吸入较高浓度（>50%）氧气，使 PaO_2 迅速提高到 60mmHg 或 $SaO_2>90\%$。Ⅱ型呼吸衰竭的患者一般 $PaO_2<60mmHg$ 时才开始氧疗，应予低浓度持续给氧，使 PaO_2 控制在 60mmHg 或 SaO_2 在 90% 或略高，以防因缺氧完全纠正，使外周化学感受器失去低氧

血症的刺激而导致呼吸抑制，反而会导致呼吸频率和幅度降低，加重缺氧和 CO_2 潴留。常用的给氧法有鼻导管、鼻塞和面罩给氧。

（2）氧疗效果　如吸氧后呼吸困难缓解、发绀减轻、心率减慢，表示氧疗有效；如果意识障碍加深或呼吸过度表浅、缓慢，可能为 CO_2 潴留加重。

（3）注意事项　注意氧气湿化，以免干燥的氧气对呼吸道产生刺激作用，并促进气道黏液栓形成。输送氧气的导管、面罩、气管导管等应妥善固定，使患者舒适；保持其清洁与通畅，定时更换消毒，防止交叉感染。嘱患者及家属不要擅自停止吸氧或变动氧流量。

3. 促进有效通气　保持呼吸道通畅。指导Ⅱ型呼吸衰竭的患者进行腹式呼吸和缩唇呼吸。

4. 病情监测　呼吸衰竭和 ARDS 患者均需收住 ICU 进行严密监护，监测内容包括：呼吸频率、节律和深度，辅助呼吸肌参与呼吸的情况；观察缺氧及 CO_2 潴留情况、循环系统功能、意识状况及神经精神状态、液体平衡状态。监测动脉血气分析和生化检查结果，了解电解质和酸碱平衡情况。

5. 用药护理　按医嘱及时准确给药，并观察疗效和不良反应。患者使用呼吸兴奋剂时应保持呼吸道通畅，适当提高吸入氧浓度，静脉滴注时速度不宜过快，注意观察呼吸频率、节律、神志变化以及动脉血气的变化，以便调节剂量。如出现恶心、呕吐、烦躁、面色潮红、皮肤瘙痒等现象，需减慢滴速。若经 4～12 小时未见疗效，或出现肌肉抽搐等严重不良反应时，应及时通知医生。

6. 心理支持　呼吸衰竭和 ARDS 患者因呼吸困难、预感病情危重、可能危及生命等，常会产生紧张、焦虑情绪。应多了解和关心患者的心理状况，特别是对建立人工气道和使用机械通气的患者，应经常巡视，让患者说出或写出引起或加剧焦虑的因素，指导患者应用放松、分散注意力和引导性想象技术，以缓解紧张和焦虑情绪。

【健康指导】

1. 疾病知识指导　向患者及其家属讲解疾病的发生、发展和转归。根据患者的具体情况指导患者制订合理的活动与休息计划，教会患者避免氧耗量较大的活动，并在活动过程中增加休息。指导患者合理安排膳食，加强营养，改善体质。避免劳累、情绪激动等不良因素刺激。

2. 康复指导　教会患者有效呼吸和咳嗽、咳痰技术，如缩唇呼吸、腹式呼吸、体位引流、叩背等方法，提高患者的自我护理能力，延缓肺功能恶化。指导患者及其家属学会家庭氧疗方法。进行耐寒锻炼，避免呼吸道感染。

3. 用药指导与病情监测　出院时应将患者使用的药物、剂量、用法和注意事项告诉患者，并写在纸上交给患者以便需要时使用。若有气急、发绀加重等变化，应尽早就医。

练一练1–5

呼吸衰竭患者最早、最突出的表现是（　）

A. 发绀　　B. 发热　　C. 咳嗽

D. 神经精神症状　　E. 呼吸困难

答案解析

附一　纤维支气管镜检查术

纤维支气管镜（简称纤支镜）检查是利用光学纤维内镜对气管、支气管管腔进行的检查。纤支镜可经口腔、鼻腔、气管导管或气管切开套管插入段、亚段支气管，甚至更细的支气管，可在直视下行活检或刷检、钳取异物、吸引或清除阻塞物，并可做支气管灌洗和支气管肺泡灌洗，行细胞学或液性成分检查。另外，利用纤支镜可注入药物，或切除气管内腔的良性肿瘤等。纤支镜检查已成为支气管、肺和胸腔疾病诊断、治疗及抢救不可缺少的手段。

1. 术前护理

（1）患者准备 向患者及家属说明检查目的、操作过程及注意事项，以消除紧张情绪，取得合作。患者术前4小时禁食、禁水，以防误吸。患者若有活动性义齿应事先取出。

（2）术前用药 评估患者对消毒剂、局麻药或术前用药是否过敏，防止发生过敏反应。术前半小时遵医嘱给予阿托品0.5mg和地西泮10mg肌内注射，以减少呼吸道分泌并进行镇静。

（3）物品准备 备好吸引器和复苏设备，以防术中出现喉痉挛和呼吸窘迫，或因麻醉药物的作用抑制患者的咳嗽和呕吐反射，使分泌物不易咳出。

2. 术中配合

（1）护士应密切观察患者的生命体征和反应。

（2）按医生指示经纤支镜滴入麻醉剂做黏膜表面麻醉。

（3）根据需要配合医生做好吸引、灌洗、活检、治疗等相关操作。

3. 术后护理

（1）病情观察 密切观察患者有无发热、胸痛、呼吸困难，观察分泌物的颜色和特征。向患者说明术后数小时内，特别是活检后会有少量咯血及痰中带血，不必担心，对咯血者应通知医生，并注意窒息的发生。

（2）避免误吸 术后2小时内禁食、禁水。麻醉作用消失、咳嗽和呕吐反射恢复后可进食温凉流质或半流质饮食。进食前试验小口喝水，无呛咳者再进食。

（3）减少咽喉部刺激 术后数小时内避免谈话和咳嗽，使声带得以休息，以免声音嘶哑和咽喉部疼痛。

附二 胸腔闭式引流术

1. 术前准备

（1）患者准备 向患者简要说明排气疗法的目的、意义、过程及注意事项，以取得患者的理解与配合。

（2）用物准备 无菌手套和无菌手术衣、皮肤消毒液（常用碘伏）、局部麻醉药（1%或2%利多卡因）、无菌胸腔闭式引流包、无菌胸腔闭式引流装置及无菌蒸馏水或0.9%氯化钠溶液（生理盐水）。

（3）胸腔闭式引流装置准备 胸腔闭式引流装置有单瓶、双瓶和三瓶。目前有相应的一次性胸腔闭式引流装置。由于一次性引流装置可以有效避免交叉感染，且消毒灭菌彻底，是临床常用的胸腔闭式引流装置。使用时需严格检查胸腔引流装置内包装和瓶体是否完好，并分别在水封腔和调压腔注入无菌蒸馏水或生理盐水至标记水位线，注水后将水封腔的加水口密封盖拧紧，确保处于密闭状态。

2. 术中配合 协助医生摆好体位，一般为坐位或侧卧位。插管过程中需密切观察患者的生命体征，并注意安慰和支持患者。

3. 保证有效的引流

（1）确保引流装置安全，所有接口的地方要用胶带加固，防止脱开。引流瓶应放在低于患者胸部的地方，任何时候其液平面都应低于引流管胸腔出口平面60cm，以防瓶内液体反流进入胸腔。引流管长度适宜，固定于床旁，既要便于患者翻身活动，又要避免过长扭曲受压。密切观察水封瓶液面，确保水封瓶中的长管末端始终在液面下1～2cm。

（2）观察引流管通畅情况　密切观察引流管内的水柱是否随呼吸上下波动及有无气体自水封瓶液面逸出。如水柱有波动，表明引流通畅。若水柱波动不明显，液面未见气泡冒出，患者症状缓解，表明肺组织已复张；若患者症状缓解不明显，甚至呼吸困难加重，可能为引流管不通畅或部分滑出胸膜腔，应立即通知医生处理。定期观察引流量，并记录，如果出现引流液浑浊或超过70ml/h应及时通知医生。

（3）防止意外　搬动患者时用两把血管钳将引流管双重夹紧，防止搬动中引流管滑脱、漏气或引流液反流等。胸腔引流管不慎滑出胸腔时，应嘱患者呼气，同时迅速用凡士林纱布及胶布封闭引流口，并立即通知医生处理。

（4）引流装置及伤口护理　严格执行无菌操作，引流瓶上的排气管外端应用1～2层纱布包扎好，避免空气中尘埃或脏物进入引流瓶内。一次性引流装置可每周更换一次，但非一次性闭式引流系统需每天更换引流瓶，更换时应注意连接管和接头处的消毒，更换前用双钳夹闭引流管近心端，更换完毕检查无误后再放开。伤口敷料每1～2天更换一次，有分泌物渗湿或污染时及时更换。

（5）肺功能锻炼　鼓励患者每2小时进行一次深呼吸、咳嗽（但应避免持续剧烈的咳嗽）和吹气球练习。

（6）拔管护理　引流管无气体逸出、患者呼吸困难症状消失1～2天后，夹闭引流管1天，若患者无气急、呼吸困难出现，X线显示肺已全部复张，则可拔除引流管。拔管后注意观察患者有无胸闷、呼吸困难，切口处有无漏气、渗出、出血、皮下气肿等情况，如发现异常应及时处理。

附三　动脉血气分析术和机械通气术的护理

一、动脉血气分析术的护理

1. 定义　通过测定人体动脉血的H^+浓度和溶解在血液中的气体（二氧化碳、氧气）来了解人体呼吸功能和酸碱平衡状态的一种手段，能直接反应肺换气功能及酸碱平衡状态。

2. 目的　判断急、慢性呼吸衰竭的程度，为诊断和治疗呼吸衰竭提供可靠依据。

3. 物品准备　动脉采血针、碘伏消毒棉签、无菌干棉签、弯盘。

4. 患者准备　桡动脉穿刺部位采血，患者体位不受影响，以患者舒适、采血方便为宜；股动脉穿刺部位采血，患者取平卧位，略外展。

5. 方法

（1）检查采血针，摆放好用物。

（2）选动脉穿刺部位，触摸动脉搏动最明显处，用碘伏棉签消毒穿刺部位5cm和术者左手示指和中指。

（3）用左手示指和拇指固定动脉，右手持注射器与皮肤呈40°～60°穿刺，若取股动脉穿刺采血则垂直进针，穿刺成功则血自动流入针管内，色鲜红，采血1～2ml即可。

（4）取血后立即拔针，将针头斜面刺入橡皮塞内，以免空气进入影响结果，若注射器内有气泡，应尽快排出。将注射器轻轻转动，可用手搓动1分钟，使血液与肝素充分混合，防止凝血，用无菌干棉签压迫穿刺点，力度以摸不到动脉搏动为准，按压10～15分钟。

6. 注意事项

（1）取动脉血液必须防止空气混入。

（2）标本采集好后应立即送检或置入4℃冰箱保存，但不宜超过2小时，以免细胞代谢耗氧。

(3) 做血气分析时，要注意患者体温、吸氧方式、氧浓度、氧流量、机械呼吸的各种参数。

(4) 对有凝血机制障碍或服用抗凝剂，溶栓治疗的患者应延长压迫时间，直至确无出血，方可松手离开。

二、机械通气术的护理

机械通气（mechanical ventilation）是在患者自然通气和（或）氧合功能出现障碍时，运用器械（主要是呼吸机）使患者恢复有效通气并改善氧合的方法。根据是否建立人工气道分为有创机械通气和无创机械通气。

（一）有创机械通气

1. 气管插管和机械通气的准备

(1) 确保氧供　在等待气管插管建立人工气道和机械通气之前，需保持气道通畅，维持一定氧浓度，必要时用面罩和简易呼吸器接100%的纯氧进行人工通气。

(2) 物品准备　床边备齐气管插管用品，呼吸机，呼吸机用供氧、供气设备，抢救车，确保用物完整、功能良好。准备负压吸引用物并连接好备用，按规程连接呼吸机导管，并接模拟肺，开机检查呼吸机功能完好后，按医嘱设置通气参数。通知放射科做床边X线胸片。

(3) 患者准备

1）心理准备　向患者及其家属解释气管插管和机械通气的目的和操作过程，缓解患者和家属的焦虑情绪，获得配合。

2）体位准备　将床头移开距墙60～80cm，取下床头板，以利于插管医生操作。患者平卧，去枕后仰，必要时肩下垫小垫枕，使口轴线、咽轴线和喉轴线呈一直线。

2. 气管插管时的配合

(1) 监测　监测患者的生命体征和缺氧状况，注意有无心律失常和误吸发生。

(2) 确保通气和氧供　如插管时间超过30秒，需提醒插管医生暂停插管，用简易呼吸器和面罩进行人工通气给氧，防止因严重低氧血症导致心跳、呼吸骤停。

(3) 吸痰　插管过程中如分泌物多影响插管和通气时，应及时协助吸引。

(4) 判断气管插管位置　最常用的方法是听诊法，用简易呼吸器加压送气，先听诊胃部是否有气过水声（如有，说明误插入食管）。需防止反复送气听诊造成胃过度充气。如无气过水声，再听诊双肺有无呼吸音、是否对称，判断气管插管位置最准确的方法是监测呼出气二氧化碳波形的改变。

(5) 固定和连机　确保气管插管位置正确后，放入牙垫，妥善固定插管，清除气道内分泌物，接上呼吸机开始机械通气。测量插管末端到牙齿的距离，并记录。

(6) X线胸片　证实插管位置，患者的通气和氧供得到保障后，需拍摄床边X线胸片，确定插管位置是否在隆突上1～2cm。

3. 机械通气

(1) 患者监护

1）呼吸系统　监测血氧饱和度、监测有无自主呼吸，观察呼吸道分泌物，观察胸部X线检查结果、动脉血气分析结果和呼气末CO_2浓度。

2）循环系统　正压通气使肺扩张可反射性引起副交感神经兴奋、心排血量下降，导致血压下降，心率加快，甚至心律失常。因此，机械通气的患者应注意监测心率、心律和血压的变化。

3）体温　监测体温，及时发现感染。

4）意识状态　意识障碍程度减轻，通气状况改善；意识障碍加重，警惕呼吸性酸中毒。

5）皮肤、黏膜　观察气管插管或气管切开周围皮肤、黏膜的颜色，疼痛情况，皮肤刺激征象和局部引流情况，及时发现并处理口腔溃疡、继发性真菌感染或伤口感染。注意皮肤的颜色、弹性及温度。

6）腹部情况　腹胀严重需遵医嘱给予胃肠减压。同时要观察呕吐情况，若呕吐咖啡色胃内容物或出现黑便，要警惕应激性溃疡引起上消化道出血，必要时做大便潜血试验。

7）液体出入量　观察和记录24小时液体出入量，如尿量增多，水肿逐渐消退，说明经机械通气后低氧血症和高碳酸血症缓解，肾功能改善。若尿量减少或无尿，要考虑体液不足、低血压和肾功能不全等原因。

（2）呼吸机参数及功能监测　定时检查呼吸机各项通气参数是否与医嘱要求设定的参数值相一致、各项报警参数的设置是否恰当，报警器是否处于开启状态。报警时，及时分析报警的原因并进行及时有效的处理。如气道压力突然升高，常见于咳嗽、痰液过多或黏稠阻塞气道，或输入气体管道扭曲、受压等；气道压力过低报警多与气体管道衔接不紧、气囊漏气或充盈不足有关。

（3）气道管理

1）吸入气体的加温和湿化　机械通气时需使用加温加湿器，维持吸入气体的温度在32～36℃，相对湿度100%。常用蒸汽加温湿化法。

2）吸痰　应及时通过机械吸引清除气道内分泌物，吸引频率根据分泌物量决定。每次吸痰前后应给予高浓度（>70%）氧气吸入2分钟，一次吸痰时间不超过15秒。

3）呼吸治疗　气管内滴入生理盐水或蒸馏水，以稀释痰液，雾化给予β_2受体激动药和糖皮质激素药，定期翻身叩背，促进痰液引流，预防肺部并发症。

4）确保气管插管位置正确　观察有无气管插管移位，每天拍摄床边X线胸片，确保气管插管位置的正确。

5）维持适当气囊压　使其维持在20～30cmH_2O范围内，以防止气囊压力不够造成通气不足和误吸，或气囊压力过高造成气管黏膜受压过度。

6）气管切开护理　每天更换气管切开处敷料和清洁气管内套管1～2次，防止感染。妥善固定呼吸管道，防止移位、脱出；及时倾倒呼吸机管道中的积水，防止误吸入气管内引起呛咳和肺部感染。

（4）生活护理　机械通气的患者完全失去生活自理能力，需随时评估并帮助患者满足各项生理需要，如采用鼻饲供给足够的热量，不限水的患者需补充足够的水分，做好口腔护理、皮肤护理和排泄护理。

（5）心理社会支持　对意识清醒的患者，应主动关心患者，与其交流，帮助患者学会应用手势、卡片、写字等非言语沟通方式表达其需求，以缓解焦虑和无助感，增加人机协调。

4. 撤机护理　是指从准备停机开始，直到完全停机、拔除气管插管（气管切开除外）和拔管后一段时间的护理，做好本阶段的护理可帮助患者安全地撤离呼吸机。

（1）帮助患者树立信心　撤机前要向患者（必要时包括家属）解释撤机的重要性、必要性和安全性。

（2）按步骤有序撤机　①调整呼吸机参数：如逐渐减少进气量、进气压力及FiO_2。②间断使用呼吸机或调节呼吸机模式，锻炼呼吸肌，帮助患者恢复呼吸功能，要特别注意循序渐进，不可操之过急。③撤机：当患者具备完全撤离呼吸机的能力后，按以下步骤进行：撤离呼吸机－气囊放气－拔管（气管切开除外）－吸氧。

（3）呼吸机的终末消毒与保养　呼吸机使用后要按要求进行拆卸，彻底清洁和消毒，然后再按原结构重新安装调试备用。

（二）无创机械通气

无创机械通气包括气道内正压通气和胸外负压通气，本部分主要介绍气道内正压通气，又称无创正压通气（NPPV），包括双水平正压通气（BPAP）和持续气道内正压通气（CPAP）。

1. 患者教育　交代治疗的作用和目的、连接和拆除的方法、治疗过程中可能出现的各种感觉和症状，帮助患者正确区分正常和异常情况；可能出现的问题及相应措施；协助患者规律地放松呼吸，鼓励患者主动排痰。

2. 连接方法　通常轻症患者可先试用鼻罩、鼻囊管或接口器；比较严重的呼吸衰竭患者多需用口鼻面罩；老年或无牙齿的患者口腔支撑能力较差，主张用口鼻面罩。

3. 密切监测

（1）病情监测　注意监测患者的意识、生命体征、呼吸困难和呼吸窘迫的缓解情况、呼吸频率、脉搏、血氧饱和度、血气分析、心电图、面罩舒适程度和对呼吸机设置的依从性。

（2）治疗有效的指标　患者气促改善、呼吸频率减慢、辅助呼吸肌运动减少、反常呼吸消失、血氧饱和度增加、心率改善；血气分析示 $PaCO_2$、pH 和 PaO_2 改善。

（3）通气参数的监测　包括潮气量、通气频率、吸气压力、呼气压力等参数的设置是否合适，是否有漏气以及人机同步性等。

4. 并发症的预防

（1）口咽干燥　寒冷季节尤为明显，注意要选择合适的连接器以避免漏气，在用 NPPV 治疗过程中要协助患者定时饮水，严重者可使用加温湿化器。

（2）罩压迫和鼻梁皮肤损伤　在鼻梁上贴保护膜和使用额垫以减少鼻梁皮肤损伤的风险；注意罩的形状和大小要合适、位置放置良好、固定松紧度适中，以头带下可插入 1～2 根手指为宜。可间歇松开罩让患者休息或轮换使用不同类型的罩，以避免同一部位长时间受压。

（3）胃胀气　在保证疗效的前提下应尽量避免吸气压力过高（保持吸气压力 $<25cmH_2O$）。如患者出现明显胃胀气时，可留置胃管进行持续开放式或负压吸引进行胃肠减压。

（4）误吸　误吸可以造成吸入性肺炎和窒息，尽管发生率较低，但后果严重，因此对于反流和误吸高危患者应避免使用 NPPV。另外 NPPV 治疗应避免饱餐后使用，治疗过程中协助患者取半卧位并按医嘱使用促进胃动力的药物。

（5）排痰障碍　多见于咳嗽排痰能力较差的患者，应鼓励患者定时主动咳嗽排痰，必要时经鼻导管吸痰或用纤维支气管镜吸痰后再进行 NPPV 治疗。

（6）漏气　漏气可以导致触发困难、人机不同步和气流过大，并使患者感觉不舒服和影响治疗效果，是 NPPV 的常见问题，发生率可达 20%～25%。在治疗过程中应经常检查是否存在漏气并及时调整罩的位置和固定带的张力，用鼻罩时使用下颌托协助口腔的封闭，可以避免明显漏气。

目标检测

答案解析

一、单项选择题

1. 为减少支气管扩张患者肺部继发感染和全身中毒症状，最关键的措施是（　）

A. 加强痰液引流　　B. 选择广谱抗生素

C. 使用呼吸兴奋剂　　D. 使用支气管扩张剂

E. 注射流感疫苗

2. 糖皮质激素用于治疗哮喘的主要作用是（　）

A. 降低痰液黏稠度　　B. 抑制气道炎症反应

C. 舒张支气管平滑肌
D. 抑制咳嗽中枢
E. 兴奋呼吸中枢

3. 肺炎患者，在应用常规青霉素治疗下，病程延长且退热后又发热，白细胞增高，应首先考虑为（　）

A. 青霉素剂量不足
B. 支持疗法不力
C. 机体抵抗力差
D. 发生了并发症
E. 细菌产生了耐药

4. 患者，6 岁，女，诊断“喉头异物”入院。查体：面色青紫，呼吸费力，伴明显的“三凹征”，其呼吸类型属于（　）

A. 深度呼吸
B. 潮式呼吸
C. 吸气性呼吸困难
D. 呼气性呼吸困难
E. 混合型呼吸困难

5. 导致肺心病发生的根本原因是（　）

A. 肺动脉高压
B. 缺氧
C. 二氧化碳潴留
D. 肺血管重构
E. 肺血管痉挛

6. 急性呼吸窘迫综合征的病理基础是（　）

A. 低氧血症
B. 肺动脉高压
C. 碱中毒
D. 肺淤血
E. 高碳酸血症

7. 张力性气胸的主要病理生理变化是（　）

A. 纵隔向健侧移位
B. 纵隔扑动
C. 胸壁反常呼吸运动
D. 肺内气体对流
E. 连枷胸

8. 肺炎患者应给予的饮食不包括（　）

A. 高脂肪
B. 高蛋白
C. 高热量
D. 高维生素
E. 易消化的饮食

9. 患者，男，32 岁，患支气管哮喘，在应用氨茶碱治疗中不正确的是（　）

A. 缓慢静脉注射
B. 快速静脉注射
C. 缓慢静脉推注
D. 与沙丁胺醇合用
E. 监测血药浓度

10. 患者，男，72 岁，患慢性Ⅱ型呼吸衰竭，近来呼吸困难明显，伴头痛、昼睡夜醒、神志恍惚、肌肉抽搐等，应考虑并发（　）

A. 脑疝
B. 脑瘤
C. 脑炎
D. 呼吸性酸中毒
E. 肺性脑病

11. 开放性气胸的主要病理变化是（　）

A. 反常呼吸运动
B. 纵隔摆动
C. 进行肺压缩
D. 呼吸无效腔增加
E. 血氧分压下降

12. 肺心病患者，肺、心功能失代偿的主要表现是（　）

A. 咳嗽咳痰　　B. 咯血

C. 胸闷胸痛　　D. 发热

E. 呼吸衰竭和心力衰竭

13. 结核菌素实验结果判断方法正确的是（　）

A. 注射后 24h 测量皮肤局部红晕直径　　B. 注射后 24h 测量皮肤局部硬块直径

C. 注射后 48h 测量皮肤局部红晕直径　　D. 注射后 72h 测量皮肤局部红晕直径

E. 注射后 72h 测量皮肤局部硬块直径

14. 患者，女，40 岁，毛绒玩具车间工人，有哮喘史 5 年，防止哮喘最有效的方法是（　）

A. 脱离变应原　　B. 药物治疗

C. 免疫治疗　　D. 对症治疗

E. 长期治疗

书网融合……

重点回顾　　微课　　习题

项目二　循环系统疾病患者的护理

学习目标

知识目标：

1. **掌握**　常见循环系统疾病的临床表现、护理措施及健康教育。
2. **熟悉**　常见循环系统疾病的辅助检查方法、意义和治疗要点。
3. **了解**　常见循环系统疾病的病因和发病机制。

技能目标：

能按照护理程序给患者提供整体护理；能正确使用心电图机、除颤仪、心电监护仪、微量注射泵等专科设备。

素质目标：

具有慎独精神和强烈的职业使命感，以患者为中心，恪守职业道德规范。专业理论扎实、全面，业务娴熟，具有敏锐、缜密的病情观察和判断能力以及较强的紧急情况处理能力，沉着、冷静、思维敏捷。

导学情景

情景描述： 患者，女，59岁。于3年前开始出现活动后胸闷、气短，休息后可缓解，未经系统诊治，症状进行性加重。3天前，患者着凉后出现咳嗽、咳白色泡沫样痰伴发热，最高体温达39℃。15小时前，患者自觉胸闷、气短症状较前加重，轻微活动后即有喘息，休息后症状不缓解，夜间不能平卧，呈端坐呼吸，咳嗽、咳白色黏痰，时有头晕、心悸。查体：T 38.1℃，P 102次/分，R 26次/分，BP 108/56mmHg。神清，精神不振，双眼睑无水肿，口唇发绀，颈静脉充盈，肝－颈静脉回流征（+），四肢末梢略发绀，双手杵状指，双下肢凹陷性水肿。听诊双肺呼吸音粗，双下肺可闻及湿啰音；心音低钝，心律齐，胸骨左缘第2肋间可闻及2/6级全收缩期杂音。实验室检查示：血常规WBC 4.6 $\times 10^9$/L，N 90.9%；B型钠尿肽前体7538Pg/ml。动脉血气分析pH 7.4，$PaCO_2$ 53.5mmHg，PaO_2 44.5mmHg。超声心动图示房间隔缺损，重度肺动脉高压，右心房、右心室大。肺部CT检查示双肺炎症，双肺下叶支气管扩张伴感染。

情景分析： 根据患者的病史、临床表现及各项辅助检查结果，可以确定诊断为慢性心力衰竭（全心衰竭），目前心功能Ⅳ级。引起慢性心力衰竭急性加重的最主要诱因是感染，其中呼吸道感染最常见，预防并控制感染可有效改善心力衰竭的症状和体征。

讨论： 患者目前存在哪些护理问题？首要护理问题是什么？针对首要护理问题应采取哪些护理措施？

学前导语： 慢性心力衰竭是一种渐进性的疾病，是很多心血管疾病终末期表现及最终死因，积极治疗原发病可避免或延缓心力衰竭的发生。该患者基本病因为先天性心脏病，房间隔缺损。房间隔缺损的治疗首选微创介入治疗和传统手术治疗，因患者未针对原发病进行治疗导致心力衰竭并逐渐加重，失去手术机会而进入心力衰竭的终末阶段。目前，患者的治疗、护理目标为缓解急性期症状，提高其生活质量，积极预防各种护理并发症的发生。

PPT

任务一　概　述

循环系统包括心脏、血管和调节血液循环的神经体液装置。心脏规律地收缩与舒张，将血液输送到全身各个器官，从而保证机体氧和营养物质的供给，并将组织代谢产生的废物排出体外，以维持人体正常的生命活动。此外，心肌细胞和血管内皮细胞能分泌多种激素及血管活性物质，作用于靶器官并参与多种功能调节，发挥内分泌功能。

循环系统常见的临床表现包括心源性呼吸困难、心源性水肿、心悸、心前区疼痛和晕厥。

一、心源性呼吸困难

心源性呼吸困难是指各种心血管疾病引起的呼吸困难，为心血管疾病最常见的症状之一。

【病因与发病机制】

1. 病因　心源性呼吸困难最常见于左心衰竭引起的肺淤血，右心衰竭、心包积液、心脏压塞时也可以出现呼吸困难。

2. 发病机制　各种原因导致左心室收缩功能减弱、负荷过重或顺应性降低，引起左心室舒张末期压力增高，继而使左心房压力升高，肺静脉回流阻力增加，最终肺循环毛细血管压升高，毛细血管内的小分子物质和水分子通过血管壁渗出至肺泡内，导致肺淤血而出现呼吸困难。

【临床表现】

患者自觉呼吸时空气不足、呼吸费力。心源性呼吸困难依严重程度可表现为劳力性呼吸困难、夜间阵发性呼吸困难和端坐呼吸。

1. 劳力性呼吸困难　呼吸困难在活动时发生或加重，休息后可缓解或消失。原因为体力活动时回心血量增多、心率增快使左心室充盈血量减少，导致肺淤血加重。早期于重体力劳动或剧烈运动时出现，休息后很快缓解；随着病情进展，轻微体力活动时即可出现且长时间不缓解。

2. 夜间阵发性呼吸困难　是心源性呼吸困难的特征之一。表现为夜间睡眠中突发胸闷、喘憋、呼吸深快，不能平卧而被迫坐起，坐起数十分钟后逐步缓解，严重者可伴有咳嗽、咳白色泡沫样痰，气喘、发绀、肺部哮鸣音，即心源性哮喘。发生机制为：夜间睡眠时迷走神经张力增高，小支气管平滑肌收缩，通气阻力增大；平卧位时回心血量增加，肺淤血加重，且平卧位时膈肌抬高，胸腔容积减小，肺活量减少。

3. 端坐呼吸　心功能严重失代偿、重度肺淤血，为了减轻呼吸困难而被迫采取端坐位或半坐卧位。端坐呼吸是一种强迫体位。端坐呼吸可使下肢储血量增加，回心血量减少，减轻肺淤血。

【实验室及其他检查】

检测血浆利钠肽（BNP 和 NT－proBNP）、血氧饱和度（SaO_2）、血气分析、肝肾功能等，评估心功能情况、缺氧程度及病情进展等。行 X 线胸片检查、超声心动图、放射性核素与磁共振成像（MRI）、运动耐量和运动峰耗氧量测定等，了解肺淤血、肺水肿或肺部感染情况及心功能水平。

【常见护理诊断/问题】

1. 气体交换障碍　与肺淤血、肺水肿或伴有肺部感染有关。

2. 活动无耐力　与呼吸困难所致能量消耗增加和机体缺氧状态有关。

【护理措施】

1. 休息与体位　患者有明显呼吸困难时应卧床休息，采取有利于呼吸的体位。劳力性呼吸困难者应减少活动，活动量以不引起不适症状为宜；夜间阵发性呼吸困难者，应于睡前提前采取高枕卧位或半卧位；端坐呼吸的患者，加强生活护理和安全防护，预防压疮、坠床、深静脉血栓形成等。

2. 合理氧疗 遵医嘱给予氧气吸入，观察呼吸困难是否改善及血氧饱和度情况，血氧饱和度 > 95% 为宜。

3. 病情监测 密切观察呼吸困难是否改善，肺部啰音情况、相关检查结果是否正常等，如有异常及时报告医生进行处理。

4. 活动指导 依据 6 分钟步行试验、心功能分级等评价结果，判断患者的心功能状况及活动耐受性，了解患者既往活动形式、强度、频率等，为制定活动方案提供参考。与患者及家属共同制定活动目标和计划，遵循循序渐进的原则，逐步增加活动量和延长活动时间。活动时加强监测，如出现呼吸困难、心前区不适、头晕、面色苍白、出冷汗、极度疲乏时，应停止活动，如症状不能缓解需立即报告医生进行处理。

5. 心理护理 培养良好的护患关系，多与患者沟通，了解其心理状态并给予疏导，解除其思想顾虑。做各项处置时应沉着、冷静、准确，及时解除患者的不适症状，增加其安全感，减轻其心理压力。

6. 出院指导 指导患者及其家属积极治疗并有效控制原发病，避免诱发因素，坚持按医嘱服药，定期门诊随诊。

二、心源性水肿

心源性水肿是指心血管病引起的水肿。

【病因与发病机制】

1. 病因 最常见于右心衰竭。

2. 发病机制

（1）心力衰竭时心排血量减少，全身血液灌注量减少，血液重新分布以保证重要脏器的血液供应。血液灌注量减少最显著的器官是肾脏，当肾血流量减少时，继发醛固酮分泌增多，引起水、钠潴留。

（2）右心衰竭时右心房压力增高，导致上、下腔静脉回流阻力增加，体循环静脉压升高，继发毛细血管静水压升高，则血液中的小分子物质和水分子通过血管壁进入到组织间隙，致组织液生成增多而形成水肿。

（3）慢性心力衰竭可引起低蛋白血症，使血浆胶体渗透压降低，血管内的小分子物质和水分子顺浓度梯度进入到组织间隙而形成水肿。

【临床表现】

心源性水肿的特点是下垂性、凹陷性、对称性，非卧床患者双足踝部、胫前水肿，长期卧床的患者水肿见于身体的低垂部分。重症患者可出现全身性水肿，甚至出现胸腔积液、腹腔积液、尿量减少及近期体重增加等。

【实验室及其他检查】

检测 BNP 和 NT－proBNP、血气分析、尿常规、肝肾功能、血清电解质等，判断病情变化及缺氧程度等。行 X 线胸片、超声心动图、腹部超声、放射性核素与 MRI、运动耐量和运动峰耗氧量测定等检查，了解肺淤血、肺水肿情况，评估是否有腹腔积液及心功能情况。

【常见护理诊断/问题】

1. 体液过多 与右心衰竭致体循环淤血、水钠潴留、低蛋白血症有关。

2. 有皮肤完整性受损的危险 与长期卧床或强迫体位、水肿、营养不良有关。

【护理措施】

1. 一般护理

（1）轻度水肿患者日常生活自理，增加卧床休息时间，有明显呼吸困难者应采取高枕卧位或半卧位；不伴有呼吸困难者可适当抬高双下肢以减轻水肿；重度水肿患者应绝对卧床休息，协助生活护理，并采取有效措施预防深静脉血栓形成。

（2）饮食原则　低盐、低脂、清淡易消化饮食，宜少食多餐，存在低蛋白血症者适当增加蛋白的摄入。严格控制液体入量，重症患者入液量应≤2000ml/d。

2. 皮肤护理　保持床褥清洁干燥、平整，衣服宽松舒适，定时协助患者更换体位，注意动作轻柔，避免拖拉，每日按摩骨隆突部位，严重水肿者可使用医用按摩床垫。注意会阴部清洁干燥，防止泌尿系感染；男性患者阴囊部水肿时可用托带支托。如需使用热水袋取暖，水温不宜过高，以免烫伤。

3. 病情监测　每日定时测量体重、腹围，记录24小时出入量，密切观察颈静脉充盈程度、水肿消退情况，发现异常应报告医生进行处理。必要时监测周围静脉压以指导输液量及速度。

4. 用药护理　遵医嘱正确使用利尿剂，观察、记录疗效及不良反应，监测血清电解质情况，发现异常及时报告医生进行处理。

三、心悸

心悸是一种自觉心脏跳动的不适感觉，健康人一般仅在剧烈运动、精神高度紧张或兴奋时才会感到心悸。而在某些病理情况下，患者的主要症状即为心悸。心悸的常见病因如下。①心律失常：心动过速、心动过缓、期前收缩、心房扑动、心房颤动等。②心脏收缩力增强：生理性如剧烈运动、精神紧张或情绪激动、吸烟、饮酒、饮浓茶等；应用某些药物如肾上腺素、氨茶碱、阿托品等；病理性如高热、贫血、甲状腺功能亢进、低血糖、缺氧等；心脏神经症或过度焦虑的患者。③各种器质性心脏病：主动脉瓣、二尖瓣关闭不全等。心悸时应保持精神乐观、情绪稳定，避免惊恐刺激等。生活作息要有规律，忌烟酒、浓茶。轻症患者可从事日常体力活动，以不感觉疲劳、不加重症状为度。重症患者应卧床休息，密切观察、及时发现并处理各种病情变化，做好急救准备。

四、心前区疼痛

引起心前区疼痛的病因很多，常见的有心绞痛（40.0%）、急性心肌梗死（15.4%）、梗阻性肥厚型心肌病、急性主动脉夹层、急性心包炎、心血管神经症等。常见心前区疼痛的特点如下。

1. 稳定型心绞痛　多位于胸骨后，可放射至左侧肩臂部、颈部、下颌部、后背部等，呈压迫样、烧灼样痛或呈闷胀感。常由体力活动、寒冷刺激、情绪激动等诱发，休息、含服硝酸甘油或速效救心丸后可缓解。

2. 急性心肌梗死　相较于心绞痛程度重、持续时间长，可伴有恶心、呕吐、心律失常、低血压等。发作时无明显诱因，休息或含服硝酸甘油常不能缓解。

3. 急性主动脉夹层　多为突发性胸背部疼痛，性质剧烈、难以忍受，呈刀割或撕裂样，起病后即达高峰。

4. 梗阻性肥厚型心肌病　多于体力活动后出现类似心绞痛的症状，含服硝酸甘油无效，甚至加重。

5. 心血管神经症　常见于中青年女性，自诉心前区疼痛、心悸、气短，有时伴濒死感，多于休息中发作。此外尚有乏力、头晕、多汗、失眠等症状。

五、晕厥

心源性晕厥是由于心排血量骤减、中断或严重低血压引起的脑供血骤然减少或停止而出现的短暂性意识丧失，常伴有肌张力丧失而跌倒的临床征象。其临床特点为：无明显先兆症状，持续时间短，多与体位无关。一般心脏供血暂停>3 秒可发生近乎晕厥（黑矇）；>5 秒可发生晕厥；>10 秒可出现意识丧失伴抽搐，称阿-斯综合征（Adams-Stokes syndrome），即心源性脑缺血综合征。心源性晕厥的常见病因包括严重心律失常，如病态窦房结综合征、高度房室传导阻滞、阵发性室上性和室性心动过速等；器质性心脏病，如严重主动脉瓣狭窄、梗阻性肥厚型心肌病、急性心肌梗死、急性主动脉夹层、肺动脉高压、心脏压塞等。

PPT

任务二　心力衰竭患者的护理

心力衰竭（heart failure，HF）简称心衰。是由于各种原因引起心脏结构或功能异常，使心室舒张时充盈受限和（或）收缩时射血能力减弱，最终导致心功能障碍，出现以呼吸困难、乏力和水肿为主要表现的临床综合征。心衰按发生部位分为左心衰、右心衰和全心衰；按发病急缓分为急性心衰和慢性心衰；按左心室射血分数（left ventricular ejection fraction，LVEF）正常与否分为 LVEF 减低性心衰，即收缩性心衰和 LVEF 保留性心衰，即舒张性心衰。

一、慢性心力衰竭患者的护理 微课1

慢性心衰（chronic heart failure，CHF）是在原有心血管病的基础上，逐渐出现心衰的表现，是大多数心血管病的严重和终末阶段，常为最终死因。患者需长期随诊并进行系统治疗，以改善心脏功能，维持病情的长期稳定，提高生活质量。

【病因】

1. 基本病因　在我国，所有病因中冠状动脉粥样硬化性心脏病（简称冠心病）居首位，其次为风湿性心脏瓣膜病和高血压。

（1）原发性心肌损害　包括缺血性心肌损害，如冠心病心绞痛或心肌梗死；心肌炎、心肌病；心肌代谢障碍性疾病如糖尿病心肌病、心肌淀粉样变等。

（2）心脏前负荷过重　见于瓣膜关闭不全，如主动脉瓣、二尖瓣关闭不全血液反流；先天性心脏病，如房间隔缺损、动脉导管未闭等引起的血液分流；全身血容量增加，如重度贫血、甲状腺功能亢进（简称甲亢）、妊娠、分娩、发热等。

（3）心脏后负荷过重　左、右心室收缩期射血阻力增加，如高血压、主动脉瓣狭窄、肺动脉瓣狭窄等。

2. 诱因　存在基础心血管病的患者，在某些诱发因素作用下可引起心衰发作或加重。常见诱发因素如下。

（1）感染　感染是最主要的诱因，其中呼吸道感染最常见。慢性心衰患者常因急性呼吸道感染导致肺淤血加重，诱发心衰而反复入院。

（2）心律失常　各种快速性心律失常，尤其心房颤动最常见，因心房颤动时心房丧失有效收缩，心排血量锐减。严重的缓慢性心律失常也可诱发心衰。

（3）交感神经兴奋性增强　见于剧烈运动、重体力劳动、用力排便、情绪波动等。

（4）血容量增加　妊娠和分娩（随妊娠时间的增长逐渐加重）、液体输入过多或过快、贫血和甲状腺功能亢进等。

（5）其他　水和电解质紊乱、环境与气候的突变、不恰当的停用各种纠正心衰的药物等。

【病理生理】

1. 心衰的代偿与失代偿　各种原因导致心脏结构和功能发生异常时，机体将启动多种代偿机制，包括神经体液的调节及心肌的适应性代偿，即 Frank－Starling 机制和心肌肥厚，在一段时间内可维持心脏的正常功能。但各种代偿机制均有其负性效应，随着病程的进展，心功能不断恶化，当代偿失效时即发生心衰。心衰的病理生理，见图 2－1。

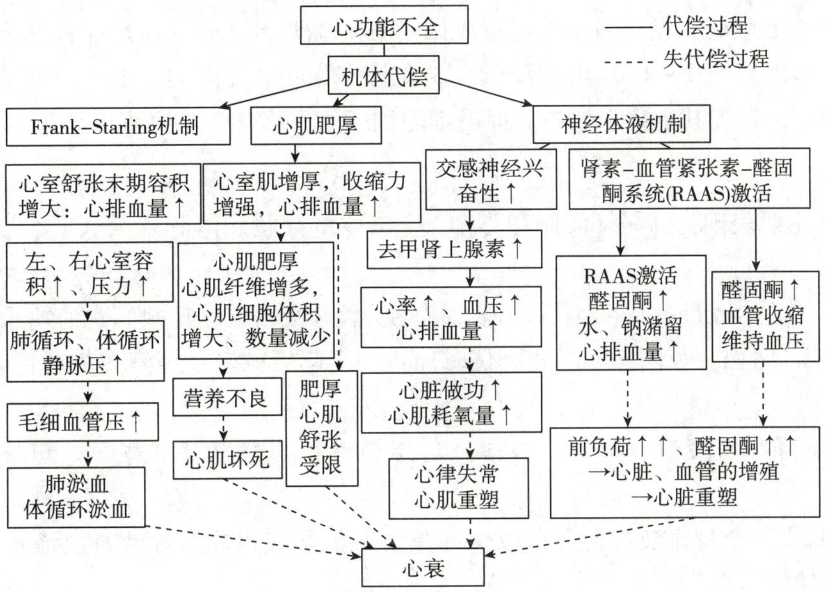

图 2－1　心力衰竭的病理生理

（1）Frank－Starling 机制　心脏前负荷增加时回心血量增多，心室舒张末期容积增加，从而使心排血量增加。但同时，由于舒张末期容积增加、心脏做功加强，使相应的心室和心房压、静脉压也随之升高，如左心室舒张压升高导致肺毛细血管压升高，出现肺淤血的表现；右心室舒张压升高导致上、下腔静脉压升高，出现体循环淤血的表现。

（2）心肌肥厚　心脏后负荷增加时以心肌肥厚作为主要代偿机制。肥厚心肌以心肌纤维增多为主，心肌细胞数量不增多，细胞核和线粒体增大、增多的幅度落后于心肌纤维的增多，心肌整体上能源不足，进而逐步发展为心肌细胞死亡。心肌肥厚使心肌收缩力增强，克服后负荷阻力，使心排血量在相当长的时间内维持正常，但肥厚的心肌顺应性差，舒张功能减低，从而使心室舒张末期压力升高。

（3）神经体液机制

1）神经介质　心衰引起交感神经兴奋性增强，大量的肾上腺素和去甲肾上腺素释放入血，增强心肌收缩力并提升心率，从而维持心排血量。但外周血管收缩、心脏后负荷增加、心率加快使心肌耗氧量增加。同时，去甲肾上腺素对心肌有直接毒性作用，可促使心肌细胞凋亡，参与心脏重塑过程。

2）肾素－血管紧张素－醛固酮系统（renin－angiotensin－aldosterone system，RAAS）激活　心衰时心排血量减少，肾脏灌注压降低，刺激肾小球旁体的 β_1 受体使 RAAS 分泌活跃。一方面使心肌收缩力增强、周围血管收缩以维持血压，调节血液的再分配，保证心、脑等重要脏器的血液供应；同时，引起水、钠潴留，增加有效循环血量及回心血量，对心衰起到代偿作用。但 RAAS 激活可促进心脏和血管重塑，加重心肌损伤和心功能恶化。

2. 心脏重塑　心脏重塑是以心脏进行性扩大、心肌肥厚为主要表现的病理生理过程，此时心肌细胞、胞外基质、胶原纤维网等均发生相应变化。心脏重塑是心衰发生发展的基本机制。

3. 心衰的体液因子作用

（1）利钠肽　利钠肽是RAAS的天然拮抗剂，具有扩血管、降低血管外周阻力，对抗水钠潴留的生理功效，心衰时其生理功效减弱。利钠肽的分泌量随心脏、血管压力的增大而增加，循环血中的利钠肽水平与心衰的严重程度呈正相关。

（2）精氨酸血管加压素（AVP）　由下丘脑神经元分泌，有血管收缩作用和抗利尿作用。

（3）内皮素（ET）　是由循环系统内皮细胞释放的强效血管收缩肽。

（4）细胞因子　心衰时，循环血中促炎细胞因子（肿瘤坏死因子－α、白细胞介素－1β和IL－6）水平增加，抗炎细胞因子（IL－10）水平降低，转化因子－β水平增加，这些细胞因子大多以旁分泌的方式作用于靶细胞，发挥其生物学效应。促炎细胞因子水平增加与心衰程度呈正相关。

【临床表现】

1. 左心衰竭　主要表现为肺循环淤血和心排血量减少的症状和体征。

（1）症状

1）呼吸困难　是左心衰最主要的症状，可表现为劳力性呼吸困难、夜间阵发性呼吸困难、端坐呼吸。

2）咳嗽、咳痰、咯血　夜间睡眠时和卧位时加重，坐起后减轻，痰液多为白色浆液性泡沫状，偶见痰中有血丝。

3）活动能力下降、易疲劳、头晕、心悸。老年患者可出现焦虑、失眠、健忘，甚至发生意识障碍。

4）心排血量减少，全身血液重新分布以保证重要脏器血液供应，导致肾血液量减少而出现少尿。重症患者常合并肾功能不全。

（2）体征

1）肺部湿啰音　由于肺毛细血管压增高，液体渗出至肺泡而出现湿性啰音。轻症于两肺底闻及湿性啰音，严重时满肺湿啰音并伴有哮鸣音。

2）心脏　心率增快，可发生各种心律失常。左心室扩大时，心尖搏动向左下移位，听诊时可闻及舒张期奔马律。

2. 右心衰竭　主要表现为体循环淤血的症状和体征。

（1）症状

1）消化系统症状　胃肠道及肝淤血引起食欲减退、恶心、呕吐、腹胀、便秘等，是右心衰最常见的症状。

2）呼吸困难　继发于左心衰者，因存在肺淤血而出现呼吸困难。单纯右心衰由于心脏扩大，限制左心室充盈而致肺淤血，可出现轻度呼吸困难。

（2）体征

1）颈静脉充盈、怒张是右心衰最早出现的征象，右心衰引起的肝淤血区别于其他疾病最典型的体征为肝－颈静脉回流征阳性。

? 想一想

简述颈静脉怒张和肝－颈静脉回流征阳性的判断。

答案解析

2）肝脏淤血肿大伴压痛是右心衰较早出现的体征。持续慢性右心衰可导致肝功能受损，晚期可出现心源性肝硬化、腹腔积液等。

3）右心衰最典型的体征是水肿，出现于颈静脉怒张和肝脏淤血肿大之后。一般患者最早出现双下肢凹陷性水肿，卧床患者表现为腰背部、骶尾部及会阴部等身体低垂部位水肿，逐渐发展为全身水肿，晚期可出现胸腔积液、腹腔积液。

4）右心房、右心室扩大，伴继发性三尖瓣关闭不全，听诊时可闻及收缩期杂音。右心室扩大伴肥厚时，可触及心尖抬举样搏动。

3. 全心衰竭 兼具左、右心衰的表现。全心衰时右心室射血能力减弱，泵入肺动脉的血液量减少，肺循环血量减少，肺淤血减轻，呼吸困难可减轻。

4. 慢性心衰严重程度评估 根据患者心功能情况，结合相关辅助检查结果，可对疾病严重程度及预后进行判断。

（1）心功能评估

1）美国纽约心脏病协会（NYHA）心功能分级，见表2－1。NYHA分级简便易行，但主观性强，有时患者表现出来的症状与心功能实际水平不一致，且个体间差异大。

表2－1 心功能分级（NYHA，1928）

分级	活动能力与表现
Ⅰ级	活动不受限。存在基础心脏病，但日常活动与工作时无症状
Ⅱ级	活动轻度受限。休息时无症状，日常活动与工作时出现疲乏、气促或心悸等症状，休息即缓解
Ⅲ级	活动明显受限。休息时可无症状，低于日常活动量即出现症状，需长时间休息后方缓解
Ⅳ级	不能从事任何体力活动。任何体力活动均可引发症状或使原有症状加重，休息时亦可出现不适

2）2001年美国心脏协会（AHA）/美国心脏病学会（ACC）依据客观检查，全面评价病程进展，将心衰分为四期（表2－2），为心衰治疗提供了从防到治的时机划分。

表2－2 心衰发生、发展的各阶段（AHA/ACC，2001）

分期	表现	易患人群
A期（前心衰阶段）	患者为心衰高发危险人群，但目前无心脏结构或功能的异常，也未出现心衰的症状和体征	冠心病、高血压、糖尿病等患者
B期（前临床心衰阶段）	患者已进展为结构性心脏病，但尚未出现心衰的症状和体征	左室扩大或肥厚、无症状心脏瓣膜病者
C期（临床心衰阶段）	患者存在结构性心脏病，既往或目前有心衰的症状和体征	结构性心脏病伴有气短、疲乏及运动能力下降者
D期（难治性终末期心衰阶段）	患者存在进行性结构性心脏病，经最佳治疗后，休息时仍有症状，需要特殊干预	反复住院而不能安全出院者；需长期静脉用药者；等待心脏移植者等

（2）6分钟步行试验（亚极量运动试验） 评定运动耐量，评价心衰的严重程度、预后和治疗效果。试验前，向患者讲解试验的目的与方法，可在医护人员指导下进行试验前练习。试验中让患者在宽敞、平直的区域内尽可能快地步行，测量6分钟内行走距离。试验过程中，患者可根据自身情况调整步态与速度，如出现下列情况需终止试验：①明显的胸痛；②不能耐受的呼吸困难；③明显的疲乏、步态不稳、大汗；④脑供血不足的表现，如黑矇、晕厥；⑤严重的室性心律失常；⑥收缩压下降≥20mmHg。步行距离>450m为轻度心衰，150～450m为中度心衰，<150m为重度心衰。

【实验室及其他检查】

1. 实验室检查

（1）一般检查 全面评估患者一般状况，明确是否存在呼吸系统疾病、甲状腺疾病、糖尿病和贫血等其他临床情况。了解肝、肾功能及动脉血氧含量等指标，了解病程进展。检查项目包括血常规、尿常规、血清电解质、血糖、血脂、肝肾功能、动脉血气等。

（2）血浆利钠肽（BNP 和 NT－proBNP） 对心衰诊断具有高特异性和敏感性。心功能不全时，循环血中 BNP 和 NT－proBNP 浓度增高，其值与心衰的严重程度呈正相关。

2. 超声心动图检查 显示心脏的结构和运动状态，分析血流方向、速度及性质，是诊断心衰重要的检查之一。主要用于评定心脏大小、室壁厚度和运动、瓣膜形态和功能。测定 LVEF，了解心脏收缩功能。LVEF 值正常＞50％，当 LVEF 值≤40％时，提示收缩功能障碍。测定心室舒张早期与舒张晚期充盈速度的比值（E/A 值），评定舒张功能。E/A 值正常≥1.2，降低时反映舒张功能不全。

3. 心电图检查 提供心肌梗死、心肌肥厚、心律失常的证据，确定心衰的基本病因。

4. X 线检查 评估心脏大小、肺淤血情况，获取导致或加重患者症状的心、肺疾病信息。

5. 放射性核素检查 检测心腔容量、室壁运动和 LVEF，诊断心肌缺血和心肌存活情况。

6. 有创性血流动力学监测 肺动脉压、中心（周围）静脉压监测，测定心腔内压力。

7. 心－肺运动试验 运动状态下测定患者对运动的耐受量，适用于慢性稳定性心衰患者。可测定最大耗氧量。

【诊断要点】

慢性心衰的诊断需综合病因、病史、典型症状和体征、实验室及其他检查指标而做出。有明确的器质性心脏病是诊断的基础，典型的症状和体征是诊断心衰的重要依据。

【治疗要点】

慢性心衰的治疗目标是改善急性期症状，保证生命安全，增加患者舒适度；防止和延缓心脏重塑，改善远期预后，提高运动耐量，改善生活质量，降低病死率和住院率。

看一看

慢性心衰 A 期～D 期治疗推荐（从“防”到“治”的策略）

（1）A 期 控制血压、血脂、血糖，有效治疗心脏瓣膜病、先天性心脏病等基础心脏疾病。避免吸烟、过量饮酒、使用心脏毒性药物等，降低发生心衰的风险。

（2）B 期 患有心肌梗死和急性冠状动脉综合征（ACS）、LVEF 降低者，应用 ACEI 或 ARB、他汀类降脂药物和 β 受体阻滞剂，预防症状性心衰和减少心血管事件的发生，降低死亡率。

（3）C 期 包括非药物干预、系统药物治疗和辅助装置。①非药物干预：对患者及家属进行疾病防控等健康教育、根据患者心功能状况进行规律而安全的运动训练、合理饮食；②药物治疗：射血分数降低性心衰（HFrEF）应用 ACEI、ARB 及 β 受体阻滞剂，容量负荷过重者应用利尿药。NYHA Ⅲ～Ⅳ，症状不改善者应用硝酸酯类药物和肼苯达嗪，NYHA Ⅱ～Ⅲ者应用醛固酮受体拮抗剂；无禁忌证者应用正性肌力药物，增强心肌收缩力；房颤或有卒中危险者给予抗凝治疗。射血分数保留性心衰（HFpEF）在控制血压的基础上，应用利尿药降低容量负荷，应用 ACEI、ARB、β 受体阻滞剂可降低住院率；③具备指征者植入 CRT 或 ICD。

（4）D 期 限制液体摄入，减轻淤血症状；临时性、阶段性应用正性肌力药物，增加心输出量；血液超滤、机械循环支持（MCS）、心脏移植。

1. 治疗基本病因和去除诱因

（1）控制易导致心衰的危险临床情况，如高血压、糖尿病、血脂异常等。

（2）早期采取介入治疗或外科手术等手段，根治先天性心脏病、心脏瓣膜病，改善冠心病心肌缺血等。

（3）纠正感染、贫血、电解质紊乱及各种心律失常等。

2. 药物治疗

（1）利尿药　为治疗心衰的关键性基础药物，包括排钾利尿药（如氢氯噻嗪、呋塞米等）和保钾利尿药（如螺内酯、氨苯蝶啶）两大类。利尿药作用于肾小管的特定部位（图2－2），遏止心衰时的水、钠潴留，降低心脏前负荷，有液体潴留的心衰患者均应给予利尿药。应用时从小剂量开始，逐渐调整剂量，当尿量增加、症状缓解后，以小剂量长期维持。用药期间监测血压、电解质和肾功能等。

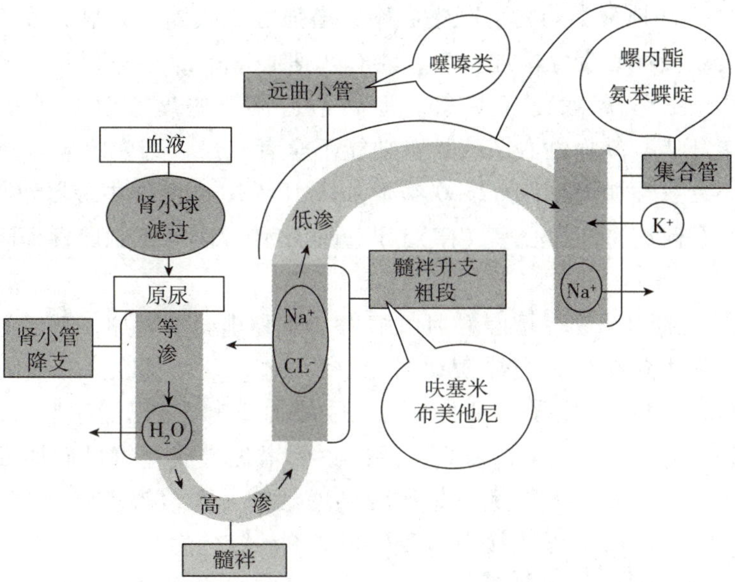

图2－2　利尿药的作用机制

（2）交感神经及RAAS抑制剂　交感神经及RAAS抑制剂治疗方案见表2－3。

表2－3　交感神经及RAAS抑制剂治疗方案

类别	名称	初始剂量	目标剂量
ACEI	卡托普利	6.25mg（tid）	50mg（tid）
	依那普利	2.5mg（bid）	10mg（bid）
	培哚普利	2mg（qd）	4～8mg（qd）
	贝那普利	2.5mg（qd）	10～20mg（qd）
ARB	坎地沙坦	4mg（qd）	32mg（qd）
	缬沙坦	20～40mg（qd）	80～160mg（bid）
	奥美沙坦	10mg（qd）	20～40mg（qd）
醛固酮受体拮抗剂	螺内酯	10～20mg（qd）	20mg（qd）
	依普利酮	12.5mg（qd）	25～50mg（qd）
	琥珀酸美托洛尔	11.875～23.750mg（qd）	142.5～190.0mg（qd）
β受体阻滞剂	比索洛尔	1.25mg（qd）	10mg（qd）
	酒石酸美托洛尔	6.25mg（bid）	50mg（bid或tid）

1）血管紧张素转换酶抑制剂（ACEI）和血管紧张素Ⅱ受体拮抗剂（ARB）　ACEI可有效抑制RAAS，具有扩血管、降压和延缓心脏重塑等作用，从而缓解慢性心衰患者的症状，提高运动能力，降低住院率和病死率，轻、中、重度心衰患者均适用。ACEI采取个体化治疗方案，初始低剂量，有效后以适宜剂量终生维持。ARB作用与ACEI基本相同，适用于不能耐受ACEI者。用药期间应监测血压、电解质和肾功能，并注意观察药物不良反应，主要不良反应为症状性低血压、肾功能不全、咳嗽等。

2）醛固酮受体拮抗剂　对抗醛固酮效应，延缓心脏重塑，改善心衰患者远期预后。

3）β 受体阻滞剂　抑制交感神经兴奋性，使心率减慢、心肌收缩力减弱、耗氧量减少、血压降低，长期应用可改善心脏功能，抑制心脏重塑，延缓疾病进展，是慢性心衰治疗的基石，无禁忌证者均应早期应用。应用时小剂量起始，监测心率在 55 ~ 60 次/分为宜。常见不良反应有乏力、头晕、失眠、恶心、腹胀、皮疹、低血压和心动过缓等。严重的心动过缓、房室传导阻滞、重度心衰、支气管哮喘、过敏性鼻炎者禁用。

（3）洋地黄类药物　洋地黄类药物可减慢心率，增强心肌收缩力，显著改善轻、中度心衰患者的症状。适用于急性心衰或慢性心衰急性加重者，伴有快速心室率的心房颤动者最适宜。常用药物有地高辛、毛花苷丙（西地兰）、毒毛花苷 K 等。地高辛适用于中度心衰的维持治疗，每日 0.125 ~ 0.25mg，一次口服，老年人、缺血性心肌病、肾功能不全者减量，必要时监测血药浓度。毛花苷丙适用于急性心衰或慢性心衰急性加重时，0.2 ~ 0.4mg 加入 10 ~ 20ml 液体中缓慢静脉注射。应用洋地黄类药物期间禁用钙剂，注意监测血钾和心率（律）。严重房室传导阻滞、肥厚性梗阻型心肌病、急性心肌梗死 24 小时内禁用。

（4）非洋地黄类正性肌力药物　增强心肌收缩力，使心排血量增加，减轻心脏前、后负荷，改善心功能和急性期症状。常用药物有 β 受体激动剂，如多巴胺［小剂量：3μg/(min · kg)，扩血管、利尿；大剂量：>5μg/(min · kg)，增强心肌收缩力、收缩血管］、多巴酚丁胺［2 ~ 20μg/(min · kg)］和磷酸二酯酶抑制剂如米力农、氨力农。长期应用时，因增加心肌耗氧量而加重心肌损害，仅限于重症心衰治疗效果不佳时短期应用。左西孟旦是一种钙增敏剂，在缓解症状和改善预后等方面有作用，且可以使 BNP 水平明显下降，可用于正接受 β 受体阻滞剂治疗的患者。

（5）血管扩张剂　伴有心绞痛或高血压的心衰患者可联合应用硝酸酯类药物，对存在心脏流出道或瓣膜狭窄的患者禁用。

3. 非药物治疗　包括心脏再同步治疗（CRT）、心脏移植等。

4. 舒张性心衰的治疗　治疗原则为控制冠心病、主动脉瓣狭窄、高血压等原发病，缓解心衰症状，延缓或逆转心脏重塑，改善远期预后。常用药物有 β 受体阻滞剂、ACEI、ARB、钙通道阻滞剂、硝酸酯类药物和利尿药。

5. 难治性心衰的治疗　可根据病情进行血液超滤或血液透析。严重心功能障碍或依赖静脉正性肌力药物的患者，可选择心脏移植。内科治疗无效且不适于心脏移植者，可安装心脏辅助装置。

【常见护理诊断/问题】

1. 气体交换障碍　与左心衰致肺循环淤血有关。

2. 体液过多　与右心衰致体循环淤血、水钠潴留、低蛋白血症有关。

3. 活动无耐力　与心排血量下降有关。

4. 潜在并发症　洋地黄中毒、电解质紊乱。

5. 有皮肤完整性受损的危险　与长期卧床或强迫体位、水肿、营养不良有关。

6. 焦虑　与慢性病程、病情反复发作、担心疾病预后有关。

7. 营养失调：低于机体需要量　与长期食欲下降有关。

【护理措施】

1. 体位与休息　急性期应卧床休息，采取有利于呼吸的体位，保证卧位舒适与安全。进行肢体功能锻炼，防止压疮、坠床、深静脉血栓形成等。端坐位时，使用跨床桌并铺软枕伏桌休息。坐位时，枕头或盖被垫于背后，减少体力消耗。症状缓解后逐渐恢复一般体力活动。制定运动处方，确定运动强度、频率和项目。遵循个体化原则，从低强度、短时间起始，逐渐延长时间和提高强度，以不出现不适症状为宜。NYHA 心功能分级与活动原则，见表 2 - 4。

表 2-4　NYHA 心功能分级与活动原则

心功能分级	活动原则
Ⅰ级	不限制一般体力活动，可参加体育锻炼，但需避免剧烈、持久、高强度运动
Ⅱ级	适当限制体力活动，可从事日常活动与工作，增加午睡时间
Ⅲ级	严格限制体力活动，增加活动间歇频次和时间，日常生活自理或在他人协助下自理
Ⅳ级	绝对卧床休息，提供生活照顾，加强基础护理，防止护理并发症

2. 氧疗　有低氧血症者给予氧气吸入以减轻缺氧性器官功能损害。

3. 饮食指导　进食低盐、低脂、清淡易消化食物，宜少量多餐，低蛋白血症者增加蛋白的摄入，必要时可静脉补充白蛋白。注意食物色、香、味的调理，以增进食欲。戒烟酒。控制体重。控制液体出入量，总入液量在 1500～2000ml/d 为宜。保持水、电解质平衡，食盐摄入量 <5g/d，根据电解质水平，平衡食物中钾、钠的摄入，如大量利尿后不必严格限制钠盐，并适度补钾。

4. 病情监测　呼吸困难的患者应注意观察其胸闷、气促的程度，伴随症状及对日常生活的影响。听诊双肺啰音是否减少，监测 SaO_2、血气分析结果等。水肿患者应每日固定时间测体重和（或）腹围，准确记录 24 小时出入液量。观察水肿进展与消退情况，了解患者的液体入、出平衡状况等。当 SaO_2 降至 94% 以下或尿量 <30ml/h 时应报告医生。

5. 用药指导

（1）利尿药　遵医嘱正确使用利尿药，注意观察疗效。如 3 日内体重增加超过 2kg 或尿量明显减少时，考虑存在液体潴留，应酌情增加利尿药剂量。长期服用利尿药者应于日间或清晨用药，防止用药后频繁排尿影响睡眠。用药期间监测不良反应并及时处理，低钾者需遵医嘱补充钾盐，口服补钾宜在饭后稀释后口服，以减轻胃肠道不适。常用利尿药不良反应及注意事项见表 2-5。

表 2-5　常用利尿药不良反应及注意事项

名称	不良反应	注意事项
呋塞米（速尿）	①水、电解质紊乱 ②低钾血症：乏力、腹胀、肠鸣音减弱 ③其他：心律失常、体位性低血压、听力障碍、视物模糊、尿酸升高	①个体化用药，初始低剂量 ②监测血钾、血压、血糖、血尿酸 ③用药时进食含钾丰富的食物
噻嗪类（氢氯噻嗪）	①水、电解质紊乱 ②低钾血症 ③其他：血糖和尿酸升高	同呋塞米
螺内酯（安体舒通）	①内分泌反应：男性乳房发育、性功能低下；女性月经失调、毛发增多 ②其他：嗜睡、运动失调等	①监测血钾，血钾升高即停药 ②肾功能不全、高钾血症者禁用，出现尿量减少时需警惕

（2）洋地黄类药物

1）预防洋地黄中毒　指导患者严格按医嘱服药，保证时间、剂量准确。老年人、肝肾功能不全和缺血性心肌病者尤其需高度重视。指导患者每日服用地高辛前测量脉搏，若低于 60 次/分或节律不规则时应暂停服药。低血钾时易发生洋地黄类药物中毒，当患者用药期间出现腹泻或大量利尿等可能导致血钾降低的临床情况时，应加强监测。

2）洋地黄毒性反应　神经及视觉系统症状如头晕、头痛、失眠、黄视、绿视；消化系统症状如厌食、恶心、呕吐、腹痛；各类心律失常，以室性期前收缩最常见，常为多源性、联律性，其他如房性期前收缩、心房颤动、房室传导阻滞等。

3）洋地黄中毒的处理　立即停药并停用排钾类利尿药，监测血钾，根据血钾水平补钾。纠正心律失常，快速性心律失常可应用利多卡因或苯妥英钠，一般禁用电复律。缓慢性心律失常应用阿托品，持续无改善时安置临时起搏器。

6. 心理护理 慢性心衰患者感知治愈无望，常伴有焦虑、绝望及抑郁，影响疾病恢复。应使患者了解不良情绪对疾病的不利影响，教会患者进行自我情绪管理，如听轻松音乐、多与人沟通表达自我感受、病情稳定时进行适度体育运动等。争取患者家属的配合，使家属能多关心、陪伴患者，提供精神鼓励与生活照顾，解除患者的思想顾虑与不安心理，使其能以积极而放松的状态接受治疗。

【健康指导】

1. 疾病知识指导 指导患者及其家属积极治疗并控制原发病，如冠心病、高血压、心脏瓣膜病、血脂异常、糖尿病、贫血、甲状腺功能亢进等，保持病情稳定。避免可诱发心衰的不良生活习惯与不利因素。注意保暖，避免反复呼吸道感染。育龄妇女应在医生指导下决定是否可以妊娠与自然分娩。合理饮食，宜低盐、低脂、易消化、富营养饮食，每餐不宜过饱。肥胖者控制体重，消瘦者给予营养支持。

2. 用药指导与病情监测 教会患者及其家属掌握所用药物的名称、作用、外观、剂量、服用方法及不良反应。根据病情调整基础药物，如心衰症状、体征加重时适当增加利尿药用量，依据血压及心率变化调整 ACEI 类药物、β 受体阻滞剂等。患者及其家属均应掌握反映病情加重的症状或体征：疲乏加重、运动能力下降、静息心率增加≥15 次/分、活动后呼吸困难加重、水肿再现或加重、体重增加。出现上述表现时应自我调整治疗用药，如不能改善需立即就诊。

3. 随诊 每 1～2 个月进行一次一般性随诊。

二、急性心力衰竭患者的护理

急性心力衰竭（acute heart failure，AHF）是指心衰的表现急性发作或加重。以急性左心衰最常见，表现为急性肺水肿、组织器官血液灌注不足和心源性休克的一系列症状和体征。急性心衰起病急、症状重，可由急性心脏病变引起，也可以是慢性心衰急性发作或加重。病情可在短时间内迅速恶化，常危及患者生命，必须实施紧急救治。

【病因与发病机制】

影响心脏泵血功能的主要因素有：心室前负荷、后负荷和心肌收缩力。当各种因素导致左心负荷急剧增加或心肌收缩功能严重障碍时，将导致左心压力急骤升高和心排血量显著降低，从而导致急性左心衰。急性左心衰的病因与发病机制见图 2－3。

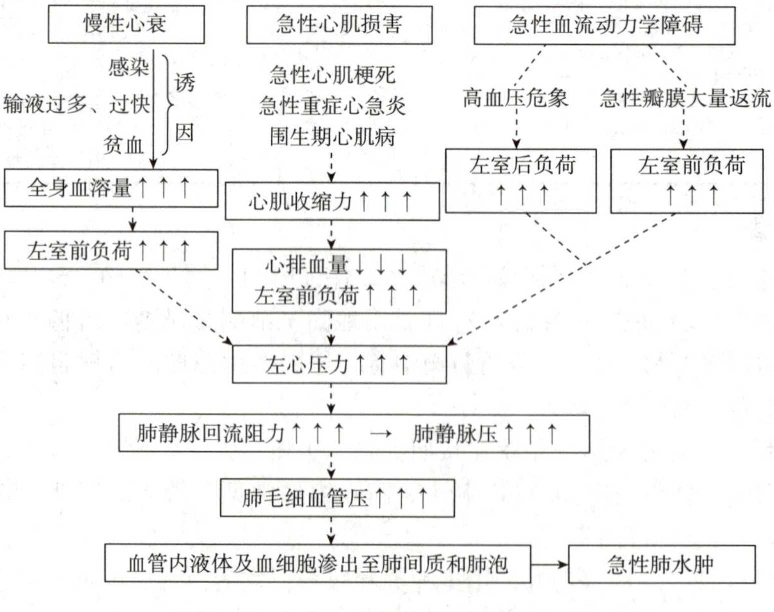

图 2－3 急性左心衰的病因与发病机制

【临床表现】

患者突发极度呼吸困难伴喘憋，呼吸频率达30~50次/分，不能平卧呈端坐位，伴低氧血症SaO_2 <90%。频繁咳嗽，咳粉红色泡沫样痰，严重者大量粉红色泡沫样痰自口鼻涌出。极度烦躁不安，伴有窒息感与濒死感。面色灰白或发绀，大汗淋漓，皮肤湿冷。听诊时两肺满布湿啰音和哮鸣音，心音低钝，心率快，心尖部可闻及舒张期奔马律，触诊时脉搏细数。血压早期因交感神经兴奋性增强而升高，但随着病情的进展则呈持续性低血压状态，收缩压常<90mmHg。

【诊断和临床评估】

1. 诊断　依据病史，结合典型的症状、体征即可诊断。BNP和NT－proBNP升高可协助诊断与鉴别诊断。

2. 临床评估　急性心衰时，心功能评估方法有Killip分级（急性心肌梗死）、Forrester分级（血流动力学监测下进行）和临床程度床边分级。临床程度床边分级依据末梢循环和肺部啰音情况进行分级，简便易行，适用于所有患者。急性心衰的临床程度床边分级，见表2－6。

表2－6　急性心衰的临床程度床边分级

分级	皮肤	肺部啰音	病死率（%）
Ⅰ级	温暖	无	2.2
Ⅱ级	温暖	有	10.1
Ⅲ级	寒冷	无或有	22.4
Ⅳ级	寒冷	有	55.5

【抢救配合与护理】

急性心衰的治疗目标为改善急性期症状，维持血流动力学稳定，保护重要脏器功能，避免症状反复发作或加重，改善远期预后。

1. 体位　患者取端坐位，两腿下垂，以减少回心血量，进而减轻肺淤血，改善呼吸困难症状。患者端坐位时，注意舒适、安全并给予扶持，减少其体力消耗。病情趋于稳定后采取半卧位，以减轻心脏前负荷，促进疾病恢复。

2. 氧疗　呼吸困难及低氧血症者给予6~8L/min面罩吸氧，湿化瓶内加入20%~30%乙醇，以降低肺泡内泡沫表面张力使其破裂，从而改善通气、缓解呼吸困难。监测SaO_2，使$SaO_2 \geq 95\%$。

3. 建立多条静脉通路，给予留置导尿，持续心电、血氧监测，必要时进行有创血流动力学监测。

4. 药物治疗　应用各种纠正心衰的药物，控制静脉输液速度，密切观察药物疗效及不良反应。急性左心衰的药物治疗如下。

（1）吗啡　具有镇静及扩张小动脉和小静脉的作用，可减轻心脏负荷。给予吗啡3~5mg静脉注射或5~10mg皮下注射，必要时每隔15分钟重复应用一次，共2~3次。用药时注意观察患者有无呼吸抑制和血压下降等不良反应，低血压或休克、慢性阻塞性肺部疾病、支气管哮喘、神志障碍及伴有呼吸抑制的危重患者禁用。

（2）快速利尿药　快速利尿，降低心脏前负荷，减轻肺淤血。给予呋塞米20~40mg静脉注射，根据反应调整剂量，4小时后可重复应用一次。

（3）血管扩张药

1）硝普钠　扩张外周静脉和小动脉，减轻心脏前、后负荷，缓解肺淤血。一般从小剂量0.3μg/(kg·min)开始，缓慢加量至5μg/(kg·min)。硝普钠见光易分解，应现配现用，避光滴注，用药过程中密切监测血压，药物使用不超过24小时。硝普钠的代谢产物含氰化物，连续用药不宜超过72小时。

2）硝酸甘油　扩张小静脉，减少回心血量。静脉滴注一般从10μg/min开始，根据血压调整剂量，密切监测血压，防止血压过低。

3）重组人脑钠肽（rhBNP） 扩张静脉和动脉，利钠利尿，降低肺毛细血管楔压和肺动脉压，抑制 RAAS 和交感神经作用，对于纠正急性心衰时血液动力学异常具有较好作用。最常见的不良反应为低血压。

（4）正性肌力药物 适用于低心排综合征或心排出量减少伴有肺淤血的患者，可保证重要脏器的血液供应。

1）洋地黄制剂 适用于低心排血量者，尤其是心房颤动伴快速心室率时。首次剂量为 0.4～0.8mg，用5%葡萄糖溶液稀释后缓慢注射，以后 2～4 小时可再给 0.2～0.4mg，总量 1～1.2mg。急性心肌梗死 24 小时内、急性心肌炎、低钾血症、二度以上房室传导阻滞、甲状腺功能低下者禁用。

2）非洋地黄类正性肌力药物 多巴胺、多巴酚丁胺、左西孟旦、米力农等，适用于低心排血量综合征。

（5）支气管解痉药 氨茶碱 0.25g 加入 5%葡萄糖溶液 40ml 中缓慢静脉注射，急性心肌梗死者慎用。

5. 非药物治疗 主动脉内球囊反搏（IABP）、机械通气、血液透析。

6. 出入量管理 保持每天出入量负平衡约 500ml，每天摄入液体量一般宜在 1500～2000ml 之间。严重肺水肿者水负平衡为 1000～2000ml/d，以减少水、钠潴留，缓解症状。

7. 病情监测 密切观察患者的神志、呼吸状态、肺部啰音或哮鸣音情况；监测心率（律）、血压、血氧指标；动态掌握电解质、动脉血气等信息；准确记录出入液量。

8. 心理干预 患者常因极度呼吸困难、窒息感而呈惊恐状态，使呼吸困难症状加重。医护人员应守护在患者身边，并采取有效措施尽快解除其各种不适症状，减轻其痛苦，增加患者安全感及治疗信心。同时，给予患者精神安慰与鼓励，解除焦虑情绪。

任务三 心律失常患者的护理

PPT

心律失常（cardiac arrhythmia）是指心脏激动的起源和（或）传导障碍，导致心脏跳动的频率、节律、起源部位、传导速度或激动次序发生异常，出现心跳过快、过慢、不规则或激动程序紊乱。心电图上呈现特征性的波形、时段、时限等改变；患者可出现心慌、胸闷、头晕等不适表现，严重者出现心绞痛、低血压、晕厥，甚至发生心脏性猝死。

【分类】

心律失常按其发生机制可分为冲动传导异常和冲动形成异常两大类，按其发生时心率的快慢可分为快速性心律失常和缓慢性心律失常。

1. 冲动形成异常

（1）窦性心律失常 心脏激动由窦房结发起，但由于窦房结功能紊乱导致传导速度过快、过慢、节律不规则，甚至出现停搏。包括窦性心动过速、窦性心动过缓、窦性心律不齐、窦性停搏。

（2）异位心律 窦房结功能异常，或窦房结功能正常但异位潜在起搏点兴奋性增高，导致心脏激动由窦房结以外的起搏点发起并向下传导。

1）被动性异位心律 窦房结兴奋性降低甚至停搏，此时异位潜在起搏点除极达到阈电位后发放激动并向下传导。包括逸搏（房性、房室交界性、室性）及逸搏心律。

2）主动性异位心律 窦房结功能正常，但异位潜在起搏点兴奋性异常增高，先于窦房结发放激动并向下传导，主导1次或整个心电活动。包括期前收缩（房性、房室交界性、室性）、阵发性心动过速

（房性、房室交界性、室性、房室折返性）、心房扑动、心房颤动、心室扑动、心室颤动。

2. 冲动传导异常

（1）生理性　窦房结传导功能障碍或窦房传导阻滞，而异位潜在起搏点兴奋性增高，在窦房结发放的冲动尚未到达时即发放激动并向下传导。见于干扰和干扰性房室分离。

（2）病理性

1）心脏传导阻滞　窦房传导阻滞、房内传导阻滞、房室传导阻滞、束支或分支阻滞（左、右束支及左束支分支传导阻滞）或室内阻滞。

2）折返性心律　阵发性心动过速（房室结折返、房室折返、心室内折返）。

（3）房室间传导途径异常　预激综合征。

【发病机制】

1. 冲动形成异常

（1）异常自律性　交感神经功能亢进、窦房结功能减退等，导致窦房结不适当冲动的发放，或潜在起搏点自律性增高或非自律性心肌细胞（心房肌、心室肌）病理状态下出现异常自律性。见于心肌缺血、药物的不良反应、电解质紊乱等。

（2）触发活动　包括早期后除极及延迟后除极。是指心室肌复极过程中，在某些病理因素作用下产生膜电位振荡，当达到一定阈值时即产生动作电位且能继续传导，即心室肌还未完成复极的时候又再次除极，持续反复激动导致快速性心律失常。见于心肌缺血、低钾血症、高血钙及洋地黄中毒等。

2. 冲动传导异常　折返是快速性心律失常最常见的发病机制。产生折返需要具备以下条件：①心脏两个或多个部位的传导性与不应期各不相同，相互连接形成一个闭合环；②其中一条通道发生单向传导阻滞；③另一通道传导缓慢，使原先发生阻滞的通道有足够多的时间恢复兴奋性；④原先阻滞的通道恢复激动，从而完成 1 次折返激动，冲动在环内反复循环，产生持续而快速的心律失常。

一、窦性心律失常

心脏正常起搏点位于窦房结，由窦房结发放冲动引起的心律叫窦性心律。窦房结功能异常引起的心律失常称为窦性心律失常。

【窦性心动过速】

成人窦性心律的频率超过 100 次/分，称为窦性心动过速，常逐渐发生和终止。

1. 病因　健康人运动、情绪激动、吸烟、饮酒、饮浓茶及咖啡可引起。病理状态如发热、贫血、甲状腺功能亢进症、休克、心衰、心肌炎及应用肾上腺素、阿托品等药物也可引起。

2. 临床表现　多无特殊症状。频率过快时可出现胸闷、心悸、气短等症状。查体时心尖搏动有力，心音增强，颈动脉搏动明显。

3. 心电图特征（图 2－4）　①窦性 P 波，心率过快时可重叠在前一心搏的 T 波上；②心率 100～150 次/分，做剧烈运动或运动试验时可达 180 次/分；③P－R 间期≥0. 12 秒，QRS 波群形态正常。

4. 治疗　治疗基本病因，去除诱因。如不适症状明显者，可应用 β 受体阻滞剂或钙通道阻滞剂减慢心率。精神过于紧张者，无禁忌情况下睡前可给予镇静催眠药物。

【窦性心动过缓】

成人窦性心律的频率低于 60 次/分，称为窦性心动过缓。

1. 病因　多为迷走神经兴奋性增高或窦房结受抑制所导致，常见于健康的青年人、运动员、睡眠状态等。老年人、低温、垂体或甲状腺功能低下、急性心肌梗死导致窦房结缺血或坏死、应用洋地黄

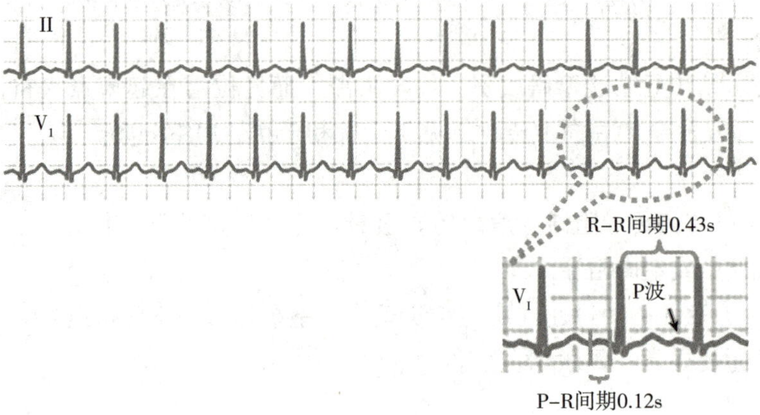

图 2-4　窦性心动过速

注：窦性 P 波，QRS 波群规律出现，形态正常，P-R 间期 0.12s，R-R 间期 0.43s，心率 140 次/分

类药物等也可引起窦性心动过缓。

2. 临床表现　常无症状，心率过慢时可出现疲乏、胸闷、气短、头晕、黑矇，严重者可出现一过性晕厥。

3. 心电图特征　①窦性 P 波；②心率减慢 <60 次/分；③P-R 间期 ≥0.12s，QRS 波群形态正常；③常伴窦性心律不齐（P-P 间期之差 >0.12s），可见逸搏或逸搏心律（图 2-5）。

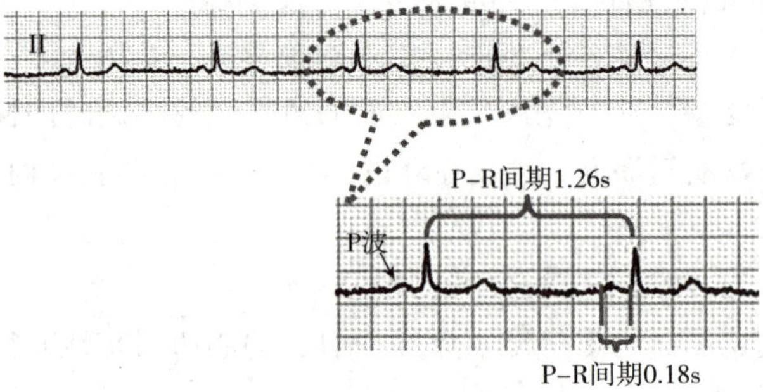

图 2-5　窦性心动过缓

注：窦性 P 波，P-R 间期 0.18 秒，R-R 间期 1.26 秒，心率 48 次/分。

4. 治疗　无症状者无须治疗。心率过慢伴明显头晕、气短、心绞痛等不适症状者，可应用阿托品、麻黄碱或异丙肾上腺素等药物进行治疗。显著心动过缓伴晕厥者，应植入心脏起搏器。

【窦性停搏】

窦房结在一段较长时间内不能产生冲动，导致心房或整个心脏暂停活动，长的 P-P 间期与基本的窦性 P-P 间期无倍数关系。

1. 病因　常因迷走神经张力增高或窦房结本身的损害、抗心律失常药物不良反应、高钾血症等引起。急性下壁心肌梗死、心肌病、急性心肌炎、窦房结功能衰竭等也可以引起窦性停搏。

2. 临床表现　停搏时间较短者可无不适症状。停搏时间较长，无逸搏出现时，患者可出现黑矇、晕厥，甚至发生阿-斯综合征。

3. 心电图特征　①正常窦性节律中出现长短不定的间歇，即无 P 波或 P 波、QRS-T 波群均不出现；②长间歇与正常窦性节律间无倍数关系，但延长度大于基本节律 P-P 间期的 1.5 倍以上；③长间歇中常出现交界性、室性逸搏或逸搏心律（图 2-6）。

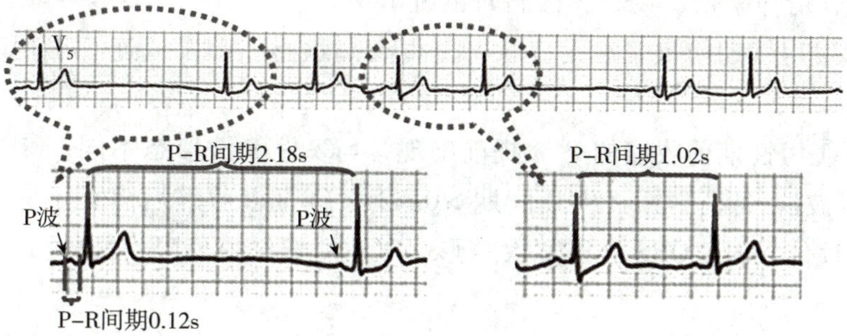

图 2–6　窦性心动过缓，窦性停搏

注：窦性 P 波之后均继以形态正常的 QRS 波群，P–R 间期 0.12s；第 1 跳与第 2 跳之 R–R 间期为 2.18s，第 5 跳与第 6 跳之间期为 2.12s；第 4 跳与第 5 跳之间期为 1.02s，心率约 59 次/分（基本节律）。

4. 治疗　无症状者无需治疗，定期随诊观察。生理因素或有明确病因所致者，应积极治疗原发病、去除诱因。病理性窦性停搏有晕厥史者，应早期植入心脏起搏器。

【病态窦房结综合征】

由于窦房结病变导致冲动形成异常或传导障碍而引起多种心律失常的综合表现。

1. 病因　多见于缺血性心肌病、冠心病、心肌炎、心包炎等引起的窦房结急、慢性缺血及炎症浸润；亦可见于甲状腺功能减低、风湿性心脏病、先天性心脏病、恶性肿瘤等；某些抗心律失常药物抑制窦房结功能，亦可导致其功能障碍。

2. 临床表现　一般起病隐匿，早期多无明显症状。随着病情进展而出现心、脑、肾等重要器官供血不足的症状，轻者表现为黑朦、心悸、头晕、乏力等；严重者可发生心绞痛、心衰、晕厥等。

3. 心电图特征　①非药物所引起的持续而显著的缓慢性心律失常：窦性心动过缓、窦性停搏、窦房传导阻滞、房室传导阻滞；②心动过缓 – 心动过速综合征（慢 – 快综合征）：心动过缓与心动过速交替发作；③房室交界区性逸搏心律等（图 2 –7）。

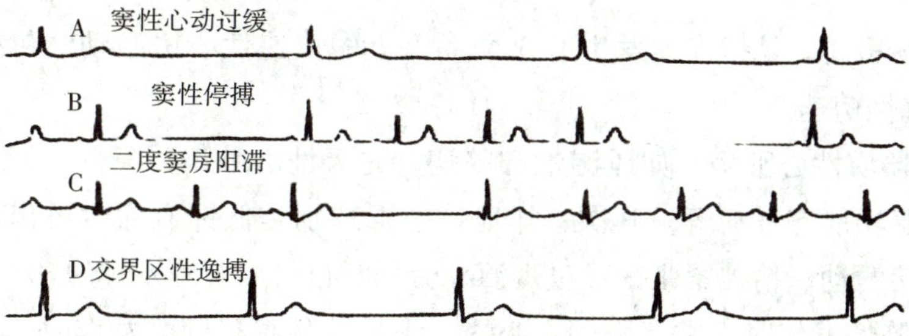

图 2 –7　病态窦房结综合征

4. 治疗　无症状者无需治疗，定期随诊观察。生理因素或有明确病因所致，应积极治疗原发病、去除诱因及停用对窦房结功能有抑制作用的药物。可应用阿托品、异丙肾上腺素等提升心率的药物，为心脏起搏治疗争取时间。药物治疗无效、症状反复发作伴晕厥者，应早期植入心脏起搏器。

二、房性心律失常

【房性期前收缩】

其是心房内异位兴奋点提前发放激动，并控制心室活动的一种主动性异位心律。

1. 病因　多见于各种器质性心脏病，如冠心病、高血压、心脏瓣膜病、肺心病、心肌炎、心肌病等。健康人过度劳累、精神紧张、吸烟、饮酒时也可出现。

2. 临床表现 偶发房性期前收缩常无症状，也可有漏跳感。频发或连续出现时患者可有心悸、胸闷和乏力。

3. 心电图特征 ①房性期前收缩的P′波提前出现，与窦性P波形态不同；②提前发生的P′波后均继以QRS波群，QRS波群形态正常，P′-R间期>0.12s；③期前收缩后多见不完全性代偿间歇；④特殊类型：伴室内差异性传导时，QRS波群宽大畸形；P′波后未继以QRS波群时，为房性期前收缩未下传（图2-8）。

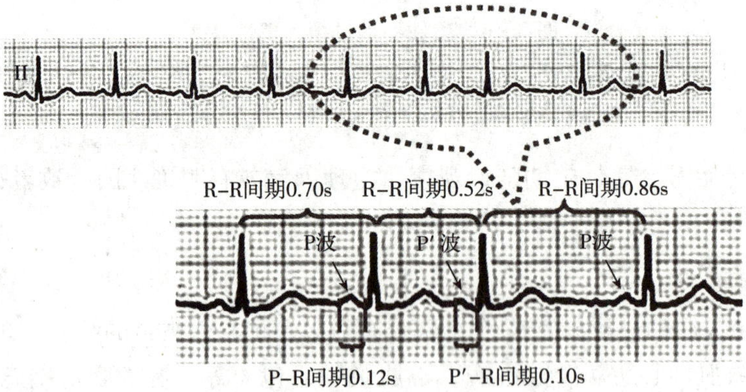

图2-8 房性期前收缩

注：窦性P波，P-R间期0.12s，R-R间期0.70s（基本节律），心率86次/分；第7跳P′-QRS-T波群提前出现，激动点接近窦房结，P′波形态近似于窦性P波；第6跳至第8跳之R-R间期短于2倍基本节律之间期（不完全性代偿间歇）。

4. 治疗 无器质性心脏病者，去除诱因，随诊观察。症状明显时可应用β受体阻滞剂、普罗帕酮等药物治疗。

【房性心动过速】

房性心动过速简称房速，是指连续发生的3个或以上的快速性心房激动，包括自律性房速、折返性房速（少见）、紊乱性房速。

1. 病因 多见于器质性心脏病，如风湿性心脏病、先天性心脏病、急性心肌梗死、心肌炎、慢性阻塞性肺疾病、甲状腺功能亢进症等。其次，洋地黄中毒特别是低钾血症时可出现，且常伴有房室传导阻滞。健康人在情绪激动、精神紧张、过量烟酒、劳累时也可出现阵发性房速。

2. 临床表现 短阵性发作时，常有胸闷、心悸、头晕等症状；持续发作时，可出现心绞痛，甚至诱发心衰。

3. 心电图特征 ①房性P′波，节律相对匀齐，心房率150~200次/分；②心室律规则或不规则，QRS波群形态大多正常；③常出现二度Ⅰ型或二度Ⅱ型房室传导阻滞；④特殊类型：房性P′波形态有3种或以上时，称为紊乱性房速（图2-9、图2-10）。

4. 治疗 在病因治疗和去除诱因的基础上，对于频繁发作者，可选择Ia类、Ic类、Ⅲ类或Ⅳ类抗心律失常药物口服预防复发。发作期，对于心脏结构和功能正常的患者，可选择胺碘酮、普罗帕酮、维拉帕米或地尔硫䓬。部分房速可在频率减慢的基础上恢复窦性心律。伴有心功能不全的房速或紊乱性房速，应选择胺碘酮或洋地黄类药物静脉注射，以减慢心室率或转复窦性心律。如为洋地黄中毒引起应立即停药，并根据血钾情况给予口服或静脉补钾。单源性房速频繁发作或持续无休止者可选择射频消融术。

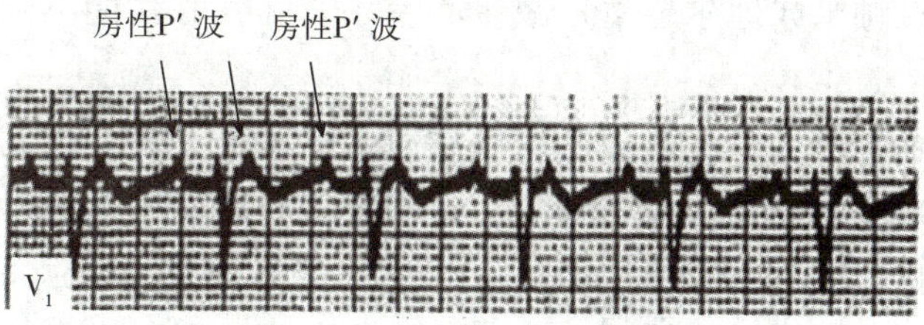

图 2－9　自律性房性心动过速

注：房性 P′波，P′－R 间期 0.20s，2∶1 房室传导阻滞；P′－P′间期 0.34s，R－R 间期 0.68s，心房率 176 次/分，心室率 88 次/分。

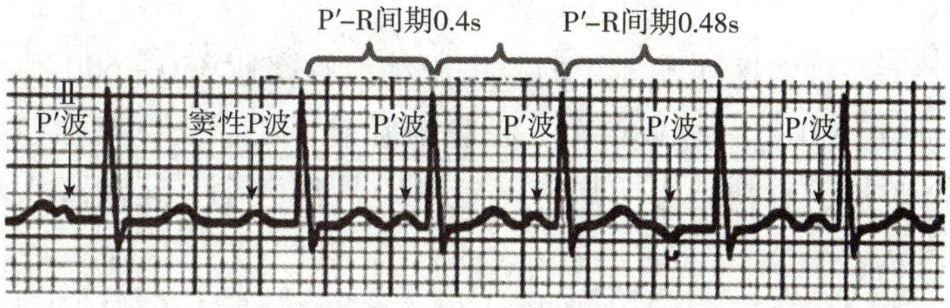

图 2－10　紊乱性房性心动过速

注：房性 P′波形态 3 种以上，P′－R 间期各不相同，第 5 跳为逆行 P′波；R－R 间期 0.4～0.48s，心室率 120～150 次/分。

【心房扑动】

心房扑动简称房扑，是指心房激动频率达 250～350 次/分的快速性房性心律失常，可表现为阵发性和持续性发作，部分患者心房扑动和心房颤动交替出现。

1. 病因　持续性房扑多见于器质性心脏病，如风湿性心脏病、冠心病、高血压性心脏病、心肌病、先天性心脏病等。也可见于肺栓塞、甲状腺功能亢进症、房室瓣反流等导致心房增大者。阵发性房扑可发生于心脏结构正常的患者，如酒精中毒等。

2. 临床表现　房扑的临床表现与心室率快慢、基础心脏病变的严重程度及心功能情况有关。心室率不快时，可无症状。阵发性房扑可出现阵发性心慌和胸闷。心室率极快且伴有心脏疾患时，可引起心悸、胸闷、头晕等，甚至可诱发心绞痛或心衰。

3. 心电图特征　①窦性 P 波消失，代之以振幅、间期较恒定的锯齿状扑动波（F 波），F 波之间无等电位线，在Ⅱ、Ⅲ、aVF 或 V_1 导联中最为明显，心房率为 250～300 次/分；②心室率是否规则，取决于房室传导是否恒定，房室比例常为 2∶1，其次为 4∶1，有时呈不规则传导；③QRS 波群形态大多正常，当伴有室内差异性传导或原有束支传导阻滞时，QRS 波群宽大畸形（图 2－11）。

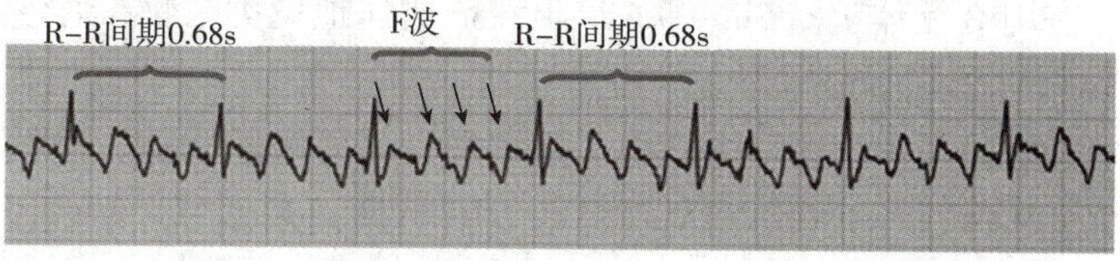

图 2－11　心房扑动

注：P 波消失，代之以快速而规则的锯齿状 F 波，频率约 300 次/分；等电位线消失，F 波振幅、F－F 间期、R－R 间期均相等（房室传导比例恒定）；R－R 间期 0.68s，心室率 88 次/分，房室传导比例为 4∶1。

4. 治疗

（1）控制心室率　房扑急性发作或持续性发作、心室率较快、不适症状明显者，宜选择 β 受体阻滞剂或钙通道阻滞剂（维拉帕米或地尔硫草）减慢心室率。并发心功能不全者应选择洋地黄类药物控制心室率和改善心功能。

（2）转复窦性心律　血流动力学稳定或心室率得到有效控制的患者，可选择静脉或口服Ⅲ类、Ia类和Ic类药物转复窦性心律。血流动力学不稳定，心室率极快时易引起急性肺水肿或心源性休克，应选择心脏同步电复律（能量 <50J）终止发作。

（3）射频消融治疗　电复律无效、已应用大量洋地黄类药物不适宜电复律者，或症状明显伴血流动力学不稳定的房扑患者，可行射频消融术。

（4）预防血栓栓塞　口服阿司匹林或华法林。

【心房颤动】

心房颤动简称房颤，是一种快速而不规律的心房激动，频率达350～600次/分，为常见心律失常。

1. 病因　多见于器质性心脏病，如冠心病、心脏瓣膜病、心肌病、高血压心脏病及感染性心内膜炎、甲状腺功能亢进性心脏病、酒精性心肌病等。正常人情绪激动、运动或大量饮酒后也可出现阵发性房颤。

2. 临床表现　房颤的临床表现与心室率快慢、伴发的临床情况及基础心脏病变的严重程度有关。心室率不快时可无症状，但大多数患者有心悸、胸闷、气短等不适症状；心室率超过150次/分，易诱发心绞痛或心衰。房颤还易引起心房内附壁血栓，血栓脱落后可引起体循环动脉栓塞，常见脑栓塞、肢体动脉栓塞、视网膜动脉栓塞等。

3. 电图特征　①P波消失，代之以大小不同、形态各异、不规则的颤动波（f波），频率350～600次/分；②心室率极不规则，一般在100～160次/分，合并完全性房室传导阻滞时，则心室律慢而匀齐；③QRS波群形态大多正常。伴室内差异性传导或原有束支传导阻滞者，QRS波群宽大畸形（图2－12）。

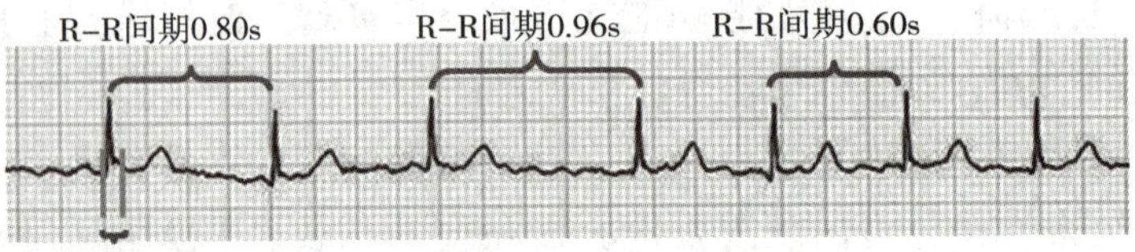

图2－12　心房颤动

注：P波消失，代之以大小不等、形态各异、间隔不均匀的f波，R－P间期绝对不等，QRS波群形态正常。

4. 治疗　基本原则为治疗基础疾病、去除诱因、改善心功能、控制心室率、转复和维持窦性心律，预防血栓栓塞。

（1）控制心室率　应用β受体阻滞剂、钙通道阻滞剂或洋地黄类药物，心室率控制的靶目标为80～100次/分。

（2）转复或维持窦性心律　①频繁发作或症状明显者，可应用胺碘酮、维拉帕米或伊布利特等转复心律；②房颤持续发作、病史小于1年、左心房增大不明显、无心房附壁血栓者，可考虑给予心脏同步电复律进行转复；③药物控制不满意或伴有快速心室率者，行射频消融术改良房室结或植入心脏起搏器。

（3）抗凝治疗　慢性房颤易发生体循环栓塞，应口服华法林抗凝治疗。房颤持续时间 <1天，复律前不需要抗凝治疗。否则，应在复律前进行3周华法林治疗，待心律转复后继续治疗3～4周。对于急性期试图转律或有转复可能者，若未口服抗凝药物，应静注肝素或皮下注射低分子肝素抗凝。

三、房室交界性心律失常

【房室交界性期前收缩】

冲动起源于房室交界区，可前向和逆向传导，分别形成提前发生的 QRS 波群和逆行 P′波。

1. 病因　多见于各种器质性心脏病，如冠心病、高血压、心脏瓣膜病、肺心病、心肌炎、心肌病等。健康人过度劳累、紧张、焦虑、吸烟、饮酒后也可出现。

2. 临床表现　偶发交界区期前收缩常无特殊症状。频发或连续出现时，患者可出现心悸、胸闷和乏力。

3. 心电图特征　①提前出现的 QRS 波群，形态基本正常；②其前无相关 P 波，逆行 P′波可出现在 QRS 波群之前，也可隐藏在 QRS 波群之中，或在 QRS 波群之后；③期前收缩后伴完全性或不完全性代偿间歇；④伴室内差异性传导时，QRS 波群宽大畸形（图 2－13）。

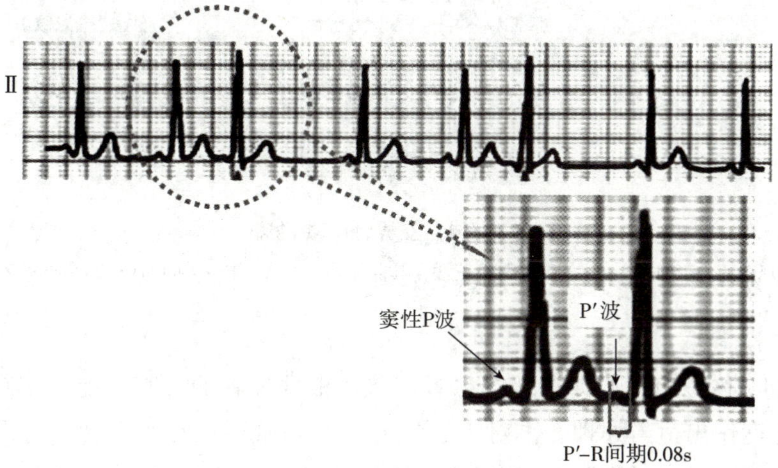

图 2－13　交界性期前收缩

注：第 3、6 跳为提前出现的 QRS－T 波群，QRS 波群形态正常；第 3 跳前可见房性 P′波，P′－R 间期 < 0.12s；第 6 跳 P′波隐藏在 QRS 波群中。

4. 治疗　治疗基本病因、去除诱因，对于期前收缩频发且伴有明显不适症状者给予 β 受体阻滞剂或钙通道阻滞剂治疗。

【与房室交界区相关的折返性心动过速】

发生于房室结及其周围区域的折返性心动过速，是最常见的室上性心动过速。

1. 病因　多见于无器质性心脏病者，情绪激动、焦虑、精神紧张、体力劳动、吸烟、饮酒等是常见的诱因。

2. 临床表现　常突然发作与终止，发作持续时间不定。发作时常有心悸、胸闷、头晕，少见晕厥、心绞痛、休克。听诊时，第一心音强度恒定，心律大多规则。

3. 心电图特征　①心室率快而规则，150～250 次/分；②QRS 波群形态正常，如伴有室内差异性传导或原有束支传导阻滞时，则 QRS 波群增宽变形，需与室性心动过速鉴别；③ P′波呈逆行性（Ⅱ、Ⅲ、aVF 导联倒置），常埋藏于 QRS 波群中或位于其终末部分，与 QRS 波群保持恒定关系；④起始突然，通常由房性或交界性期前收缩诱发，其下传的 P－R 间期显著延长，随之引起心动过速（图 2－14）。

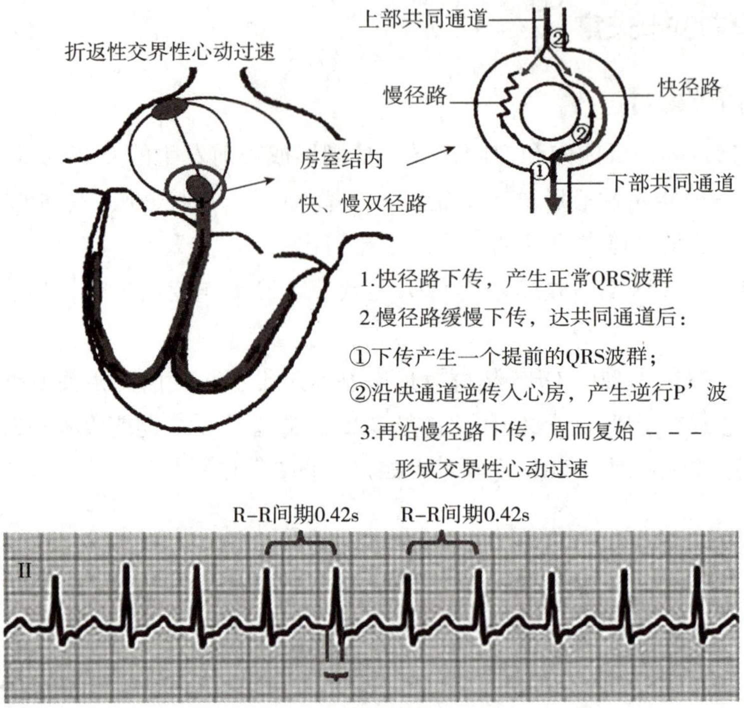

图 2-14　交界性心动过速

注：快速而规则的 QRS 波群，形态和时限均正常，其前无相关 P 波，R-R 间期 0.42s，心室率 143 次/分。

4. 治疗

（1）急性发作期　恢复窦性心律，缓解患者症状，根据患者的心脏功能、年龄、既往发作情况及对心动过速的耐受程度作出适当处理。①对于心功能良好和血压正常的患者，可采用刺激迷走神经的方法，如颈动脉窦按摩、Valsalva 动作（深呼吸后屏住呼吸，再用力作呼气动作）、咽喉刺激诱发恶心、冷水浸面等，或经食管快速心房起搏法及心脏同步电复律法；②药物治疗：首选腺苷 6~12mg 快速静注，不良反应有头晕、恶心、呼吸困难、面部潮红、窦性心动过缓等，通常很快消失；腺苷无效者静注维拉帕米，首次 5mg，无效后间隔 15 分钟再静注 5mg，药物疗效可达 90% 以上；伴有心衰者首选洋地黄类药物；还可以应用 β 受体阻滞剂、普罗帕酮等药物。

（2）预防复发　患者需掌握几种兴奋迷走神经终止心动过速的方法，如 Valsalva 动作、咽喉刺激诱发恶心、冷水浸面等。药物预防可选择洋地黄类药物、β 受体阻滞剂或普罗帕酮。

（4）根治治疗　射频消融术治疗交界区性心动过速安全、有效，且能根治，是药物治疗无效患者的一线治疗方法。

【预激综合征】

又称 Wolff-Parkinson-White 综合征，是指起源于窦房结或心房的激动，在经正常的房室传导系统下传并激动心室的同时，快速通过房室之间的异常通道提前激动心室的一部分或全体。

1. 病因　在房室之间除了正常的传导组织以外，还存在一种由普通心肌组成的肌束连接心房与心室之间，简称旁路。患者大多无器质性心脏病。也可见于先天性心脏病、三尖瓣脱垂、肥厚型梗阻性心肌病等。

2. 临床表现　单纯预激常无特殊症状。并发室上性心动过速时，临床表现与一般室上性心动过速相似。并发房扑或房颤者，心室率多在 200 次/分左右，除心悸外可发生休克、心衰；心室率过快时可恶化为心室颤动。

3. 心电图特征　①窦性搏动的 P－R 间期＜0.12s；②部分导联 QRS 波群时限＞0.12s；③QRS 波群起始部分粗钝，有预激波或称 δ 波，终末部分正常；④继发性 ST－T 改变，与 QRS 波群主波方向相反（图 2－15）。

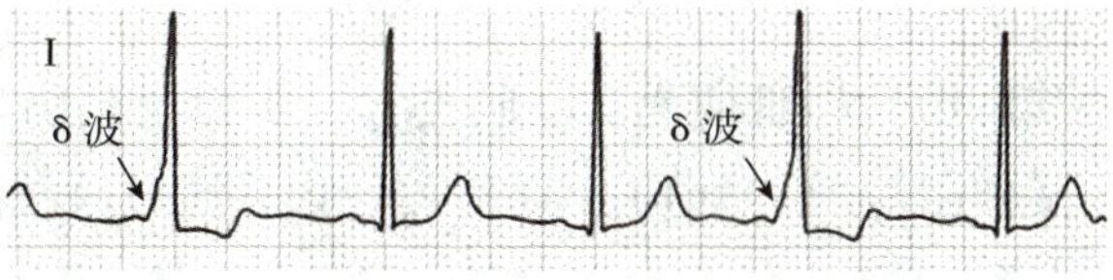

图 2－15　预激综合征

注：第 2、3 和 5 跳为正常心电图，P－R 间期约 0.14s，QRS 波群、T 波形态均正常；第 1、4 跳 P－R 间期缩短，约为 0.08s，QRS 波群宽大畸形，起始部分可见 δ 波。

4. 治疗　仅有心室预激的心电图表现，无心动过速发作及猝死家族史者，无须特殊治疗。

（1）心动过速发作时的治疗　可静脉应用普罗帕酮或胺碘酮，如果无效或血流动力学不稳定应及时给予心脏同步电复律。洋地黄类药物、维拉帕米会加速房扑或房颤时的心室率，应避免使用。

（2）射频消融治疗　其是治根治预激综合征的有效方法，成功率高、并发症少、复发率低。适用于心动过速发作频繁、症状明显的患者。

四、室性心律失常

【室性期前收缩】

心室内异位兴奋点提前发生激动，引起心室除极，室性期前收缩为最常见的心律失常之一。

1. 病因　多见于各种器质性心脏病，如冠心病、高血压、心肌病、心肌炎、心衰等。正常人可于过度劳累、精神紧张、情绪激动、睡眠不足、烟酒过度时诱发。严重的低钾血症及药物中毒也可以发生室性期前收缩。

2. 临床表现　偶发室性期前收缩可有漏跳感。频发或连续出现时，可出现心悸、胸闷、气短等症状，严重时可诱发心绞痛或心衰。听诊时心律不齐，第一心音增强，第二心音相对减弱或消失，桡动脉搏动减弱或消失。

3. 心电图特征　①提前出现的 QRS 波群，其前无 P 波；②QRS 波群宽大畸形、时限＞0.12s、伴继发性 ST－T 改变（T 波方向与 QRS 波群的主波方向相反）；③期前收缩后常见完全性代偿间歇；④室性期前收缩类型：每一个窦性搏动之后出现一个室性期前收缩，为二联律；每两个窦性搏动之后出现一个室性期前收缩，为三联律；连续发生两个室性期前收缩称为成对室性期前收缩；连续 3 个或以上室性期前收缩，为室性心动过速；同一导联上有多种形态的室性期前收缩，为多源性室性期前收缩；室性期前收缩频率＞5 个/分，为频发性室性期前收缩（图 2－16）。

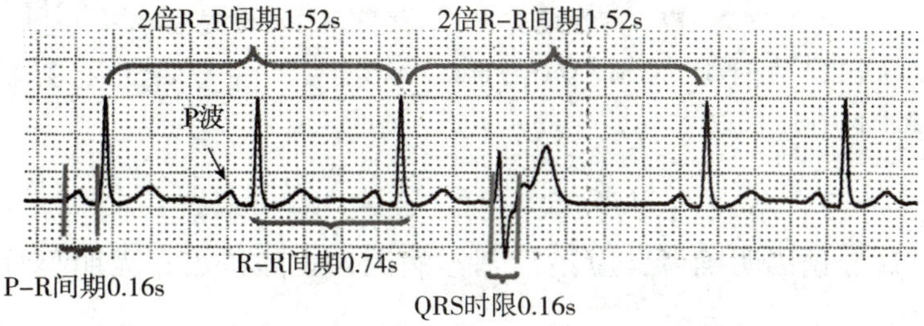

图 2－16　室性期前收缩

注：窦性 P 波，P－R 间期 0.16s，R－R 间期（基本节律）0.74s，心率 81 次/分；第 4 跳提前出现且宽大畸形，时限 0.16s，其前无 P 波；第 4 跳前、后心搏之间期，等于 2 倍基本节律（完全性代偿间歇）。

4. 治疗 室性期前收缩应在治疗原发病、去除诱因的基础上，根据不同的临床情况采取不同的治疗方法。

（1）无器质性心脏病 症状不明显者，随诊观察。有明显不适症状者，可应用β受体阻滞剂、美西律、普罗帕酮等进行治疗。

（2）器质性心脏病 冠心病陈旧性心肌梗死、心肌炎等，不建议预防性应用利多卡因或胺碘酮等抗心律失常药物。长期应用β受体阻滞剂、ACEI、ARB类药物，通过改善心功能而减少或抑制室性期前收缩，可明显减少心源性死亡率。

（3）急性心肌缺血或梗死 易发生恶性室性期前收缩，不主张预防性应用抗心律失常药物，应尽早实施再灌注治疗。发生频发、多源性室性期前收缩等，应静脉注射胺碘酮150mg后维持静点，并注意补钾和尽早应用β受体阻滞剂。

【室性心动过速】

简称室速，是指连续出现3个或以上室性期前收缩，心室率>100次/分。发作持续时间长短不一，持续时间<30s称非持续性室速，持续时间>30s为持续性室速。

1. 病因 多见于器质性心脏病，如冠心病急性冠脉综合征、原发性心肌病、心脏瓣膜病、心衰等。电解质紊乱、药物中毒亦可引发室速。偶见于无器质性心脏病者。

2. 临床表现 临床表现与心室率快慢、发作持续时间、基础心脏病变和心功能情况有关。非持续性室速可仅有心悸。持续性室速多伴有明显的心肌缺血和血流动力学障碍，表现为心绞痛、少尿、低血压、晕厥等。

3. 心电图特征 ①连续出现3个或以上的室性期前收缩，心室率100～250次/分，心室律相对规则，可突然发作，常由一个室性期前收缩引出；②QRS波群宽大畸形、时间>0.12s，之前无相关P波，ST-T方向与QRS波群主波方向相反；③特殊类型：室速发作时可有少数室上性冲动传至心室，产生心室夺获，心电图表现为在P波之后，提前发生1次正常的QRS波群；当窦性冲动和室性异位冲动同时到达心室时，可产生室性融合波，其QRS波群形态介于窦性和异位心室搏动之间，为部分心室夺获。心室夺获及室性融合波的存在有助于明确诊断（图2-17）。

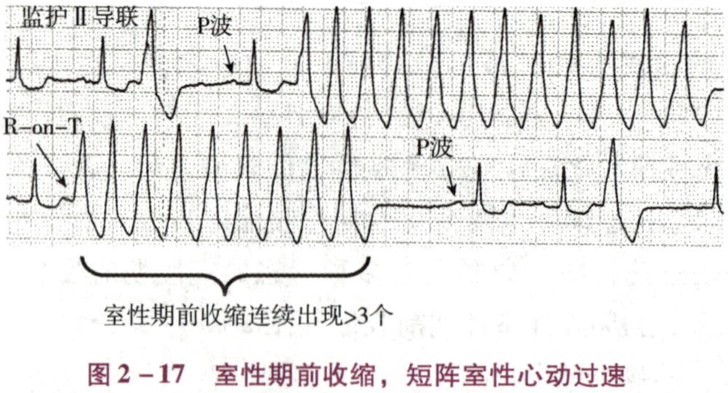

图2-17 室性期前收缩，短阵室性心动过速

注：连续3个以上的室性期前收缩，QRS波群宽大畸形、时间>0.12s，ST段、T波方向与QRS波群主波方向相反。

4. 治疗

（1）有器质性心脏病、诱因明确者，应治疗基本病因，去除诱因；无明显症状及血流动力学影响者，处理同室性期前收缩。

（2）室速持续性发作、症状明显或伴血流动力学异常时，可使用β受体阻滞剂、胺碘酮等药物，也可行心脏同步电复律终止发作，100～200J心脏同步电复律即刻成功率>95%。复发性室速可植入心脏复律除颤器。

(3) 终止室速发作 首选利多卡因或普鲁卡因胺静脉注射。首次静注利多卡因，剂量为50～100mg，必要时5～10分钟后重复给药，之后静脉持续滴注24～48小时。其他药物可选用普罗帕酮、胺碘酮、索他洛尔等，但普罗帕酮不宜用于心肌梗死或心衰患者。药物治疗无效时，可行心脏同步电复律。若患者出现低血压、休克、心绞痛、脑部血液灌注不足或充血性心力衰竭等症状时，应立即采用心脏同步电复律。洋地黄中毒引起的室速，不宜应用心脏同步电复律，应给予药物治疗。

(4) 预防复发 积极治疗各种可逆性病变，如缺血、低血压、低血钾等。选择不良反应较少的抗心律失常药物，单一药物无效时，可选用作用机制不同的药物联合应用。

【心室扑动与心室颤动】

心室丧失协调一致的收缩，呈现快而不协调的乱颤，完全丧失射血能力，为致命性心律失常。室扑和室颤是心脏性猝死的常见原因（约占80%）。

1. 病因 冠心病、心肌病伴二度Ⅱ型及以上房室传导阻滞者、酸碱失衡及水电解质紊乱、室性心律失常恶化、药物中毒、电击伤等。

2. 临床表现 发病突然，意识丧失、抽搐、呼吸停顿，听诊心音消失、无法触及动脉搏动、无法测出血压。

3. 心电图特征 ①心室扑动（图2－18）：呈正弦波图形，QRS波群及T波不能识别，代之以持续而规则的大波动，频率在150～300次/分；②心室颤动（图2－19）：P波、QRS波群、T波均消失，无等电位线，呈现大小不一、不规则的颤动波，频率在250～500次/分。

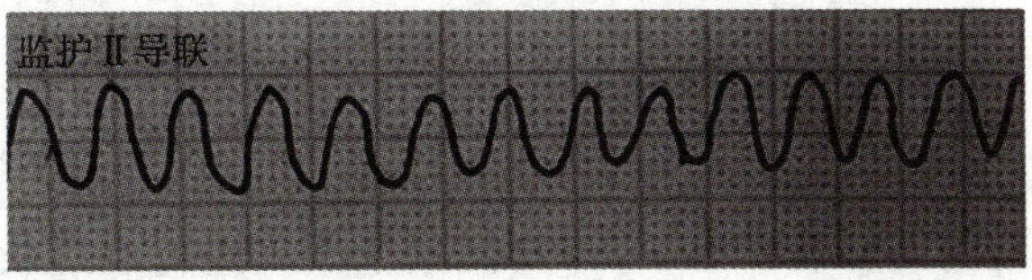

图2－18 室扑

注：P－QRS－T综合波消失，监护导联呈连续波动，形态似正弦波，频率接近250次/分。

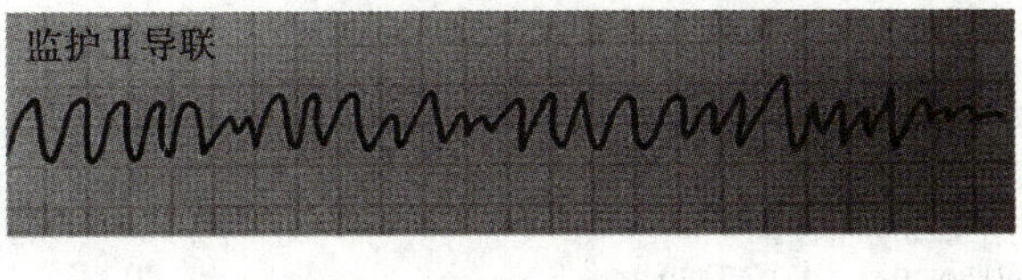

图2－19 室颤

注：P－QRS－T综合波消失，监护导联呈连续不规则、锯齿状波动，等电位线消失。

4. 治疗 立即行非同步电除颤，并配合实施心肺复苏术。给予肾上腺素1mg静注，每3～5分钟可重复一次；在持续心肺复苏术下，可给予胺碘酮300mg（或5mg/kg）加入葡萄糖溶液稀释后快速静注，室扑或室颤终止后，以胺碘酮维持静脉滴注，进行复苏后处理，维持生命体征稳定。寻找诱因并及时处理。

五、房室传导阻滞

心脏激动自心房传导至心室的过程中发生延迟或中断。依程度可分为一度、二度Ⅰ型、二度Ⅱ型和三度房室传导阻滞。

1. 病因 多见于器质性心脏病，如急性心肌梗死、心肌炎、心肌病、急性风湿热、先天性心脏病、心内膜炎等。药物中毒、高血钾时也可发生。偶可见于因外伤、心脏手术或介入治疗误伤房室传导组织。迷走神经兴奋可引起一度或二度Ⅰ型房室传导阻滞，很少发生二度Ⅱ型及以上的房室传导阻滞。

2. 临床表现

（1）一度房室传导阻滞　除原发病症状外可无其他表现，听诊第一心音强度减弱。

（2）二度房室传导阻滞　因发生心搏脱漏，可有心悸症状。听诊时，二度Ⅰ型房室传导阻滞第一心音强弱呈周期性变化并有心搏脱漏；二度Ⅱ型房室传导阻滞第一心音强度一致，有间歇性心搏脱漏。

（3）三度房室传导阻滞　症状与心室率的快慢及伴随疾病有关，可发生疲乏、头晕、心绞痛、晕厥等。并发心衰时会有胸闷、气促及活动受限，严重时可出现意识丧失，甚至猝死。听诊第一心音强弱不等，可闻及响亮的大炮音（心房与心室同时收缩所引起）。

3. 心电图特征

（1）一度房室传导阻滞　窦性心律，每个P波之后均继以QRS波群，QRS波群形态正常，P－R间期延长并恒定，时限>0.20s（图2－20）。

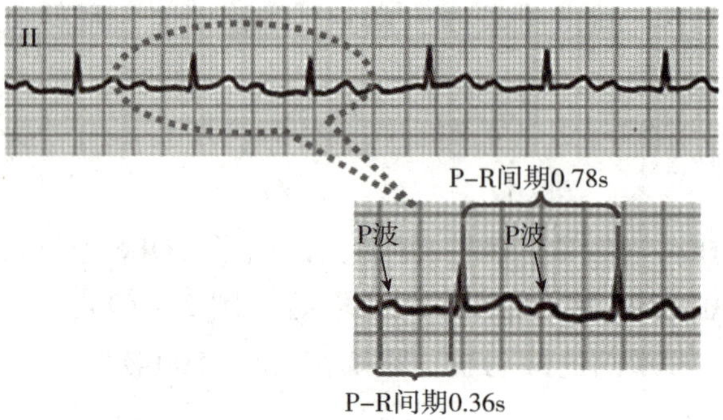

图2－20　一度房室传导阻滞

注：窦性P波，QRS波群规律出现，P－R间期0.36s，R－R间期0.78s，心率77次/分。

（2）二度Ⅰ型房室传导阻滞　窦性P波，P－R间期依次呈进行性延长，直至出现P波受阻不能下传心室，发生一次心室漏搏。漏搏后，P－R间期缩短至正常或接近正常，之后又逐渐延长，这种现象周而复始，称为文氏现象。房室传导比例常为3∶2（3个P波中有2个下传至心室，1个脱落）和5∶4（5个P波中有4个下传至心室）（图2－21）。

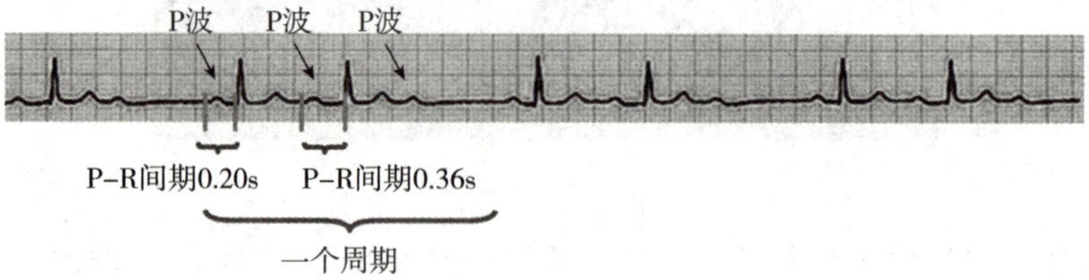

图2－21　二度Ⅰ型房室传导阻滞

注：窦性P波规律出现，P－P间期恒定，P－R间期逐渐延长，第5、8个P波后呈现长间歇，QRS波群脱落。

（3）二度Ⅱ型房室传导阻滞　P波规则出现，下传间断受阻，QRS波群不定期脱漏，传导比多为2∶1、3∶1，或不等比阻滞，下传的QRS波群形态多正常；P－R间期多数正常且较恒定（题2－22）。

（4）三度房室传导阻滞　又称为完全性房室传导阻滞。P波与QRS波群有各自节律，两者互不相关，P－P间期相等、R－R间期相等；心房率快于心室率。若心室起搏点位于希氏束及其附近，QRS波群接近正常，心室率为40～60次/分；若心室起搏点位于室内传导系统的远端，则QRS波群宽大畸形，心室率在40次/分以下（图2－23）。

第2、9个P波与T波部分融合，第7个P波与QRS波群融合。

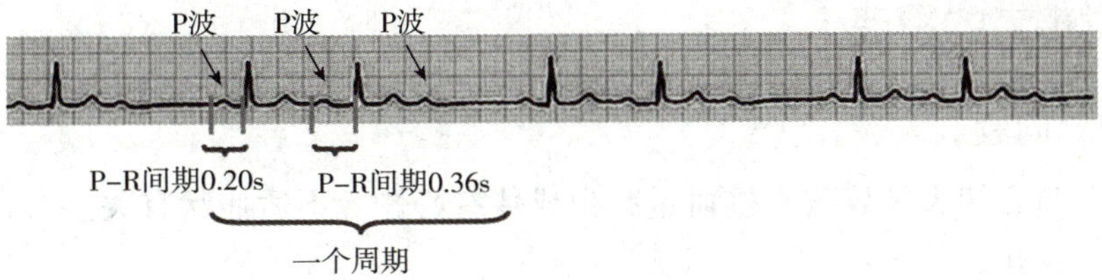

图 2-22　二度Ⅱ型房室传导阻滞

注：P 波规律出现，P-R 间期恒定 0.21s，间断脱漏 QRS 波群，如第 2、4、6、8、10、12 跳 P 波后无 QRS 波群，房室传导比例为 2∶1。

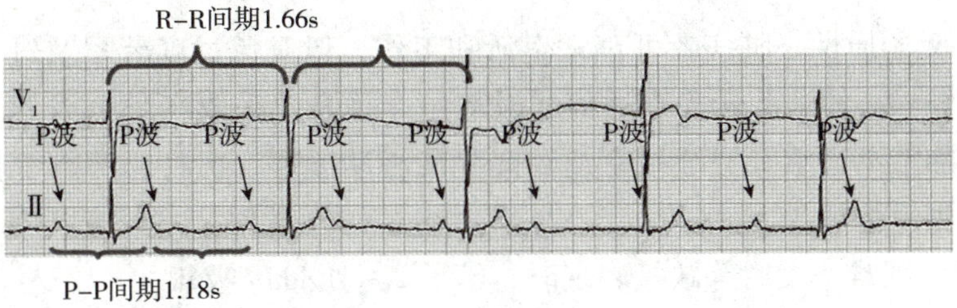

图 2-23　三度房室传导阻滞

注：P 波、QRS 波群以各自节律规则出现，两者互不相关，心房率 51 次/分，心室率 36 次/分。

4. 治疗　针对不同病因进行治疗。一度和二度Ⅰ型房室传导阻滞无明显症状，心室率不太慢者随诊观察。二度Ⅱ型和三度房室传导阻滞心室率过慢，伴有明显不适症状或血流动力学异常时，应给予药物治疗。常用药物包括：阿托品 0.5～2.0mg 静脉注射（适用于房室结阻滞者）；异丙肾上腺素 1～4μg/分静脉滴注，适用于任何部位的房室传导阻滞者，但急性心肌梗死者慎用，因其可诱发严重室性心律失常。心室率 <40 次/分，症状严重者，应尽早给予永久性心脏起搏治疗。

六、心律失常严重程度的评估

心律失常的危险分层主要依据引发心律失常的基础病变严重程度、心律失常所伴发的临床情况及对血流动力学的影响而判断。

1. 良性心律失常　多于生理情况下发生，发作时无特殊症状，且无明显血流动力学影响，经生活方式干预或药物治疗后可纠正或症状明显改善，致死率低，预后较好。

2. 危险心律失常　多见于器质性心脏病，发作时症状明显，血流动力学影响显著，可诱发心绞痛、心衰等严重临床情况，甚至导致心源性晕厥或猝死。临床治疗效果不佳，或急性期纠正后仍反复发作。

【辅助检查】

1. 心电图　诊断心律失常的一项重要检查。提供心律失常的证据，协助确定病因。

2. 动态心电图　连续记录 24 小时心电活动，适用于一过性或非持续性心律失常患者的诊断，有助于明确晕厥原因，评价治疗效果。

3. 经食管超声心动图　左心房后壁在解剖位置上邻近食管，经食管插入电极置于心房水平时，可记录到心房电位，并可以进行心房快速起搏，协助诊断室上性心动过速的发生机制。

4. 心脏电生理检查　确诊复杂心律失常并指导治疗的微创介入性检查。可用于分析心律失常的发生原理、类型、起源并进行定位，为导管射频消融治疗心动过速提供依据。

七、心律失常患者的护理

【常见护理诊断/问题】

1. **活动无耐力** 与心律失常导致心排血量减少或伴有心悸等不适症状有关。

2. **潜在并发症** 猝死。

3. **有受伤的危险** 与心律失常引起的头晕、晕厥有关。

4. **焦虑** 与心律失常反复发作、疗效不佳有关。

5. **潜在并发症** 心力衰竭、脑栓塞等。

【护理措施】

1. **活动与休息** 无器质性心脏病者可正常生活和工作，但避免过度劳累及进行爆发性运动。当心律失常引起胸闷、气短、心悸、头晕等不适症状时应卧床休息，采取半卧位或者其他舒适卧位，尽量避免左侧卧位，以免加重不适感。持续性室速、交界性心动过速、房扑、房颤等伴快速心室率时，应绝对卧床休息，提供生活护理。

2. **给氧** 伴有呼吸困难、发绀等缺氧表现时，给予2～4L/min吸氧。

3. **用药护理** 遵医嘱给药，观察患者的神志、生命体征及心电图情况，以判断疗效和有无不良反应。常用药物的不良反应及注意事项，见表2－7。

表2－7 常用抗心律失常药物的不良反应及注意事项

类别	药物	不良反应	注意事项
钠通道阻滞剂	奎尼丁	心血管系统：窦性停搏、房室传导阻滞、Q－T间期延长与尖端扭转型室速、晕厥、低血压 其他：恶心、呕吐、腹痛、腹泻、头痛、头晕、耳鸣、视物模糊、皮疹、发热、血小板减少	①观察心率（律）、血压、心电图改变，避免夜间给药 ②严重心肌病变、二度及以上房室传导阻滞、洋地黄中毒、原有Q－T间期延长、妊娠、严重肝肾功能损害及对本药过敏者禁用 ③血压偏低或处于休克状态的患者，应先升高血压，纠正休克后应用
	利多卡因	心血管系统：窦性心动过缓、房室传导阻滞 其他：眩晕、嗜睡、感觉异常、谵妄	①监测心率（律）、血压、心电图及电解质情况 ②严重心肌受损、心动过缓、二度及以上房室传导阻滞、肝肾功能障碍者禁用 ③老年人酌情减量
	普罗帕酮	心血管系统：窦房结阻滞、房室传导阻滞、心衰加重 其他：胃肠道不适、眩晕、味觉异常、视物模糊、支气管痉挛	①监测心率（律）、血压及心电图情况 ②严重心动过缓、房室传导阻滞、充血性心衰、心源性休克、低血压、肝肾功能不全及过敏者禁用
β肾上腺素受体阻断剂	普萘洛尔	心血管系统：导致心衰或使原有心衰加重、低血压、心动过缓 其他：恶心、腹泻、乏力、嗜睡、眩晕、失眠、精神抑郁、反应迟钝、支气管痉挛	①监测心率（律）、血压，定期复查心电图 ②支气管哮喘、心源性休克、重度或者急性心力衰竭、心脏传导阻滞、窦性心动过缓者禁用
钾通道阻滞剂	胺碘酮	心血管系统：心动过缓、偶有尖端扭转型室速 其他：肺纤维化、角膜和皮肤色素沉着、静脉炎、甲状腺功能亢进症或减退、胃肠道反应	①监测心率（律）、血压、心电图变化 ②病态窦房结综合征、房室传导阻滞、甲状腺功能亢进症或低下、严重低血压、支气管哮喘、心衰及对本药过敏者慎用 ③最好在中心静脉置管下使用 ④有光敏反应，用药后避免在日光下曝晒
	伊布利特	心血管系统：恶性心律失常，最严重的为尖端扭转型室速 其他：恶心、呕吐	①监测心率（律）、血压、心电图情况 ②低钾、心动过缓、Q－T间期延长者禁用

续表

类别	药物	不良反应	注意事项
钙通道阻滞剂	维拉帕米	心血管系统：已有血流动力学障碍者易引起低血压、心动过缓、房室传导阻滞、心脏停搏、心衰加重 其他：眩晕、恶心，腹胀或便秘、肝毒性、疲乏、目眩、头痛、感觉异常	①监测心率（律）、血压、心电图及肝功能情况 ②二度及以上房室传导阻滞、充血性心衰、病态窦房结综合征、心源性休克及对本药过敏者禁用

4. 饮食指导　器质性心脏病所引发的心律失常，需进食低盐、低脂、清淡易消化食物，少量多餐，控制每日热量的摄入，不饮浓茶和咖啡。保持大便通畅，避免排便时用力屏气，引起迷走神经张力增高而导致心率减慢。

5. 病情监测　严重心律失常者应持续心电监护，严密观察心率（律）、心电图、生命体征及血氧饱和度情况。当发现频发室性期前收缩，或多源性、成对的、呈 R－on－T 现象的室性期前收缩，室速、病态窦房结综合征、预激综合征伴房颤、窦性停搏、二度Ⅱ型及以上房室传导阻滞等应立即报告医生，并告知患者绝对卧床休息。

6. 抢救配合　对于高危患者应留置静脉留置针，备好抗心律失常药物及抢救药品、除颤器、临时起搏器等，随时做好抢救准备。

7. 心理护理　心理问题和心律失常可以互为因果，相互影响，使患者病情恶化。教会患者进行自我情绪管理，如听轻松音乐、倾诉等，保持乐观稳定情绪，避免情绪激动、精神紧张。

【健康指导】

1. 疾病知识指导　向患者及家属讲解心律失常的常见病因、诱因及防治知识。告知需积极治疗并控制原发病，如冠心病、心肌病、甲状腺功能亢进症等，保持病情稳定。避免过度劳累、精神紧张、剧烈运动、饮用咖啡或浓茶等，防止心律失常反复发作或加重。有晕厥史者避免从事驾驶、高空作业等工作；出现头昏、黑矇等症状时，应该立即平卧，避免晕厥发作时造成摔伤。

2. 用药指导与病情监测　指导患者按医嘱服药，保证时间、剂量准确，不可自行减量、停药或改用其他药物。教会患者及家属自测脉搏，用药过程中注意观察药物的疗效及不良反应，当发现脉搏频率或节律明显异常，或用药期间出现心慌、头晕、乏力等不适症状时应暂停服药并及时就医。

3. 照顾者指导　对反复发生严重心律失常危及生命者，教会家属掌握心肺复苏术以备应急。

4. 随诊　1～2 个月随诊 1 次。

附一　心脏电复律

PPT

心脏电复律是在短时间内将高能量脉冲电流通向心脏，使全部或大部分心肌瞬间同时除极，消除异位快速性心律失常，恢复窦房结对心脏节律的主导作用，转复窦性心律。最早用于消除心室颤动，故亦称为心脏电除颤。亦用于阵发性房颤、房扑以及伴有严重血流动力学障碍的快速性心律失常。

【适应证】

1. 直流电同步电复律　除颤器一般设有同步装置，使放电时电流正好与 R 波同步，即电流刺激落在心室肌的绝对不应期。主要用于除心室颤动以外的快速型心律失常，如房扑和房颤伴血流动力学障碍者、药物及其他治疗方法无效或有严重血流动力学障碍的阵发性室上性心动过速者、室性心动过速者、预激综合征伴房颤者。

2. 直流电非同步电除颤　临床上用于心室颤动。此时已无心动周期，也无 QRS 波群，患者意识多已丧失，应立即实施电除颤，间隔时间越短，除颤成功率越高。

【禁忌证】

1. 心脏明显扩大，持续性房颤超过5年的患者。

2. 近3个月有栓塞史或心房内血栓治疗无效的患者。

3. 伴高度房室传导阻滞的房颤或房扑。

4. 伴病态窦房结综合征的异位性快速心律失常。

5. 洋地黄类药物中毒、低钾血症时。

【能量选择】

电复律和电除颤的能量通常用焦耳（J）来表示。能量高低的选择主要根据心律失常的类型和病情，见表2-8。

表2-8 经胸壁体外电复律常用能量选择

心律失常类型	能量（J）
心房颤动	100~150
室上性心动过速	100~150
心房扑动	50~100
室性心动过速	100~200
心室颤动	200（双相波）；360（单相波）

【心脏同步电复律的护理】

1. 术前护理

（1）健康指导与知情同意 对于择期电复律的患者，用通俗易懂的语言向患者介绍电复律的目的、过程、可能出现的不适和并发症，以及需要患者配合的事项，并签署知情同意书。

（2）完善复律前体格检查及有关实验室检查。正在抗凝治疗者，应测定凝血酶原时间和活动度。

（3）环境与物品准备 电复律应在监护病房进行，备好除颤器、导电糊、纱布垫、吸氧装置、吸引器、心电和血压监测设备、抢救车，以及0.9%氯化钠、地西泮等药物。

（4）复律前规律服用胺碘酮3周，停用洋地黄类药物24~48小时，给予改善心功能、纠正低钾血症和酸中毒的药物，房颤患者复律前应进行抗凝治疗。

（5）复律前应禁食6小时，排空膀胱。

2. 术中配合

（1）患者仰卧于绝缘的硬板床上，松开衣领，有活动性义齿者取下，开放静脉通路，给予氧气吸入。

（2）术前做全导联心电图。清洁电击处皮肤，连接心电监测仪，心电监测电极片粘贴时需避开除颤部位。

（3）连接电源，打开除颤器开关，选择一个R波高耸的导联进行示波观察。选择同步键。

（4）遵医嘱给予地西泮0.3~0.5mg/kg缓慢静脉注射，至患者睫毛反射开始消失。麻醉过程中严密观察患者的呼吸。

（5）充分暴露患者前胸，两电极板均匀涂抹导电糊或放置生理盐水浸湿的纱布，分别置于胸骨右缘第2~3肋间和心尖部，两电极板之间距离应大于10cm，与皮肤紧密接触，并有一定压力。

（6）按充电钮充电到所需功率，操作者及其他人员避免接触患者及病床，两电极板同时放电，此时患者身体和四肢会抽动一下，通过心电示波器观察患者的心律是否转为窦性心律，根据情况决定是否需要再次电复律。

（7）并发症观察。虽然电复律和电除颤对快速性心律失常是一种快速、安全和有效的治疗措施，但仍可导致许多并发症，如诱发各种心律失常，出现急性肺水肿、低血压、体循环栓塞和肺动脉栓塞，血清心肌酶增高以及皮肤烧伤等，应加强观察并及时处理。

3. 术后护理

（1）卧床休息24小时，清醒后2小时内避免进食，以免恶心、呕吐。

（2）持续心电监测24小时，严密观察患者心率（律）、血压、呼吸、神志、瞳孔、皮肤及肢体活动情况，及时发现有无因电击而致的各种心律失常、栓塞、局部皮肤灼伤、肺水肿等并发症。

（3）遵医嘱继续服用胺碘酮、洋地黄类药物等抗心律失常药物以维持窦性心律。

附二　心脏起搏术

心脏起搏器是一种医用电子仪器，通过脉冲发生器发放一定形式的电脉冲刺激心脏，使之激动并引发机械性收缩，即模拟正常心脏冲动的形成和传导，以治疗某些心律失常导致的心脏功能障碍。心脏起搏器由脉冲发生器和起搏电极导线组成。心脏起搏分为临时和永久两种。心脏起搏术对降低患者病死率、改善生存质量意义重大。目前，全世界有几百万人接受心脏起搏术。

【起搏器代码与功能】

采用2002年北美心脏起搏电生理学会与英国心脏起搏和电生理学组专家委员会制定的NBG代码命名不同类型的起搏器（表2－9）。

表2－9　BG起搏器代码

第一位 起搏心腔	第二位 感知心腔	第三位 感知后反应方式	第四位 程控遥测、频率应答	第五位 抗心动过速功能
	O　无	O　无	O　无	O　无
A　心房	A　心房	I　抑制	P　简单程控	P　抗心动过速起搏
V　心室	V　心室	T　触发	M　多项程控	－
D　双腔（A＋V）	D　双腔（A＋V）	D　双重（I＋T）	C　遥测	S 电转复
S　单腔（A或V）	S　单腔（A或V）		R　频率调整	D 兼有（P＋S）

【起搏器的功能类型】

1. 心室按需型（VVI）起搏器　电极放置于心室。起搏器按设定的频率发放脉冲起搏心室。如有自主心搏，起搏器感知后起抑制反应，并重整脉冲发放周期。其特点是非生理性，即只保证心室起搏节律，不能保持房室顺序传导与收缩，存在房室分离、心室收缩不同步及室房逆传，易产生起搏器综合征。

2. 心房按需型（AAI）起搏器　电极放置于心房。起搏器按设定的频率发放脉冲起搏心房，并下传激动心室，以保持心房和心室的顺序收缩。如有自身的心房搏动，起搏器感知后起抑制作用并重整脉冲发放周期，避免心房节律竞争。

3. 双腔（DDD）起搏器　心房和心室均放置电极，通常分别放置在右心耳和右心室心尖部。如心房的自身频率过慢，但房室传导功能良好，则起搏器起搏心房并下传心室；如心室传导功能障碍，则起搏器感知心房激动后触发心室起搏。以上工作模式保证了房室间的顺序起搏和收缩。

4. 频率自适应（R）起搏器　起搏器的起搏频率根据机体对心排血量的要求而自动调节适应，起搏频率加快，则心排血量相应增加，满足机体生理需要。具有频率自适应的VVI起搏器，称为VVIR

型；具有频率自适应的 AAI 起搏器，称为 AAIR 型；具有频率自适应的 DDD 起搏器，称为 DDDR 型。以上起搏器均属于生理性起搏器。

【适应证】

1. 永久心脏起搏器

（1）病态窦房结综合征或房室传导阻滞，临床症状明显或必须应用减慢心率的药物者。

（2）年龄≥40 岁，出现反复发作的无征兆性晕厥，并且心电图记录到症状性的心脏停搏和（或）房室传导阻滞。

（3）二度Ⅱ型及以上房室传导阻滞，无论有无临床症状，均应植入永久性心脏起搏器。

（4）既往有晕厥病史，心电图记录到无症状的心脏停搏 >6 秒。

（5）药物治疗效果不满意的顽固性心力衰竭。

2. 临时心脏起搏器

（1）阿 – 斯综合征发作、一过性二度Ⅱ型及以上房室传导阻滞且逸搏心律频率过慢者。

（2）可逆病因导致的伴有血流动力学障碍的心动过缓，如急性心肌梗死、急性心肌炎、电解质紊乱、药物中毒等。

（3）超速抑制治疗异位快速心律失常。

（4）心律不稳定的患者在植入永久起搏器之前的过渡。

（5）射频消融术、心脏直视手术引起的一过性三度房室传导阻滞。

【方法】

1. 永久心脏起搏 单腔起搏器将电极导线从头静脉、锁骨下静脉或颈内静脉跨越三尖瓣送入右心室内，嵌入肌小梁中或拧在心肌上，脉冲发生器多埋藏在胸壁胸大肌前皮下组织中；双腔起搏器一般将心房起搏电极导线顶端置于右心耳，心室起搏电极置于右心室心尖部；三腔起搏器通常为心脏再同步治疗，电极分别植入右心房、右心室、左心室（电极通过冠状窦放置在左室侧壁）。以上在植入导线电极同侧胸大肌筋膜层做一囊袋，将已连接起搏导线的起搏器植入。

2. 临时心脏起搏 临时心脏起搏电极导线经外周静脉（最常用股静脉，其次为锁骨下静脉）送至右心室，电极接触到心内膜，起搏器置于体外。起搏电极放置时间一般不超过 2 周，如仍需继续起搏治疗，则应植入永久性心脏起搏器。

【术前护理】

1. 健康教育与知情同意 根据患者的年龄、文化程度等，采取恰当的方式向患者及家属介绍手术的意义、简要手术过程、各阶段需配合事项，解除思想顾虑，缓解紧张情绪，使患者处于接受治疗的最佳状态。签署知情同意书。

2. 完善各项术前检查 包括各项生化指标检测、心电图、超声心动图、动态心电图、胸部 X 线检查等，评估术前患者整体身体状况。

3. 皮肤准备 术前备皮，备皮时注意动作轻柔，保持皮肤完整，备皮后清洁皮肤。备皮范围：临时心脏起搏术为会阴部及双侧腹股沟处；永久心脏起搏术为左上胸部、颈部及腋下。

4. 术前行抗生素皮试，术前 30 分钟至 2 小时预防性应用抗生素 1 天。

5. 训练患者床上排尿，以免术后由于卧床而出现排尿困难。

6. 口服华法林、阿司匹林者，术前至少停用 5 ~ 7 天，监测出凝血时间。

【术中配合】

监测心率（律）、心电图、呼吸、血压的变化，发现异常应立即通知医生。注意倾听患者主诉，观察并评估患者术中疼痛及其他不适主诉，配合医生完成各项治疗与抢救配合工作。

【术后护理】

1. 休息与活动 术后将患者平移至床上，永久起搏器植入者保持平卧位或略向左侧卧位8~12小时，可抬高床头30°~60°。术侧肢体不宜过度活动，避免用力咳嗽，以防电极脱位。经股静脉安置临时起搏器的患者需绝对卧床休息，采取平卧位或左侧卧位，术侧肢体避免屈曲或过度活动，协助生活护理。卧床期间协助下肢功能锻炼，预防深静脉血栓形成。术后第1次下床活动时动作应慢，防止跌倒。

2. 病情监测 术后记录十二导联心电图，进行心电监测，注意观察心率（律）、血压及心电图变化，及时发现有无电极导线移位或起搏器起搏与感知障碍。密切观察，及时发现并处理切口感染、出血、气（血）胸、局部肌肉跳动等并发症。

3. 伤口护理 伤口处局部以沙袋压迫6小时，每间隔2小时解除压迫5分钟。保持切口处敷料、皮肤清洁干燥，术后24小时换药1次，严格执行无菌操作。永久起搏器植入者，密切观察起搏器囊袋有无肿胀，伤口有无渗血、红肿、波动感及异常疼痛等，无异常者2~3天换药1次，如切口愈合良好，则术后第7天拆线。临时起搏器每天换药，防止感染，可预防性应用抗生素。

【注意事项】

1. 术后1~3月避免起搏器同侧上肢剧烈活动、高举、外展及提取重物等。不可拍打背部，防止电极脱落。术后3~6月，活动量以不出现气促、胸闷、胸痛和下肢水肿为度，尽量避免游泳、打网球等术侧肢体过度外展或上举的活动。

2. 应每天清晨醒后测脉搏，如连续1周以上每日脉搏比以前慢7次以上时，应立即就诊。

3. 避免靠近设有雷达、广播电视发射天线、大型发电设备、高压变电站、高压设备、大型电极、强磁场等场所。生活中一般家电不影响起搏器工作，但若患者接触某种环境或电器后出现胸闷、头晕等不适症状时，应立即离开现场或不再使用该种电器。生活中的安全距离：电磁炉>60cm，移动电话>15cm（对侧接听），电钻>30cm，大型音响>15cm。

4. 因其他疾病就诊时，应告知医生自己植入起搏器。对起搏器有影响的检查和治疗有磁共振、电手术刀、电除颤、电针灸、放射治疗等。

5. 身体状况允许时可以外出旅行，需随身携带起搏器识别卡。识别卡上面记录了患者的姓名、起搏器型号、植入日期、担保年限、手术医生等信息。

6. 起搏器使用年限的长短，取决于起搏器的种类、型号、患者的个体差异以及医生设定的程序等多种因素。接近更换年限的患者，必须按照医生的要求定期检查，及时更换。

7. 随诊时间与患者的临床情况、起搏器类型等有关。一般要求术后1个月、3个月、6个月随诊并测试起搏器功能。之后每年测试1~2次即可。待接近起搏器使用年限时要缩短随访时间，改为每月1次或更短时间，在电池耗竭前及时更换起搏器。

任务四 原发性高血压患者的护理

PPT

高血压是一种以体循环动脉收缩期和（或）舒张期血压持续升高为主要特征的临床综合征。分为原发性高血压（高血压病）和继发性高血压（症状性高血压）两大类。高血压为心、脑血管事件的最主要危险因素，当合并血脂异常、糖尿病等临床情况时，如果血压得不到控制，脑卒中、冠心病、心衰、慢性肾脏病等的发生率将显著提高。因此，在遵循健康生活方式的基础上有效控制血压是保障生命质量的重要环节。

目前，我国高血压患者超过2.7亿，成人高血压患病率约为18.8%，每10个成年人中就有2人患有高血压，占全球高血压总人数的20%。我国高血压患者的知晓率（50%）、治疗率（40%）和有效控制率（10%）同欧美发达国家相比差距较大。高血压患者中90%以上为原发性高血压，5%~10%为继发性高血压。原发性高血压（primary hypertension）是在一定的遗传背景和多种后天因素的相互作用下，出现以血压升高为主要表现的心血管综合征，是多种心、脑血管疾病的重要病因和危险因素。

【病因】

1. 遗传因素 原发性高血压有明显的遗传倾向，估计人群中至少20%~40%的血压变异是遗传因素决定的。双亲均有高血压者，子女高血压发生率为46%；约60%的高血压患者有高血压家族史，而且血压升高程度、并发症发生等均具有家族遗传性。

2. 环境因素 环境因素很早就起作用，如胎儿时期营养不良导致出生时低体重的患儿，日后发生高血压的概率增加。长期食用低钾、高蛋白饮食，以及食物中饱和脂肪酸含量高、饮酒、吸烟、体重超重、长期从事精神高度紧张的职业和噪音环境中工作等，是已证实的与高血压发病密切相关的危险因素。

高血压常见病因见图2-24。

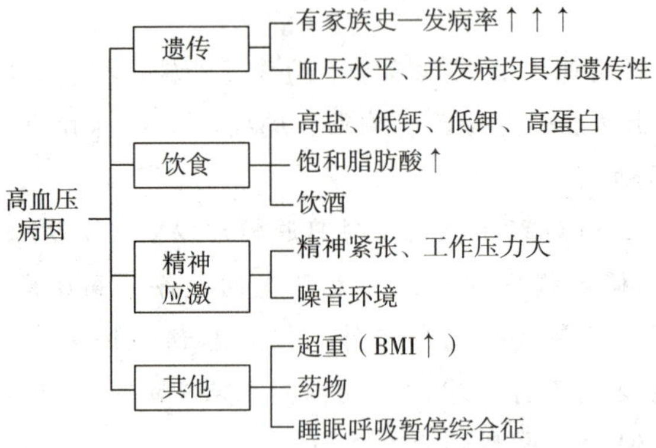

图2-24 高血压的病因

【发病机制】

原发性高血压的发病机制尚没有一个完整统一的认识，目前主要集中在以下几个环节。

1. 交感神经活动亢进 长期精神紧张、焦虑、压抑等导致交感神经和副交感神经之间的平衡失调，交感神经兴奋性增加，其末梢释放儿茶酚胺增多，从而引起小动脉和小静脉收缩，心排血量增加，还可改变正常的肾脏-容量关系而使血压升高。

2. 肾脏机制 各种原因引起肾性水钠潴留，机体为避免心排血量增加使组织过度灌注，全身阻力小动脉收缩力增强，导致外周血管阻力增加，血压升高。

3. RAAS激活 肾素分泌增多，作用于肝合成的血管紧张素原而生成血管紧张素Ⅰ（AngⅠ），在肺血管内皮细胞中AngⅠ被血管紧张素转换酶（ACEⅠ）转变为血管紧张素Ⅱ（AngⅡ）。AngⅡ是RAAS的主要效应物质，其作用于AngⅡ受体，使小动脉平滑肌收缩，或通过促进肾上腺髓质和交感神经末梢释放儿茶酚胺，均可显著升高血压。局部组织中的AngⅡ则发挥长期效应，与高血压的持续和进展，高血压所致的心肌肥厚、心脏和血管重构、心脑肾等靶器官损害的病理生理机制密切相关。

4. 血管机制 大动脉、小动脉结构和功能的变化在高血压发病中发挥着重要作用。血管内皮细胞通过生成、激活和释放各种血管活性物质，调节心血管功能；年龄增长及各种心血管危险因素导致血管内皮细胞功能异常，影响动脉管壁弹性；阻力小动脉结构和功能改变，影响外周压力反射点的位置或反射波强度，对脉压增大起重要作用。

5. 胰岛素抵抗　高血压患者中约半数存在胰岛素抵抗现象。胰岛素抵抗是指机体组织的靶细胞对胰岛作用的敏感性和（或）反应性降低，必须以高于正常的血胰岛素释放水平来维持正常的糖耐量，发生继发性高胰岛素血症。同时，可使血管对体内升压物质反应增强，血中儿茶酚胺水平升高，增加内皮素释放，从而影响舒张功能。以上因素导致血压升高，诱发动脉粥样硬化病变。

【临床表现】

1. 症状　大多数患者起病隐匿，早期常无症状，可于体检时发现；少数患者则在发生心、脑、肾等并发症后才发现。患者可有头痛、眩晕、疲劳、心悸、耳鸣、颈项板紧等症状，部分患者表现为神经症状，如失眠、健忘或记忆力减退等。

2. 体征　一般较少，可出现主动脉瓣第二心音亢进，收缩期杂音或收缩早期喀喇音。有些特异性的体征常提示继发性高血压的可能：腰部肿块提示多囊肾或嗜铬细胞瘤；股动脉搏动延长或缺如，下肢血压明显低于上肢，提示主动脉缩窄；向心性肥胖、紫纹与多毛，提示皮质醇增多症。

3. 高血压急症和亚急症

（1）高血压急症（hypertensive emergencies）　原发性高血压患者在某些诱因作用下，血压突然和显著升高（>180/120mmHg），同时伴有进行性心、脑、肾等重要靶器官功能不全的表现。可出现剧烈头痛、烦躁、眩晕、恶心、呕吐、心悸、胸闷、视力模糊等。高血压急症包括高血压脑病、颅内出血、脑梗死、急性冠脉综合征、急性心衰、主动脉夹层等。

（2）高血压亚急症（hypertensive urgencies）　指血压显著升高但不伴有靶器官损害，患者可以有血压明显升高造成的症状，如头痛、胸闷、鼻出血和烦躁不安等。大多数患者为服药依从性不好或治疗不当所致。高血压亚急症和高血压急症的区别在于无新近发生的急性进行性严重靶器官损害。

4. 并发症　与高血压导致重要靶器官损害的程度有关（图2-25）。

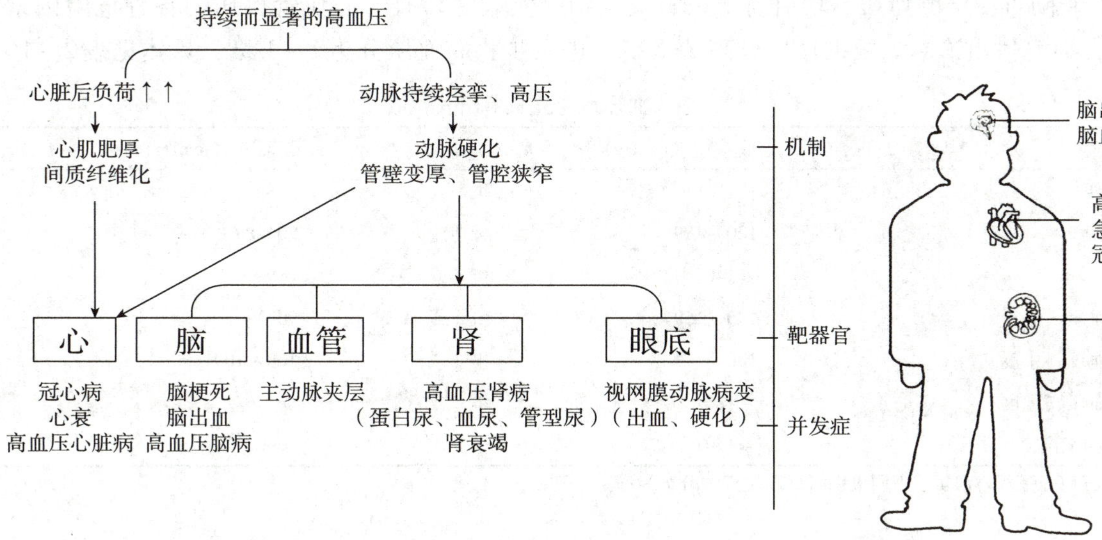

图2-25　高血压与靶器官损害

（1）脑血管疾病　缺血性脑卒中、脑出血、腔隙性脑梗死和短暂性脑缺血发作（TIA）。

（2）心脏疾病　心衰、心绞痛、心肌梗死等。

（3）肾脏疾病　糖尿病肾病、慢性肾功能不全（血清肌酐：男性>133μmol/L、女性>124μmol/L；蛋白尿>300mg/24h）。

（4）糖尿病　空腹血糖≥7.0mmol/L，餐后血糖≥11.1mmol/L。

（5）外周血管疾病。

（6）视网膜病变　出血、渗出或视乳头水肿。

【实验室及其他检查】

1. 一般检查　包括血常规、尿常规、血清电解质、血糖、血脂、肝、肾功能等。多方面评估患者的全身状况，明确是否有糖尿病、高血脂，了解肝、肾功能情况。

2. 特殊检查　包括血醛固酮浓度、血尿皮质醇、儿茶酚胺等，以明确高血压的病因。

3. 血压监测

（1）床旁血压测量　固定的时间、部位、体位以及相同条件下测量血压，反映血压实际水平。

（2）24小时动态血压监测　观察全天血压波动及增高的程度，掌握夜间及清晨心血管事件高发时段的血压规律，排除假性高血压。

4. 超声心动图检查　观察心脏形态结构、室壁运动、心脏及大血管的血流情况，反映心脏功能和压力变化。颈部血管超声检查了解颈动脉斑块情况。

5. 眼底检查　检查小血管病变情况。当高血压患者的病情发展到一定程度时，眼底视网膜血管就会发生某些病理改变。Ⅰ级：小动脉痉挛；Ⅱ级：外层硬化和（或）小动脉壁增厚，表现为动静脉压迹；Ⅲ级：出血或渗出；Ⅳ级：视（乳）盘水肿。

6. 心电图　评价患者是否存在左心室肥厚、缓慢或快速性心律失常。

7. 影像学检查　计算机断层扫描血管造影（CTA）、胸部X线等，了解心脏轮廓、大动脉及肺循环情况。

【诊断要点】

1. 高血压的定义及分级　安静、休息、坐位时上臂肱动脉部位血压，一般需非降压药物状态下3次或以上，非同日测定的血压平均值高于正常值，结合实验室检查、心血管疾病的各种危险因素、伴随的靶器官损害做出诊断。根据血压升高的水平，进一步将高血压分为1～3级，具体见表2－10。

表2－10　成人血压水平定义和分类

分类	收缩压（mmHg）		舒张压（mmHg）
正常血压	<120	和	<80
正常高值	120～139	和（或）	80～89
高血压	≥140	和（或）	≥90
1级高血压（轻度）	140～159	和（或）	90～99
2级高血压（中度）	160～179	和（或）	100～109
3级高血压（重度）	≥180	和（或）	≥110
单纯收缩期高血压	≥140	和	<90

注：当收缩压和舒张压分别属于不同级别时，以较高的分级为准。

2. 心血管危险因素（表2－11）

表2－11　心血管危险因素

项目	说明
高血压	1～3级
年龄	男性>55岁；女性>65岁

续表

项目	说明
吸烟	
糖耐量受损	餐后2h血糖7.8~11.1mmol/L和（或）空腹血糖6.1~6.9mmol/L
血脂异常	总胆固醇≥5.7mmol/L，或低密度脂蛋白胆固醇>3.3mmol/L，或高密度脂蛋白胆固醇<1.0mmol/L
腹型肥胖	腰围男性≥90cm，女性≥85cm或BMI≥28
早发心血管病家族史	一级亲属发病年龄<50岁
血同型半胱氨酸	升高>10μmol/L

注：体重指数（BMI）=体重/身高^2（正常值：18.5≤BMI<24）。

3. 靶器官损害

（1）左心室肥厚　心电图、超声心动图、X线检查可证实。

（2）动脉壁增厚　颈动脉超声内膜中层厚度≥0.9mm，或周围血管超声、X线检查证实有动脉粥样硬化斑块。

（3）肾功能损害　血清肌酐轻度升高：男115~133μmol/L、女107~124μmol/L；微量蛋白尿：尿白蛋白30~300mg/24h；白蛋白/肌酐比值：男≥22mg/g、女≥31mg/g。

4. 高血压患者心血管风险水平分层　根据血压水平、合并心血管危险因素及靶器官损害程度进行风险水平分层，10年内将发生心血管事件的概率为低危<15%，中危15%~20%，高危20%~30%，很高危>30%。见表2-12。

表2-12　高血压患者心血管风险水平分层（中国高血压防治指南，2010）

其他危险因素和病史	血压（mmHg）		
	1级高血压	2级高血压	3级高血压
无	低危	中危	高危
1~2个危险因素	中危	中危	很高危
≥3个其他危险因素，或靶器官损害	高危	高危	很高危
临床并发症或合并糖尿病	很高危	很高危	很高危

【治疗要点】

高血压的治疗目标是将血压控制在目标范围内，并协同管理高血糖、高脂血症等，预防或延缓心、脑、肾等靶器官损害，预防高血压急症、亚急症的发生。一般高血压患者，应将血压降至140/90mmHg以下；老年（≥65岁）高血压患者，血压应降至150/90mmHg以下；一般糖尿病或慢性肾脏病患者可再适度降低，通常降压标准为<130/80mmHg；高血压伴夹层动脉瘤者，血压应降至120/80mmHg以下。

1. 非药物治疗　主要指生活方式的干预，包括：

（1）减少钠盐的摄入，每人每日食盐量<6g，增加钾盐的摄入，多吃新鲜蔬菜和水果。

（2）控制体重，将BMI尽可能控制在<24kg/m^2。

（3）戒烟、限酒，每日酒精摄入量男性不应超过25g，女性不应超过15g。

（4）适当运动，如步行、慢跑、骑车、游泳等，能减轻体重和改善胰岛素抵抗，稳定血压。

（5）减轻精神压力，保持心态平和。

2. 药物治疗

（1）药物治疗时机　①高危、很高危的3级高血压患者，需立即使用降压药物治疗；②2级高血压或以上患者；③中危、低危及1级高血压患者，经生活方式干预后血压仍持续≥140/90mmHg者；④高血压合并糖尿病，或已有心、脑、肾等靶器官损害者。

（2）降压药物应用原则　①小剂量；②优先使用长效制剂；③联合用药：低剂量单药治疗效果不满意时；2 级以上高血压和（或）伴有危险因素、靶器官损害或临床并发症的患者；④个体化。

3. 常用口服降压药物　包括利尿药、β 受体阻滞剂、钙通道阻滞剂（CCB）、血管紧张素转换酶抑制剂（ACEI）和血管紧张素Ⅱ受体拮抗剂（ARB）五大类。

（1）利尿药　通过抑制肾小管对钠和水的再吸收，使人体内钠和水的排出量超过摄入量，使血容量和细胞外液容量减少，降低高血容量负荷，降低血管外周阻力而达到降压作用。降压作用起效缓慢，血压控制平稳，作用持久。其是难治性高血压的基础药物之一。

（2）β 受体阻滞剂　阻断 β 受体、减慢心率、抑制心肌收缩力、降低心排血量而发挥降压作用；还能抑制过度激活的交感神经活性，使肾素分泌受抑制，降低外周交感神经活性，血管扩张、血压下降。降压作用强且起效迅速，不良反应较少，既可降低血压，也可以保护靶器官，降低心血管事件风险。

（3）钙通道阻滞剂　阻断血管平滑肌细胞膜上的钙离子通道，扩张血管、降低血压。降压平稳，起效迅速，作用时间较长，对正常血压无明显影响，对血压高者降压幅度大，同时具有抗心绞痛及抗动脉粥样硬化作用，可与其他各种类型降压药物联合应用。

（4）ACEI　抑制血管紧张素转化酶，阻断肾素 - 血管紧张素系统发挥降压作用。单用降压作用明确，对糖、脂代谢没有不良影响。配合利尿药的使用或限制盐的摄入，能增加 ACEI 的降压效应。

（5）ARB　阻断血管紧张素Ⅱ受体发挥降压作用。降压作用温和、起效缓慢、持久而平稳。低盐饮食或与利尿药合用能明显增强疗效。

4. 联合用药方案　联合用药方案：①二氢吡啶类 CCB + ACEI（或 ARB）：适用于糖尿病、动脉粥样硬化、冠心病、轻度心功能不全患者；② ACEI（或 ARB）+噻嗪类利尿药：适用于摄盐量较高、动脉硬化较轻的高血压患者；③二氢吡啶类 CCB + β 受体阻滞剂：适用于高血压伴冠心病患者、使用 CCB 有效但心率偏快的高血压患者；④二氢吡啶类 CCB + 噻嗪类利尿药：用于降低高血压患者发生脑卒中的风险。

5. 高血压急症和亚急症

（1）处理原则　立即降压，预防或阻止靶器官损害，降低死亡率。但不宜短时间内使血压骤降，以免重要器官灌注骤然减少。

（2）静脉常用药物（图 2 - 26）

高血压急症
静脉常用降压药

iv：静脉注射

药物	硝普钠	硝酸甘油	乌拉地尔	地尔硫䓬
剂量用法	0.25~10μg/（min · kg）iv	5~100μg/（min · kg）iv	10~50mg 6~24mg/h iv	5~15μg/（min · kg） ；10mg iv
作用	扩张动、静脉 降低前、后负荷	扩张外周血管	扩张动、静脉 降低前、后负荷	改善冠脉血供； 控制快速室上性心律失常
起效时间	立即	2~5min	5min	5min
持续时间	1~2min	5~10min	2~8h	30min
副作用	恶心、呕吐、 硫氰酸中毒	头痛、呕吐、 心动过速、 面部潮红	头晕、恶心、 疲倦	低血压、 心动过缓
注意	血压、现用现配； 避光使用； 24h更换	血压	血压	血压

图 2 - 26　高血压急症静脉用药

【常见护理诊断/问题】

1. 疼痛：头痛　与血压升高有关。

2. 有受伤的危险　与头晕、视物模糊、意识改变或发生直立性低血压有关。

3. 潜在并发症　高血压急症。

4. 焦虑　与血压控制不满意、已发生并发症有关。

5. 知识缺乏　缺乏疾病预防、保健知识和高血压用药知识。

【护理措施】

1. 休息与活动　提供安静、舒适的环境，光线柔和，减少探视，护理操作尽量集中完成，防止过多的干扰患者，保证充分休息。头痛时遵医嘱应用镇痛药物，卧床休息，抬高床头，改变体位时动作要慢，如厕或外出时需有人陪伴。避免劳累、情绪激动等不良因素，指导患者使用放松技术，如音乐治疗、缓慢呼吸等。

2. 饮食护理　保证营养均衡，控制进食的总热量，减轻体重，限制钠盐的摄入，戒烟、限酒。每日烹调用油应＜25g，减少脂肪、糖类的摄入，减少含钠盐的调味品及加工食品，如味精、火腿、咸鱼及腌制食品等，适当补充蛋白质及富含钾、钙的食物。鼓励多吃蔬菜，增加粗纤维食物摄入。

3. 适当运动　适度的体力活动可使高血压患者血压下降11/6mmHg。根据患者年龄和血压水平合理安排运动量、运动时间和方式，常用的运动强度指标为运动时最大心率＝170－年龄，当有不适反应时需调整运动强度；每天持续30～60分钟，比每周2～3次剧烈运动更为有效，一般建议5～10分钟的热身活动、20分钟的有氧运动，然后进行5分钟放松。清晨是心血管事件的高发时段，因此最好选择下午或傍晚进行运动。运动方式可选择步行、慢跑、游泳、太极拳、气功等，避免竞技性和力量型的运动。运动中应注意自我监测，以运动中心跳加快，轻微出汗，自我感觉有点累，休息后约10分钟内心率、呼吸渐恢复正常为宜。

4. 用药护理　遵医嘱正确应用降压药物，密切监测血压变化，保证平稳降压。观察并及时上报、处理药物不良反应，如利尿药可引起水和电解质紊乱及血糖、血脂的改变；β受体阻滞剂可引起心动过缓、疲劳、头痛、睡眠紊乱等；二氢吡啶类药物可引起踝部水肿、头痛、面部潮红；非二氢吡啶类引起房室传导阻滞、心功能抑制等；ACEI类药物引起咳嗽、血管神经性水肿；ARB类药物引起头晕、血钾升高、咳嗽、疲乏等。

5. 高血压急症护理

（1）诱因　严重精神创伤、强烈情绪变化、过度疲劳、寒冷刺激、气候变化、不恰当停用降压药物等。

（2）高血压急症的预防　定期监测血压、规律服用降压药物，维持血压稳定。避免情绪激动、过度劳累、寒冷刺激及随意减量或停用降压药物等。

（3）高血压急症处理

1）绝对卧床休息，避免一切不良刺激和不必要的活动，可采取头高足低位，减轻脑水肿，降低颅内压，协助生活护理。

2）给予低流量吸氧，心电、血压、呼吸监测。迅速建立静脉通路，遵医嘱应用降压药物，严格控制药物剂量、输注速度，密切观察药物不良反应。

3）做好安全防护，昏迷、抽搐的患者应保持呼吸道通畅，防止咬伤、窒息、坠床等。

6. 直立性低血压护理　直立性低血压是指在体位改变时，如从卧位、坐位或蹲位突然站立时，发生血压突然过度下降（收缩压/舒张压下降超过20/10mmHg以上，或下降大于原来血压的30%以上），同时伴有头晕或晕厥等脑供血不足症状。

（1）直立性低血压表现　出现乏力、头晕、心悸、出汗、恶心、呕吐等表现，联合用药、服首剂药物或药物加量时易出现，老年患者中更常见。

（2）直立性低血压的预防　服药后应休息一段时间后再进行活动，避免长时间站立，从卧位、坐位站起时动作宜缓慢。避免用过热的水洗澡。

（3）直立性低血压的处理　发生直立性低血压时应立即平卧，取头低足高位，以促进下肢血液回流。

7. 心理护理　告知患者及家属预防和缓解心理压力是高血压防治的重要方面，对于长期精神紧张、争强好胜者，应告知保持精神放松，适当改变性格。当长期血压控制不稳定而出现焦虑、抑郁症状者，除自我心理调节外，家属应理解患者的感受，多倾听和疏导，必要时可以寻求专业心理咨询及治疗。

【健康指导】

1. 疾病知识指导　向患者及家属讲解高血压的发病特点、危险因素、血压的控制标准、常见并发症等相关理论知识，提高自我病情监测能力、依从性。

2. 生活方式指导　合理饮食、控制体重、运动指导。

3. 用药指导　强调坚持长期降压治疗的必要性，提高治疗依从性，指导患者及家属要根据医嘱按时、按量服用降压药物，保持血压相对稳定。告知所用降压药物的名称、剂量、用法及不良反应，可以提供书面健康指导卡。特别强调不能根据自觉症状自行增减药物或停药，以防止血压突然升高，造成不良后果。

4. 病情自我监测指导　教会患者及家属掌握正确的血压测量方法并进行记录。推荐使用上臂式自动电子血压计，每日早、晚测量，应在坐位或卧位休息5分钟后进行，每次测量2～3次，间隔1分钟，取平均值，测量血压前均应排空膀胱。初诊患者，应于就诊前连续测量5～7日；血压控制良好时，每周至少测量1次。早上应于起床后1小时内、服用降压药物之前、早餐前、剧烈活动前测量；晚间应于晚饭后、上床睡觉前测量。

5. 定期随访　高血压低危或中危患者，每1～3个月随诊1次；高危患者，至少每个月随诊1次。每3～6个月，进行一次系统检查。

PPT

任务五　冠状动脉粥样硬化性心脏病患者的护理

冠状动脉粥样硬化性心脏病（coronary atherosclerotic heart disease，CHD）简称冠心病，指冠状动脉器质性和（或）功能性病变（痉挛），使冠状动脉血流量减少，导致心肌缺血、缺氧或坏死而引起的心肌机能障碍和（或）器质性病变，又称缺血性心脏病（ischemic heart disease，IHD）。其中95%以上病因为冠状动脉粥样硬化造成的血管管腔狭窄或闭塞。依据发病特点和治疗原则的不同分为慢性冠状动脉病，包括稳定型心绞痛、缺血性心肌病和隐匿性冠心病；急性冠状动脉综合征，包括不稳定型心绞痛、非ST段抬高型心肌梗死、ST段抬高型心肌梗死及冠心病猝死两大类。

近年来，我国冠心病发病率持续增高，发病呈年轻化趋势，是一种严重危害人类健康的全球性疾病，被称为威胁人类健康的头号杀手。

【病因】　微课2

冠心病的发生是多种危险因素作用所致，主要危险因素包括：

1. 年龄和性别　动脉粥样硬化出现临床症状多见于40岁以上人群，49岁以后发病明显增加，近年来，发病年龄有年轻化趋势。以脑力劳动者居多，男性多于女性，女性进入绝经期后发病率明显增加。

2. 遗传因素　家族史是冠心病的独立危险因素，有家族史者罹患冠心病的风险是正常人的2倍以上。

3. 血脂异常 脂质代谢异常是冠心病最重要的危险因素，包括总胆固醇（TC）、甘油三酯（TG）、低密度脂蛋白（LDL）或极低密度脂蛋白（VLDL）升高，高密度脂蛋白（HDL）降低。有效调节血脂可使部分粥样硬化病灶减轻或消退。

4. 高血压 血压持续存在并独立于其他危险因素。年龄在 40～70 岁之间，血压在 115/75mmHg～185/115mmHg 的个体，收缩压每升高 20mmHg，舒张压每升高 10mmHg，其心血管事件的危险性增加一倍，有效降压能减少 20%～25% 的心肌梗死。

5. 吸烟 吸烟可造成动脉壁氧含量不足，促进动脉粥样硬化的形成。平均每天吸烟 10 支，心血管病死亡率增加 18%～31%。被动吸烟也是冠心病的危险因素之一。

6. 糖尿病 与非糖尿病的人群相比，糖尿病患者心血管疾病风险增加 2～5 倍，未来 10 年发生心肌梗死的风险约 20%。

7. 缺乏体力活动 体力活动少和久坐不动的生活方式是心血管病的危险因素之一，定期体育锻炼可延缓动脉粥样硬化的发生与发展，控制冠心病的危险因素。

8. 其他 肥胖；进食过多的动物脂肪、胆固醇、糖和钠盐；A 型性格。

一、心绞痛患者的护理

心绞痛是在冠状动脉病变的基础上，出现以发作性胸痛或胸部不适为主要表现的临床综合征。主要分为稳定型心绞痛和不稳定型心绞痛。

【病因与发病机制】

临床上以“心率×收缩压”估测心肌耗氧量。在休息状态下，冠状动脉的循环血流量占心排血量的4%～5%，心肌细胞对血液含氧摄取一般为 65%～75%。运动、情绪激动时，通过神经和体液的调节，冠状动脉循环血流量增加使冠状动脉的供血量和心肌的需血量间保持动态平衡。当冠状动脉阻塞时，冠状动脉扩张性减弱，心肌的血流量不能相应增加，心肌在缺氧情况下酸性代谢产物将迅速增加，造成心肌缺氧性损伤，引起心绞痛。

1. 稳定型心绞痛（stable angina pectoris，SA） 冠状动脉内稳定的粥样斑块造成血管腔显著的局限性狭窄。应激状态下，冠状动脉供血、供氧与心肌需血、需氧之间发生矛盾，导致心肌暂时的、可逆性的代谢和功能障碍，从而引发心绞痛。心绞痛发作时患者自动停止活动，使缺血部位心肌供血恢复平衡，可以减轻或缓解症状。

2. 不稳定型心绞痛（unstable angina pectoris，UA） 不稳定的冠状动脉内粥样斑块继发病理改变，如斑块内出血、破裂，从而引起血小板聚集和（或）刺激冠状动脉痉挛，使冠状动脉供血显著减少，致心肌局部明显缺血、缺氧而引发程度严重的心绞痛。不稳定型心绞痛可在休息中发作，也可因劳力过度而诱发，去除负荷后胸痛不能立即缓解。

【临床表现】

1. 稳定型心绞痛

（1）症状 主要表现为发作性胸痛，并具有以下特征。

1）部位：心前区或胸骨后，范围约手掌大小，甚至横贯前胸，常放射至左侧肩、臂部，可波及颈、咽或下颌部。心绞痛发作时疼痛部位往往是相似的。

2）性质：主观感觉个体差异较大，常有憋闷感、压迫感、紧缩感或烧灼感，偶伴濒死感，有的患者仅描述胸部不适，但一般不会是针刺样疼痛。发作时，患者往往不自觉地停止原来的活动，直至症状缓解。

3）诱发因素：体力劳动、情绪波动、饱餐、寒冷刺激、吸烟、心律失常等。心绞痛多发生在劳力或激动的当时而不是之后，常在相似的情况下重复发生。

4）持续时间：多为3~5分钟，很少超过30分钟。可数天或数周发作一次，也可一天内发作多次，通常发作频率固定。

5）缓解方式：休息、去除诱因，一般3~5分钟可逐渐缓解。舌下含服硝酸甘油可缩短疼痛时间，一般1~2分钟起效，如果10分钟内症状没缓解，则认为硝酸甘油无效。

（2）体征　心绞痛发作时，可出现面色苍白、出冷汗、心率增快、血压升高。心尖部听诊时，出现奔马律或暂时性收缩期杂音，系因乳头肌缺血后功能失调导致二尖瓣关闭不全所致。

2. 不稳定型心绞痛

（1）症状　以发作性胸痛为主要表现。与稳定性心绞痛相比具有以下特点：①新近发生的较轻负荷所诱发的心绞痛（病程在2个月内）；②原有稳定型心绞痛在1个月内发作的频率增加；程度加重，常不能忍受，且疼痛发作时常伴有出汗、恶心、呕吐、心悸或呼吸困难等不适症状；③持续时间延长，常持续20分钟以上；④诱发因素改变，休息状态或轻微活动即可发生心绞痛，甚至从睡眠中疼醒；⑤发作时可出现ST段抬高的变异型心绞痛，应用硝酸酯类药物效果不佳等。

（2）体征　心前区听诊时可闻及一过性第三心音或第四心音，以及由于二尖瓣反流引起的一过性心尖部收缩期杂音。

【实验室及其他检查】

1. 实验室检查　检测血糖、血脂以了解冠心病的危险因素；进行血清心肌标记物检查，包括心肌肌钙蛋白、肌酸激酶和同工酶，以排除心肌梗死。

2. 心电图　静息心电图一般是正常的，发作时最常见心电图ST－T改变，包括ST段压低、T波低平或倒置，也可表现为陈旧性心肌梗死的改变或非特异性ST段和T波异常。运动心电图及24小时动态心电图可提高心肌缺血阳性检出率。

3. CT检查　检测冠状动脉的钙化情况、判断冠状动脉是否狭窄，但对管腔狭窄程度的判断有一定的局限性。

4. 放射性核素检查　提示心肌供血不足或血供消失；放射性核素心腔造影和正电子发射断层心肌显像（PET－CT），是目前评估心肌存活性最可靠的方法。

5. 冠状动脉造影　诊断冠心病的金指标，可显示冠状动脉各主干及分支狭窄性病变的部位、狭窄程度等，是诊断冠心病并指导治疗方案选择，尤其是血运重建术方案最常用的方法。

6. 其他检查　超声心动图、心脏X线检查、磁共振成像等。

【诊断要点】

1. 稳定型心绞痛　依据典型的胸闷、胸痛症状，结合年龄和存在的冠心病危险因素，以及心肌缺血的辅助检查证据，除外其他疾病所引起的心绞痛，必要时需行冠状动脉造影检查确诊。但应注意老年人、女性患者和糖尿病患者中，部分症状不典型，需关注病情的动态变化。

2. 不稳定型心绞痛　依据典型的临床表现、辅助检查，尤其是心电图、心肌坏死标志物结果，综合冠心病危险因素，排除稳定型心绞痛即可诊断。

【治疗要点】

心绞痛的治疗目标是稳定斑块，治疗心肌缺血，进行长期的冠心病二级预防，提高生活质量；预防心肌梗死和猝死，改善预后，延长患者生存期。

1. 稳定型心绞痛　积极治疗动脉粥样硬化，改善冠状动脉血供和降低心肌耗氧量，避免各种诱发因素，纠正各种危险因素。

（1）发作时治疗立即停止活动，去除诱因，坐位或卧位休息，一般患者停止活动后症状即可消失。药物治疗使用硝酸酯类药物，扩张冠状动脉，增加冠状动脉血流量，缓解心绞痛。常用药物为硝酸甘油0.5～1mg舌下含服，1～2分钟生效，约30分钟后作用消失；如果症状未缓解，可间隔5分钟再次服用。连续用药3次仍不能缓解，应立即就诊。

（2）缓解期治疗　控制冠心病危险因素、避免各种已知的诱发因素。药物治疗如下。

1）改善心肌缺血，减轻症状的药物：硝酸酯类药、β受体阻滞剂、钙通道阻滞剂。

2）预防心肌梗死和改善预后的药物：阿司匹林、氯吡格雷、他汀类药物、血管紧张素转换酶抑制剂（ACEI）、曲美他嗪、尼可地尔等。

（3）冠状动脉血运重建

1）经皮冠状动脉介入治疗（percutaneous coronary intervention，PCI）：稳定型心绞痛经药物治疗后仍有心绞痛发作，或不稳定型心绞痛经药物治疗后病情不稳定者可行PCI治疗。

2）冠状动脉旁路移植术（coronary artery bypass graft，CABG）：手术创伤较大，有一定风险，有1%～4%围手术期死亡率。

（4）增强型体外反搏（enhanced external counterpulsation，EECP）。

2. 不稳定型心绞痛的治疗

（1）一般处理　卧床休息，持续心电监护，严密观察心率（律）、血压、呼吸、血氧饱和度变化，维持血氧饱和度95%以上，如有呼吸困难、发绀者应给予氧气吸入。动态监测心肌标记物。

（2）缓解疼痛　疼痛剧烈、烦躁不安者可使用镇静剂，如吗啡5～10mg皮下注射。应用硝酸甘油或硝酸异山梨酯持续缓慢静点或微量泵输注，以10μg/min起始，每3～5分钟增加10μg/min，直至症状缓解或出现血压下降。视病情选用β受体阻滞剂或钙通道阻滞剂等，变异型心绞痛首选钙通道阻滞剂。

（3）抗血小板治疗　尽早应用阿司匹林、氯吡格雷。PCI围手术期使用替罗非班、依替巴肽。

（4）抗凝治疗　除非有禁忌证，所有患者均应在抗血小板治疗的基础上常规接受抗凝治疗，如肝素、低分子肝素等，以阻止病情进展为心肌梗死。

（5）冠状动脉血运重建治疗　保守治疗效果不佳，心绞痛发作时ST段压低>0.1mV，持续时间>20分钟或肌钙蛋白升高的患者，可行急诊冠状动脉造影及PCI。

（6）其他　出院后继续接受抗凝和调脂治疗。缓解期治疗方案同稳定型心绞痛。

【常见护理诊断/问题】

1. 疼痛：胸痛　与心肌缺血、缺氧有关。

2. 活动无耐力　与心肌氧的供需失衡有关。

3. 潜在并发症　心肌梗死。

4. 知识缺乏　缺乏疾病预防、危险因素控制知识。

【护理措施】

1. 休息与活动　心绞痛发作时应立即停止活动，就地休息，不稳定型心绞痛患者需增加卧床休息时间。根据患者的活动能力制订科学、合理的活动计划，运动量以不引起心绞痛发作为度，以有氧运动为主，避免参加负荷强度高、瞬间性强的运动。活动过程中监测患者有无胸痛、心悸、呼吸困难等不适症状，出现异常情况需立即停止活动，并遵医嘱用药。

2. 病情观察　监测患者疼痛的部位、性质、程度、持续时间及伴随症状，不稳定型心绞痛患者心电监护密切观察心率（律）、血压、呼吸及心电图情况，及时发现病情变化并处理。

3. 用药护理 遵医嘱及时、准确用药，观察药物疗效及不良反应。

（1）硝酸酯类药物 心绞痛发作时给予硝酸甘油舌下含服并观察疗效，含服药物3次未缓解者遵医嘱给予硝酸酯类药物静脉输注，速度不宜过快并注意倾听患者主诉、监测血压变化。硝酸酯类药物不良反应主要有头痛、面色潮红、心率反射性增快和低血压。

（2）抗凝、抗血小板药物 指导患者用药期间避免用利器挖耳、抠鼻等，注意观察患者神志、皮肤有无出血点、有无牙龈出血，观察二便颜色有无异常。阿司匹林宜饭后服用。

（3）β受体拮抗剂 用药后静息心率目标值为55～60次/分，严重心绞痛患者如无心动过缓可降至50次/分。有明显支气管痉挛或支气管哮喘的患者禁用β受体拮抗剂。

（4）他汀类药物 用药期间监测转氨酶和肌酸激酶等生化指标，及时发现肝损害和肌病。

4. 心理护理 了解患者基本信息，评估患者的心理状态，建立良好的护患关系，帮助患者达到最适宜的身心状态，主动接受和配合各项治疗及护理措施。

【健康指导】

1. 疾病知识指导 使患者及家属掌握、控制冠心病的危险因素，如高血压、高血脂、高血糖、吸烟、肥胖、不良情绪及缺乏运动等。告知患者本病经治疗后不会影响日常生活，但需积极控制冠心病进展。

2. 饮食指导 指导患者掌握饮食基本原则，应摄食低热量、低盐、低脂、低胆固醇饮食，每日盐摄入量5～6g，多食新鲜蔬菜、水果及粗纤维食物，保持大便通畅；宜少量多餐，避免暴饮暴食；忌烟酒、浓茶、咖啡及辛辣刺激性食品。

3. 自我病情监测与管理 指导患者及家属掌握心绞痛发作时的缓解方法。告知患者如果表现为牙痛、肩臂部痛、上腹部疼痛等不典型症状，可按心绞痛发作处理并及时就医。如果服用药物不缓解，或心绞痛发作频繁、性质严重、持续时间延长时应立即就医。

4. 用药指导 指导患者按医嘱规律服药，不可随意增减药量或停药。教会患者掌握药物的服用时间与方法、作用与不良反应等。告知患者硝酸甘油应存放在棕色瓶内随身携带，避光干燥处储存，每6个月更换一次，以确保疗效。

5. 随诊 患者出院后1个月、3个月、6个月复诊1次；PCI术后1个月、3个月、6个月、9个月、12个月进行复诊。

二、心肌梗死患者的护理

急性心肌梗死（acute myocardial infarction，AMI）是在冠状动脉病变的基础上，急性诱因作用下冠状动脉血供骤减或中断，使相应心肌发生严重而持久的急性缺血导致心肌细胞死亡。临床表现为持久而剧烈的胸痛、急性循环功能障碍；反映心肌急性缺血、损伤和坏死的心电图进行性改变、血清心肌标志物升高。AMI起病急，可发生心律失常、休克或心力衰竭，属于心血管疾病的急危重症。

AMI包括急性ST段抬高型心肌梗死（STEMI）和非ST段抬高型心肌梗死（NSTEMI），本节主要介绍STEMI。

【病因与发病机制】

AMI的基本病因是冠状动脉粥样硬化。其发生机制是在冠状动脉不稳定斑块破裂或糜烂基础上继发血栓形成，导致冠状动脉持续、完全闭塞，管腔局限或广泛狭窄，心肌血供显著减少，而侧支循环尚未充分建立。当应激性刺激导致心肌血供急剧减少或中断，心肌严重而持久的缺血达20～30分钟以上，则使相应心肌急性缺血坏死。

【临床表现】

AMI的临床表现与梗死心肌的面积、梗死部位和冠状动脉侧支循环的建立情况密切相关。

1. 诱因

（1）促使动脉粥样斑块破裂出血及血栓形成的诱因包括重体力劳动、用力排便、情绪波动、寒冷刺激、血压升高等导致左心负荷过重，心肌氧的供需失衡。

（2）进食大量脂肪餐后血液黏稠度增高。

（3）晨起交感神经活性增强，心肌收缩力增强，冠状动脉张力增高。

（4）外科手术、急性失血、感染性休克、严重心律失常等导致心排血量骤降，冠状动脉灌注量锐减。

2. 先兆　半数患者在发病前数日有乏力，胸部不适，活动时胸闷、气急、心悸、情绪波动及新发心绞痛或原有心绞痛加重等前驱症状。心绞痛发作时较既往频繁、性质较剧烈、持续时间延长、含服硝酸甘油疗效差、诱发因素不明显，常伴有恶心、呕吐、大汗、心动过速，甚至出现心功能不全、严重心律失常等表现。心电图示 ST 段一过性抬高或压低，T 波倒置或增高。

3. 症状

（1）疼痛　发作性胸痛是最早、最突出的症状。疼痛的部位和性质常类似于心绞痛，但程度更剧烈，持续时间长，患者常不能忍受，休息和含服硝酸甘油均不能缓解。患者常伴有烦躁不安、恐惧、大汗、胸闷或有濒死感。部分患者疼痛放射至下颌、上腹部、左侧肩背部而就诊于其他科室。少数患者无明显胸痛，一开始即表现为休克或急性心衰。

（2）全身症状　由坏死物质吸收所引起，多在疼痛发生后 24 ~ 48 小时发生。患者可出现发热（体温可升高至 38℃左右，很少达到 39℃，可持续 1 周左右），心动过速、白细胞增多、血沉加快等。

（3）胃肠道症状　疼痛剧烈时可有恶心、呕吐和上腹胀痛等症状，与心排血量下降、组织灌注不足、坏死心肌刺激迷走神经有关。

（4）心律失常　24 小时内最常见，是 AMI 早期主要死因，可伴有乏力、头晕、晕厥等症状。其中，室性心律失常最多见，如室性期前收缩、阵发性室速等。下壁心肌梗死易引起各种缓慢性心律失常，如房室传导阻滞、窦性心动过缓等。前壁心肌梗死患者出现缓慢性心律失常时，常提示梗死面积扩大。

（5）低血压和休克　大面积心肌坏死导致心排血量锐减所致。表现为持续而显著的血压降低，收缩压低于 80mmHg，并出现面色苍白、烦躁不安、皮肤湿冷、脉细而快、大汗、尿量减少、神志淡漠等表现。

（6）心力衰竭　主要为急性左心衰，多在发病最初几天发生，也可在疼痛、休克好转期出现。与 AMI 后大面积心肌坏死致心肌收缩力减弱或心脏的不协调运动有关。表现为极度呼吸困难，不能平卧，咳嗽、咳痰、发绀、烦躁等，严重者咳大量粉红色泡沫样痰。右心室梗死患者可出现右心衰表现，伴持续性低血压。

4. 体征　心脏浊音界可有轻度至中度增大；心率增快或减慢；心音低钝，心尖部第一心音减弱，可出现第三心音或第四心音奔马律，反映左室舒张压和舒张期容积增高，提示有左心衰。10% ~ 20% 的患者在起病后 2 ~ 3 天出现心包摩擦音，为反应性纤维性心包炎所致；发生二尖瓣乳头肌功能失调者，心尖区可出现粗糙的收缩期杂音。除胸痛早期血压可增高外，心肌梗死后患者血压几乎都下降，原有高血压患者血压可正常且不再恢复至较高水平。

5. 并发症

（1）二尖瓣乳头肌功能失调或断裂　总发生率高达 50%。二尖瓣乳头肌因缺血、坏死等使收缩功能发生障碍，造成不同程度的二尖瓣脱垂或关闭不全。乳头肌整体断裂少见，如发生将迅速发生肺水肿，约 1/3 患者迅速死亡。

（2）心脏破裂　发生率约3%，占MI患者死亡的10%，多在发病1周内发生。心室游离壁破裂后造成心包积液引起心脏压塞而猝死，心电图呈电机械分离。

（3）心室壁瘤　主要见于左心室，发生率为5%～20%。体检时可见左侧心界扩大，超声心动图、放射性核素心脏血池显像可见心室局部突出或有反常搏动，可导致心衰、栓塞和室性心律失常。

（4）栓塞　发生率为1%～6%，见于起病后1～2周。如为左心室附壁血栓脱落，可引起脑、肾或四肢等动脉栓塞；如为下肢深静脉血栓形成、部分脱落，可导致肺动脉栓塞。

（5）心肌梗死后综合征　发生率约10%。表现为心包炎、胸膜炎或肺炎，有发热、胸痛、白细胞增多等表现，可能为机体对坏死组织的过敏反应。

【实验室及其他检查】

1. 心电图　特征性的心电图演变可确诊AMI，进行定位，确定病变血管，评估病情和预后。

（1）心电图特征性表现　有Q波AMI者，在面向透壁心肌坏死区的导联上出现以下特征性改变：①心肌缺血：T波倒置，往往深而宽，两支对称；②心肌损伤：ST段抬高呈弓背向上型；③心肌坏死：宽而深的Q波（病理性Q波）。在背向心肌坏死区的导联上则出现相反的改变，即R波增高、ST段压低、T波直立并增高。急性下壁心肌梗死的心电图见图2－27，急性后壁、侧壁心肌梗死见图2－28。

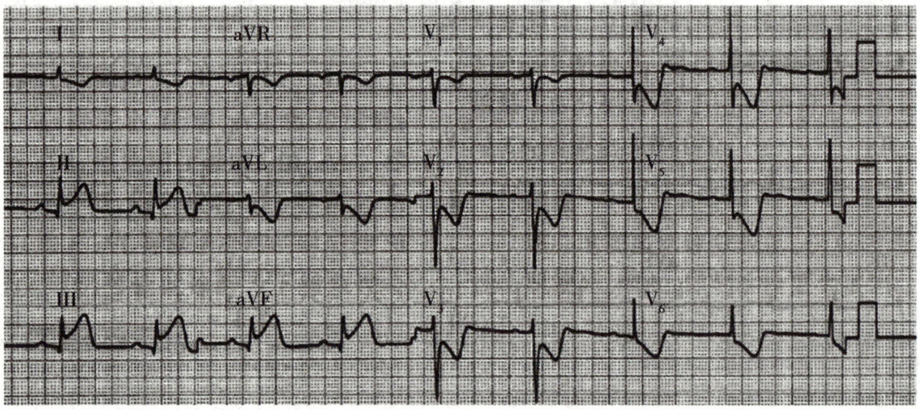

图2－27　急性下壁心肌梗死的心电图

注：Ⅱ、Ⅲ、aVF导联ST段抬高，Ⅰ、aVL、V_2-V_6导联ST段压低。

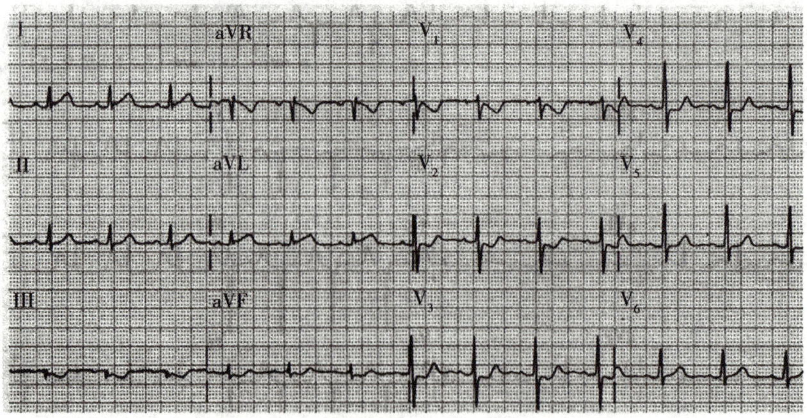

图2－28　急性后壁、侧壁心肌梗死的心电图

注：Ⅰ、aVL导联ST段抬高，Ⅲ、aVF、V_1-V_4导联ST段压低。

（2）STEMI心电图动态性改变，见表2－13。

表 2－13　STEMI 心电图动态性改变

发病时期	心电图特征	心电图表现
超急性期（起病数小时内）	无异常或出现异常高大、两肢不对称的 T 波	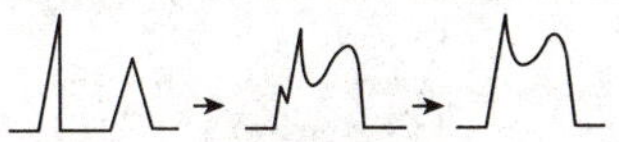
急性期（数小时至 2 天）	ST 段明显抬高、弓背向上，与直立的 T 波连接形成单向曲线。继之出现病理性 Q 波，同时 R 波减低	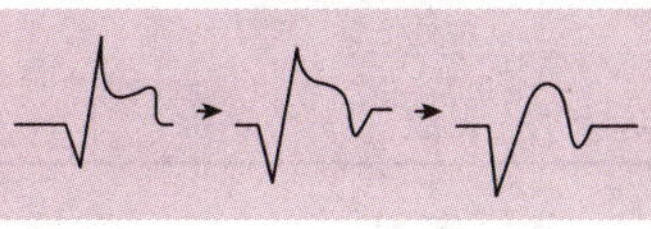
亚急性期（数日至 2 周）	ST 段持续抬高后逐渐回到基线水平，T 波则变为平坦或倒置	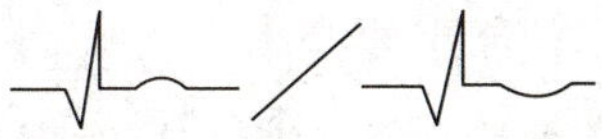
慢性期（数周至数月）	T 波呈 V 形倒置、两肢对称、波谷尖锐，T 波可永久存在，也可逐渐恢复	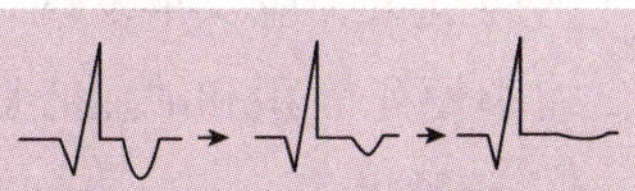

（3）定位诊断　STEMI 的定位和范围可根据出现特征性改变的导联来判断，见表 2－14。

表 2－14　STEMI 定位诊断与相关动脉病变部位的判断

部位	相应导联	供血动脉
高侧壁 MI	Ⅰ、aVL	回旋支的左缘支、左心室后支
下壁 MI	Ⅱ、Ⅲ、aVF	右冠状动脉后降支、左心室后支（右冠状动脉优势）
前间壁 MI	V_1 ~ V_3	前室间隔支
前壁 MI	V_3 ~ V_5	左前降支
广泛前壁 MI	V_1 ~ V_6、Ⅰ、aVL	左冠状动脉前降支、回旋支，右冠状动脉后降支
正后壁 MI	V_7、V_8、（V_9）	回旋支的左心室后支，少数由右冠状动脉后降支供血或两者共同供血

2. 实验室检查

（1）血常规　发病 24 ~ 48 小时后，白细胞计数升高达（10 ~ 20）$\times 10^9$/L、中性粒细胞增多、血沉增快，可持续 1 ~ 3 周。C 反应蛋白（CRP）升高提示预后不良。BNP 或 NT pro－BNP 升高反映存在心功能不全。

（2）心肌标志物及演变　肌钙蛋白 T（cTNT）或肌钙蛋白Ⅰ（cTNI）升高是诊断急性心肌坏死最敏感、最具有特异性的指标；肌红蛋白升高最早，但特异性差。其他情况详见表 2－15。

表 2－15　心肌标志物及演变

	肌红蛋白	cTNI	cTNT	肌酸磷酸激酶（CK）	肌酸磷酸激酶同工酶（CK－MB）
出现时间（h）	1 ~ 2	2 ~ 4	2 ~ 4	6	3 ~ 4
峰值时间（h）	4 ~ 8	10 ~ 24	10 ~ 24	24	10 ~ 24
持续时间（d）	0.5 ~ 1	5 ~ 10	5 ~ 14	3 ~ 4	2 ~ 4

3. 超声心动图　了解心室壁运动和左心室功能，诊断室壁瘤和乳头肌功能失调等。

4. 放射性核素检查　观察左心室壁的运动和左心室射血分数，判断心室功能、诊断梗死后造成的室壁运动失调和心室壁瘤。

【诊断要点】

1. 诊断　AMI 的诊断需至少具备下列标准中的 2 条。①典型缺血性胸痛；②特征性的心电图表现；③心肌标志物升高。老年患者，突发严重心律失常、休克、心力衰竭而原因未明者，即使心电图无特征性改变，也应考虑本病，先按 AMI 处理。

2. 心功能分级　按 Killip 分级，AMI 引起的心力衰竭可分为 4 级，见表 2－16。

表 2-16 急性心肌梗死的 Killip 分级

分级	心衰表现	肺部体征及血流动力学
Ⅰ级	无	无
Ⅱ级	有	肺部啰音 $<50\%$ 肺野
Ⅲ级	有	出现肺水肿，肺部啰音 $>50\%$ 两肺野
Ⅳ级	有	心源性休克等不同程度或阶段的血流动力学改变

【治疗要点】

本病危重，应及早发现、早治疗，加强入院前就地处理。治疗原则为尽早血运重建，挽救濒死心肌，缩小梗死面积和缺血心肌范围，保护和维持心脏功能，及时处理并发症，防止猝死。

1. 一般治疗

（1）病情监测 急性期收治冠心病监护病房（coronary care unit，CCU）3～5 日，密切观察神志、心率（律）、呼吸、体温、血压、心功能状态和末梢循环情况，记录 24h 出入液量。严重泵衰竭的患者，需监测肺毛细血管压和静脉压。备好除颤仪，随时做好抢救准备。

（2）休息与活动 保持环境安静，减少刺激，缓解焦虑。未行再灌注治疗前应绝对卧床休息。

（3）给氧 有呼吸困难和血氧饱和度降低的患者，持续或间断给氧。

（4）建立多条静脉通路，保持通畅以便及时给药。

2. 解除疼痛 再灌注治疗使完全闭塞的血管重新开通、恢复缺血心肌的血供，是解除疼痛最有效的方法。再灌注治疗前可选用以下药物尽快解除疼痛。

（1）镇静止痛药物 吗啡 5～10mg 皮下注射或 2～4mg 静脉注射，必要时 5～10 分钟后重复给药，以减轻患者交感神经过度兴奋和濒死感，注意有无低血压和呼吸抑制，也可给予哌替啶 50～100mg 肌内注射。

（2）硝酸酯类药物 扩张冠状动脉，增加冠状动脉血流量。下壁心肌梗死、可疑右室心肌梗死或明显低血压者不应使用。

（3）β 受体阻滞剂 减慢心率、降低室颤的发生，减弱心肌收缩力、降低心肌耗氧量，限制梗死面积，缓解疼痛，无禁忌证者应尽早应用。

3. 双联抗血小板治疗 无禁忌证者均应使用抗血小板聚集的药物，尤其对于血栓负荷过重者，可改善其预后。

（1）阿司匹林 首剂 150～300mg/d 一次口服；3 天后，75～150mg/d 一次口服并长期维持。

（2）ADP 受体抑制剂 氯吡格雷，首剂 300～600mg，继之 75mg/d 一次口服；或首次替格瑞洛 180mg，继之 90mg/d 二次口服。

4. 抗凝治疗 凝血酶使纤维蛋白原转变为纤维蛋白是最终形成血栓的关键环节，因而抑制凝血酶十分重要。溶栓者以肝素作为辅助用药，监测 APTT，使 APTT 达到正常值的 1.5～2 倍；未溶栓者多采用皮下注射低分子肝素，无需实验室监测。有出血倾向、活动性消化性溃疡、新近手术创面未愈、严重肝肾功能障碍的患者禁用。

5. 再灌注治疗 及早开通闭塞的冠状动脉使缺血心肌得到再灌注，是 STEMI 最重要的治疗手段，可以挽救濒死心肌，防止梗死面积扩大，保护和维持心脏功能，减缓梗死后心脏重塑，改善预后。

（1）经皮冠状动脉介入治疗（PCI） 详见冠状动脉介入诊断及治疗。

（2）溶栓治疗 无条件进行 PCI 且无溶栓禁忌证者，应立即进行溶栓治疗。

1）溶栓治疗的适应证和禁忌证，见表 2-17。

表 2-17 溶栓治疗的适应证和禁忌证

适应证	禁忌证
①两个或以上相邻导联 ST 段抬高（胸导联≥0.2mV，肢导联≥0.1mV），或病史符合 AMI 伴左束支传导阻滞，发病时间＜12h，患者年龄＜75 岁 ②ST 段显著抬高的 AMI 患者年龄＞75 岁，经慎重权衡获益与风险后仍可考虑 ③STEMI 发病时间已达 12～24h，仍有缺血性胸痛、广泛 ST 段抬高也可考虑	①出血性脑卒中病史，6 个月内发生过缺血性脑卒中或脑血管事件 ②颅内肿瘤或畸形、中枢神经受损 ③近期（2～4 周内）有活动性内脏出血（月经除外）或活动性消化性溃疡 ④未排除主动脉夹层 ⑤不能实施压迫的大血管穿刺 ⑥近期（2～4 周内）创伤史、大手术史及长时间的心肺复苏 ⑦目前正在使用治疗量的抗凝剂或已知出血倾向 ⑧入院时严重未控制的高血压或慢性严重高血压病史

2）溶栓药物的应用：①非特异性纤溶酶原激活剂：对血栓部位或体循环中纤溶系统均有作用，包括尿激酶（150 万～200 万 U，30 分钟内静脉滴注）和链激酶（150 万 U，30～60 分钟内静脉滴注）。②特异性纤溶酶原激活剂：选择性作用于血栓部位纤维蛋白，对全身纤溶活性影响较小，无抗原性，但其半衰期短，需要同时联合使用肝素，防止再闭塞。最常用的是重组组织型纤维蛋白溶酶原激活剂（r-tPA）阿替普酶。使用方法如下：总量为 100mg，首先静脉注射 15mg，继之 30 分钟内静脉滴注 0.75mg/kg（不超过 50mg），再 60 分钟内静脉滴注 0.5mg/kg（不超过 35mg）；总量为 50mg，2 分钟内静脉注射 8mg，再 90 分钟内静脉滴注 42mg。给药前静脉注射肝素 5000U，继之以 1000U/h 的速率静脉滴注。

6. 紧急主动脉-冠状动脉旁路移植术（coronary artery bypass graft，CABG） 介入治疗失败或溶栓治疗无效而有手术指征的患者，应争取在 6～8 小时内施行冠状动脉搭桥术。

7. 抗心律失常 室性期前收缩或室速首选利多卡因，如室性心律失常反复发作可使用胺碘酮。窦性心动过缓或房室传导阻滞用阿托品肌内或静脉注射，发生二度或三度房室传导阻滞伴血流动力学障碍者，行临时起搏治疗。室颤或持续多形性室速时给予电除颤或直流电同步电复律。

8. 抗低血压和心源性休克 根据血流动力学监测结果，给予升压药、血管扩张剂、补充血容量和纠正酸中毒等升压、抗休克治疗。

9. 心衰治疗。

10. 其他 包括 ACEI 或 ARB、调脂药物、钙通道阻滞剂等，治疗方法同心绞痛。

【常见护理诊断/问题】

1. 疼痛：胸痛 与心肌缺血坏死有关。

2. 活动无耐力 与心排血量减少、心肌氧的供需失衡有关。

3. 有便秘的危险 与进食少、活动少、不习惯床上排便有关。

4. 潜在并发症 心律失常、休克、急性左心衰、猝死。

5. 恐惧 与起病急、病情危重有关。

【护理措施】

1. 休息 AMI 早期充分的休息和有效睡眠，可以降低交感神经兴奋性和心肌耗氧量，有利于缓解疼痛、减少心律失常等并发症。发病 12 小时内绝对卧床休息，保持环境安静，减少刺激，缓解患者的焦虑情绪。卧床期间协助进食、翻身、大小便等日常生活护理。

2. 饮食与排便 发病后 4～12 小时内给予流质饮食，以减轻胃扩张。病情稳定后逐步恢复低盐、低脂、低胆固醇、低热量、清淡易消化饮食，宜少食多餐。评估患者排便的次数、性质及既往排便习惯，卧床期间增加蔬菜及粗纤维食物的摄入，适当按摩腹部以促进肠蠕动。既往有便秘史且不习惯床上排便者，可应用缓泻剂，以防止用力排便导致病情加重。

3. 给氧 鼻导管给氧，以增加心肌氧的供应，减轻缺血和疼痛。

4. 病情监测

（1）心电监测 密切观察心率（律）及心电图变化，尤其急性心肌梗死24小时内。及时发现各种危险心律失常。备好抢救物品及药品，遵医嘱正确使用药物与配合抢救。

（2）血压监测 观察有无血压下降，伴烦躁不安、面色苍白、皮肤湿冷、脉搏细数、少尿等表现，发现异常情况及时报告医生，遵医嘱给予补液、升压治疗。

（3）心衰的观察与护理 观察患者有无呼吸困难、咳嗽、咳痰、少尿，听诊肺部有无闻及湿啰音等，注意血氧饱和度情况。保证充分休息，避免情绪激动、用力排便等，一旦发生心衰，则按心衰进行护理。

5. 合理运动 告知患者待病情稳定后，应循序渐进地进行康复锻炼，以促进侧支循环的形成，提高冠状动脉储备能力，提高活动耐力。住院期间开始康复的指征：①过去8小时内没有新发或再发胸痛；②cTNI或cTNT水平未见进一步升高；③没有出现新的心衰代偿先兆，如静息呼吸困难伴湿啰音；④过去8小时内没有新的明显的心律失常或心电图动态改变；⑤静息心率50～100次/分；⑥静息血压90～150/60～100mmHg；⑦血氧饱和度>95%。制定科学、合理的阶梯式活动方案，住院患者开始进行康复运动时，必须在康复师或护士指导下进行，配合心电、血压监测，出现以下情况应立即停止活动：运动时心率增加>20次/分；舒张压≥110mmHg；与静息时比较收缩压升高>40mmHg，或收缩压下降>10mmHg；明显的室性或房性心动过速；二度及以上房室传导阻滞；心电图出现ST段动态改变；存在明显的胸痛、心悸、气喘、头晕、恶心等症状。

6. 溶栓治疗的配合与护理

（1）协助评估溶栓治疗适应证与禁忌证，溶栓治疗前完善各项检查，包括血常规、出凝血时间、全导联心电图等。

（2）建立至少两条静脉输液通路，注意溶栓药物需单独通路静脉输入，遵医嘱正确配制与输注溶栓药。同时，需在床边备好抢救物品、药品及除颤仪等，随时做好抢救准备。

（3）溶栓疗效观察

1）药物不良反应：①过敏反应：寒战、发热、皮疹等；②低血压：收缩压<90mmHg；③出血：包括皮肤黏膜出血、牙龈出血、便血、尿血、咯血、颅内出血等。

2）溶栓治疗有效指征：①2小时内胸痛明显减轻或消失；②2小时内心电图抬高的ST段回降≥50%；③2小时内出现再灌注性心律失常，如窦性心动过缓、加速性室性自主心律、房室传导阻滞或束支传导阻滞突然改变或消失；④血清CK-MB酶峰值提前出现（14小时内），或cTNI、cTNT酶峰值提前至发病后12小时内；⑤冠状动脉造影直接判断。

7. 心理护理 AMI患者由于剧烈而持久的胸痛、濒死感、活动受限制、处于陌生的环境等，常感到紧张、无助伴恐惧感，可能再次诱发或加重AMI。因此，医护人员应采取有效的心理疏导方法，加强沟通，建立良好的医患关系，及时给予安慰和鼓励，帮助患者树立战胜疾病的信心，使其处于接受治疗的最佳状态。

【健康指导】

在心绞痛患者的健康教育基础上，需给予以下指导。

1. 疾病知识指导 指导患者做到全面综合的冠心病二级预防，遵循ABCDE原则，预防再次梗死和其他心血管事件，延缓疾病进展，改善预后。

2. 心理指导 心血管疾病常与心理疾病并存，在医学中被称为“双心”问题。积极向上的情绪有抑制动脉粥样硬化的效果，可降低心血管疾病发病风险。指导患者保持乐观、平和的心态，在家属配合下创造一个轻松和谐的身心休养和日常生活环境。

3. 康复指导　适当家务劳动和娱乐活动等有益于疾病康复，指导患者尽快恢复日常生活。遵照出院前制定的个体化运动处方开展运动康复训练。运动以有氧运动为主，包括步行、慢跑、简化太极拳等，运动强度为最大心率的70%～85%，持续时间由初始6～10分/次，可逐渐延长至每次持续30～60分钟；有氧运动每周3～5天。2～4个月的体力活动后，逐步恢复部分或全部工作状态，但避免重体力劳动及精神紧张或工作强度大的工作。

4. 用药指导　告知患者，急性心肌梗死需终身药物治疗，采取有效方法提高用药依从性。坚持按医嘱服药并指导患者密切观察药物作用及常见不良反应，教会患者测量脉搏和血压。同时，指导家属掌握患者常用药物的作用、使用及贮存方法、不良反应及注意事项，以协助并监督患者按医嘱正确、及时应用各种药物。

5. 照顾者指导　教会家属掌握心肺复苏技术以备急用，保障患者生命安全。

附　冠状动脉介入诊断及治疗

PPT

【冠状动脉造影术】

冠状动脉造影术（coronary arterial angiography，CAG）是经股动脉、桡动脉等外周动脉将导管送至主动脉根部，分别插入左、右冠状动脉口，注入含碘造影剂使左、右冠状动脉及其主要分支得到清楚的显影，确定冠状动脉有无狭窄以及病变性质、范围、严重程度、侧支循环状况等，为冠心病患者介入性治疗或手术治疗提供依据，是临床诊断冠心病的“金指标”。冠状动脉造影显示正常的左、右冠状动脉，见图2－29。

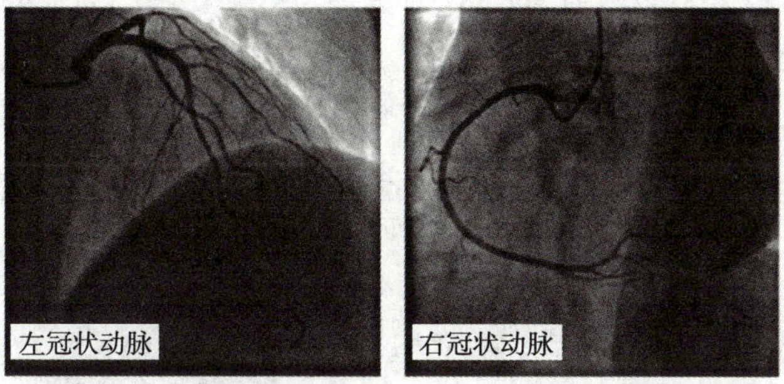

图2－29　冠状动脉造影显示正常的左、右冠状动脉

1. 冠状动脉造影的适应证

（1）有胸痛病史，心电图有缺血性ST－T改变或病理性Q波，但症状不典型，不能以其他原因解释者。

（2）已确诊为冠心病，药物治疗效果不佳，拟行介入性治疗或旁路移植手术者。

（3）难以解释的心脏增大、心力衰竭、心律失常，疑似冠心病未确诊者。

（4）急性冠脉综合征拟行急诊PCI者。

（5）拟进行其他较大手术而疑诊冠心病的患者，包括心电图异常（Q波、ST－T改变）、不典型心绞痛和年龄>65岁的患者；拟行心脏手术的患者，如年龄>50岁应该常规行冠状动脉造影。

2. 冠状动脉造影的结果分析

（1）血管及病变部位的确定　冠状动脉病变对心肌供血的影响取决于病变的部位、该血管的分布范围及狭窄程度。在分析冠状动脉造影结果时，首先应系统分析是否每一支血管的重要节段均能充分的显示，尤其是开口部位。

（2）冠状动脉血流分级　TIMI 0 级：无灌注，即阻塞远端无血流；TIMI Ⅰ级：部分灌注，造影剂通过闭塞的血管，但不能使整个远端冠状动脉充分显影；TIMI Ⅱ级：经过 3～4 个心动周期后，前向造影剂才使冠状动脉完全显影；TIMI Ⅲ级：完全灌注，前向造影剂在 3 个心动周期内使冠状动脉完全显影。

【经皮冠状动脉介入治疗】

经皮冠状动脉介入治疗（percutaneous coronary intervention，PCI）是用心导管技术开通狭窄甚至闭塞的冠状动脉，从而改善心肌血液灌注的方法。PCI 可有效解除冠状动脉狭窄，缓解冠心病患者的临床症状，提高生活质量。与传统的外科手术相比创伤小、恢复快、住院时间短。

1. PCI 的适应证

（1）慢性稳定型心绞痛　适用于药物治疗基础上仍有症状或心肌缺血范围较大的患者。

（2）非 ST 段抬高型急性冠脉综合征　包括不稳定型心绞痛和非 ST 段抬高型心肌梗死。其中，Braunwald 危险分层为Ⅱ～Ⅲ级的患者从早期 PCI 中获益更大。Braunwald 危险分层为Ⅰ级的患者不建议进行常规的介入性检查，但需综合评估心功能、心肌缺血情况和再发心血管事件的危险采取相应的治疗。在危险分层的基础上，存在下列情况者建议在就诊后 120 分钟内行紧急 PCI：①药物治疗后仍有顽固性或反复发作性心绞痛，并伴有心电图上 ST 段压低 >0. 2mV；②心衰或进展性血流动力学不稳定；③危及生命的心律失常。

（3）急性 ST 段抬高型心肌梗死　PCI 能有效降低 STEMI 总体死亡率，但与就诊的时间差、梗死部位、心功能情况、年龄、合并其他疾病情况、用药情况及医生经验等有关，特别是进门－球囊扩张（D－to－B）时间或首次医疗接触到血管开通时间。

1）直接 PCI：①发病 12 小时以内的急性 ST 段抬高型心肌梗死；②发病 12 小时以内不能药物溶栓的急性 ST 段抬高型心肌梗死；③合并心源性休克、急性心力衰竭无论是否有时间延迟；④发病时间超过 12 小时，但临床和（或）心电图仍存在缺血。

2）转运 PCI：首诊医院无施行直接 PCI 条件，且患者存在溶栓禁忌证，或虽无禁忌证但发病时间 >3 小时（但 <12 小时），且心肌梗死面积大、血液动力学不稳定的患者。

3）补救 PCI：溶栓治疗失败后，针对梗死血管所进行的 PCI。溶栓药物输入 45～60 分钟后，患者胸痛无缓解、心电图示 ST 段无回落，提示溶栓治疗失败。

4）溶栓治疗成功后有再发心肌梗死、自发或诱发缺血的表现，病变适宜 PCI 且有心源性休克或血液动力学不稳定、左室射血分数≤40%、心力衰竭、严重室性心律失常者，常规行 PCI。

（4）冠状动脉旁路移植术后复发心绞痛的患者。

冠状动脉病变病例施行 PCI 术前、术后 CAG 结果对比，见图 2－30。

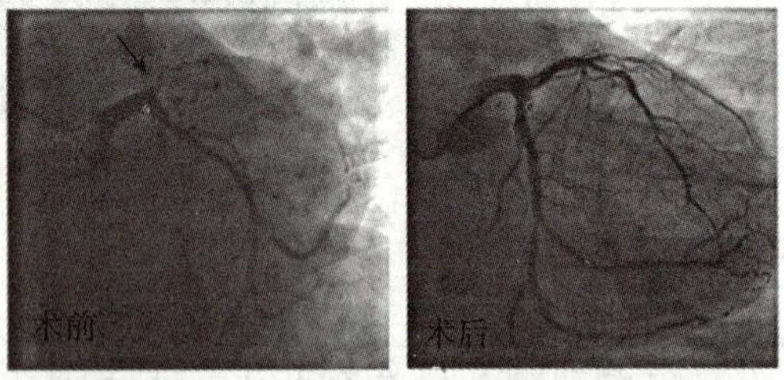

A.左前降支完全闭塞

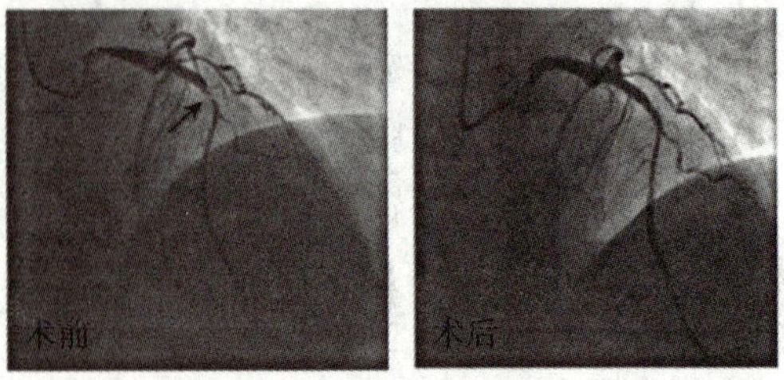

B.左前降支狭窄

图 2－30　冠状动脉病变病例行 PCI 术前、术后造影结果对比（A、B）

2. 护理

（1）术前护理

1）术前指导与知情同意。充分评估后，以恰当的形式向患者及家属介绍手术的目的、简要手术过程、意义、安全性及需要患者配合的事项，解除思想顾虑和紧张情绪，必要时给予镇静剂，保证充足睡眠。术前签署知情同意书。

2）术前完善实验室、X线及超声心动图检查，同时进行呼吸、闭气及咳嗽训练，以便于术中更好地配合完成手术。

3）术前口服抗血小板聚集的药物。择期PCI者术前晚饭后口服阿司匹林和氯吡格雷；急诊行PCI或术前6小时内给药者，遵医嘱服用负荷剂量的氯吡格雷。

4）对于术前已经服用华法林的患者，术前应停用3天，并监测使INR <1.5。

5）术前不需禁食，但不宜过饱，不喝牛奶及进食油腻食物和海鲜，避免术后腹胀、腹泻或出现过敏反应。

6）拟行桡动脉穿刺者，术前行Allen试验。即术者双手同时按压一侧桡、尺动脉，嘱患者连续伸屈五指至掌面苍白时松开对尺动脉的压迫，继续保持压迫桡动脉，观察手掌颜色变化，如在10秒内迅速变红或恢复正常，提示尺动脉功能好，即Allen试验阳性，可以经桡动脉行介入治疗。

7）根据需要行双侧腹股沟、会阴部或上肢备皮及清洁皮肤。标记双侧足背动脉以备穿刺股动脉时监测。手术对侧上肢留置静脉套管针。

（2）术中配合

1）严密监测心率（律）、血压、呼吸及心电图变化。球囊扩张时，患者可能会有胸闷、心绞痛发作的症状，做好安慰解释工作，出现异常情况及时通知医生并配合处理。告知患者如术中有心悸、胸闷、呼吸困难等不适，立即通知医生。

2）备齐抢救物品、药品及除颤仪等，维持静脉输液通路通畅，遵医嘱及时准确给药。

3）造影及球囊扩张时，有可能出现心电、血压变化及再灌注心律失常，发现异常及时报告医生并遵医嘱做相应处理。

4）因患者于局麻下进行治疗，术中神志始终处于清醒状态，要加强与患者沟通，做好心理护理。

（3）术后护理

1）交接患者时，查看静脉输液、穿刺伤口、压迫止血器状态、末梢循环状况等。了解患者术中情况，包括病变血管及治疗情况、穿刺顺利与否、术中特殊病情变化及用药情况等。

2）遵医嘱给予心电、血压监测，严密观察有无心律失常、心肌缺血、心肌梗死等急性期并发症，血压不稳定者每15～30分钟测量一次，直到血压稳定后改为每小时测量。

3）即刻做全导联心电图，进行术前、术后对比。

4）术后鼓励患者多饮水，以加速造影剂的排泄；指导患者合理饮食，少食多餐，保持大便通畅，卧床期间加强生活护理。

5）不同穿刺部位的观察与护理：①经桡动脉穿刺者，术后可立即拔出鞘管，使用专用的桡动脉止血器压迫4～6小时，期间根据患者情况逐步减压至撤除，后以纱布覆盖包扎。无特殊病情变化，不强调严格卧床休息，但穿刺侧肢体避免长时间下垂、提拉重物，禁止旋转手腕。注意观察指端血运及皮温情况；②经股动脉穿刺进行CAG者，可即刻拔除鞘管；接受PCI治疗的患者常规监测凝血酶原时间（APTT），降至正常值的1.5～2.0倍范围内可拔除鞘管，压迫穿刺点15～20分钟至穿刺点无活动性出血，穿刺侧肢体用绷带以“8”字法加压包扎24小时、制动12小时，穿刺处给予1kg砂袋压迫6～8小时。加压包扎期间，注意观察穿刺侧肢体足背动脉搏动情况及肢端皮温、皮色，防止动、静脉血栓形成；注意压迫位置要准确、力度充分，防止动－静脉内瘘形成。卧床期间，应进行主动与被动肢体功能锻炼。

6）术后并发症的观察与护理：①急性冠状动脉闭塞：表现为心绞痛、血压下降、严重心律失常，甚至死亡，应立即通知医生，尽快恢复冠状动脉血流；②桡动脉穿刺并发症：术后密切观察穿刺局部有无出血及渗血，穿刺侧前臂有无肿胀不适。③股动脉穿刺主要并发症：包括穿刺处出血或血肿、腹膜后出血或血肿、假性动脉瘤和动－静脉瘘、穿刺动脉血栓形成或栓塞等。密切观察局部有无出血、渗血及血肿，必要时予以重新包扎并适当延长肢体制动时间。④尿潴留：发生后给予诱导排尿，如听流水声、吹口哨等，必要时给予导尿。⑤低血压：多为迷走反射所致，如术后拔除鞘管进行穿刺处压迫止血时。主要表现为血压和心率减慢、恶心、呕吐、出冷汗等。一旦发生立即报告医生并配合处理。⑥造影剂不良反应：少数患者注入造影剂后出现皮肤瘙痒、荨麻疹、红斑，严重者出现支气管痉挛、喉头水肿、低血压和循环衰竭等，可静脉注射地塞米松或氢化可的松。也可发生急性肾损害，术后静脉、口入补液可起到清除造影剂、保护肾脏的作用。

7）植入支架的患者，术后遵医嘱口服抗血小板聚集的药物，如氯吡格雷和阿司匹林；依据病情需要给予抗凝治疗，如低分子肝素皮下注射。密切观察有无出血倾向，如伤口渗血、牙龈出血、血尿等，定期监测血常规及出凝血时间的变化。

8）随诊：术后1个月、3个月、6个月、1年门诊随诊，进行心电图、超声心动图、血脂、肝肾功能、出凝血时间等检查，必要时可再次行冠状动脉造影检查了解冠状动脉再通情况。尽量选择手术医生随访，调整药物治疗。

任务六　风湿性心脏瓣膜病患者的护理

PPT

心脏瓣膜疾病（valvular heart disease）是由于炎症、缺血性坏死、退行性改变、创伤、黏液样变性、先天性畸形等原因引起的单个或多个瓣膜的功能或结构异常，导致瓣口狭窄和（或）关闭不全，产生血流动力学改变的一组疾病，这些血流动力学改变可导致心房或心室结构改变及功能失常，最终导致心力衰竭、心律失常等临床表现。病变可累及一个瓣膜，也可累及两个及以上瓣膜，后者称多瓣膜病又称联合瓣膜病，二尖瓣狭窄联合主动脉瓣关闭不全是临床最常见联合瓣膜疾病。通常二尖瓣最常受累，其次为主动脉瓣，三尖瓣和肺动脉瓣病变者少见。

临床上最常见的心脏瓣膜病为风湿性心脏病（thematic valvular heart disease）简称风心病，是风湿热引起的风湿性心脏炎症所致的心瓣膜损害。主要累及40岁以下人群，2/3者为女性。70年代，我国成人风心病患病率为1.9%~2.9%，儿童为0.4%~2.7%。虽然近年来风心病的患病率有下降趋势，但仍是常见的心脏疾病。

【病因与发病机制】

由于慢性、反复发作的风湿性心瓣膜炎症和结缔组织增生，使瓣叶增厚、变形、瓣叶间粘连，导致瓣膜口狭窄，早期呈隔膜型；晚期瓣叶明显增厚、纤维化、钙化，腱索及乳头肌粘连、缩短，整个瓣膜口呈漏斗型，常伴有关闭不全。瓣膜口的狭窄和（或）关闭不全引起血流动力学和心脏负荷的变化。

1. 二尖瓣狭窄　正常人二尖瓣口面积为4~6cm^2。当其减至2cm^2以下时，左心房压力升高，左心房代偿性扩大、肥厚，此时患者多无症状，心脏为代偿期表现；当瓣口面积减至1.5cm^2时，左心房扩大超过代偿极限，导致肺循环淤血，引起肺动脉高压、右心室后负荷过重，右心肥厚、扩大，最终导致右心衰竭。

2. 二尖瓣关闭不全　二尖瓣关闭不全患者，在左心室收缩时部分血液反流入左心房，舒张时增多的血液又流入左心室，使其容量负荷增加，左心室扩张、肥厚，直至左心衰竭。此时，左心房压和左心室舒张期末压明显上升，导致肺淤血、肺动脉高压和右心衰竭。

3. 主动脉瓣狭窄　正常成人主动脉瓣口面积≥3.0cm^2，当其≤1.0cm^2时，左心室收缩压明显升高，跨瓣压差显著；同时左心室射血阻力增加，引起左心室向心性肥厚，最终导致左心衰竭。

4. 主动脉瓣关闭不全　在心室舒张期主动脉内的血液反流入左心室，使其容量负荷增加，引起左心室扩张、肥厚，最后导致左心衰竭；同时，由于血液反流，主动脉内舒张压降低，冠状动脉灌注减少，导致心肌缺血，最终引起左心衰竭。

【临床表现】

1. 二尖瓣狭窄　风湿性二尖瓣狭窄仍是我国主要的瓣膜病。风湿热至少需两年才能引起二尖瓣狭窄。其中2/3为女性。单纯性狭窄占25%，合并关闭不全占40%。

（1）症状　一般二尖瓣口面积<1.5cm^2时开始出现临床症状。

1）呼吸困难：是最常见的早期症状。常见诱因为精神紧张、劳累、感染或心房颤动。早期为劳力性呼吸困难，随着病情进展，出现夜间阵发性呼吸困难和端坐呼吸，甚至发生急性肺水肿。

2）咳嗽：常见。冬季尤其明显。多在夜间睡眠时及劳动后出现，伴白色黏液痰或泡沫样痰。

3）咯血：①大咯血：严重二尖瓣狭窄，左心房压力突然增高，肺静脉压快速升高，致支气管静脉破裂出血所致，可为二尖瓣狭窄首发症状，多见于早期。后期由于右心衰肺循环淤血相对减轻，大咯血发生率降低。②血痰或血丝痰，常伴夜间阵发性呼吸困难。③肺梗死时，咯出胶冻状痰。④粉红色泡沫样痰：为急性肺水肿特征性表现。

4）声音嘶哑：较少见，因左心房和肺动脉扩大，压迫左喉返神经所致。

（2）体征　可见面部两颧、口唇发绀，称“二尖瓣面容”。心尖部可触及舒张期震颤；心尖部可闻及舒张期隆隆样杂音是最重要的体征；心尖部第一心音亢进及二尖瓣开放拍击音；肺动脉瓣区第二心音亢进、分裂。

（3）并发症

1）右心衰竭：是晚期常见并发症，也是二尖瓣狭窄主要死亡原因。

2）心房颤动：是早期常见的并发症。亦是患者就诊的首发症状。房颤发生率随左房增大和年龄增长而增加。发生前常出现房性期前收缩，初始是阵发性房扑和房颤，之后转为慢性房颤。

3）急性肺水肿：是重度二尖瓣狭窄的严重并发症，如不及时救治，可能致死。

4）血栓栓塞：约有20%患者发生体循环栓塞，偶为首发。发生栓塞的80%患者有房颤史。血栓脱落引起周围动脉栓塞，以脑动脉栓塞常见。左心房带蒂球形血栓或游离漂浮球形血栓可能突然阻塞二尖瓣口，导致猝死。而肺栓塞发生常是房颤或右心衰竭时，在右房有附壁血栓形成并脱落所致。发生血栓栓塞的危险因素有：房颤、直径>55mm的大左心房、栓塞史、心排血量明显降低。

5）感染：因本病患者常有肺淤血，极易出现肺部感染。

2. 二尖瓣关闭不全　常与二尖瓣狭窄同时存在，也可单独存在。从罹患风湿热到出现二尖瓣关闭不全症状常超过20年，一旦出现明显症状，则进展迅速。

（1）症状　轻者无症状。重者出现左心功能不全的表现，如疲倦、心悸、劳力性呼吸困难、右心功能不全等。

（2）体征　心脏搏动增强并向左下移位；心尖区闻及全收缩期粗糙吹风样杂音是最重要体征，第一心音减弱，肺动脉瓣区第二心音亢进。

（3）并发症　二尖瓣关闭不全的并发症与二尖瓣狭窄的并发症相似，但心力衰竭出现较晚，感染性心内膜炎常见，房颤、血栓栓塞较少见。急性二尖瓣关闭不全、重度反流，可短期内发生急性左心衰竭，甚至发生急性肺水肿或心源性休克，预后差。

3. 主动脉瓣狭窄　常伴有主动脉瓣关闭不全，或合并二尖瓣病，单独狭窄几乎看不见。无症状期可多年，但大多呈进行性加重。

（1）症状　早期无症状。呼吸困难、心绞痛和晕厥为典型主动脉瓣狭窄的三联征。个别出现急性左心功能衰竭，甚至猝死。

（2）体征　主动脉瓣区可闻及响亮、粗糙的收缩期吹风样杂音是主动脉瓣狭窄最重要的体征，可向颈部传导。主动脉瓣区可触及收缩期震颤。

（3）并发症　10%患者有房颤、左心功能衰竭、猝死，感染性心内膜炎较少见。

4. 主动瓣膜关闭不全　风湿热引起者常与二尖瓣狭窄同时存在，单独主动脉瓣关闭不全少见。无症状期长，轻症者可维持20年以上；重度者确诊后内科治疗5年存活率75%，10年存活率50%。

（1）症状　轻者可无症状。重者可有心悸、心前区不适、心绞痛、头部强烈的震动感，常有体位性头晕。晚期可发生左心衰竭。急性患者重者可出现低血压和急性左心衰竭。

（2）体征　第二主动脉瓣区可听到舒张早期叹气样杂音。颈动脉搏动明显，脉压增大，周围血管征常见，如点头征（De Musset 征）、颈动脉和桡动脉扪及水冲脉、股动脉枪击音（Traube 征）、股动脉听诊可闻及双期杂音（Duroziez 征）和毛细血管搏动征。主动脉根部扩大患者，在胸骨右侧第2、3肋间可扪及收缩期搏动。

（3）并发症　常见的是感染性心内膜炎。心力衰竭急性患者出现早，慢性患者出现晚，可出现室性心律失常，但心脏性猝死少见。

【实验室及其他检查】

1. 超声心动图　①二尖瓣狭窄：二尖瓣前叶活动曲线EF斜率降低，双峰消失，前后叶同向运动，呈"城墙样"改变。②二尖瓣关闭不全：超声心动图可用于判断反流程度，明确病因。③主动脉瓣狭窄：超声心动图有助于显示瓣膜结构。④主动脉瓣关闭不全：超声心动图可显示瓣膜和主动脉根部的形态改变，判断其严重程度。

2. X线检查　中、重度二尖瓣狭窄可见左心房及右心室增大，心影呈梨形，肺淤血征象；二尖瓣关闭不全可见左心房及左心室增大征象；主动脉瓣狭窄者心影正常或左心室轻度增大；主动脉瓣关闭不全可见左心室增大，心影呈靴形。

3. 心电图检查　二尖瓣狭窄时，可出现二尖瓣型P波，P波增宽 >0.12s，伴切迹；二尖瓣关闭不全时，主要表现为左心房增大、左心室肥厚及非特异性ST－T改变；主动脉瓣狭窄和关闭不全时，可见左心室肥厚，伴继发性ST－T改变。此外，可有各种心律失常的心电图改变。

4. 心导管检查　当超声心动图不能确定狭窄程度，又要进行外科手术治疗，应进行心导管检查。常以左心室－主动脉收缩期压差，判断狭窄程度，平均压 >50mmHg 或峰压≥70mmHg 为重度狭窄。

【诊断要点】

心脏瓣膜听诊区特异性听诊音；超声心动图证实。

练一练2-1

患者，女，43岁。有风湿性心脏瓣膜病史。患者于户外运动时，突然出现右侧肢体无力，站立不稳，并有口角歪斜。该患者最可能是并发了（　）

A. 脑栓塞　　B. 短暂性脑缺血发作　　C. 颅内肿瘤

D. 蛛网膜下腔出血　　E. 颅内动静脉瘤破裂

答案解析

【治疗要点】

1. 一般治疗　无症状者避免剧烈体力活动，每6～12个月门诊随访一次。避免诱发心力衰竭的各种因素，如急性感染、贫血等。如有呼吸困难、心慌等，应减少体力活动，注意休息，限制钠盐摄入，必要时遵医嘱口服利尿剂。有风湿活动者，给予抗风湿治疗，如肌内注射苄星青霉素、口服阿司匹林等。

2. 内科治疗　包括预防风湿活动和感染性心内膜炎，改善心功能、减轻症状及防治并发症等。有风湿活动的患者应给予抗风湿治疗，预防风湿热复发一般应坚持至患者40岁，甚至终身应用苄星青霉素，无症状者注意预防感染，避免重体力活动，定期复查。

3. 介入和外科治疗　手术及介入是治疗心脏瓣膜病的根本方法，如瓣膜修补术、经皮球囊瓣膜成形术、人工瓣膜置换术等。

看一看

经皮二尖瓣球囊成形术

采用经静脉经房间隔穿刺径路，利用球囊导管膨胀力将粘连的瓣叶交界处撕裂分离以解除瓣口狭窄称为经皮二尖瓣球囊成形术，是治疗风湿性心脏病二尖瓣狭窄的一项技术。适应证为：①中、重度单纯二尖瓣狭窄，瓣膜无明显变形、弹性好、无严重钙化，瓣膜下结构无明显异常，左心房无血栓，瓣口面积≤1.5cm^2，窦性心律。②二尖瓣狭窄伴重度肺动脉高压，外科手术治疗危险性很大者，不宜换瓣者。③二尖瓣交界分离手术后再狭窄，心房颤动，二尖瓣钙化，合并轻度二尖瓣或主动脉瓣关闭不全，可作为相对适应证。

【常见护理诊断/问题】

1. 体温过高　与风湿活动、并发感染有关。

2. 焦虑　与病程漫长、病情反复、长期住院等有关。

3. 潜在并发症　心力衰竭、心律失常、血栓栓塞、感染性心内膜炎等。

4. 知识缺乏　缺乏风心病的预防保健知识。

【护理措施】

1. 活动与休息　按心功能分级安排适当的活动，合并主动脉病变者应限制活动，风湿活动时卧床休息；活动时出现不适，应立即停止活动，并给予吸氧3～4L/min。

2. 饮食护理　给予患者高热量、高蛋白、高维生素、清淡、易消化饮食，少食多餐，避免过饱，有心衰者低盐饮食，多食新鲜蔬菜、水果，保持大便通畅。

3. 病情观察

（1）观察体温，注意热型　体温超过38.5℃时给予物理降温，30分钟后测量体温并记录降温效果。观察有无风湿活动的表现，如皮肤出现环形红斑、皮下结节、关节红肿疼痛等。

（2）观察有无心力衰竭的征象　监测生命体征和肺部、水肿、肝大的体征，观察有无呼吸困难、乏力、尿少、食欲缺乏等症状。

（3）评估栓塞　借助各项检查评估栓塞的危险因素，密切观察有无栓塞征象，一旦发生应立即报告医师，给予溶栓、抗凝治疗。

4. 用药护理　遵医嘱应用抗心律失常药、抗血小板聚集药等。密切观察药物疗效及不良反应。风湿活动患者长期，甚至终生应用苄星青霉素。阿司匹林的主要不良反应是胃肠道反应，饭后服药；在使用阿司匹林和华法林过程中，密切观察有无出血倾向，如皮肤黏膜出血、牙龈出血、血尿、柏油样便等，定期检查凝血酶原时间，必要时遵医嘱给予维生素K。

5. 心理护理　向患者解释风湿性心脏病的原因、诱因及预后，消除患者的疑虑。告诉患者情绪稳定、积极配合治疗有助于控制病情进展，提高生活质量，延长寿命。

【健康指导】

1. 疾病知识指导 告诉患者及家属本病的病因和病程进展特点，说明本病治疗的长期性、艰巨性。鼓励患者树立信心，做好长期与疾病做斗争的思想准备。有手术适应证者尽早择期手术，提高生活质量，以免失去最佳手术时机。

2. 预防感染指导 改善居住环境中潮湿、阴暗等不良条件，保持室内空气流通、温暖、干燥、阳光充足，防止风湿活动。适当锻炼，加强营养，提高机体抵抗力。防寒保暖，预防感冒，避免与上呼吸道感染患者接触，一旦发生感染后立即用药；在导尿术、内镜检查、分娩、人工流产等术前操作时，提前告知医师风心病史，以便预防性使用抗生素。

3. 日常活动指导 注意休息，劳逸结合，在病情允许的情况下，进行适量的轻体力活动或工作。与患者及家属讨论、制订活动计划，鼓励患者积极活动，增强自信。病情稳定时，酌情进行体育锻炼，提高机体抵抗力。

任务七 感染性心内膜炎患者的护理

PPT

感染性心内膜炎（infective endocarditis，IE）是微生物感染所致的内心膜和邻近的大动脉内膜炎症，其特征是心瓣膜上赘生物形成，赘生物为大小不等，形状不一的血小板和纤维素团块，内含大量和少量炎症细胞。最常见的致病菌是金黄色葡萄球菌，少数由肺炎球菌、淋球菌、A 族链球菌和流感杆菌所致。根据临床病程可分为急性和亚急性两类，临床常见后者。

【病因与发病机制】

1. 亚急性感染心内膜炎 主要发生于器质性心脏病，最常见于心脏瓣膜病，尤以二尖瓣狭窄和主动脉瓣关闭不全者最多见；其次是先天性心血管病，如室间隔缺损，动脉导管未闭、法洛四联症者。最常见的致病菌是草绿色链球菌，其次为 D 族链球菌和表皮葡萄球菌。细菌在上呼吸道感染、扁桃体摘除术、泌尿系器械检查或心脏手术时侵入血流，黏附于心脏或血管损害部位，继之血小板聚集，形成血小板微血栓和纤维蛋白沉着，成为结节样无菌性赘生物，也是细菌定居瓣膜表面的重要因素。

2. 急性感染心内膜炎 其发病机制不清楚。致病菌多见金黄色葡萄球菌，少数由肺炎球菌、淋球菌、A 族链球菌和流感杆菌所致。病原菌来自皮肤、肌肉、骨骼或肺等部位的活动性感染灶，细菌数量大、毒力强，具有高度侵袭性和黏附能力。主要累及正常心瓣膜，常见主动脉瓣。

【临床表现】

1. 症状

（1）发热 是最常见的症状。急性者可有寒战、高热，常突发心力衰竭；亚急性者体温一般不超过 39.5℃，可有全身不适、乏力、食欲缺乏和体重减轻等非特异性症状。

（2）心脏杂音 80%~85% 的患者有病理性杂音，可由基础心脏病和（或）心内膜炎导致瓣膜损害所致，以主动脉瓣关闭不全多见。急性者比亚急性者更易出现杂音强度和性质的变化。

2. 体征 多为非特异性。

（1）瘀点 可出现于任何部位，以锁骨以上皮肤、口腔黏膜和睑结膜常见。瘀点出现持续数天后可消失，又可重新出现。

（2）指（趾）甲下出血 呈条纹状，较少见。

（3）Osler 结节 分布于手指或足趾末端的掌面、足底或大小鱼际处，呈红色或紫色痛性豌豆大小结节，略高出皮肤。

（4）Janeway 损害　位于手掌或足底直径 1～4mm 大小、无痛性出血红斑，急性者多见。

（5）Roth 斑　为视网膜卵圆形出血斑，中心呈白色。

（6）杵状指（趾）　仅见于 20% 的病程 >6 周者，无特异性。

3. 并发症

（1）心脏疾病　心力衰竭最常见，也可发生急性心肌梗死、心肌炎。

（2）细菌性动脉瘤　多见于亚急性心内膜炎患者，病程晚期，出现在近端大动脉、脑、内脏和四肢。

（3）迁移性脓肿　多发生于急性者，肝、脾、骨髓、神经系统多见。

（4）神经系统　约 1/3 患者有神经系统受累表现，多为脑栓塞，其次是脑细菌性动脉炎、脑出血、脑脓肿、化脓性脑膜炎等。

（5）肾损害　大多数患者有肾损害表现，如肾动脉栓塞、肾梗死、肾小球肾炎等。

4. 动脉栓塞　20%～40% 的动脉栓塞由赘生物引起，可发生于机体的任何部位，如脑、脾、肾、肠系膜、四肢和肺动脉栓塞等。

5. 其他　如贫血、脾大等，部分患者可有杵状指（趾）。

【实验室及其他检查】

1. 血培养　是确诊感染性心内膜炎的最重要方法，也是选择抗生素的主要依据。近期未接受过抗生素治疗的患者阳性率高达 95% 以上。

2. 实验室检查　血常规检查，白细胞计数正常或增高，分类计数有轻度核左移。急性感染性心内膜炎常有血白细胞计数高，并有核左移。红细胞沉降率升高。亚急性感染性心内膜炎患者最常见正细胞型红细胞贫血。尿液检查可见镜下血尿和轻度蛋白尿，肉眼血尿提示肾梗死。

3. X 线检查　肺部多处小片状浸润阴影，提示脓毒性肺栓塞所致肺炎。左心衰竭时可有肺淤血或肺水肿征。主动脉增宽可是主动脉细菌性动脉瘤所致。

4. 心电图　心肌梗死心电图表现可见于急性感染性心内膜炎患者。主动脉瓣环或室间隔脓肿的患者可出现房室、室内传导阻滞的情况。

5. 超声心电图　经胸壁超声可探测出 50%～75% 赘生物，经食管超声可检出 <5mm 的赘生物，其敏感性高达 95% 以上。

【诊断要点】

发热；心脏杂音；脏器栓塞、周围血管受损；超声心动图检查发现赘生物；血培养阳性。

【治疗要点】

1. 抗微生物药物治疗

（1）用药原则　①早期应用，连续送检 3～5 次血培养后即开始治疗。②大剂量、长疗程、充分用药，选用杀菌性抗生素。③静脉给药，保持高而稳定的血药浓度。④已培养出病原微生物时，根据药物敏感试验结果选择药物；病原微生物不明时，急性者选用抗金黄色葡萄球菌、链球菌、革兰阴性杆菌的广谱抗生素，亚急性者选用抗链球菌的抗生素。

（2）药物选择　本病大多数致病菌对青霉素敏感，应作为首选药物。联合用药以增强杀菌能力，如氨苄西林、万古霉素、庆大霉素或阿米卡星等，真菌感染者选两性霉素 B。

2. 外科治疗　有严重心内并发症、抗生素治疗无效者，及早手术治疗；部分患者赘生物过大，应尽早手术、预防栓塞。

【常见护理诊断/问题】

1. 体温过高　与感染有关。

2. 营养失调：低于机体需要量 与感染致机体代谢率增高、食欲下降有关。

3. 焦虑 与病情反复、病程长及发热等有关。

4. 潜在并发症 栓塞、心力衰竭等。

练一练2-2

患者，男，40 岁。持续发热 2 周，体温 38.5～39.5℃之间，心率 70 次/分，血压 120/80mmHg，心前区可闻及收缩期杂音，今晨以“感染性心内膜炎”收住入院。入院后心脏彩超检查示二尖瓣有一大小约为 5mm×4mm 赘生物，在护理时最应预防的是（ ）

A. 心房颤动 B. 充血性心力衰竭 C. 肺炎 D. 栓塞 E. 重度感染

答案解析

【护理措施】

1. 一般护理

（1）休息与活动 急性患者卧床休息，限制活动，以减少回心血量和减少赘生物脱落，减少栓塞出现的机会；保持环境安静，空气新鲜，减少探视。亚急性患者，适当活动，但应避免剧烈活动和情绪激动。

（2）饮食护理 给予高热量、高蛋白、高维生素、易消化的半流食或软食，做好口腔护理。发热者，应补充水分和电解质；心力衰竭者，应少食多餐，限制钠盐摄入。

2. 病情观察

（1）观察体温及皮肤黏膜变化 及时测量体温，判断病情进展及治疗效果；高热者卧床休息，每 4 小时测体温一次，若体温超过 38.5℃，给予物理降温或温水擦浴，准确记录体温变化；观察患者有无皮肤瘀点、指（趾）甲下线状出血、Osler 结节和 Janeway 损害等。

（2）观察栓塞征象 患者出现神志和精神改变、失语、吞咽困难、肢体活动受限、瞳孔大小不对称，抽搐或昏迷时，应警惕脑动脉栓塞；肢体突发剧烈疼痛，局部皮肤温度下降，动脉搏动减弱或消失，应考虑外周动脉栓塞；突发胸痛、气急、发绀和咯血等，应警惕肺栓塞；出现腰痛、血尿等，应考虑肾栓塞。

3. 用药护理 遵医嘱准确、按时间使用抗生素，确保维持有效的血药浓度，并观察药物疗效及不良反应；告知患者抗生素是治疗本病的关键，需坚持大剂量、长疗程的抗生素治疗才能杀灭病原菌；保护静脉，使用静脉留置针或经外周静脉穿刺中心静脉置管（PICC），避免多次穿刺增加患者痛苦。

4. 正确采集血培养标本

（1）未经治疗的疑为亚急性感染性心内膜炎患者，应在第一日隔 1 小时采血 1 次，共 3 次，如次日未见细菌成长，应重复采血 3 次后开始抗生素治疗。

（2）已使用抗生素者，遵医嘱需停药 2～7 天后采血。

（3）采血最佳时间为体温上升时，每次采血 10～20ml，同时做需氧和厌氧培养。

（4）告知患者暂时停用抗生素和反复多次大量采血的必要性，取得患者的理解与配合。

（5）采血前严格消毒皮肤，采血后严格消毒培养基瓶盖。

【健康指导】

1. 疾病知识指导 向患者和家属介绍本病的相关知识，告知患者坚持足够剂量和足够疗程抗生素的重要性；在实施口腔内手术、上呼吸道手术或操作、泌尿和消化道侵入性检查或其他外科手术前，应预防性使用抗生素。

2. 生活指导 嘱患者注意防寒、保暖，保持口腔及皮肤清洁，少去公共场合。勿挤压痤疮、疖、痈等感染病灶，减少病原菌侵入机会。

3. 病情监测和用药指导　教会已经发生感染性心内膜炎的患者自我监测体温的变化；告诉患者及家属按时按量遵医嘱服药的重要性，不可擅自停药；告知用药期间可能出现的不适，出现异常及时告知医生或及时就诊；有心力衰竭、栓塞表现等，定期门诊随诊。

PPT

任务八　心肌疾病患者的护理

心肌病（cardiomyopathy）是指有心肌结构异常、功能障碍的心肌疾病，常由遗传、感染所致。根据其病理生理、病因学和发病因素将心肌病分为扩张型心肌病、肥厚型心肌病、限制型心肌病、致心律失常性右心室心肌病和未定型心肌病。由其他心血管疾病继发的心脏病理改变不属于心肌病范畴。

一、原发性心肌病患者的护理

原发性心肌病是一组异质性心肌病，由不同病因（遗传性多见）引起的心肌病变导致心肌机械和（或）心电障碍，常表现为心室肥厚或扩张。

（一）扩张型心肌病

扩张型心肌病（dilated cardiomyopathy，DCM）以左心室、右心室或双侧心室腔扩大和心肌收缩功能障碍为特征，常伴有心力衰竭和心律失常，病死率较高。本病见于各年龄段，20～50 岁高发，男性多于女性（男女发病比例为 2.5∶1），近年来发病率呈上升趋势。

【病因与发病机制】

1. 病因　病因迄今未明，30%～50% 有基因突变和家族遗传背景。对于继发性 DCM，持续病毒感染是其主要原因，最常见的病原菌有柯萨奇病毒、流感病毒、腺病毒、巨细胞病毒、人类免疫缺陷病毒等。此外，酒精中毒、抗癌药物、硒缺乏、系统性红斑狼疮、嗜铬细胞瘤、淀粉样变性等因素亦可引起 DCM。

2. 发病机制　基因突变、持续病毒感染对心肌组织的直接损伤、病毒介导的免疫损伤作用导致或诱发扩张型心肌病的发生，其病理改变主要是心腔扩大（特别是左心室扩大），室壁变薄，纤维瘢痕形成。常伴有附壁血栓，心肌收缩功能下降，但瓣膜、冠状动脉多无改变。

【临床表现】

起病缓慢，可在任何年龄发病，以 20～50 岁多见，可分为以下 3 个阶段。

1. 早期　为无症状期，仅有心脏结构改变，心电图可见非特异性变化，超声心动图示心脏扩大、收缩功能损害，无心力衰竭临床表现，体格检查可正常。

2. 中期　为有症状期，出现疲劳、乏力、气促和心悸等症状，有肝大、腹腔积液及周围水肿的功能心力衰竭表现，可闻及奔马律，超声心动图示心脏进一步扩大和左心室射血分数明显降低。

3. 晚期　出现顽固性心力衰竭，常合并各种心律失常，部分患者发生栓塞或猝死，超声心动图示心脏明显扩大，左心室射血分数严重减低，体检显示心脏明显增大、奔马律、肺循环和体循环淤血表现。

【实验室及其他检查】

1. X 线检查　心影明显增大，心胸比 >50%，肺淤血。

2. 心电图检查　可见各种类型心律失常，如心房颤动、房室传导阻滞等。也有 ST－T 改变、低电压、R 波降低，少数出现病理性 Q 波，多是由于心肌广泛纤维化所致。

3. 超声心动图 是诊断和评估DCM最常用的重要检查手段。疾病早期即可有左心室轻度扩大，后期心脏四腔均明显扩大，以左心室扩大最为显著，室壁运动减弱，心肌收缩功能下降，左心室射血分数显著降低。彩色血流多普勒显示二、三尖瓣反流。

4. 心脏磁共振 对于心肌病诊断及预后评估均有很高价值。CMR显示心肌纤维化，常提示心电不稳定。

5. 冠状动脉造影和心导管检查 冠状动脉造影无明显狭窄有助于除外冠状动脉性心脏病。心导管检查不是DCM诊断的常用和关键检查。在疾病早期大致正常，有心力衰竭时可见左心室舒张末期压、左心房压和肺毛细血管楔压增高，心搏出量、心指数减低。

6. 心肌核素显像 可见舒张末期和收缩末期左心室容积增大，左心室射血分数降低，但一般不用于心功能评价。

7. 心内膜心肌活检 可见心肌细胞肥大、变性、间质纤维化等。

【诊断要点】

根据临床表现，结合实验室及其他检查结果可进行诊断。

【治疗要点】

治疗目标是控制心力衰竭和心律失常，预防栓塞和猝死，提高生活质量和延长生存。

1. 心力衰竭的治疗 早期常用β受体阻滞剂、钙通道阻滞剂、血管扩张剂及血管紧张素转化酶抑制剂（ACEI）等，从小剂量开始，长期口服。中期限制体力活动，有液体潴留者应低盐饮食，合理应用利尿剂，本病较易发生洋地黄中毒，因此洋地黄药物应慎用。

2. 栓塞、心律失常和猝死的治疗 有心房颤动或深静脉血栓形成等发生栓塞性疾病危险而没有禁忌证者，口服阿司匹林预防附壁血栓形成。已有附壁血栓和血栓栓塞发生者须长期抗凝治疗，如口服华法林。

3. 中医药治疗 中药黄芪、生脉散和牛磺酸等有抗病毒、调节免疫、改善心功能等作用，长期应用可改善症状及预后。

4. 其他治疗 严重者可进行心脏再同步化治疗、心脏移植等。

（二）肥厚型心肌病

肥厚型心肌病（hypertrophic cardiomyopathy，HCM）是以左心室和（或）右心室肥厚（常为非对称性）、心室腔变小，左心室充盈受阻和舒张期顺应性下降为特征的心肌病。临床根据左心室流出道有无梗阻可分为梗阻性肥厚型心肌病和非梗阻性肥厚型心肌病。本病30～50岁多见，是青年猝死原因之一。

【病因与发病机制】

1. 病因 本病常有明显家族史，为常染色体显性遗传疾病，肌节收缩蛋白基因突变是主要的致病因素。部分患者由代谢性或浸润性疾病引起。还有研究认为儿茶酚胺代谢异常、细胞内钙调节机制异常、高血压、高强度运动等均可作为本病发病的促进因子。

2. 发病机制

（1）遗传因素 肥厚型心肌病可由多个单基因突变引起。目前发现有7个基因、70余种突变与此病相关。其中最具特征性的是位于第14号染色体上的肌球蛋白重链基因突变。

（2）其他发病学说 ①毒性多肽（poison polypeptide）学说：该学说认为，由基因突变所产生的异常多肽可与其他心肌成分结合，使正常心肌纤维的生物合成发生障碍。②无效等位基因（null alleles）学说：是指基因突变可生成一种截断蛋白，使正常肌小节蛋白生成减少，从而影响到粗肌丝或细肌丝的结构与功能，进而导致整个肌小节结构和功能异常。

肥厚型心肌病的主要改变在心肌，尤其是左心室形态学改变，其特征为不均等的心室间隔增厚（非对称性心室间隔增厚）。

【临床表现】

1. 症状

（1）呼吸困难　患者早期出现劳力性呼吸困难。呼吸困难多数在体力劳动后出现，严重者呈端坐呼吸或夜间阵发性呼吸困难。

（2）心前区疼痛　常于劳累后出现，类似心绞痛，可典型或不典型，服用硝酸甘油后症状加重。

（3）头晕、晕厥　多在活动时发生，是由于心排血量减低，致血压下降所致。

（4）乏力、心悸　多由于心功能减退或心律失常所致。

（5）心力衰竭、猝死　晚期患者广泛心肌纤维化，心室收缩功能也减弱，易发生心力衰竭及猝死。猝死可为首发症状，也是肥厚型心肌病的主要死亡原因。

2. 体征　心界轻度扩大。梗阻性肥厚型心肌病患者在胸骨左缘第3、4肋间可听到喷射性收缩期杂音，心尖部也常可闻及吹风样收缩期杂音。使心肌收缩力下降或使左心室容量增加的因素，如应用β受体阻滞剂、取下蹲位或举腿，杂音可减轻；而使心肌收缩力增强或使左心室容量减少的因素，如含服硝酸甘油片，杂音可增强。

【实验室及其他检查】

1. X线检查　心影正常或轻度增大，如出现心力衰竭者，则心影明显增大

2. 心电图　最常见的表现是左心室肥大和继发型ST－T改变。Ⅱ、Ⅲ、aVF、V_4～V_6导联可见深而不宽的病理性Q波。此外，出现各种心律失常，如室内传导阻滞、心房颤动、期前收缩等。

3. 超声心动图　是诊断肥厚型心肌病的主要方法。可显示室间隔的非对称性肥厚，舒张期室间隔厚度与左心室后壁厚度之比≥1.3，间隔运动低下。彩色多普勒血流显像可评价左心室流出道压力阶差。少数病例显示心肌均匀肥厚或心尖部肥厚。

4. 其他　通过心导管检查、心血管造影、心内膜心肌活检等可进一步明确诊断。

【诊断要点】

根据临床表现，结合实验室及其他检查结果，可进行诊断。

【治疗要点】

梗阻性肥厚型心肌病治疗原则为弛缓肥厚的心肌，防止心动过速，维持正常窦性心律，减轻左心室流出道狭窄和抗室性心律失常。常用β受体阻滞剂、钙通道阻滞剂，如美托洛尔或维拉帕米（由小剂量逐渐增加）。对重度梗阻性肥厚型心肌病可做介入治疗或手术治疗。

【常见护理诊断/问题】

1. 疼痛：胸痛　与劳力负荷下肥厚的心肌耗氧增加和供血供氧下降有关。

2. 有受伤的危险　与梗阻性肥厚型心肌病所致晕厥有关。

3. 恐惧　与疾病本身预后较差，且有猝死的危险有关。

4. 潜在并发症　心力衰竭、栓塞、心律失常、猝死等。

【护理措施】

1. 一般护理

（1）休息与活动　保持环境清洁安静，定期通风，注意防寒保暖，避免受凉，预防感染。根据患

者心功能情况指导休息与活动。症状轻者可参加轻体力活动，但应避免劳累和剧烈运动，避免突然屏气或站立、持重、情绪激动、饱餐等；症状明显者应卧床休息，减轻心脏负担，减少心肌耗氧，有利于心功能的恢复。

（2）饮食护理　给予低盐、低脂、高维生素、清淡易消化饮食，少量多餐。盐的摄入量不超过5g/d为宜，避免进食含钠高的食物，如咸菜、罐头、碳酸饮料等。

（3）吸氧　一般给予低流量氧气吸入，1～2L/min，严重呼吸困难者或有胸痛者，给予高流量氧气吸入。

2. 病情观察　密切观察患者的呼吸频率、节律变化，血压、尿量的改变，及早发现有无心功能不全、心源性低血压，甚至休克的发生；密切观察心律、心率、心电图，监测有无心律失常发生；观察患者胸痛、呼吸困难、心悸等症状和体征的变化；注意观察慢性心力衰竭患者有无体循环和肺循环栓塞的征象，如肢体的温度、色泽、感觉和运动障碍、皮肤瘀点、瘀斑以及有无突发胸痛、剧烈咳嗽、咯血等。

3. 用药护理　遵医嘱用药，观察疗效及不良反应。应用强心剂时，注意患者有无恶心、呕吐、黄疸、心律失常等表现；应用利尿剂时，注意有无低血钾的表现，如疲倦、恶心、呕吐、腹胀、心律失常等表现；应用血管扩张剂，注意有无头晕、头痛、面红及血压变化等；应用血管紧张素转换酶抑制剂时，注意有无低血钾、高血钾、肾功能损害、咳嗽等表现；应用抗凝制剂时，注意有无牙龈、皮下出血的表现。

4. 心理护理　给予患者关心和支持。发生病情变化时，尽量多陪伴患者，给予安慰，稳定患者情绪，避免患者因情绪波动而加重病情。给予相应的疾病指导，使其能正确认识疾病，解除思想顾虑和紧张，积极配合治疗。

【健康指导】

1. 疾病知识指导　让患者及家属了解原发性心肌病是长期、慢性发展的疾病，积极有效的预防措施可延缓病情，提高生活质量。症状轻者可参加轻体力劳动，避免过劳、持重、屏气及激烈运动，减少晕厥和猝死的危险。有晕厥史或猝死家族史者，应避免独自外出活动。

2. 用药指导　指导患者遵医嘱服药，不能自行增减药量，并告知药物名称、剂量、用法及不良反应。

3. 定期复诊　嘱患者定期门诊随访。症状加重时应立即就诊，防止病情进展、恶化。

二、病毒性心肌炎患者的护理

病毒性心肌炎（viral myocarditis）是指感染嗜心肌性病毒，引起以心肌非特异性间质性炎症为主要病变的心肌炎。本病为感染性心肌炎中最常见的类型。多数患者有病毒感染史。临床观察1个月异常体征消失者属轻症，重症病程长达3个月。多数患者可完全恢复健康，少数患者留有后遗症，甚至死亡。

【病因与发病机制】

1. 病因　多种病毒均可引起心肌炎，其中以柯萨奇B组病毒最常见，占30%～50%。此外，流感病毒、风疹病毒、单纯疱疹病毒、肝炎病毒、HIV等也会引起心肌炎。

2. 发病机制　发病机制包括病毒感染所致直接心肌损害、病毒介导的免疫损伤作用（主要是T细胞免疫）以及多种细胞因子和一氧化氮等介导的心肌损害和微血管损伤。这些变化均可损害心脏的结构和功能。典型的病变是心肌间质增生、水肿及充血，内有多量炎性细胞浸润等。在发病过程中，某些诱因，如细菌感染、营养不良、过度劳累、缺氧和妊娠等都可使机体抵抗力下降，从而易感染病毒致病。

【临床表现】

病毒性心肌炎的临床症状差异性很大，主要取决于病变范围和严重程度，轻者可完全无症状，重者可出现严重心律失常、心源性休克、急性心力衰竭、甚至猝死。

1. 症状

（1）先兆表现　约半数患者在发病前1～3周有病毒感染前驱症状，如发热、全身酸痛等"感冒"样症状，或出现恶心、呕吐、腹泻等消化道症状。

（2）心脏受累症状　轻者常出现心悸、胸闷、呼吸困难、胸痛、乏力等表现。严重者甚至出现阿-斯综合征、心源性休克、猝死。

2. 体征　心率增快与体温增高不相符。各种心律失常常见，以房性期前收缩、室性期前收缩最常见，其次是房室传导阻滞。心尖部第一心音减弱，可出现第三心音或杂音；或有肺部啰音、颈静脉怒张等心力衰竭体征；重者可出现心源性休克。心律失常是造成毒性心肌炎患者猝死的原因之一。

3. 并发症　可并发严重心律失常、心力衰竭、心源性休克、甚至猝死。

【实验室及其他检查】

1. 心脏磁共振　可见心肌片状强化，对心肌炎诊断有较大价值。

2. 实验室检查　天门冬酸氨基转移酶（AST）、磷酸肌酸激酶（CPK）、乳酸脱氢酶（LDH）等增高。白细胞计数可增高，C反应蛋白增加，血清中抗心肌抗体滴定度可增高。

3. 病原学检查　血清柯萨奇病毒IgM抗体滴度明显增高、外周血肠道病毒核酸阳性或肝炎病毒血清学检查阳性，心内膜心肌活检有助于病原学诊断。

4. X线检查　病变广泛者可见心影扩大，心包积液时可呈烧瓶样改变，严重者伴肺淤血或肺水肿。

5. 心电图　多数表现为ST段偏移和T波低平、双向或倒置，可有QRS波群低电压，QT间期延长，多在重症病例中出现。各种过早搏动中以室性早搏最常见。

6. 超声心动图　可见心脏扩大或室壁活动异常。

【诊断要点】

发病前3周有病毒感染史，有心脏受累的相关临床表现，相关检查依据，尤其是心脏磁共振表现，可进行初步确诊。

【治疗要点】

1. 一般治疗　急性期应卧床休息，待症状、体征好转，心电图正常后方可逐步增加活动；进食清淡、易消化、富含维生素和蛋白质的食物。

2. 对症治疗　目前本病尚无特异性治疗方法，主要是对症治疗。目前不主张早期使用糖皮质激素，因其可以抑制干扰素的合成与释放，但对有房室传导阻滞、难治性心力衰竭、重症患者或考虑有自身免疫的情况下则可酌情使用。

3. 抗病毒治疗　急性期抗病毒治疗是关键，应早期应用抗病毒药物。干扰素具有广谱抗病毒能力，具有调节免疫作用，可抑制病毒在心肌内复制，以促进恢复；利巴韦林是人工合成的核苷类似物，具有广谱抗RNA和DNA病毒的作用。

4. 保护心肌治疗　应用营养心肌、改善心肌代谢的药物，以促进心肌的修复，阻止病情进一步发展，减少并发症。常用的药物包括大剂量维生素C，能量极化液，口服辅酶Q、肌苷等。

【常见护理诊断/问题】

1. 活动无耐力　与心肌受损、并发心律失常有关。

2. 焦虑 与担心疾病预后有关。

3. 潜在并发症 心律失常、心力衰竭、猝死。

【护理措施】

1. 生活护理 休息是病毒性心肌炎最重要的护理措施。急性期卧床休息可减轻心脏负荷，减少心肌耗氧，有利于心功能恢复，防止病情加重或转为慢性病程。无并发症者急性期应卧床休息1个月；重症病毒性心肌炎患者应卧床休息3个月以上，直至症状消失、心肌坏死标记物恢复正常后可逐渐增加活动量。在活动后如出现心悸、气促、胸闷、心律失常等反应，则应停止活动，并以此作为最大活动指征。

2. 饮食护理 给予高蛋白质、高维生素、易消化的食物，尤其是补充富含维生素C的食物，如新鲜蔬菜、水果，以促进心肌代谢与修复；戒烟酒及刺激性食物；对心功能不全的患者应限制钠盐的摄入，不宜过饱，以免加重心脏负担。

3. 病情观察 监测生命体征、尿量变化，观察有无心律失常，心源性低血压、心源性休克；观察有无心力衰竭的表现；如发现心率突然变慢，血压偏低，频发室性早搏、房性早搏，应及时报告医生，准备好抢救药物和物品，配合急救处理。

4. 用药护理 心肌炎患者对洋地黄更敏感，更容易发生洋地黄中毒。在静脉输液时，应注意输液速度和输液量，防止因输液速度过快或量过多而诱发心力衰竭。

5. 心理护理 向患者说明本病的演变过程及预后，告知患者经过治疗大多数患者可以痊愈。耐心解释卧床休息的必要性，给予心理疏导，使患者安心养病，配合治疗。

【健康指导】

1. 生活指导 指导患者合理休息、加强营养、戒烟酒及刺激性食物。指导患者适当锻炼身体，增强机体抵抗力。保持积极乐观的心态，促使疾病康复。

2. 疾病知识指导 向患者及家属介绍本病的基本知识，使其能主动配合治疗、护理。急性病毒性心肌炎患者出院后需继续休息3~6个月，无并发症者可考虑恢复学习或轻体力工作，6个月至1年内避免剧烈运动或重体力劳动；女性患者1年内避免妊娠。注意防寒保暖，预防呼吸道感染。

3. 病情监测指导 教会患者及家属自我监测，发现胸闷、心悸、气促、水肿、尿量减少、乏力、食欲减退等不适及时就诊。

练一练2-3

患者，女，24岁。2周前发热，体温38℃，伴咽痛、流涕，治疗好转。2天来感胸闷，气促；心电图示普遍导联ST-T波改变，三度房室传导阻滞；化验血沉增快，心肌肌酸激酶增高。其原因最可能是（ ）

A. 扩张型心肌病　　B. 病毒性心肌炎

C. 心肌梗死　　D. 急性心包炎

E. 心脏神经官能症

答案解析

任务九 心包炎患者的护理

PPT

心包炎是指由感染、肿瘤、代谢性疾病、尿毒症、自身免疫性疾病、外伤等引起的心包病理性改变。按病程分为急性（<6周）、亚急性（6周~6个月）及慢性（>6个月），按病因分为感染性、非感染性、过敏性或免疫性。临床上以急性心包炎、缩窄性心包炎最常见。

一、急性心包炎

急性心包炎（acute pericarditis）为心包脏层和壁层的急性炎症纤维化反应，可由细菌、病毒、自身免疫、物理、化学等因素引起，以典型胸痛、心包摩擦音和特异性心电图表现为特征。心包炎常是某种疾病表现的一部分或为其并发症，因此常被原发疾病所掩盖，但也可单独存在。

【病因与发病机制】

1. 病因 急性心包炎相关因素较多，主要病因为病毒感染，其他病因有细菌、自身免疫、肿瘤浸润、尿毒症、急性心肌梗死后心包炎、主动脉夹层。

2. 发病机制 急性心包炎可分为纤维蛋白性和渗出性两种。急性炎症反应时，心包脏层和壁层出现纤维蛋白、白细胞和少量内皮细胞组成的炎性渗出，此时尚无明显液体积聚，为纤维蛋白性心包炎。随着病程发展，心包腔渗出液增多，则转变为渗出性心包炎，液体量100～3000ml不等，可呈血性或脓性。当渗出液短时间内大量增多时，心包腔内压力迅速上升，导致心室舒张期充盈受限，并使外周静脉压升高，最终导致心排血量降低，血压下降，出现急性心脏压塞的临床表现。

【临床表现】

病毒感染患者多于感染症状出现10～12天后有胸痛等症状，部分患者可伴有肺炎和胸膜炎等表现。

1. 症状

（1）胸痛 心前区疼痛为主要症状，多见于急性非特异性心包炎和感染性心包炎的纤维蛋白渗出期。进展缓慢的结核性或肿瘤性心包炎疼痛症状可能不明显。疼痛可放射至颈部、左肩、左臂或上腹部，疼痛性质尖锐，与呼吸运动有关，可因咳嗽、变换体位或吞咽动作而加重。

（2）呼吸困难 是心包积液时最突出的症状，严重者可迅速发展为心包压塞，出现端坐呼吸，呼吸浅速、面色苍白或发绀，伴干咳、声嘶等症状。

（3）全身症状 感染性心包炎可有发热、畏寒、多汗、乏力、食欲缺乏等毒血症状。

2. 体征

（1）心包摩擦音 是诊断急性心包炎最有价值的体征，呈抓刮样粗糙音，以胸骨左缘第3～4肋间最明显。坐位时身体前倾、深吸气时摩擦音增强。心包摩擦音可持续数小时、数天，甚至数周。积液增多将两层心包分开时，心包摩擦音消失。

（2）心包积液征 心尖搏动减弱或消失，心音低而遥远，心脏叩诊浊音界向两侧扩大，并随体位不同发生浊音界改变，大量心包积液者出现脉压减小、静脉怒张、肝大及腹腔积液等静脉回流障碍。

（3）心脏压塞征 可有心动过速、血压下降、脉压减小、静脉压明显上升和奇脉，甚至出现心排出量显著下降引起急性循环衰竭、休克。

【实验室及其他检查】

1. 实验室检查 取决于原发病，常有外周血白细胞计数增加、红细胞沉降率增快等炎症反应。

2. X线检查 心包少量渗出时，X线通常正常；中等量或大量心包积液可导致心影向两侧增大，呈烧瓶样。

3. 心电图 具有典型的动态变化过程。常规导联（除aVR外）普遍ST段抬高呈弓背向下型；数日后，ST段回到基线，并伴有T波低平及倒置；持续数周至数月后，T波逐渐恢复正常。应与急性心肌梗死相鉴别。渗出性心包炎时可有QRS波群低电压及电交替，无病理性Q波，无QT间期延长。

4. 超声心动图 是诊断心包积液简单、最可靠的方法。M 型或二维超声心动图中均可见液性暗区，即有心包积液。

5. 心包穿刺 心包穿刺的主要指征是心脏压塞和未能明确病因的渗出性心包炎。抽取心包穿刺液进行常规涂片、细菌培养和寻找肿瘤细胞等。

【诊断要点】

结合病史、典型临床表现（如胸痛、心包摩擦音，或呼吸困难、心包积液、心脏压塞等）及相关检查可确诊。

【治疗要点】

急性心包炎的治疗与预后主要取决于病因，另外也与是否早期诊断和正确治疗有关。

1. 病因治疗 结核性心包炎时，应抗结核治疗，糖皮质激素可预防心包炎积液再发；化脓性心包炎时，应根据致病菌给予大剂量抗生素；急性非特异性心包炎时，应用非甾体抗炎药、糖皮质激素。

2. 心包穿刺引流 适用于大量心包积液或压塞症状明显者。

3. 手术治疗 如化脓性心包炎患者经内科治疗效果不佳时，应及早施行心包切开引流术。

二、缩窄性心包炎

缩窄性心包炎（constrictive pericarditis）是指心脏被致密厚实的纤维化或钙化心包所包围，致使心室舒张期充盈受限而产生一系列循环障碍的临床综合征。

【病因与发病机制】

缩窄性心包炎常继发于急性心包炎。其病因以结核性最为常见，其次见于肿瘤、化脓性或创伤性心包炎等。近年来放射性心包炎和心脏手术后引起者逐渐多见。急性心包炎后，随着渗出液逐渐吸收可有纤维组织增生，心包增厚粘连、钙化，最终形成坚厚的瘢痕，使心包失去伸缩性，致使心室舒张期扩张受阻、充盈减少，心搏出量下降。为维持心排血量，心率必然代偿性增快。由于血液回流受阻，可出现静脉压升高、颈静脉怒张、肝大、腹腔积液、下肢水肿等。

【临床表现】

缩窄性心包炎常于急性心包炎发生后 1 年内形成。因心搏出量降低，患者常表现为疲乏及劳力性呼吸困难。

1. 症状 常见症状有呼吸困难或端坐呼吸、疲乏、食欲减退、上腹胀痛等。

2. 体征 颈静脉怒张、肝大、胸腔积液、腹腔积液及下肢水肿；心尖搏动不明显，心浊音界正常或轻度增大，心音减低，心率增快，可闻及心包叩击音，胸骨左缘 3～4 肋间最明显，该表现是由于缩窄性心包炎导致体循环回流障碍所致。

【实验室及其他检查】

1. X 线检查 心影正常或轻度增大，左右心缘变直，可呈三角形，上腔静脉扩张，多数患者可见心包钙化影。

2. 心电图 表现为 QRS 波群低电压、T 波低平或倒置。

3. 超声心动图 表现为心包增厚、心室腔容积变小、室间隔矛盾运动。

【诊断要点】

临床有急性心包炎病史或结核感染史，有呼吸困难、体循环静脉压增高，有心包叩击音等，结合辅助检查结果可确诊。

【治疗要点】

1. 病因治疗　针对病因给予抗生素、抗结核药物、化疗药物、糖皮质激素等治疗。

2. 对症治疗　卧床休息，呼吸困难者给予半卧位、吸氧，疼痛者给予镇痛剂，首选非甾体抗炎药，心力衰竭时给予利尿剂等。

3. 心包穿刺　心包积液量大或有心脏压塞症状者，施行心包穿刺抽液减压，并可在穿刺后向心包腔内注入抗生素或抗肿瘤药物治疗。必要时行心包切开引流。

4. 心包切除术　缩窄性心包炎尽早行细胞切除术，顽固性复发性心包炎伴严重胸痛患者可考虑行外科心包切除术治疗。

练一练2-4

心包炎患者做出下列哪项表述时，护士应对其加强饮食教育

A.“医院的饭太淡，我自己带了几个咸鸭蛋。”

B.“我的身体正在恢复，要每天吃点肉和鱼。”

C.“每天饭菜量必须足够，不能饿着。”

D.“我每天都要吃一些新鲜水果。”

E.“要多吃蔬菜，不然会便秘。”

答案解析

三、心包炎患者的护理

【常见护理诊断/问题】

1. 气体交换受损　与心包积液致心脏受压、肺淤血有关。

2. 疼痛：胸痛　与心包炎性渗出有关。

3. 活动无耐力　与心排血量不足有关。

4. 体温过高　与心包炎症有关。

5. 潜在并发症　心脏压塞。

【护理措施】

1. 生活护理　急性期应卧床休息，提供安静、舒适的休息环境。急性心包炎早期因纤维蛋白渗出可产生心前区疼痛，且与呼吸、咳嗽、活动、体位改变有关，患者应适当限制活动，以减轻疼痛。渗出性心包炎患者可出现明显呼吸困难，应卧床休息以减少全身组织耗氧，减轻心脏负担，并保持半坐卧位或前倾坐位，提供可依靠的床上小桌，保持舒适体位，胸闷气急者给予吸氧。

2. 饮食护理　加强营养，给予高热量、高蛋白质、高维生素、易消化吸收的饮食，合理搭配食物，限制钠盐摄入量，少量多餐。

3. 病情观察　密切观察和记录生命体征，密切观察患者心前区疼痛部位、性质及其特点；患者出现呼吸困难、血压明显下降、口唇发绀、面色苍白、心动过速，甚至休克时，应及时向医生汇报，并做好心包穿刺的准备；观察水肿消长、尿量和电解质情况，及时了解病情变化。

4. 对症护理

（1）心前区疼痛　卧床休息，避免不良刺激，保持情绪稳定、呼吸平稳，勿用力咳嗽或突然改变体位，以免使疼痛加重；指导患者使用松弛疗法，分散其注意力，遵医嘱给予解热镇痛剂止痛，必要时遵医嘱适量使用吗啡类药物。

（2）呼吸困难　卧床休息，采取半卧位或较舒适的前倾坐位，保持呼吸道通畅，给予氧气吸入，

氧流量一般为2～4L/min。严格控制输液速度，防止加重心脏负担。协助患者的日常生活，配合医师行心包穿刺术或切开引流术，以缓解压迫症状或向心包腔内注射药物达到治疗目的。

5. 用药护理 遵医嘱给予止痛、利尿、抗结核、抗肿瘤、抗菌药物、糖皮质激素等药物治疗，观察药物疗效和不良反应。抗结核治疗应坚持早期、联合、规律、适量、全程的原则。抗感染选用足量敏感的抗生素。糖皮质激素、解热镇痛药宜在饭后服用，以减少对胃肠道的刺激。使用糖皮质激素的过程中定期检查血压、血糖，注意防止感染，停药前应逐渐减量，以防复发。

6. 心理护理 加强与患者沟通，和家属共同做好思想疏导工作，鼓励患者表达内心感受。向患者介绍病情并进行必要的解释，给予心理安慰，使其树立信心，以良好的精神状态配合治疗。

【健康指导】

1. 疾病知识指导 耐心向患者介绍心包疾病的相关知识及患者自身的病情，嘱患者充分休息，加强营养，增强机体抵抗力。进食高热量、高蛋白质、高维生素的易消化饮食，限制钠盐摄入。注意防寒保暖，防止呼吸道感染。

2. 用药指导 告诉患者坚持足够疗程药物治疗（如抗结核治疗）的重要性，不可擅自停药，防止复发。注意药物不良反应。定期随访检查肝肾功能，对缩窄性心包炎患者讲明行心包切除术的重要性，解除思想顾虑，尽早接受手术治疗。心包剥离手术不但可以提高心功能的等级，改善生活质量，还可以减少死亡率。

3. 定期复查 嘱咐患者定期随访，复查超声心动图、心电图等，长期抗结核治疗者需复查肝功能。

目标检测

答案解析

单项选择题

1. 下列情况可引起心源性晕厥的是（　）

A. 窦性心动过速　　B. 2级高血压，中危
C. 一度房室传导阻滞　　D. 重度主动脉瓣狭窄
E. 偶发房性期前收缩

2. 右心衰最早典型的临床表现为（　）

A. 水肿　　B. 心律失常
C. 劳力性呼吸困难　　D. 肺部听诊湿啰音
E. 交替脉

3. 急性左心衰的抢救配合与护理措施不包括（　）

A. 给予低流量吸氧2～3L/min
B. 坐位，两腿下垂
C. 给予吗啡皮下注射、降低心率
D. 应用快速利尿剂，观察尿量
E. 密切观察生命体征变化

4. 治疗快速性室性心律失常的首选药物为（　）

A. 胺碘酮　　B. 肾上腺素
C. 阿托品　　D. 洋地黄类药物
E. 多巴胺

5. 患者，女，35 岁。因风湿性心脏病合并二尖瓣狭窄入院。二尖瓣狭窄最早出现的症状是（　）

A. 咯血　　B. 水肿

C. 劳力性呼吸困难　　D. 端坐呼吸

E. 咳嗽

6. 感染性心内膜炎最重要的诊断方法为（　）

A. 心电图　　B. 超声心动图

C. X 线片　　D. 血培养

E. C 反应蛋白

7. 对心肌疾病患者的出院指导，错误的是（　）

A. 避免剧烈体育运动　　B. 多食蔬菜、水果

C. 避免去人多的场所　　D. 进食高蛋白、高维生素、清淡饮食

E. 根据药物疗效调整药物剂量

8. 患者，男，52 岁。2 天前因急性广泛前壁心肌梗死入院，1 小时前患者自行撤除监护。去卫生间排尿时突发晕厥倒地，心前区捶击后神志转清，最可能的原因是（　）

A. 心律失常：窦性心动过速　　B. 心律失常：室性心动过速

C. 非快速心室率心房颤动　　D. 心脏破裂

E. 1 级高血压病，高危

9. 患者，女，58 岁。因胸闷、头晕、乏力 2 个月就诊。2 周前曾晕厥 2 次，查心电图示三度房室传导阻滞，心室率 32 次/分。排除了药物影响，该患者首选治疗措施为（　）

A. 起搏器植入　　B. 利多卡因静推并观察

C. 同步直流电复律　　D. 硝酸酯类药物静滴

E. 射频消融术

10. 患者，男，49 岁。诊断为冠心病，稳定型心绞痛。今日晨起锻炼时，突然感到胸骨后闷痛伴紧缩感，同时伴大汗、手心发凉，此时应立即（　）

A. 继续活动，记录疼痛持续时间

B. 停止活动，舌下含化硝酸甘油

C. 立即进食、喝水

D. 原地不动待自行恢复

E. 呼叫“120”至医院行心电图室检查

11. 患者，男，30 岁。因急性心包炎后出现心包积液。该患者不可能出现（　）

A. 胸痛　　B. 呼吸困难

C. 面色苍白、发绀　　D. 动脉血压升高

E. 颈静脉怒张

12. 护士指导梗阻性肥厚型心肌病患者避免屏气的主要目的是（　）

A. 避免心衰　　B. 避免出血　　C. 防止晕厥　　D. 防止栓塞　　E. 防止抽搐

13. 患者入院后心脏彩超检查示二尖瓣有一个大小约为 10mm × 10mm 的赘生物。据此护士最应预防和关注的是（　）

A. 心力衰竭　　B. 肺部感染　　C. 动脉栓塞　　D. 出血　　E. 深静脉血栓

14. 患者，女，60 岁。诊断为“风湿性心脏瓣膜病、二尖瓣狭窄、心房颤动”。遵医嘱给予华法林治疗。其治疗的目的是（　）

A. 抗风湿治疗　B. 预防血栓形成　C. 预防感染　D. 转复率　E. 控制心室率

15. 患者，男，45 岁。因“感染性心内膜炎”入院治疗。住院期间心脏超声提示巨大赘生物，为预防栓塞，责任护士对该患者进行健康教育，不正确的是（　）

A. 卧床休息，适当活动

B. 突发胸痛及气急，考虑肺栓塞可能

C. 出现肢体突然剧烈疼痛，考虑肺栓塞可能

D. 出现腰痛、血尿，考虑肾栓塞可能

E. 出现失语、吞咽困难，考虑脑血管栓塞

（16～17 题共用题干）

患者，男，32 岁。因出差劳累，发作性头晕、胸闷半月余，突发晕厥 1 小时，以“晕厥原因待查，梗阻性肥厚型心肌病待查”急诊收入院。有猝死家族史。入院当晚，患者情绪较为紧张，迟迟无法入睡，多次呼叫值班护士，诉“头晕、胸闷”，但每次床边检查生命体征，除脉搏稍快外，余均正常。

16. 其发生上述表现最主要的原因是（　）

A. 床铺不舒服　B. 环境陌生

C. 担心会突发死亡　D. 不习惯熄灯睡觉

E. 不习惯与陌生人同住

17. 对其进行健康指导，错误的做法是（　）

A. 解释保持情绪稳定的重要性，必要时遵医嘱使用镇静剂

B. 避免屏气用力

C. 若失眠可独自出去活动，以改善睡眠

D. 如厕、沐浴时，要告知陪同人或同室病友，无须反锁

E. 保持二便通畅

书网融合……

重点回顾　微课 1　微课 2　习题

项目三　消化系统疾病患者的护理

学习目标

知识目标：

1. **掌握**　常见消化系统疾病的临床表现和护理措施。
2. **熟悉**　常见消化系统疾病的辅助检查方法和意义、治疗要点。
3. **了解**　常见消化系统疾病的病因与发病机制。

技能目标：

能按照护理程序给消化系统疾病患者提供整体护理和健康教育。

素质目标：

具有职业使命感、自豪感；待患如亲，珍爱生命；对待患者和工作耐心、细心；具有良好的人际关系，团队协作能力；具有良好的心理素质与身体素质。

导学情景

情境描述： 患者，女，35 岁。1 年前开始间断性出现上腹部疼痛，呈钝痛，空腹时加重，进食后可缓解，无夜间痛，同时伴有反酸、嗳气、胃灼热，未服药。3 天前劳累后腹痛加重，呈绞痛，向后背部放散，伴有恶心、呕吐，呕吐物有咖啡渣样物，入院行纤维胃镜检查，示十二指肠球部溃疡。医生收治入院。该患者因工作原因长期用餐时间不规律，入院前没有经过其他诊治。

情境分析： 该患者有消化性溃疡典型临床表现，辅助检查中胃镜明确诊断。

讨论： 1. 该患者存在的护理诊断是什么？应采取什么护理措施？

2. 进行健康教育时应重点注意哪些内容？

学前导语： 消化系统疾病主要包括食管、胃、肠、肝、胆、胰等脏器的器质性或功能性疾病，病变可局限于消化系统或累及其他系统，其他系统或全身性疾病也可造成消化系统疾病或症状。消化系统疾病种类多，且多为常见慢性病和多发病。在护理该系统疾病时针对消化系统常见症状，着重饮食护理、用药护理与对症护理。

任务一　概　述

PPT

消化系统由口腔、食管、胃、十二指肠、空肠、回肠、结直肠、肛门、肝、胆囊、胆道及胰腺构成。消化系统的主要功能是摄取和消化食物、吸收营养物质并将食物残渣形成粪便排出体外。在我国居民慢性疾病患病率中，前十种疾病就包括了胃肠炎、胆结石和胆囊炎、消化性溃疡 3 种消化系统疾病；消化系统疾病是我国城市居民住院治疗的第二位原因；在我国，肝癌和胃癌分别是导致恶性肿瘤患者死亡的第二位和第三位疾病，食管癌、结直肠癌和胰腺癌也在恶性肿瘤患者死亡的前十位疾病之列。随着社会发展和医学科学发展，消化性溃疡发病率已趋下降，胃食管反流病、急慢性胰腺炎、功能性胃肠病、炎症性肠病、酒精性和非酒精性脂肪性肝病等发病率增加，恶性肿瘤如结直肠癌和胰腺癌的发病率也在增加。同时，消化系统内镜技术、胶囊内镜及小肠镜的改进、新一代人工肝支持系统及肝干细胞移植技术等的发展也对消化系统疾病患者的护理提出了新的要求。

消化系统常见的症状体征有恶心与呕吐、腹痛、腹泻、腹胀。

一、恶心与呕吐

恶心（nausea）是一种紧迫欲吐的不适感，是延髓呕吐中枢受到刺激的结果，可伴有迷走神经兴奋的症状，如皮肤苍白、出汗、流涎、血压下降及心动过缓等。呕吐（vomit）是胃或部分肠内容物通过食道、口腔排出体外的现象。两者可单独发生，但多数患者先有恶心，继而呕吐。

【病因】

引起恶心与呕吐的病因很多，其中消化系统的常见病因有：①胃炎、消化性溃疡并发幽门梗阻、胃癌；②肝、胆囊、胆管、胰、腹膜的急性炎症；③胃肠功能紊乱引起的心理性呕吐；④其他全身性疾病，如颅内高压。

【临床表现】

呕吐出现的时间、频度、呕吐物的量与性状因病种而异。上消化道出血时呕吐物呈咖啡色，甚至鲜红色；消化性溃疡并发幽门梗阻时呕吐常在餐后发生，呕吐量大，呕吐物含酸性发酵宿食；低位肠梗阻时呕吐物带粪臭味；急性胰腺炎可出现频繁剧烈的呕吐，吐出胃内容物甚至胆汁。呕吐频繁且量大者可引起水电解质紊乱、代谢性碱中毒；长期呕吐伴畏食者可致营养不良；护理昏迷患者呕吐时要警惕发生误吸，继而引起肺部感染、窒息等。

【实验室及其他检查】

可进行呕吐物毒物分析或细菌培养等检查，呕吐量大者注意有无水电解质紊乱、酸碱平衡失调。

【常见护理诊断/问题】

1. 有体液不足的危险　与大量呕吐导致失水有关。

2. 活动无耐力　与频繁呕吐导致失水、电解质丢失有关。

3. 焦虑　与频繁呕吐、不能进食有关。

【护理措施】

1. 生活护理　协助患者进行日常生活活动。患者呕吐时应帮助其坐起或侧卧，平卧位时头偏向一侧，以免误吸。吐毕，给予漱口，更换污染衣物被褥，开窗通风以去除异味。

2. 病情观察

（1）失水征象监测　①生命体征：定时测量和记录生命体征直至稳定。血容量不足时可出现心率加快、呼吸急促、血压降低，特别是直立性低血压。持续性呕吐致大量胃液丢失而发生代谢性碱中毒时，患者呼吸变浅、慢。②准确测量和记录每天的出入量、尿比重、体重。③观察患者有无失水征象，依失水程度不同，患者可出现软弱无力、口渴、皮肤黏膜干燥和弹性减低、尿量减少、尿比重增高，并可有烦躁、神志不清以至昏迷等表现。④动态观察实验室检查结果，例如血清电解质、酸碱平衡状态。

（2）呕吐的观察与处理　观察患者呕吐的特点，记录呕吐的次数，呕吐物的性质和量、颜色、气味。按医嘱应用止吐药及其他治疗，促使患者逐步恢复正常饮食和体力。

（3）补液　根据患者呕吐的严重程度与电解质平衡状态，积极补充水分和电解质，给予口服补液时，应少量多次饮用，以免引起恶心、呕吐。如口服补液未能达到所需补液量时，需静脉输液以恢复机体的液体平衡状态。剧烈呕吐不能进食或严重水电解质失衡时，则主要通过静脉输液给予纠正。

3. 安全的护理　告知患者突然起身可能出现头晕、心悸等不适。指导患者坐起时动作缓慢，以免发生直立性低血压。

4. 心理护理 耐心解答患者及家属提出的问题，消除其紧张情绪，特别是呕吐与精神因素有关的患者，紧张、焦虑还会影响食欲和消化能力，而对于治疗的信心及情绪稳定则有利于缓解症状。必要时使用镇静剂。可以使用放松技术如深呼吸法（用鼻吸气，然后张口慢慢呼气，反复进行），以及交谈、听音乐、阅读等方法转移患者的注意力，减少呕吐的发生。

二、腹痛

腹痛（abdominal pain），是由于腹部脏器病变或腹腔外疾病及全身疾病引起的，发生于腹部的疼痛。

【病因】

临床上将腹痛按起病急缓、病程长短分为急性与慢性腹痛。急性腹痛多由腹腔脏器的急性炎症、扭转或破裂，空腔脏器梗阻或扩张，腹腔内血管阻塞等引起；慢性腹痛的原因常为腹腔脏器的慢性炎症、腹腔脏器包膜的张力增加、消化性溃疡、胃肠神经功能紊乱、肿瘤压迫及浸润等。此外，某些全身性疾病、泌尿生殖系统疾病、腹外脏器疾病如急性心肌梗死和下叶肺炎等亦可引起腹痛。

【临床表现】

1. 腹痛的诱发因素 进食油腻食物可诱发胆囊炎或胆石症；酗酒、暴饮暴食可诱发急性胰腺炎；腹部手术可诱发肠梗阻；腹部受暴力作用后疼痛并有休克者可为肝脾破裂所致。胃黏膜脱垂者左侧卧位减轻疼痛，反流性食管炎者躯体前屈时烧灼痛明显，直立位缓解。

2. 腹痛的部位 胃、十二指肠及胰腺疾病，疼痛多位于中上腹部；胆囊炎、肝脓肿等肝胆疾病疼痛多位于右上腹部；小肠疾病疼痛多位于脐周或脐部；结肠病疼痛多在下腹或左下腹部；急性阑尾炎疼痛部位多在右下腹麦氏点部；急性弥漫性腹膜炎、机械性肠梗阻、铅中毒等多为弥漫性疼痛或疼痛部位不定。

3. 腹痛的性质 消化性溃疡多为慢性、周期性、节律性中上腹痛，溃疡穿孔时腹痛突然加剧，刀割样、烧灼样痛；急性胰腺炎多为上腹部持续性钝痛或刀割样疼痛并阵发性加剧；胆石症或泌尿系结石常为阵发性剧烈绞痛；持续性、广泛性剧烈腹痛伴腹壁紧张或板样强直，常为急性弥漫性腹膜炎。隐痛或钝痛多为胃肠张力变化或轻度炎症引起，胀痛可为实质脏器包膜牵张所致。

【实验室及其他检查】

根据不同病种进行相应的实验室检查，必要时需做 X 线检查、B 超、消化道内镜检查等。

【常见护理诊断/问题】

1. 疼痛：腹痛 与腹腔脏器或腹外脏器的炎症、缺血、梗阻、溃疡、肿瘤或功能性疾病等有关。

2. 焦虑 与剧烈腹痛、反复或持续腹痛不易缓解有关。

【护理措施】

因发病原因的不同，腹痛的性质、程度、持续时间和转归各异，需要有针对性的治疗、护理，包括病因治疗和止痛措施。

1. 生活护理 急性剧烈腹痛患者应卧床休息，要加强巡视，随时了解和满足患者所需，做好生活护理。应协助患者取适当的体位，以减轻疼痛感并有利于休息，从而减少疲劳感和体力消耗。烦躁不安者应采取防护措施，防止坠床等意外发生。

2. 病情观察 腹痛的监测：①观察并记录患者腹痛的部位、性质及程度，发作的时间、频率，持续时间，以及相关疾病的其他临床表现。如果疼痛突然加重、性质改变，且经一般对症处理疼痛不能减轻，需警惕某些并发症的出现，如消化性溃疡穿孔引起弥漫性腹膜炎等。②观察非药物性和（或）药物止痛治疗的效果。

3. 缓解疼痛

（1）非药物性缓解疼痛　能减轻疼痛，特别是慢性疼痛患者的焦虑、紧张，提高其疼痛阈值和对疼痛的控制感。具体方法：①行为疗法：指导式想象（利用一个人对某特定事物的想象而达到特定的正向效果，如回忆一些有趣的往事可转移对疼痛的注意）、深呼吸、冥想、音乐疗法、生物反馈等。②局部热疗法：除急腹症外，对疼痛局部可应用热水袋进行热敷，从而解除肌肉痉挛而达到止痛效果。③针灸止痛：根据不同疾病和疼痛部位选择针疗穴位。

（2）药物止痛　是目前解除疼痛，特别是程度较重、原因明确、器质性病变引起的疼痛的重要方法之一。镇痛药物种类甚多，应根据病情、疼痛性质和程度选择性给药。癌性疼痛应遵循按需给药的原则，有效控制患者的疼痛。观察药物不良反应，如口干、恶心、呕吐、便秘和用药后的镇静状态。急性剧烈腹痛诊断未明时，不可随意使用镇痛药物，以免掩盖症状，延误病情。

4. 心理护理　疼痛是一种主观感觉。对疼痛的感受既与疾病的性质、病情有关，也与患者对疼痛的耐受性和表达有关。后者的主要影响因素有患者的年龄、个性、文化背景、情绪和注意力；周围人们的态度；疼痛对患者的生活、工作、休息、睡眠和社交活动的影响；引起疼痛疾病的预后等。这些影响对患者都具有重要意义。急骤发生的剧烈腹痛、持续存在或反复出现的慢性腹痛以及预后不良的癌性疼痛，均可造成患者精神紧张、情绪低落，而消极悲观和紧张的情绪又可使疼痛加剧。因此，护士对患者和家属应进行细致全面的心理评估，取得家属的配合，有针对性地对患者进行心理疏导，以减轻紧张、恐惧心理，稳定情绪，增强患者对疼痛的耐受性。

三、腹泻

正常人的排便习惯多为每天1次，有的人每天2～3次或每2～3天1次，只要粪便的性状正常，均属正常范围。腹泻（diarrhea）指排便次数多于平日习惯的频率，粪质稀薄。

【病因】

急性腹泻起病急，病程短，多为感染或食物中毒所致；慢性腹泻起病缓慢，病程较长，多为慢性感染、吸收不良、非特异性炎症、消化道肿瘤引起。发生机制为肠蠕动亢进、肠分泌增多或吸收障碍。

【临床表现】

1. 根据发病部位分　小肠疾病的腹泻疼痛常在脐周，粪便呈糊状或水样，可含有未完全消化的食物成分，便后腹痛缓解不明显；大肠病变引起的腹泻，粪便可含脓、血、黏液，病变累及直肠时可出现里急后重；结肠病变疼痛多在下腹部，便后疼痛可缓解。

2. 根据起病急缓分　急性腹泻常有不洁饮食史，多于进食24小时内发病，每天排便数次至数十次，多呈糊状或水样便，少数为脓血便，急性腹泻若剧烈和频繁易导致脱水和电解质丢失。慢性腹泻表现为每日排便次数增多，可为稀便，亦可带有黏液或脓血，长时间腹泻患者可发生营养不良。频繁排便和粪便刺激，可引起肛周皮肤糜烂及破损；长期腹泻可干扰患者休息、睡眠，对其工作和学习产生影响。

3. 其他　阿米巴痢疾的粪便呈暗红色或果酱样，粪便中带有黏液而无病理成分者常见于肠易激综合征。

【实验室及其他检查】

采集新鲜粪便标本作显微镜检查，必要时做细菌学检查。急性腹泻者注意监测血清电解质、酸碱平衡状况。

【常见护理诊断/问题】

1. 腹泻　与肠道疾病或全身性疾病有关。

2. 有体液不足的危险　与大量腹泻引起失水有关。

【护理措施】

1. 活动与休息　急性起病、全身症状明显的患者应卧床休息，注意腹部保暖。可用热水袋热敷腹部，以减弱肠道运动，减少排便次数，并有利于腹痛等症状的减轻。

2. 饮食护理　饮食以少渣、易消化食物为主，避免生冷、多纤维、味道浓烈的刺激性食物。急性腹泻应根据病情和医嘱，给予禁食、流质、半流质或软食。

3. 病情观察　密切关注患者排便情况、伴随症状等。应严密监测患者生命体征、神志、尿量的变化；有无口渴、口唇干燥、皮肤弹性下降、尿量减少、神志淡漠等脱水表现；有无肌肉无力、腹胀、肠鸣音减弱、心律失常等低钾血症的表现；监测血生化指标的变化。动态观察液体平衡状态，补充水分和电解质。及时遵医嘱给予液体、电解质、营养物质，以满足患者的生理需要量，补充额外丢失量，恢复和维持血容量。一般可经口服补液，严重腹泻、伴恶心与呕吐、禁食或全身症状显著者经静脉补充水分和电解质。注意输液速度的调节。老年患者尤其应及时补液并注意输液速度。

4. 肛周皮肤护理　排便频繁时，因粪便的刺激，可使肛周皮肤损伤，引起糜烂及感染。排便后应用温水清洗肛周，保持清洁干燥，涂无菌凡士林或抗生素软膏以保护肛周皮肤，促进损伤处愈合。

5. 用药护理　腹泻的治疗以病因治疗为主。应用止泻药时注意观察患者排便情况，腹泻得到控制应及时停药。应用解痉止痛剂，如阿托品时，注意口干、视物模糊、心动过速等不良反应。

6. 心理护理　慢性腹泻治疗效果不明显时，患者往往对预后感到担忧，结肠镜等检查有一定痛苦，某些腹泻如肠易激综合征与精神因素有关，故应注意患者心理状况的评估和护理，鼓励患者配合检查和治疗，稳定患者情绪。

四、腹胀

腹胀（abdominal distention）是由各种腹部疾病引起的腹部胀满、膨隆的不适感。

【病因】

胃肠道器质性疾病，如肠梗阻；胃肠道功能性疾病，如小肠吸收不良；其他，如肝脏及胆道疾病、腹膜疾病、大量腹水、急性感染性疾病、过度吞咽、排气障碍、低钾血症等。

【临床表现】

当胃肠道积气量超过气体被吸收和排出的量时，可出现腹胀感。腹水超过1000ml时，亦出现腹胀不适。

【实验室及其他检查】

粪便常规检查、肝功能检查、胃液分析等可明确病因，内镜检查可明确病变部位。

【常见护理诊断/问题】

1. 有便秘的危险　与腹胀、排气障碍有关。

2. 营养失调：低于机体需要量　与腹胀引起的食欲减退、消化不良有关。

3. 焦虑　与腹胀、食欲减退有关。

【护理措施】

1. 活动与休息 指导患者合理活动有利于促进消化。腹胀明显时可指导患者采用较为舒适的体位。

2. 饮食护理 避免进食产气食物，如豆类及其制品、薯类、牛奶、含糖量高的食物。保持良好的进食习惯，少食多餐，细嚼慢咽。进食过急、过快可导致大量气体吞入，加重腹胀。

3. 可采用肛管排气、腹部热敷、按摩等方法减轻症状，腹胀严重时可禁食并行胃肠减压。腹水患者腹胀护理参见“肝硬化腹水患者护理”。

4. 心理护理 指导腹胀患者通过看书、听音乐等分散注意力，缓解紧张情绪，及时发现有不良情绪的患者，并对其进行安抚。

任务二 胃炎患者的护理

PPT

胃炎（gastritis）指任何病因引起的胃黏膜炎症，常伴有上皮损伤和细胞再生，是最常见的消化系统疾病之一。按临床发病缓急和病程长短，一般将胃炎分为急性和慢性两大类。

一、急性胃炎患者的护理

急性胃炎（acute gastritis）指多种病因引起的胃黏膜急性炎症。内镜检查可见胃黏膜充血、水肿、糜烂和出血等一过性病变，病理表现为胃黏膜有大量中性粒细胞浸润。急性胃炎主要有3种：①急性幽门螺杆菌胃炎：由幽门螺杆菌（Helicobacter pylori）感染所致，临床表现、内镜所见及胃黏膜活检病理组织学均显示急性胃炎的特征，但由于一过性的上腹部症状多不为患者注意，临床很难诊断幽门螺杆菌感染引起的急性胃炎，如不予抗菌治疗，幽门螺杆菌可长期存在并发展为慢性胃炎；②除幽门螺杆菌之外的急性感染性胃炎：由于胃酸的强力抑菌作用，除幽门螺杆菌外的细菌很难在胃内存活而感染胃黏膜，但在机体抵抗力下降时，可发生各种细菌、真菌、病毒感染所引起的急性胃炎；③急性糜烂出血性胃炎：由各种病因引起的、以胃黏膜多发性糜烂为特征的急性胃黏膜病变，常伴有胃黏膜出血，可伴有一过性浅表溃疡形成，临床最常见，本节予以重点讨论。

【病因与发病机制】

1. 药物 最常引起胃黏膜炎症的药物是非甾体抗炎药（NSAID），如阿司匹林、吲哚美辛，某些抗肿瘤药、氯化钾口服液或铁剂等。这些药物可直接损伤胃黏膜上皮层，其中NSAID可通过抑制胃黏膜生理性前列腺素的合成，削弱胃黏膜的屏障作用。

2. 急性应激 各种严重的脏器功能衰竭、严重创伤、大面积烧伤、大手术、颅脑病变和休克等，甚至精神心理因素等均可引起胃黏膜糜烂、出血，严重者发生急性溃疡并大量出血，如烧伤所致者称Curling溃疡，中枢神经系统病变所致者称Cushing溃疡。虽然急性应激引起急性糜烂出血性胃炎的发病机制尚未完全明确，但多数认为在上述情况下，应激的生理性代偿功能导致胃黏膜微循环无法正常运行，使胃黏膜缺血、缺氧、黏液分泌减少和局部前列腺素合成不足等，致使胃黏膜屏障破坏和H^+弥散进入黏膜，造成黏膜破坏和再生能力低下，引起胃黏膜糜烂和出血。

3. 乙醇 乙醇具有亲脂性和溶脂能力，高浓度乙醇可直接破坏黏膜屏障，造成上皮细胞损害、黏膜糜烂出血。

【临床表现】

因病因不同导致临床表现有差异。多数轻症患者症状不明显，或症状被原发病掩盖。有症状者主要表现为上腹不适或隐痛，食欲不振、腹胀等。上消化道出血是该病突出的临床表现。据统计，所有上消化道出血的病例中，由急性糜烂出血性胃炎引起者占10%～30%，仅次于消化性溃疡，是上消化道出血常见的病因。出血量少者，可自行停止，不易被察觉，持续少量出血可导致贫血。出血量多者，以突发的呕血和（或）黑便为首发症状。大量出血可引起晕厥或休克。病因如能去除，一般预后良好。个别由于大量出血或反复出血而危及生命。体检可有上腹不同程度的压痛。

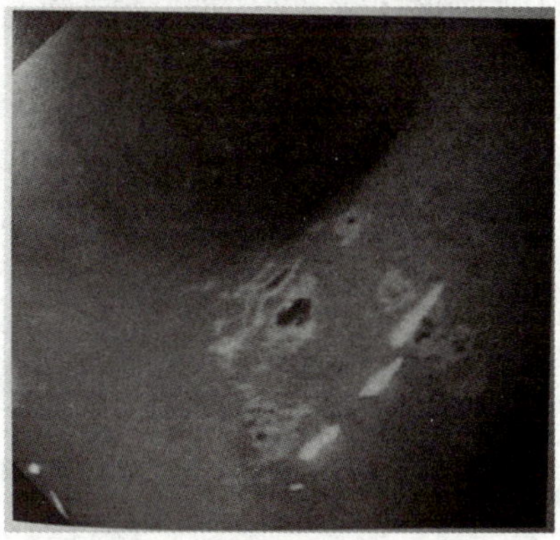

图3－1　胃镜下急性糜烂性出血性胃炎病灶

【实验室及其他检查】

1. 粪便检查　粪便潜血试验阳性。

2. 胃镜检查　大出血者一般在出血后24～48小时内进行。镜下可见胃黏膜多发性糜烂、出血灶和浅表溃疡，表面附有黏液和炎性渗出物（图3－1）。一般应激所致的胃黏膜病损以胃体、胃底为主，而NSAID或乙醇所致者则以胃窦为主。

看一看

无痛胃镜检查术与胶囊内镜检查术

无痛胃镜是在普通胃镜检查的基础上，先通过静脉给予一定剂量的短效麻醉剂，帮助患者迅速进入镇静、睡眠状态，在毫无知觉中完成胃镜检查，并在检查完毕后迅速苏醒。患者在无痛胃镜检查过程中毫无痛苦，可以避免患者在痛苦状态下不自觉躁动引起的机械损伤，特别适合心理紧张、胆怯的患者。

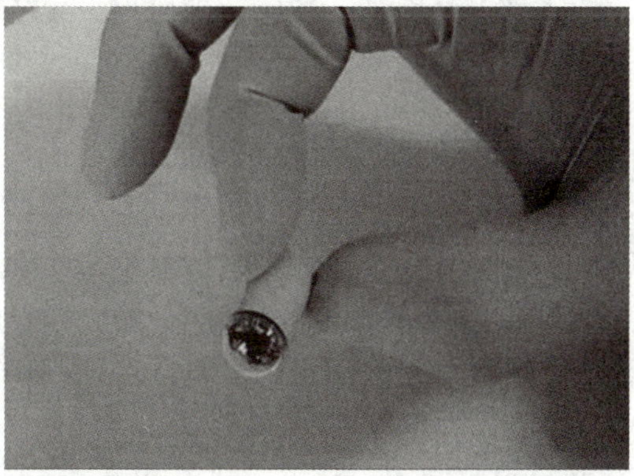

图3－2　医用无线内镜

胶囊内镜检查术，全称“智能消化内镜系统”，又称“医用无线内镜”，受检者通过口服内置摄像头与信号传输装置的智能胶囊（图3－2），借助消化道蠕动使之在消化道内运动并拍摄图像，医生利用体外图像记录仪和影像工作站，了解受检者的整个消化道情况，并对病情做出诊断。胶囊在24小时内自动排出体外。

【诊断要点】

近期服用NSAID等药物、严重疾病状态或大量饮酒者，如出现呕血和（或）黑便应考虑本病，粪便潜血试验阳性应考虑本病，胃镜可明确诊断。

【治疗要点】

针对病因和原发疾病采取防治措施。处于急性应激状态者在积极治疗原发病的同时，应使用抑制胃酸分泌或具有黏膜保护作用的药物，以预防急性胃黏膜损害的发生；药物引起者须立即停用。常用H_2受体拮抗剂或质子泵抑制剂抑制胃酸分泌，或硫糖铝和米索前列醇等保护胃黏膜。发生上消化道大出血时治疗参阅本项目任务十一“上消化道出血患者的护理”。

【常见护理诊断/问题】

1. 知识缺乏　缺乏有关本病的病因及防治知识。

2. 潜在并发症 上消化道出血。

3. 营养失调：低于机体需要量 与消化不良、少量持续出血有关。

4. 焦虑 与消化道出血及病情反复有关。

【护理措施】

1. 一般护理

（1）休息与活动 患者应注意休息，减少活动，急性应激者卧床休息。同时做好患者的心理疏导，解除其精神紧张，保证身、心两方面得以充分的休息，保证充足的睡眠。

（2）饮食护理 进食应定时、有规律，不可暴饮暴食，避免辛辣刺激食物。一般进少渣、温凉半流质饮食。如有少量出血可给牛奶、米汤等中和胃酸，有利于黏膜的修复。急性大出血或呕吐频繁时应禁食。

2. 病情观察 观察有无上腹不适或隐痛，食欲不振、腹胀等症状。密切关注有无上消化道出血的征象，观察粪便及呕吐物形状，已有出血者，密切观察出血量，发现出血不止或出血量增多，及时通知医生并配合治疗与抢救。

3. 用药护理 指导患者正确使用阿司匹林、吲哚美辛等对胃黏膜有刺激的药物，必要时应用制酸剂、胃黏膜保护剂预防疾病的发生。用药方法及护理参见本项目任务三“消化性溃疡患者的护理”。

4. 心理护理 经常巡视、关心、安慰患者，消除紧张情绪。解释说明病情，避免因紧张引起的血压增高导致出血加重。及时清理血污，减轻对患者的不良刺激。

【健康指导】

向患者及家属介绍急性胃炎的有关知识、预防方法和自我护理措施。根据患者的病因及具体情况进行指导，如避免使用对胃黏膜有刺激的药物，必须使用时应同时服用制酸剂；进食要有规律，避免过冷、过热、辛辣等刺激性食物及浓茶、咖啡等饮料；嗜酒者应戒酒，防止乙醇损伤胃黏膜；注意饮食卫生，生活要有规律，保持轻松愉快的心情。

二、慢性胃炎患者的护理

慢性胃炎（chronic gastritis）指各种病因引起的胃黏膜慢性炎症。慢性胃炎的分类方法很多，我国目前采用国际上新悉尼系统（update Sydney system）的分类方法，将慢性胃炎分为非萎缩性（以往称浅表性）、萎缩性和特殊类型三大类。慢性非萎缩性胃炎指不伴有胃黏膜萎缩性改变、胃黏膜层见以淋巴细胞和浆细胞为主的慢性炎症细胞浸润的慢性胃炎，幽门螺杆菌感染是此类慢性胃炎的主要病因。慢性萎缩性胃炎指胃黏膜已发生了萎缩性改变的慢性胃炎，常伴有肠上皮化生。慢性萎缩性胃炎又可再分为多灶萎缩性胃炎和自身免疫性胃炎两大类。特殊类型胃炎种类很多，由不同病因所致，临床上较少见，如感染性胃炎、化学性胃炎、Menetrier 病等。

【病因与发病机制】

慢性胃炎的病因和发病机制尚未完全阐明，可能与下列因素有关。

1. 幽门螺杆菌感染 为慢性胃炎最主要病因，其机制是：①幽门螺杆菌具有鞭毛结构，可在胃内黏液层中自由活动，并依靠其黏附素与胃黏膜上皮细胞紧密接触，直接侵袭胃黏膜；②幽门螺杆菌所分泌的尿素酶，能分解尿素产生 NH_3 中和胃酸，既形成了有利于幽门螺杆菌定居和繁殖的中性环境，又损伤了上皮细胞膜；③幽门螺杆菌能产生细胞毒素使上皮细胞空泡变性，造成黏膜损害和炎症；④幽门螺杆菌的菌体胞壁还可作为抗原诱导自身免疫反应，后者损伤胃上皮细胞。

此外，幽门螺杆菌作为慢性胃炎最主要病因的确立基于如下证据：①绝大多数慢性活动性胃炎患者胃黏膜中可检出幽门螺杆菌；②幽门螺杆菌在胃内的分布与胃内炎症分布一致；③根除幽门螺杆菌可使胃黏膜炎症消退；④从志愿者和动物模型中可复制幽门螺杆菌感染引起的慢性胃炎。

2. 环境和饮食因素 长期幽门螺杆菌感染，部分患者可发展为慢性多灶萎缩性胃炎。但幽门螺杆菌感染者胃黏膜萎缩和肠化生的发生率存在很大的地区差异，如印度、非洲、东南亚等地人群幽门螺杆菌感染率与日本、韩国、哥伦比亚等国相当，甚至更高，但前者胃黏膜萎缩和肠化生发生率却远低于后者。我国地区间和世界范围的比较也存在类似情况，这提示慢性萎缩性胃炎的发生和发展还涉及其他因素。流行病学研究显示，饮食中高盐和缺乏新鲜蔬菜水果与胃黏膜萎缩、肠化生以及胃癌的发生密切相关。

3. 自身免疫 自身免疫性胃炎以富含壁细胞的胃体黏膜萎缩为主；患者血液中存在自身抗体，如壁细胞抗体和内因子抗体，破坏壁细胞；壁细胞损伤后，使胃酸分泌减少乃至缺失；内因子抗体与内因子结合，阻碍维生素 B_{12}吸收从而导致恶性贫血。

4. 其他因素 幽门括约肌功能不全时含胆汁和胰液的十二指肠液反流入胃，可削弱胃黏膜屏障功能。其他外源因素，如长期饮浓茶、烈酒、咖啡，食用过热、过冷、过于粗糙的食物，可损伤胃黏膜；服用大量 NSAID 可破坏黏膜屏障。

【临床表现】

慢性胃炎病程长，进展缓慢，缺乏特异性症状。70%~80%的患者无任何症状，部分有上腹痛或不适、食欲不振、饱胀、嗳气、反酸、恶心和呕吐等非特异性的消化不良表现，症状常与进食食物种类和饮食习惯有关。少数病例出现较重的症状，如疼痛、厌食、消瘦，酷似胃癌的表现。自身免疫性胃炎患者可出现明显厌食、贫血和体重减轻，伴有贫血、舌炎等。体征多不明显，有时可有上腹轻压痛。

练一练3-1

与慢性胃炎的发病关系最密切的细菌是（ ）

A. 沙门菌　　B. 大肠埃希菌　　C. α 链球菌

D. 幽门螺杆菌　　E. 嗜血杆菌

答案解析

【实验室及其他检查】

1. 胃镜及胃黏膜活组织检查 胃镜检查并同时取活组织作病理组织学检查是慢性胃炎最可靠的诊断方法。内镜下非萎缩性胃炎可见红斑、黏膜粗糙不平、黏膜水肿、渗出等基本表现。内镜下萎缩性胃炎主要表现为黏膜红白相间、血管显露、色泽灰暗、皱襞变平，甚至消失或颗粒状或结节状（图 3-3）。内镜所见与活组织检查两者结合，在充分活检基础上以组织病理学诊断为准。

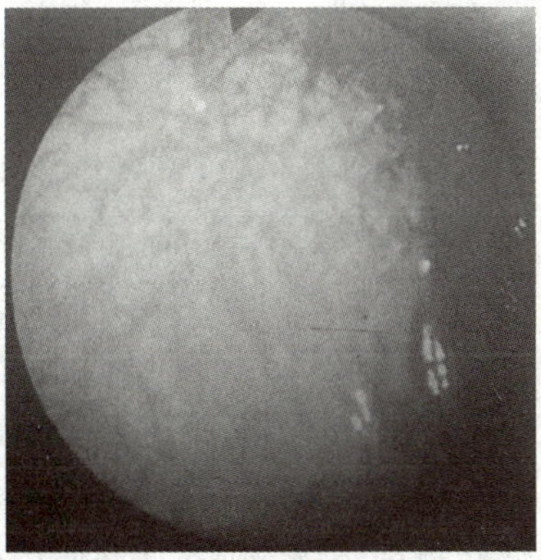

图 3-3 胃镜下慢性萎缩性胃炎胃黏膜

2. 幽门螺杆菌检测 可通过侵入性（如快速尿素酶测定、组织学检查、幽门螺杆菌培养等）和非侵入性（如^{13}C或^{14}C尿素呼气试验、粪便幽门螺杆菌抗原检测、血清学检查等）方法检测幽门螺杆菌。

3. 胃液分析和血清学检查 自身免疫性胃炎胃酸降低，血清促胃液素水平明显提高；多灶萎缩性胃炎胃酸分泌正常或偏低，血清促胃液素水平多正常。

【诊断要点】

确诊必须依靠胃镜检查及胃黏膜活组织病理学检查。幽门螺杆菌检测有助于病因诊断。怀疑自身免疫性胃炎应检测相关自身抗体及血清胃泌素含量。

【治疗要点】

1. 根除幽门螺杆菌感染 根据2006年《中国慢性胃炎共识意见》，建议根除幽门螺杆菌治疗适用于：①伴有胃黏膜糜烂、萎缩及肠化生、异型增生；②有消化不良症状者；③有胃癌家族史。根除幽门螺杆菌者采用三联疗法（胶体铋剂/质子泵抑制剂加上两种抗菌药物），详见本项目任务三“消化性溃疡患者的护理”。

2. 对症处理 根据病因给予对症处理。如因非甾体抗炎药引起，应停药并给予抗酸药；如因胆汁反流，可用氢氧化铝凝胶来吸附，或予以硫糖铝及胃动力药以中和胆盐，防止反流，考来烯胺、硫糖铝可与胆汁酸结合减轻症状；有胃动力学改变，可服用多潘立酮、西沙必利等。疼痛发作时可用阿托品、溴丙胺太林、颠茄合剂。

3. 自身免疫性胃炎的治疗 目前尚无特异治疗，有恶性贫血可肌内注射维生素 B_{12}。

4. 手术治疗 胃黏膜异型增生的治疗除给予上述积极治疗外，应密切关注，定期随访。慢性萎缩性胃炎伴重度异型增生可选择预防性内镜下胃黏膜切除术。

【常见护理诊断/问题】

1. 疼痛：腹痛 与胃酸刺激或平滑肌痉挛有关。

2. 焦虑 与病情反复、病程迁延有关。

3. 营养失调：低于机体需要量 与食欲下降、消化吸收不良有关。

4. 潜在并发症 上消化道出血、癌变。

【护理措施】

1. 一般护理 慢性胃炎急性发作，或伴有消化道出血时应卧床休息，病情缓解时可进行适当的锻炼。

2. 饮食护理 ①鼓励患者养成良好的饮食习惯，饮食宜高热量、高蛋白、高维生素，易消化，少量多餐，避免摄入过咸、过甜、过辣的刺激性食物和饮料，纠正不良的饮食行为，如暴饮暴食、饮酒、吸烟、餐后从事重体力活动等，做到定时定量进餐，养成细嚼慢咽的习惯。②胃酸低的患者食物应完全煮熟后食用，以利于消化和吸收，可给刺激胃酸分泌的食物，如肉汤、鸡汤等；胃酸分泌高者应避免进食酸性、多脂肪食物。

3. 营养状况评估 观察并记录患者每天进餐次数、量、品种，以了解其摄入的营养素能否满足机体需要。定期测量体重，监测有关营养指标的变化，如血红蛋白浓度、血清清蛋白等。

4. 用药护理 注意观察药物的疗效及不良反应。

（1）胶体铋剂 枸橼酸铋钾（CBS）为常用制剂，宜在餐前半小时服用。服CBS过程中可使齿、舌变黑，可用吸管直接吸入。部分患者服药后出现便秘和粪便变黑，停药后可自行消失。少数患者有恶心、一过性血清转氨酶升高等，极少出现急性肾衰竭。

（2）抗菌药物 阿莫西林服用前应询问患者有无青霉素过敏史，应用过程中注意有无迟发性过敏反应的出现，如皮疹。甲硝唑可引起恶心、呕吐等胃肠道反应，应在餐后半小时服用，并遵医嘱用甲氧氯普胺、维生素 B_{12} 等拮抗。

5. 心理护理 主动安慰患者，解释疾病病因，用药注意事项，告知疾病经过正规治疗是可以好转的，鼓励患者配合治疗，消除不良情绪。

【健康指导】

1. 疾病知识指导　向患者及家属介绍本病的有关病因，指导患者避免诱发因素。教育患者保持良好的心理状态，平时生活要有规律，合理安排工作和休息时间，注意劳逸结合，积极配合治疗。

2. 饮食指导　指导患者加强饮食卫生和饮食营养，养成有规律的饮食习惯；避免过冷、过热、辛辣等刺激性食物及浓茶、咖啡等饮料；嗜酒者应戒酒，防止乙醇损伤胃黏膜；注意饮食卫生。

3. 用药指导　根据患者的病因、具体情况进行指导，如避免使用对胃黏膜有刺激的药物，必须使用时应同时服用制酸剂或胃黏膜保护剂；介绍药物的不良反应，如有异常及时复诊，定期门诊复查。

任务三　消化性溃疡患者的护理

PPT

消化性溃疡（peptic ulcer，PU）主要指胃溃疡（gastric ulcer，GU）和十二指肠溃疡（duodenal ulcer，DU），因其形成与胃酸/胃蛋白酶的消化作用有关而得名。属于全球性多发病，约有10%的人一生中患过PU。不同国家和地区，患病率不同。我国南方高于北方，城市高于农村；DU多见于青壮年，GU多见于中老年。秋冬和冬春季节好发。

【病因与发病机制】

胃、十二指肠黏膜具有一系列防御和修复机制，包括黏液/碳酸氢盐、黏膜屏障、丰富的血流、上皮细胞更新、前列腺素和表皮生长因子等。所以在正常情况下，胃、十二指肠黏膜在接触有强侵蚀力的高浓度胃酸和能水解蛋白质的胃蛋白酶，或受到微生物、胆盐、酒精、药物与其他有害物质侵袭后，依然能够维持黏膜的完整性。消化性溃疡的发生是由于对胃、十二指肠黏膜有损害作用的侵袭因素与黏膜自身防御/修复因素之间失去平衡的结果。这种失衡可能是由于侵袭因素增强，也可能是防御/修复因素减弱，或两者兼而有之。GU主要是防御/修复因素减弱，DU则主要是侵袭因素增强。病因及导致溃疡发生的机制分述如下。

1. 病因

（1）幽门螺杆菌（Hp）感染　Hp感染是消化性溃疡的主要病因，DU患者Hp感染率为90%～100%，GU患者Hp感染率为80%～90%，Hp感染者中15%～20%可发生PU；Hp可损害黏膜屏障，促进促胃液素和胃酸分泌。

（2）非甾体抗炎药（NSAID）　对胃、十二指肠黏膜具有损伤作用的药物中NSAID最为明显，长期服用可诱发消化性溃疡，阻碍溃疡的愈合。

（3）胃酸和胃蛋白酶　胃酸和胃蛋白酶是胃液的主要成分，它们对胃黏膜的自身消化是引起消化性溃疡的主要因素，尤其是胃酸的作用占主导地位。

（4）饮食失调　粗糙和刺激性食物或饮料可引起黏膜的物理性和化学性损伤。不定时的饮食习惯会破坏胃酸分泌规律。饮料与酒精除直接损伤黏膜外，还能促进胃酸分泌，咖啡也能刺激胃酸分泌。

（5）其他　遗传（如O型血）、吸烟、胃和十二指肠运动异常、心理应激等也可致病。

2. 发病机制　消化性溃疡的发生是由于对胃、十二指肠黏膜有损害作用的侵袭因素与黏膜自身防御/修复因素之间失去平衡的结果。

【临床表现】

1. 症状　消化性溃疡的临床表现不一，部分患者可无症状，或以出血、穿孔等并发症为首发症状。

典型的消化性溃疡以慢性病程、周期性发作、节律性上腹痛为特点。

（1）腹痛　上腹部疼痛是本病的主要症状，可为钝痛、灼痛、胀痛甚至剧痛，或呈饥饿样不适感。疼痛部位多位于上腹中部、偏右或偏左。多数患者疼痛有典型的节律，DU 表现为空腹痛，即餐后 2~4 小时或（及）午夜痛，进食或服用抗酸剂后可缓解；GU 的疼痛多在餐后 1 小时内出现，经 1~2 小时后逐渐缓解，至下餐进食后再次出现疼痛，午夜痛也可发生，但较 DU 少见。部分患者无上述典型疼痛，而仅表现为无规律性的上腹隐痛不适。也可因并发症而发生疼痛性质及节律的改变。

（2）其他　消化性溃疡除上腹疼痛外，尚可有反酸、嗳气、恶心、呕吐、食欲减退等消化不良症状，也可有失眠、多汗、脉缓等自主神经功能失调表现。

2. 体征　溃疡活动期可有上腹部固定而局限的轻压痛，DU 压痛点常偏右。缓解期则无明显体征。

3. 特殊类型的消化性溃疡

（1）无症状性溃疡　15%~35% 消化性溃疡患者，无任何症状，多因其他疾病作胃镜或 X 线胃肠钡餐检查时偶然发现，尤以老年人多见。

（2）复合性溃疡　指胃和十二指肠同时发生的溃疡，DU 往往先于 GU 出现。

（3）幽门管溃疡　较为少见，常伴胃酸分泌过高。

（4）球后溃疡　DU 大多发生在十二指肠球部，发生在球部远段十二指肠的溃疡称球后溃疡，其夜间疼痛和背部放射性疼痛较为多见。

4. 并发症

（1）出血　溃疡侵蚀周围血管可引起出血。出血是消化性溃疡最常见的并发症，也是上消化道大出血最常见的病因，轻者可表现为呕血、黑便，重者可出现周围循环衰竭，甚至低血容量性休克。发生于 15%~25% 的患者，DU 比 GU 容易发生。少数患者（10%~25%）以上消化道出血为其首发症状。

（2）穿孔　是消化性溃疡最严重的并发症。见于 2%~10% 的病例。临床上分为急性、亚急性、慢性三种类型，其中急性穿孔最常见。溃疡穿透浆膜层达游离腹腔致急性穿孔引起弥漫性腹膜炎，表现为腹肌紧张，明显压痛和反跳痛，肝浊音界缩小或消失，重者出现休克；溃疡穿透并与邻近器官组织粘连，称为穿透性溃疡；溃疡穿孔入空腔器官还可形成瘘管。

（3）幽门梗阻　主要是由十二指肠溃疡或幽门管溃疡引起，临床表现为：餐后上腹饱胀、上腹疼痛加重，伴有恶心、呕吐，大量呕吐后症状可改善，呕吐物含发酵酸性宿食。严重呕吐可致失水和低氯低钾性碱中毒。可发生营养不良和体重减轻。体检可见胃型和胃蠕动波，清晨空腹时检查胃内有振水声（胃液量 >200ml，是幽门梗阻的特征性表现）。进一步作胃镜或 X 线钡剂检查可确诊。

（4）癌变　少数 GU 可发生，DU 尚未发现癌变；对年龄在 45 岁以上、有长期 GU 病史、节律性疼痛发生改变、溃疡顽固不愈 4~6 周无好转者需做进一步检查和定期随访复查，警惕癌变可能。

想一想3-1

消化性溃疡患者如出现腹痛持续不规律，粪便潜血试验持续阳性，应考虑出现什么情况？

答案解析

【实验室及其他检查】

1. 胃镜和胃黏膜组织活检　是确诊消化性溃疡首选的检查方法。可直接观察胃、十二指肠黏膜并摄影，内镜下消化性溃疡多呈圆形、椭圆形或呈线形，边缘光滑，底部有灰黄色或灰白色渗出物，溃疡周围黏膜可充血、水肿，可见皱襞向溃疡集中（如图 3-4）。

2. X 线钡餐检查　适用于对胃镜检查有禁忌或不愿接受胃镜检查者。溃疡的 X 线直接征象是龛影，有确诊的诊断价值。

3. 幽门螺杆菌检测　是消化性溃疡的常规检测项目，其结果可作为选择根除幽门螺杆菌治疗方案的依据。可通过侵入性（如快速尿素酶测定、组织学检查和幽门螺杆菌培养等）和非侵入性（如^{13}C或^{14}C尿素呼气试验、粪便幽门螺杆菌抗原检测等）方法检测出幽门螺杆菌。其中^{13}C或^{14}C尿素呼气试验检测幽门螺杆菌感染的敏感性及特异性均较高而无需胃镜检查，常作为根除治疗后复查的首选方法。

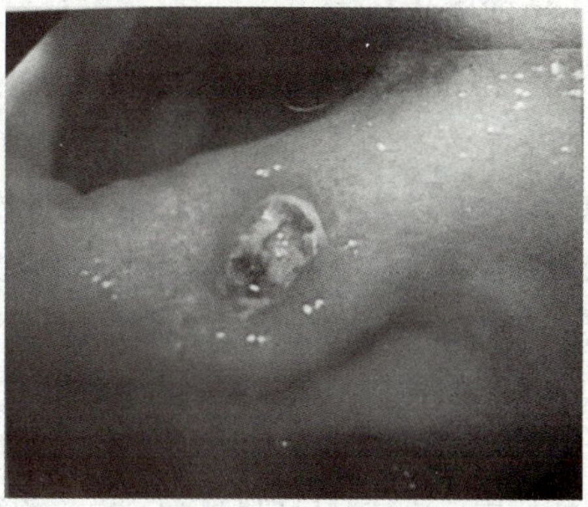

图3－4　胃镜下胃溃疡病灶

4. 胃液分析和血清促胃液素测定　用于疑有胃泌素瘤时做鉴别诊断之用。

5. 粪便潜血试验　活动性DU或GU常有少量渗血，使粪便隐血试验显阳性，经治疗1～2周内转阴，若GU患者粪便潜血试验持续阳性，应怀疑有癌变可能。

【诊断要点】

根据临床慢性病程、周期性发作和节律性疼痛可做出初步诊断。确诊需依赖胃镜检查和X线钡餐检查，内镜检查诊断价值优于X线钡餐检查。

【治疗要点】

1. 治疗目的　消除病因、缓解症状、愈合溃疡、防止复发、防治并发症。

2. 治疗措施

（1）减少损害因素，降低胃内酸度　目前临床上常用的抑制胃酸分泌的药物有：①H_2受体拮抗剂，能阻止胃酸分泌。常用药物有西咪替丁（800mg/d）、雷尼替丁（300mg/d）和法莫替丁（40mg/d）。不良反应较少，主要为乏力、头昏、嗜睡和腹泻。②质子泵阻滞剂（PPI），是作用最强的胃酸分泌抑制剂，以奥美拉唑为代表。③制酸剂，常用药物有氢氧化铝、碳酸氢钠、氢氧化镁合剂等。

（2）保护胃黏膜　①枸橼酸铋钾（胶体次枸橼酸铋），此药过量蓄积会引起神经毒性，不宜长期服用，目前已少用做治疗消化性溃疡的一线药物；②前列腺素，其可引起子宫收缩，孕妇忌服。

（3）根除幽门螺杆菌治疗　上述药物和抗菌药物（如氨苄西林、甲硝唑、克拉霉素等）组合。三联疗法：质子泵抑制剂＋两种抗菌药物或铋剂＋两种抗菌药物；如奥美拉唑（40mg/d）或枸橼酸铋钾（480mg/d）加上克拉霉素（50～1000mg/d）和阿莫西林（2000mg/d）或甲硝唑（800mg/d）。上述剂量每天分2次服，疗程7～14天。

在根除幽门螺杆菌疗程结束后，继续给予该根除方案中所含抗溃疡药物常规剂量，完成1个疗程。如DU患者总疗程为PPI 2～4周、胶体铋4～6周；GU病疗程为PPI 4～6周，胶体铋剂6～8周，并应在根除幽门螺杆菌治疗结束至少4周后，复查幽门螺杆菌。

3. 手术治疗　对于大量出血经内科保守治疗无效者，可选择手术治疗。

【常见护理诊断/问题】

1. 疼痛：腹痛　与胃酸刺激溃疡面引起化学性炎症反应有关。

2. 营养失调：低于机体需要量　与食欲低下，消化吸收不良等有关。

3. 潜在并发症　上消化道出血、穿孔、幽门梗阻、溃疡癌变。

4. 知识缺乏　缺乏病因及防治知识。

5. 焦虑　与疾病反复发作，迁延不愈有关。

【护理措施】

1. 一般护理 疼痛剧烈或有并发症时患者应卧床休息，病情缓解后鼓励患者适当活动。

2. 饮食护理 ①进餐方式：指导患者有规律地定时进食，以维持正常消化活动的节律。在溃疡活动期，以少食多餐为宜，每天进餐4～5次，为保证胃酸分泌有规律，避免餐间零食和睡前进食。一旦症状得到控制，应尽快恢复正常的饮食规律。饮食不宜过饱，以免胃窦部过度扩张而增加促胃液素的分泌。进餐时要细嚼慢咽，以增加唾液分泌，达到稀释和中和胃酸的作用。②食物选择：选择营养丰富，易消化的食物。除并发出血或症状较重外，一般无需规定特殊食谱。症状较重的患者以面食为主，面食柔软易消化，含碱能中和胃酸，不习惯于面食可以软米饭或米粥替代。由于蛋白质类食物具有中和胃酸作用，可适量摄取脱脂牛奶，宜安排在两餐之间饮用，但牛奶中的钙质吸收有刺激胃酸分泌的作用，故不宜多饮。脂肪引起胃排空减慢，胃窦扩张，致胃酸分泌增多，故脂肪摄取应适量。应避免食用生、冷、硬、粗纤维多的蔬菜、水果等机械性刺激强和浓肉汤、咖啡、浓茶和辣椒、酸醋等化学性刺激强的食物。

3. 用药护理

（1）降低胃酸的药物 ①碱性抗酸药，如氢氧化铝凝胶，在饭后1小时和睡前服用，不宜与酸性食物与饮料同服；②H_2受体拮抗剂（H_2RA），药物应在餐中或餐后即刻服用，也可把一日剂量在睡前服用，如需要同时服用抗酸药需间隔1小时以上；③质子泵抑制剂（PPI），一般在早餐前吞服，奥美拉唑可引起头晕，特别是在用药的初期，应告知患者用药期间避免开车或做高度集中注意力的工作。

（2）保护胃黏膜的药物 ①硫糖铝，宜在餐前1小时服用，可出现便秘、口干、皮疹、眩晕、嗜睡等不良反应，因含糖量较高，糖尿病患者应慎用；②枸橼酸铋钾（CBS），在餐前服用，服药后应告知患者大便会变黑，防止其情绪紧张；③前列腺素，如米索前列醇，用药后约1/3患者可发生肠绞痛和腹泻。

（3）抗胆碱能药及胃动力药 如多潘立酮、西沙必利等，应在餐前1小时及睡前1小时服用。

4. 对症护理

（1）病情监测 观察疼痛发作的过程，疼痛与进食的关系，疼痛的部位、性质，缓解疼痛的方法等；是否伴有恶心、呕吐、嗳气、反酸等症状；有无呕血、黑便、频繁呕吐等并发症的征象。

（2）指导缓解疼痛的方法 如DU表现为空腹痛或午夜痛，指导患者在疼痛前或疼痛时进食碱性食物（如苏打饼干等），或服抗酸药。也可采用局部热敷或针灸止痛。

5. 潜在并发症的护理

（1）出血 安置患者取平卧位并抬高下肢，保持呼吸道通畅，防窒息；观察呕血和黑便情况、神志变化、脉搏、血压、呼吸情况、皮肤色泽、尿量、红细胞计数、血红蛋白、红细胞比容、血尿素氮、中心静脉压；建立静脉通道，遵医嘱输液或输血，补充血容量；遵医嘱采取止血措施。

（2）溃疡穿孔 患者如无休克，应将患者的床头抬高35°～45°；立即禁食，遵医嘱作胃肠减压；迅速建立静脉通道，遵医嘱输液并做好术前准备。

（3）幽门梗阻 注意观察患者呕吐量、性质、气味，准确记录出入液量，指导患者禁食水、行胃肠减压，保持口腔清洁，遵医嘱静脉输液，做好解痉药和抗生素的用药护理。轻者可进食流质饮食，重者则需禁食并进行胃肠减压；遵医嘱静脉补液，保证机体能量供给；每日清晨和睡前用3%氯化钠溶液或2%碳酸氢钠溶液洗胃，缓解梗阻症状；经胃肠减压等治疗不缓解者应根据医嘱做好术前准备。

（4）癌变 做好进一步检查，定期随访，具体观察与护理措施详见项目三中任务四“胃癌患者的护理”。

【健康指导】

1. 疾病知识指导　向患者及家属讲解本病的诱发因素和注意事项。嘱患者定期复诊，如有上腹疼痛节律发生变化或出现呕血、黑便时要及时就医。

2. 生活指导　指导患者规律进餐、少量多餐、戒烟酒、避免摄入刺激性食物；指导患者合理安排休息时间，保证充足的睡眠，生活要有规律，避免精神过度紧张，保持良好的身心状态。

3. 用药指导　指导患者按医嘱用药，让其学会观察药效及不良反应，注意不能随意停药，慎用或勿用致溃疡的药物，如阿司匹林、咖啡碱、泼尼松、利血平等。

PPT

任务四　胃癌患者的护理

胃癌（gastric cancer）是最常见的恶性肿瘤之一，每年新诊断的癌症病例数中，胃癌位居第四位，在癌症病死率中排第二位。胃癌发病率在不同年龄、各国家地区和种族间有较大差异。虽然近年来全球总发病率有所下降，但2/3胃癌病例分布在发展中国家。男性胃癌的发病率和死亡率高于女性，男女之比约为2∶1，发病年龄以中老年居多，55～70岁为高发年龄段。我国以西北地区发病率最高，中南和西南地区则较低。全国平均每年死亡率约为16/10万。

【病因与发病机制】

1. 病因

（1）环境和生活习惯　有色人种比白种人易患本病。在我国的西北与东部沿海地区胃癌发病率比南方地区明显增高。长期食用熏烤、盐腌食品的人群中胃癌发病率高，与食品中亚硝酸盐、真菌毒素、多环芳烃化合物等致癌物或前致癌物含量高有关；吸烟者的胃癌发病危险较不吸烟者高50%。

（2）幽门螺杆菌感染（Hp）　1994年WHO宣布幽门螺杆菌是人类胃癌的Ⅰ类致癌原，其诱发胃癌的机制可能有：幽门螺杆菌导致的慢性炎症有可能成为一种内源性致突变原；幽门螺杆菌是一种硝酸盐还原剂，具有催化亚硝化作用而起致癌作用；幽门螺杆菌的某些代谢产物促进上皮细胞变异。

（3）癌前病变　胃疾病包括胃息肉、慢性萎缩性胃炎及胃部分切除后的残胃，这些病变都可能伴有不同程度的慢性炎症过程、胃黏膜肠上皮化生或非典型增生，有可能转变为癌。癌前病变系指容易发生癌变的胃黏膜病理组织学改变，是从良性上皮组织转变成癌过程中的交界性病理变化。胃黏膜上皮的异型增生属于癌前病变，根据细胞的异型程度，可分为轻、中、重三度，重度异型增生与分化较好的早期胃癌有时很难区分。

（4）遗传和基因　遗传与分子生物学研究表明，与胃癌患者有血缘关系的亲属其胃癌发病率较对照组高4倍。胃癌的癌变是一个多因素、多步骤、多阶段发展过程，涉及癌基因、抑癌基因、凋亡相关基因与转移相关基因等的改变，而基因改变的形式也是多种多样的。

2. 发病机制　胃癌的发生是一个多步骤、多因素进行性发展的过程。在正常情况下，胃黏膜上皮细胞的增殖和凋亡之间保持动态平衡。这种平衡的维持有赖于癌基因、抑癌基因及一些生长因子的共同调控。多种因素会影响上述调控体系，共同参与胃癌的发生。

【临床表现】

胃癌好发于胃窦部（58%），其次为贲门部（20%），胃体部（15%）较少。

1. 早期胃癌　多无明显症状，部分患者有上消化道症状，故早期胃癌诊断率低，日本内镜学会1962年提出的分型分为息肉型（Ⅰ型）、浅表型（Ⅱ型）和溃疡型（Ⅲ型）。进展期胃癌采用Borrmann分型分为隆起型（Ⅰ型）、溃疡型（Ⅱ型）、溃疡浸润型（Ⅲ型）和弥漫浸润型（Ⅳ型）；进展期胃癌，最常见是疼痛和体重减轻，常有明显的上消化道症状；晚期胃癌出现贫血、消瘦、营养不良，甚至恶病质等表现。

2. 贲门胃底癌 可有胸骨后疼痛和进行性吞咽困难；幽门附近的胃癌有幽门梗阻表现；肿瘤破坏血管后可有呕血、黑便等上消化道出血症状；如转移到骨骼可致骨痛，胰腺转移可出现持续性上腹痛并放射至背部等。

3. 体征 早期胃癌多无明显体征。进展性胃癌主要体征为腹部肿块，多位于上腹部偏右，坚实呈移动结节状。肝脏转移可出现肝大、黄疸、腹腔积液，出现移动性浊音。远处淋巴结转移时可在左锁骨上内侧触到质硬而固定的淋巴结，称 Virchow 淋巴结。

4. 扩散方式 ①直接蔓延侵袭至相邻器官；②淋巴结转移：胃的淋巴系统与锁骨上淋巴结相连接，转移到该处时称为 Virchow 淋巴结；③血行转移最常转移到肝，其次是肺、腹膜及肾上腺，晚期患者 60% 以上可发生血行转移；④种植转移：癌细胞侵出浆膜层脱落入腹腔，种植于肠壁和盆腔。

5. 并发症 可并发胃出血、贲门或幽门梗阻、穿孔等。

【实验室及其他检查】

1. 纤维胃镜检查 为早期诊断的最有效方法。早期胃癌可表现为小的息肉样隆起或凹陷，一片变色的黏膜，或粗糙不平呈颗粒状，有时不易辨认；进展期胃癌可表现为凹凸不平、表面污秽的肿块，或不规则较大溃疡，常见渗血及溃烂。

2. 影像学检查 X 线钡餐（充盈缺损、边缘不规则、胃壁僵硬失去蠕动等）、腹部超声检查、螺旋 CT 检查。

3. 实验室检查 缺铁性贫血较常见，系长期失血所致；大便潜血试验持续阳性。是胃癌普查时的筛选方法。

4. 肿瘤血清学检查 血清癌胚抗原（CEA）异常，对诊断胃癌的意义不大，但对于监测胃癌术后情况有一定价值。

【诊断要点】

胃癌的诊断主要依据内镜检查加活检以及 X 线钡餐检查。早期诊断是根治胃癌的前提。对下列情况应及早和定期进行胃镜检查：① 40 岁以上，特别是男性，近期出现消化不良、呕血或黑粪者；②慢性萎缩性胃炎伴胃酸缺乏，有肠化生不典型增生者；③良性溃疡但胃酸缺乏者；④胃溃疡经正规治疗 2 个月无效，X 线钡餐提示溃疡增大者；⑤ X 线发现大于 2cm 的胃息肉者，应进一步做胃镜检查；⑥胃切除术后 10 年以上者。

【治疗要点】

治疗方法为以手术治疗为主的综合治疗。

1. 手术治疗 是目前唯一有可能根治胃癌的方法，治疗效果取决于胃癌的病期、癌肿侵袭深度和扩散范围。对早期胃癌，一般首选胃部分切除术，如已有局部淋巴结转移，则应同时予以清扫。对进展期患者，如无远处转移，应尽可能手术切除。

2. 化疗 用于根治性手术的术前、术中和术后，延长生存期。晚期胃癌患者采用适量化疗，能减缓肿瘤的发展速度，改善症状，有一定的近期效果。早期胃癌根治术后原则上不必辅助化疗，有下列情况者应行辅助化疗：病理类型恶性程度高；癌灶面积大；多发癌灶；年龄低于 40 岁。进展期胃癌根治术后、姑息手术后、根治术后复发者需要化疗。

常用的胃癌化疗给药途径有口服给药，静脉、腹膜腔给药，动脉插管区域灌注给药等。常用的口服化疗药有替加氟、尿嘧啶替加氟、氟铁龙等。常用的静脉化疗药有氟尿嘧啶、丝裂霉素、顺铂、多柔比星、依托泊苷等。近年来紫杉醇、草酸铂、拓扑酶抑制剂、希罗达等新的化疗药物用于治疗胃癌。

3. 其他治疗

（1）全身治疗 生物免疫治疗、中医中药治疗等。

（2）局部治疗 包括高频电凝切除术、光动力治疗、激光、放疗、动脉介入治疗等。

【常见护理诊断/问题】

1. 疼痛：腹痛 与癌细胞浸润有关。

2. 营养失调：低于机体需要量 与胃癌造成厌食、吞咽困难、消化吸收障碍等有关。

3. 活动无耐力 与疼痛及患者机体消耗有关。

4. 有体液不足的危险 与幽门梗阻致严重呕吐有关。

5. 预感性悲哀 与患者知道疾病的预后有关。

6. 潜在并发症 出血、穿孔、梗阻。

【护理措施】

1. 饮食护理 让患者了解充足的营养支持对机体恢复有重要作用，对能进食者鼓励其尽可能进食易消化、营养丰富的流质或半流质饮食。提供清洁的进食环境，并注意增加食物的色、香、味，增进患者的食欲。对贲门癌有吞咽困难者，中、晚期患者应按医嘱静脉输注高营养物质，以维持机体代谢需要。幽门梗阻时，可行胃肠减压，同时遵医嘱静脉补充液体。定期测量体重，监测血清清蛋白和血红蛋白等营养指标。

2. 疼痛的护理

（1）观察疼痛特点 注意评估疼痛的性质、部位，是否伴有严重的恶心和呕吐、吞咽困难、呕血及黑便等症状。如出现剧烈腹痛和腹膜刺激征，应考虑发生穿孔的可能性，及时协助医师进行有关检查或手术治疗。

（2）遵医嘱使用口服镇痛药物，如阿司匹林、氨酚待因、吗啡、哌替啶等。目前治疗癌性疼痛的主要药物有：①非麻醉镇痛药（阿司匹林、吲哚美辛、对乙酰氨基酚等）；②弱麻醉性镇痛药（可待因、布桂嗪等）；③强麻醉性镇痛药（吗啡、哌替啶等）；④辅助性镇痛药（地西泮、异丙嗪、氯丙嗪等）。给药时应遵循 WHO 推荐的三阶梯疗法，即选用镇痛药必须从弱到强，先以非麻醉药为主，当其不能控制疼痛时依次加用弱麻醉性及强麻醉性镇痛药，并配以辅助用药，采取复合用药的方式达到镇痛效果。

还可使用患者自控镇痛（PCA），患者可自行间歇性给药。该方式用药灵活，可根据患者需要提供合适的止痛药物剂量、增减范围、间隔时间，从而做到个体化给药。

3. 使用化疗药的护理 遵医嘱进行化学治疗，以抑制杀伤癌细胞，使疼痛减轻，病情缓解。

4. 心理护理 患者在知晓自己的诊断后，预感疾病的预后不佳，加之躯体的痛苦，会出现愤怒、抑郁、焦虑甚至绝望等负性心理反应，而患者的负性情绪又会加重其躯体不适。因此，护士应与患者建立良好的护患关系，运用倾听、解释、安慰等技巧与患者沟通，表示关心与体贴，并及时取得家属的配合，以避免自杀等意外的发生。耐心听取患者自身感受的叙述，并给予支持和鼓励。同时介绍有关胃癌治疗进展信息，提高患者治疗的信心；指导患者保持乐观的生活态度，用积极的心态面对疾病，树立战胜疾病、延长生存期的信心。此外，协助患者取得家庭和社会的支持，对稳定患者的情绪，也有不可忽视的作用。

【健康指导】

（1）疾病知识指导 向患者及家属讲解康复知识，保持乐观态度，坚持综合治疗，指导患者饮食应定时定量、少量多餐、营养丰富，逐步过渡为正常饮食。少食腌、熏制食物，避免进食过冷、过硬、过烫、过辣及油煎炸的食物。告知患者注意休息、避免过劳，禁酒、戒烟等。告知患者及家属有关手术后期可能出现的并发症的表现和预防措施。

（2）用药指导和病情监测　指导患者合理使用镇痛药，向患者及（或）家属讲解化疗的必要性和不良反应。定期门诊随访，教会患者和家属早期识别并发症，出现问题及时到医院就诊。

附　上消化道内镜检查术

上消化道内镜检查包括食管、胃、十二指肠的检查，是应用最广、进展最快的内镜检查，亦称胃镜检查。通过此检查可直接观察食管、胃、十二指肠炎症、溃疡或肿瘤等的性质、大小、部位及范围，并可行组织学或细胞学的病理检查。

【适应证】

适应证比较广泛，一般来说所有诊断不明的食管、胃、十二指肠疾病，上消化道术后有无法解释的症状者，均可行此项检查。主要适应证如下：

1. 有明显消化道症状，但不明原因者。

2. 上消化道出血需查明原因者。

3. 疑有上消化道肿瘤，但X线钡餐检查不能确诊者。

4. 需要随访观察的病变，如溃疡病、萎缩性胃炎、胃手术后及药物治疗前后对比观察等。

5. 需作内镜治疗者，如摘取异物、急性上消化道出血的止血、食管静脉曲张的硬化剂注射与结扎、食管狭窄的扩张治疗等。

【禁忌证】

1. 严重心、肺疾病，如严重心律失常、心力衰竭、严重呼吸衰竭及支气管哮喘发作等。

2. 各种原因所致休克、昏迷等危重状态。

3. 急性食管、胃、十二指肠穿孔，腐蚀性食管炎的急性期。

4. 神志不清、精神失常不能配合检查者。

5. 严重咽喉部疾病、主动脉瘤及严重的颈胸段脊柱畸形等。

【方法及配合】

1. 检查前5～10分钟用2%利多卡因咽部喷雾2～3次。

2. 协助患者取左侧卧位，双腿屈曲，头垫低枕，使颈部松弛，松开领口及腰带。患者口边置弯盘，嘱患者咬紧牙垫。

3. 胃镜插入的方法有单人法和双人法。①单人法：术者面对患者，左手持操作部，右手执镜端约20cm处，直视下经咬口插入口腔，缓缓沿舌背、咽后壁向下推进至环状软骨水平时，可见食管上口，并将胃镜轻轻插入。②双人法：助手站立于术者右后方，右手持操作部，左手托住镜身。术者右手执镜端约20cm处，左手示指、中指夹住镜端，右手顺前方插入，当进镜前端达环状软骨水平时，嘱患者做吞咽动作，即可通过环咽肌进入食管。当胃镜进入胃腔内时，要适量注气，使胃腔扩张至视野清晰为止。

4. 检查中配合医生将内镜从患者口腔缓缓插入。插镜过程中，护士应密切观察患者的反应，保持患者头部位置不动，当胃镜插入15cm到达咽喉部时，嘱患者做吞咽动作，但不可将唾液咽下以免呛咳，让唾液流入弯盘或用吸管吸出。如患者出现恶心不适，护士应适时作些解释工作，并嘱患者深呼吸，肌肉放松。如恶心较重，可能是麻醉不足，应重新麻醉。检查过程中应随时观察患者面色、脉搏、呼吸等改变，由于插镜刺激迷走神经及低氧血症，患者可能发生心跳骤停、心肌梗死、心绞痛等，一旦发生应立即停止检查并积极抢救。

5. 配合医生处理插镜中可能遇到的问题有：①如将镜头送入气管，术者可看到环形气管壁，患者有明显呛咳，应立即将内镜退出，重新进镜。②如镜头在咽喉部打弯，患者会出现明显疼痛不适，术者可看到镜身，应把角度钮放松，慢慢将内镜退出重新插入。③插镜困难其原因可能是未对准食管入口或食管入口处的环咽肌痉挛等，应查明原因，切不可用力，必要时在镇静药物的辅助下再次试插。④当镜面被黏液血迹、食物遮挡时，应注水冲洗。

6. 检查完毕退出内镜时尽量抽气，以防止患者腹胀，并手持纱布将镜身外黏附的黏液、血迹擦净。

【护理】

1. 术前护理

（1）向患者仔细介绍检查的目的、方法、如何配合及可能出现的不适，使患者消除紧张情绪，检查时放松并主动配合。

（2）仔细询问病史，如有无青光眼、高血压、是否装有心脏起搏器、有无胃肠道传染病等，进行体格检查，以排除检查禁忌证。检测 HIV 及乙、丙型肝炎病毒标志，对阳性者用专门胃镜检查。

（3）检查前禁食 8 小时，有幽门梗阻者，在检查前 2～3 天进食流质，检查前一晚应洗胃。曾做过 X 线胃肠钡餐造影者，3 天内不宜做胃镜检查。

（4）如患者过分紧张，可遵医嘱给予地西泮 5～10mg 肌内注射或静脉注射；为减少胃蠕动和胃液分泌，可于术前半小时遵医嘱给予山莨菪碱 10mg 或阿托品 0.5mg 肌内注射或静脉注射。

（5）准备用物　①胃镜检查仪器一套；②喉头麻醉喷雾器，无菌注射器及针头；③2% 利多卡因、地西泮、肾上腺素等药物；④其他用物如无菌手套、弯盘、牙垫、润滑剂、酒精棉球、纱布、甲醛固定液标本瓶等。

2. 术后护理

（1）术后因患者咽喉部麻醉作用尚未消退，嘱其不要吞咽唾液，以免呛咳。麻醉作用消失后，可先饮少量水，如无呛咳可进饮食。当天饮食以流质、半流质为宜，行活检的患者应进食温凉饮食。

（2）检查后少数患者出现咽痛、咽喉部异物感，嘱患者不要用力咳嗽，以免损伤咽喉部黏膜。若患者出现腹痛、腹胀，可进行按摩，促进排气。检查后数天内应密切观察患者有无消化道穿孔、出血、感染等并发症，一旦发现及时协助医生进行对症处理。

（3）彻底清洁、消毒内镜及有关器械，妥善保管，避免交叉感染。

任务五　肠结核和结核性腹膜炎患者的护理

PPT

肠结核（intestinal tuberculosis）和结核性腹膜炎（tuberculous peritonitis）均由结核分枝杆菌感染所致。前者是由于结核分枝杆菌侵犯肠道引起的慢性特异性感染，后者则是由结核分枝杆菌侵犯腹膜引起的慢性弥漫性腹膜感染。过去我国肠结核和结核性腹膜炎均比较常见，近年的患病率均有逐渐下降趋势，但仍不少见。多见于中青年，女性较男性多见。

一、肠结核

【病因与发病机制】

肠结核主要由人型结核分枝杆菌引起，少数患者可因牛型结核分枝杆菌致病。结核分枝杆菌侵犯肠道的主要途径是经口感染。患者多有开放性肺结核或喉结核，因经常吞咽含结核分枝杆菌的痰液而致病；或经常与开放性肺结核患者共餐，餐具未经消毒；或饮用未经消毒的带菌牛奶和乳制品等。

肠结核主要位于回盲部，其他部位依次为升结肠、空肠、横结肠、降结肠、阑尾、十二指肠和乙状结肠，少数见于直肠。肠结核易发生在回盲部，可能与下列因素有关：结核分枝杆菌进入肠道后，含有结核分枝杆菌的肠内容物在回盲部停留时间较长，回盲部淋巴组织丰富，结核分枝杆菌容易侵犯淋巴组织。但其他肠段亦可受累。肠结核也可由粟粒型结核血行播散引起或由腹腔内结核病灶，如女性生殖器结核直接蔓延引起。

肠结核的发病是人体和结核分枝杆菌相互作用的结果，只有当入侵的结核分枝杆菌数量多、毒力大，并且人体免疫功能低下、肠功能紊乱引起局部抵抗力削弱时，才会发病。若人体过敏反应强，病变以炎症渗出性为主；感染菌量多、毒力大，可有干酪样坏死，形成溃疡，称为溃疡型肠结核；如果人体免疫状况好，感染较轻，则表现为肉芽组织增生、纤维化，称为增生型肠结核；兼有两种病变者称为混合型或溃疡增生型肠结核。

【临床表现】

1. 症状 肠结核大多起病缓慢，病程较长。早期症状不明显，容易被忽视。

（1）腹痛 多位于右下腹或脐周，间歇性发作。常为痉挛性阵痛伴腹鸣，于进餐后加重，排便或肛门排气后缓解。腹痛可能与进餐引起胃肠反射或肠内容物通过炎症、狭窄肠段，引起局部肠痉挛有关。

（2）腹泻和便秘 腹泻是溃疡型肠结核的主要表现之一。每天排便2～4次，粪便呈糊状或稀水状，不含黏液或脓血，如直肠未受累，无里急后重感。若病变严重而病变面积广泛时，腹泻次数可达每天十余次，粪便可有少量黏液、脓液。此外，可间有便秘，粪便呈羊粪状，隔数天再有腹泻。这种腹泻与便秘交替是由于肠结核引起胃肠功能紊乱所致。增生型肠结核多以便秘为主要表现。

（3）全身症状和肠外结核表现 溃疡型肠结核常有结核毒血症及肠外结核特别是肺结核的临床表现，严重时可出现维生素缺乏、营养不良性水肿等表现；增生型肠结核全身情况一般较好。

2. 体征 患者可呈慢性病容、消瘦、苍白。腹部肿块为增生型肠结核的主要体征，常位于右下腹，较固定，质地中等，伴有轻、中度压痛。若溃疡型肠结核并发局限性腹膜炎、局部病变肠管与周围组织粘连，或同时有肠系膜淋巴结结核时，可出现腹部肿块。

3. 并发症 见于晚期患者，常有肠梗阻、瘘管形成，肠出血少见，也可并发结核性腹膜炎，偶有急性肠穿孔。

【实验室及其他检查】

1. 实验室检查 溃疡型肠结核可有不同程度贫血，无并发症者白细胞计数一般正常。红细胞沉降率多明显增快，是作为评估结核病活动程度的指标之一。溃疡型肠结核的粪便多为糊状，一般无肉眼黏液和脓血，但显微镜下可见少量脓细胞和红细胞。结核菌素试验强阳性有辅助诊断的作用。

2. X线检查 X线胃肠钡餐造影或钡剂灌肠造影对肠结核的诊断具有重要意义。X线表现主要为肠黏膜皱襞粗乱、增厚、溃疡形成。溃疡型肠结核，钡剂在病变肠段排空很快，显示充盈不佳，呈激惹状态，而在病变的上、下肠段则钡剂充盈良好，称为X线钡影跳跃征象。此外，尚可见肠腔狭窄，肠段缩短变形，回肠、盲肠正常角度丧失。

3. 结肠镜检查 可直接观察全结肠和回肠末段，内镜下病变肠黏膜充血、水肿、溃疡形成，可伴有大小及形态各异的炎性息肉、肠腔狭窄等。如果活检找到干酪样坏死性肉芽肿或结核分枝杆菌，则可以确诊。

【诊断要点】

如有下列表现，应考虑本病：①青壮年患者有肠外结核，特别是肺结核；②临床表现有腹痛、腹泻、右下腹压痛、腹部肿块、原因不明的肠梗阻，伴有发热、盗汗等结核毒血症状；③X线钡剂造影检查有肠结核征象；④结肠镜检查发现主要位于回盲部的肠黏膜炎症、溃疡、炎症息肉或肠腔狭窄，如活检组织中找到干酪性肉芽肿则有确诊意义，找到抗酸染色阳性杆菌有助诊断；⑤结核菌素试验强阳性；⑥对疑似病例，试行抗结核治疗2~6周，症状改善者临床可以诊断。

【治疗要点】

肠结核的治疗目的是消除症状，改善全身情况，促使病灶愈合，防治并发症，强调早期治疗。

1. 抗结核化学药物治疗 是本病治疗的关键，治疗方案参见项目一任务九“肺结核患者的护理”。

2. 对症治疗 腹痛可用阿托品或其他抗胆碱能药物；严重腹泻或摄入不足者，应注意纠正水、电解质紊乱与酸碱平衡失调；对不完全性肠梗阻患者，需进行胃肠减压，以缓解梗阻近端肠曲的膨胀与潴留。

3. 手术治疗 当肠结核并发完全性肠梗阻，急性穿孔、慢性穿孔致肠瘘形成，肠道大量出血经积极抢救不能止血者，需要手术治疗。

二、结核性腹膜炎

【病因与发病机制】

本病由于结核分枝杆菌感染腹膜引起，多继发于体内其他部位结核病。大多数结核性腹膜炎是腹腔脏器如肠系膜淋巴结结核、肠结核、输卵管结核等活动性结核病灶直接蔓延侵及腹膜引起。少数病例可由血行播散引起，常见的原发病灶有粟粒型肺结核，关节、骨、睾丸结核，可伴有结核性多浆膜炎等。

因侵入腹腔的结核菌数量与毒力及机体免疫力不同，结核性腹膜炎的病理改变可表现为3种基本的病理类型，即渗出型、粘连型、干酪型，前两型多见。在本病的发展过程中，可有2种或3种类型的病变并存，称为混合型。

【临床表现】

1. 症状 本病由于病理类型不同，病变活动性及机体反应性不一，临床表现各异。多数起病缓慢，少数起病急骤，以急性腹痛、高热为主要表现。极少数患者起病隐匿，无明显症状，仅因其他原因在腹部手术时偶然发现。

（1）全身症状 结核毒血症状常见，主要是发热和盗汗。以低热和中等热最为多见，约1/3患者有弛张热，少数可呈稽留热。高热伴有明显毒血症者，主要见于渗出型、干酪型，或伴有粟粒型肺结核、干酪型肺炎等严重结核病的患者。后期有营养不良，表现为消瘦、贫血、水肿、舌炎、口角炎等。

（2）腹部症状

1）腹痛：多位于脐周或右下腹，间歇性发作，常为痉挛性阵痛，进餐后加重，排便或肛门排气后缓解。腹痛的发生可能与进餐引起胃肠反射或肠内容物通过炎症、狭窄肠端、引起局部肠痉挛有关。如腹痛呈阵发性加剧，应考虑并发不完全性肠梗阻。偶可表现为急腹症，系肠系膜淋巴结结核、腹腔内其他结核的干酪样坏死病灶破溃或肠结核急性穿孔所致。

2）腹泻、便秘：腹泻常见，排便次数因病变严重程度和范围不同而异，一般每天 2～4 次，重者每天达十余次。粪便成糊状，一般不含脓血，不伴有里急后重。腹泻主要与腹膜炎引起的胃肠功能紊乱有关，偶可由伴有的溃疡性肠结核或干酪样坏死病变引起的肠管内瘘等引起。有时腹泻与便秘交替出现。

3）腹胀：多数患者可出现不同程度的腹胀，多为结核毒血症或腹膜炎伴有肠功能紊乱引起，也可因腹腔积液或肠梗阻所致。

2. 体征

（1）全身状况　患者呈慢性病容，后期有明显的营养不良，表现为消瘦、水肿、苍白、舌炎、口角炎等。

（2）腹部压痛与反跳痛　多数患者有腹部压痛，一般轻微，少数压痛明显，且有反跳痛，常见于干酪型结核性腹膜炎。

（3）腹壁柔韧感　是结核性腹膜炎的临床特征，由腹膜慢性炎症、增厚、粘连所致。

（4）腹部包块　见于粘连型或干酪型，常由增厚的大网膜、肿大的肠系膜淋巴结、粘连成团的肠曲或干酪样坏死脓性物积聚而成。多位于脐周，大小不一，边缘不整，表面粗糙呈结节感，不易推动。

（5）腹腔积液　多为少量至中量腹腔积液，腹腔积液超过 1000ml 时可出现移动性浊音。

3. 并发症　肠梗阻常见，多发生于粘连型。肠瘘一般多见于干酪型，往往同时有腹腔脓肿形成。

【实验室及其他检查】

1. 血常规、红细胞沉降率与结核菌素试验　部分患者有轻度至中度贫血，多为正细胞正色素性贫血。白细胞计数大多正常，干酪型患者或腹腔结核病灶急性扩散时，白细胞计数增高。多数患者红细胞沉降率增快，可作为活动性病变的指标。结核菌素试验呈强阳性有助于结核感染的诊断。

2. 腹腔积液检查　腹腔积液多为草黄色渗出液，少数为淡血色，偶见乳糜性，比重一般 >1.018，蛋白质含量在 30g/L 以上，白细胞计数超过 500×10^6/L，以淋巴细胞为主。但有时因低清蛋白血症或合并肝硬化，腹腔积液性质可接近漏出液。结核性腹膜炎的腹腔积液腺苷脱氨酶活性常增高，普通细菌培养结果常为阴性，腹腔积液浓缩找结核分枝杆菌或结核分枝杆菌培养阳性率均低。

3. X 线检查　腹部 X 线平片检查有时可见钙化影，提示钙化的肠系膜淋巴结结核。X 线胃肠钡剂造影检查可发现肠粘连、肠结核、肠瘘、肠腔外肿块等征象，对本病有辅助诊断的价值。

4. 腹腔镜检查　可窥见腹膜、大网膜、内脏表面有散在或聚集的灰白色结节，浆膜失去光泽，呈浑浊粗糙，活组织检查有确诊价值。此项检查一般适用于有游离腹腔积液的患者，禁用于腹膜有广泛粘连者。

【诊断要点】

本病的主要诊断依据是：①中青年患者，有结核病史，伴有其他器官结核病证据；②不明原因发热达 2 周以上，伴有腹痛、腹胀、腹腔积液、腹壁柔韧感或腹部包块；③腹腔穿刺有渗出性腹腔积液，普通细菌培养结果阴性；④结核菌素试验呈强阳性；⑤X 线胃肠钡剂检查发现肠粘连等征象；⑥典型病例可作出临床诊断，予抗结核治疗 2 周以上有效可确诊。

【治疗要点】

本病的治疗关键是及早给予规则、全程抗结核化学药物治疗，以达到早日康复、避免复发和防止并发症的目的。

1. 抗结核化学药物治疗　抗结核化学药物的选择、用法、疗程详见项目一任务九“肺结核患者的护理”。在用药中应注意：一般渗出型患者，因腹腔积液及症状消失较快，患者常自行停药而导致复发，故应强调全程规则治疗；对粘连型或干酪型患者，由于大量纤维增生，药物不易进入病灶，需加强药物的联合应用，并适当延长抗结核治疗的疗程。

2. 腹腔穿刺放液治疗　对大量腹腔积液者，可适当放腹腔积液以减轻症状。

3. 手术治疗　对经内科治疗未见好转的肠梗阻、肠穿孔及肠瘘均可行手术治疗。

三、肠结核和结核性腹膜炎患者的护理

【常见护理诊断/问题】

1. 疼痛：腹痛　与肠结核、腹膜炎症及伴有盆腔结核或肠梗阻有关。

2. 腹泻　与溃疡型肠结核、腹膜炎所致肠功能紊乱有关。

3. 营养失调：低于机体需要量　与结核杆菌毒性作用、消化吸收功能障碍有关。

4. 体温过高　与结核毒血症有关。

5. 便秘　与肠道狭窄、梗阻或胃肠功能紊乱有关。

6. 潜在并发症　肠梗阻、肠穿孔、肠瘘、腹腔脓肿。

【护理措施】

1. 病情观察　严密观察腹痛的性质、部位及伴随症状，正确评估病程进展状况。如果患者腹痛突然加重，压痛明显，或出现便血、肠鸣音亢进等，应考虑是否并发肠梗阻、肠穿孔或肠内出血等，及时协助医生采取抢救措施。

2. 饮食护理　由于结核病是一种慢性消耗性疾病，只有保证充足的营养供给，提高机体抵抗力，才能促进疾病的痊愈。因此，应向患者及家属解释营养对治疗结核病的重要性，并与其共同制定饮食计划。应给予高热量、高蛋白、高维生素而又易于消化的食物。腹泻明显的患者应少食乳制品以及富含脂肪和粗纤维的食物，以免加快肠蠕动。

3. 静脉营养供给　对于严重营养不良的患者，应协助医生进行静脉营养治疗，以满足机体代谢需要。

4. 营养监测　每周测量患者的体重，并监测有关营养指标，以评价其营养状况。

5. 用药护理　参见项目一任务九“肺结核患者的护理”。

【健康指导】

1. 疾病预防　指导加强有关结核病的卫生宣教，肺结核患者不可吞咽痰液，提倡用公筷进餐及分餐制，牛奶及乳制品应灭菌后饮用，对肠结核患者的粪便要消毒处理，防止病原体传播。

2. 疾病知识指导　患者应保证充足的休息与营养，生活规律，劳逸结合，保持良好的心态，以增强机体抵抗力。指导患者坚持抗结核治疗，保证足够的剂量和疗程，定期复查。学会自我监测抗结核药物的作用和不良反应，如有异常，及时复诊。

任务六 炎症性肠病患者的护理

PPT

炎症性肠病（inflammatory bowel disease，IBD）指病因不明的结肠和直肠黏膜层的慢性非特异性炎症性疾病。包括溃疡性结肠炎（ulcerative colitis，UC）和克罗恩病（Crohn disease，CD）。IBD 的发病率有明显的地域差异和种族差异。近年来，IBD 在世界范围有明显增高的趋势。我国 UC 比 CD 多，且病情较轻，IBD 可发生在任何年龄，但以 20～40 岁人群多见，亦可见于儿童或老年人，男女发病率无明显差异。

【病因及发病机制】

1. 病因 尚未完全清楚，多数研究认为与环境、遗传、感染及免疫等因素有关。

（1）环境因素 炎症性肠病的发病率有地域差别，且近几十年来在发达国家持续增高，如北美及欧洲等。具体的致病因素，有待进一步研究。

（2）遗传因素 IBD 发病，具有遗传倾向。流行病学调查显示，一级亲属发病率高，单卵孪生发病率高于双卵双胞，提示遗传因素在本病发病中的作用。

（3）感染因素 目前多认为炎症性肠病的发生可能是机体存在对正常菌群的免疫耐受缺失所致，也可能与痢疾杆菌或溶组织阿米巴感染有关。

（4）免疫因素 肠道黏膜免疫系统在 IBD 的发生、发展、转归过程中起着重要作用。各种因素引起 Th 细胞异常激活、炎症因子分泌增多，引起细胞免疫性炎症。除了免疫细胞外，肠道上皮细胞、血管内皮细胞等非免疫细胞也参与炎症反应，与局部免疫细胞相互影响而发挥免疫作用。

此外，应激事件、重大精神创伤、劳累、饮食失调、过敏、吸烟等因素常为本病发作或加重的诱因。

2. 发病机制 目前认为，IBD 是环境因素作用于遗传易感者，在肠道菌群的参与下，启动肠道自然免疫与获得性免疫反应，释放多种引起炎性反应的免疫因子和炎症介质。同时，大量氧自由基形成，损伤肠道黏膜屏障，导致肠黏膜持续炎症。UC 和 CD 被认为是 IBD 的不同亚类，组织损伤的基本过程相似，但致病因素、发病环节不同，导致组织损害的不同表现，但其治疗原则相似。

【临床表现】

1. 症状

（1）消化系统症状 大便的次数、便血的程度及粪质可反映病情的轻重。①腹泻、黏液脓血便：黏液脓血便是 UC 活动期的重要表现，轻者每日排便 2～4 次，多呈糊状，可混有黏液和脓血。重者每日可达 10 次以上，脓血甚至血水样；病变局限于乙状结肠和直肠者，偶有腹泻与便秘交替现象。②腹痛：一般有轻或中度腹痛，多局限于左下腹或下腹部，亦可涉及全腹：有疼痛－便意－便后缓解的规律，并伴有里急后重感；若并发中毒性巨结肠或腹膜炎，腹痛则持续而剧烈。③其他：可有腹胀、食欲不振、恶心、呕吐等症状。

（2）全身表现 重者可出现衰弱、消瘦、发热、贫血、低白蛋白血症、水和电解质平衡紊乱等表现。急性暴发型可有高热。

（3）肠外表现 部分患者可出现与自身免疫相关的肠外表现，如结节性红斑、关节痛、虹膜睫状体、口腔复发性溃疡等。在溃疡性结肠炎控制或结肠切除后可缓解或恢复。

2. 体征 轻、中型患者仅有左下腹轻压痛。重型和暴发型患者可有明显的腹部压痛和鼓肠，若出现腹肌紧张、反跳痛、肠鸣音减弱等应考虑中毒性巨结肠、肠穿孔等并发症。

3. 并发症

（1）中毒性巨结肠　是最严重的并发症，预后较差，易引起急性肠穿孔。

（2）癌变　发生率较低，主要发生在重症患者、病变累及全结肠和病程长的患者。

（3）其他　大量出血、急性穿孔、肠梗阻，偶见瘘管形成、肛门直肠周围脓肿。

练一练3-2

患者，男，35岁。每日腹泻7~8次，有少量黏液脓血便，诊断为“溃疡性结肠炎”，对该患者的饮食指导应注意（　）

A. 进食易消化，富含纤维素　　B. 低蛋白饮食　　C. 进食无渣流质或半流质

D. 多进食新鲜水果　　E. 多吃蔬菜

答案解析

【实验室及其他检查】

1. 血液检查　可有贫血，活动期白细胞增高。红细胞沉降率增快和C反应蛋白增高，是活动期的标志。严重而持久的患者血清清蛋白降低。

2. 粪便检查　①肉眼检查：可见黏液、脓血。②显微镜检：可见红细胞和脓细胞，急性发作期可见巨噬细胞。③病原学检查：目的在于排除感染性结肠炎，是本病诊断的一个重要步骤，常需反复多次进行（至少连续3次阴性方可排除感染性结肠炎）。

3. 纤维结肠镜检查　结肠镜检查对本病诊断有重要价值，可确定病变范围。内镜下可见黏膜多发性溃疡、充血、水肿，或黏膜表面粗糙呈颗粒状，黏膜血管模糊，脆且触之易出血。晚期可见假性息肉，必要时可取组织学活检。

4. X线钡剂灌肠　结肠袋变浅或消失，肠腔狭窄，肠壁变硬，肠管缩短、变细，呈铅管状，当有伪息肉形成时可见多发性充盈缺损。重型或暴发型患者不宜做钡剂灌肠检查，以免诱发中毒性巨结肠或加重病情。

【治疗要点】

治疗目的是：控制急性发作，维持缓解，减少复发，防治并发症。

1. 药物治疗

（1）氨基水杨酸制剂　包括5-氨基水杨酸制剂（5-ASA）和柳氮磺胺嘧啶（SASP），适用于轻、中型或重型经糖皮质激素治疗已有缓解者。发作期4~6g/d，分4次口服，病情缓解后仍要继续长期用药、疗程至少3年。SASP口服后大部分到达结肠，经肠道细菌分解为5-氨基水杨酸与磺胺吡啶，前者发挥抗炎作用。

（2）糖皮质激素　适用于对氨基水杨酸制剂疗效不佳的轻、中度患者，特别适用于重度及急性暴发型患者。病情较重者常先给予较大剂量糖皮质激素静脉滴注，待病情好转，逐渐减量至停药，减量期间加用氨基水杨酸制剂逐渐代替激素治疗。

（3）免疫抑制剂　适用于5-ASA维持治疗效果不佳、症状反复发作及激素依赖者的维持治疗，常用制剂为硫唑嘌呤或巯嘌呤。

2. 手术治疗　适用于并发结肠大出血、肠梗阻、肠穿孔、癌变等重症患者，特别是合并中毒性巨结肠、经积极的内科治疗无效者。

【常见护理诊断/问题】

1. 腹泻　与肠黏膜炎症及结肠运动功能失常有关。

2. 疼痛：腹痛　与肠道炎症、溃疡有关。

3. 营养失调：低于机体需要量 与长期腹泻及吸收障碍有关。

4. 焦虑 与病情反复、迁延不愈有关。

【护理措施】

1. 生活护理 活动期患者应充分休息，减少精神和体力负担。给患者提供安静、舒适的休息环境，以减少患者的胃肠蠕动，减轻症状。全身症状重者卧床休息，注意腹部保暖，以减弱肠道运动，减少排便次数。慢性、症状轻者可适当活动，以患者能耐受、不加重症状为度。

2. 饮食护理 给予质软、易消化、纤维素少的饮食，以减轻对肠黏膜的刺激，并有利于机体吸收；给予富含热量、高蛋白质、高维生素的食物以维持其代谢需要。急性发作期和暴发型患者应进食无渣流质或半流质饮食，避免食用含纤维素多的蔬菜、水果及刺激性食物，忌食冷饮、牛乳和乳制品等，减轻对肠黏膜的刺激，防止肠出血等并发症。病情严重者应禁食并行胃肠外营养，利于减轻炎症，控制症状。提供良好的进餐环境，增进食欲。

3. 病情观察 严密观察腹痛的特点及生命体征变化。观察每日排便次数、大便的量及性状。观察有无并发症的发生，如大出血、腹痛加剧、腹膜刺激征等；腹胀加剧、无排便及排气等梗阻表现。监测营养指标、血红蛋白及电解质的变化，了解营养状况的改善。

4. 对症护理

（1）腹痛护理 ①评估患者发生的时间、频率、原因或诱因，腹痛的性质、部位、程度等的变化。②指导患者使用非药物方法缓解疼痛，如局部热敷、转移注意力、深呼吸、针灸等，但急腹症不能热敷；急性腹痛诊断未明时，最好予以禁食，必要时进行胃肠减压。③遵医嘱合理应用药物镇痛，严禁随意使用止痛药物。

（2）腹泻护理 ①大便评估：包括次数、性质、颜色、气味等，了解腹泻伴随症状、全身情况、水电解质情况等。②肛周皮肤护理：指导患者和家属做好肛门及周围皮肤的护理，如手纸要柔软，擦拭动作宜轻柔，便后用温水清洗肛门及周围皮肤，清洗后轻轻拭干局部，必要时局部涂抹无菌凡士林软膏或涂擦抗生素软膏以保护皮肤的完整性。③配合治疗：若伴有细菌感染，在合理使用抗生素的前提下，配合应用止泻药；严重腹泻时要及时补充水分、电解质及营养物质等，以满足患者的生理需要。

（3）贫血、低蛋白血症护理 可遵医嘱输血或输血清白蛋白，给予高蛋白饮食等。

5. 用药护理 ①向患者及家属做好有关用药的解释工作，如药物的用法、药理作用、不良反应等，柳氮磺胺吡啶既可出现恶心、呕吐、食欲不振等消化系统不良反应，又可引起皮疹、粒细胞减少、自身免疫性溶血、再生障碍性贫血等，饭后服用可减少消化道症状。②服药期间应定期复查血常规，指导患者多饮水，减少肾功能受损。③出现不良反应要及时报告医生，应用肾上腺皮质激素要注意激素用量和停药注意事项，防止出现反跳现象。④采用灌肠疗法的患者，指导患者灌肠时取左侧卧位，抬高臀部，从而延长药物在肠道内的停留时间。⑤重症患者禁用抗胆碱能药物或止泻药物，以免诱发中毒性巨结肠。

6. 心理护理 此病病因不明，病情反复且进行性加重，患者自觉痛苦，尤其是大便次数增多，给患者的精神和日常生活带来诸多不便，故应多关心、体贴患者，尊重患者，为其提供相对私密的空间，如尽量安排靠近卫生间的病床等。鼓励患者树立自信心，多与患者交谈，介绍有关疾病的发病过程、治疗效果及预后，并强调精神因素可成为肠炎的诱发和加重因素使患者以平和的心态面对疾病，缓解焦虑、恐惧心理。

【健康指导】

1. 疾病知识指导 向患者介绍本病相关知识，教会其识别并尽量避免有关诱发因素，如饮食失调、过度劳累、精神紧张等。

2. 生活指导 指导患者正确对待疾病，学会自我护理及自我心理调节。指导患者保持生活规律，注意劳逸结合，合理选择饮食，摄入足够的营养，避免多纤维及刺激性食物，忌冷食等。

3. 用药指导 嘱患者遵医嘱坚持治疗，不随意更换或停用药物，教会患者识别药物的不良反应，出现异常情况要及时就诊，以免耽误病情。

4. 定期复查 病程漫长者癌变危险性增加，应注意定期复查，了解病情变化。

附 纤维结肠镜检查

结肠镜检查（colonoscopy）可分为乙状结肠镜及全结肠镜检查。前者检查肛门至乙状结肠 60cm 范围内的病变，后者则可检查到回盲部甚至回肠末端，是诊断和治疗大肠疾病的一种内镜检查方法，并可通过镜下取组织活检进行病理检查，进一步明确诊断。还可做镜下息肉电切除、取异物等治疗，避免了手术之苦。

（一）目的

诊断、治疗结肠疾病。

（二）适应证

1. 原因不明的下消化道出血者。
2. 原因不明的腹泻者。
3. 结肠息肉、早期癌的诊治。
4. 钡剂灌肠发现异常，需进一步明确诊断者。
5. 原因不明的低位肠梗阻。
6. 腹部肿块无法排除大肠及末端回肠疾病。
7. 大肠癌普查。

（三）禁忌证

1. 严重心肺功能不全者。
2. 休克，可能出现心脑血管意外者。
3. 腹主动脉瘤者。
4. 急性腹膜炎者。
5. 肠穿孔者。
6. 极度器官功能衰竭者。

（四）评估

1. 评估患者病情、意识、心理、对疾病的认知程度，有无肠镜检查禁忌证。必要时告知患者操作目的，向其解释，取得配合。

2. 评估内镜治疗室环境，如光线、温度、通风等。

（五）操作准备

1. 物品准备

（1）备齐结肠镜检查用物 包括结肠镜、长臂活检钳、内镜润滑剂、吸引装置、各类型号注射器、洞巾、手套、生理盐水、甲醛固定液标本瓶、抢救物品、药品等。

（2）检查结肠相关用物 检查结肠镜充气送水按钮状况及活检钳开闭情况。

2. 环境准备 内镜治疗室安静、整洁，温度适宜。

3. 护士准备

（1）着装整齐，洗净双手，戴口罩、手套。

（2）遵医嘱于检查前10分钟给患者肌内注射或静脉注射山莨菪碱10mg，可抑制肠蠕动解除痉挛。

（3）对于精神紧张、耐受性差或病情需要者可于检查前10分钟肌内注射或静脉注射地西泮5～10mg或哌替啶25～75mg。

4. 患者准备

（1）饮食准备　①肠镜检查：患者检查前1天开始低纤维饮食（如面条、稀饭、馄饨等），不要吃蔬菜、水果、肉类，检查当日禁食，但饮食限制时间不超过检查前24小时。②年老体弱者在检查当天可适当静脉补液，高血压患者检查当日正常服用降压药，糖尿病患者应防止低血糖发生，不耐饥饿者可食少量冰糖块，便秘患者可预先使用缓泻剂，并提前2天行低纤维素饮食。

（2）肠道准备　①指导患者正确服用泻药，直至排出无渣水样便，必要时清洁灌肠。②指导患者服用消泡剂以去除肠道内气泡。③消化道梗阻或穿孔、严重的肠道感染、中毒性巨结肠、意识障碍、药物过敏者应禁忌服用泻药。④文化程度低和年老患者，护士应反复说明服用泻药的方法并了解服药情况及排便次数。

（六）操作流程

1. 核对　科别、床号、姓名、住院号。

2. 安置体位　协助患者取左侧屈膝卧位。

3. 戴手套，铺洞巾　注意保护患者隐私。

4. 润滑结肠镜　用润滑剂润滑内镜前端。

5. 协助医生进镜　先在肛门口涂少许润滑油，用左手拇指及示指、中指分开肛周皮肤，暴露肛门，协助医生按压镜头滑入肛门。插镜时，护士遵医嘱根据肠腔走行帮助患者变换体位，消除肠管扭曲，为防横结肠下垂，可用左手从脐部向后及剑突方向推顶。注意提醒医生合理注气，避免充气过多造成肠穿孔。

6. 观察患者　检查过程中随时观察患者面色、脉搏、呼吸、腹肌紧张度，注意有无腹痛等异常情况，尤其是高血压、心肺功能不全的患者。发现异常立即停止检查并做相应处理。

7. 配合医生活检　右手持活检钳柄，左手持活检钳头端，以弓形递给医生，活检完成后，协助医生退出活检钳，将活检标本放入装有固定液的玻璃瓶中并标贴。

8. 协助医生退镜　协助医生退肠镜并再次观察肠腔病变情况。镜身完全退出肛门后帮助患者擦净肛门，穿好裤子。

9. 整理消毒用物并洗手记录　按规定程序清洁消毒内镜及辅助用物。

（七）注意事项

1. 指导患者正确服用泻药，直至排出无渣水样便。
2. 患者服泻药过程中，严密观察有无不适。
3. 肠镜处于备用状态。
4. 肠镜检查过程中，密切观察患者反应，如有不适立即报告医生。
5. 检查结束前，护士需提醒医生抽干净肠内残余气体。
6. 指导患者检查后饮食及出现不适时的处理方法。
7. 为减轻检查中的疼痛不适，可在术前给予镇痛剂。

（八）护理

1. 术后观察，检查后询问患者腹胀、腹痛、排便、黑便、腹膜刺激征的情况，若明显，可行内镜下排气。腹痛未缓解或排血便者，应留院观察。密切观察生命体征，若发现有剧烈腹痛、腹胀、面色苍白、心率或脉率增快、血压下降、大便次数增多且呈黑色或红色，提示并发肠道出血、肠壁穿孔，应及时报告医生，协助处理。

2. 卧床休息，做好肛门清洁护理。

3. 给予少渣饮食3天，注意大便颜色，必要时连续做3次大便潜血试验，以了解有无活动性出血。

4. 做好内镜消毒工作，避免交叉感染，妥善保存内镜。

PPT

任务七　肝硬化患者的护理

肝硬化（hepatic cirrhosis）是各种病因引起慢性进行性肝病，病理特点是肝组织弥漫性纤维化、假小叶和再生结节形成。起病隐匿，发展缓慢，失代偿期以肝功能损害、门静脉高压为主要临床表现，患者常因并发上消化道出血、肝性脑病、继发感染等多器官功能衰竭而死亡。肝硬化是一种常见病，发病高峰年龄为35～50岁，男性多见，有并发症者死亡率较高。

【病因及发病机制】

1. 病因　引起肝硬化的病因有很多，主要病因如下。

（1）病毒性肝炎　我国肝硬化的主要病因，以乙型肝炎病毒为主，其次是丙型和丁型肝炎病毒。乙型和丙型或丁型病毒的重叠感染会加速病情进展。甲型、戊型病毒性肝炎一般不引起肝硬化。

（2）慢性酒精中毒　欧美国家肝硬化的常见原因，我国慢性酒精中毒引起的肝硬化约占总数的15%。长期大量饮酒（日摄入酒精40g达5年以上），乙醇及其中间代谢产物（乙醛）可致酒精性肝炎的发生，继而发生酒精性肝纤维化，后形成酒精性肝硬化。

（3）非酒精性脂肪性肝炎　受肥胖、过多食用含糖饮料、久坐少动、2型糖尿病等单独或多种因素影响，非酒精性脂肪性肝炎的发病率逐渐上升。约20%的非酒精性脂肪性肝炎可发展为肝硬化。

（4）药物或化学毒药　反复接触小剂量工业毒物，如磷、砷、四氯化碳等或长期服用某些对肝脏有毒的药物，如甲基多巴、双醋酚丁、异烟肼等，均可导致中毒性肝炎而演变为肝硬化。

（5）胆汁淤积　肝外胆管阻塞或肝内胆汁淤积，高浓度的胆酸和胆红素损伤肝细胞，使肝细胞发生变性、坏死，逐渐发展为肝硬化。

（6）循环障碍　慢性充血性心力衰竭、缩窄性心包炎、肝静脉和（或）下腔静脉阻塞等致肝细胞长期淤血，肝细胞缺氧、变性、坏死和结缔组织增生，最后逐渐发展为肝硬化。

（7）营养障碍　食物中长期缺乏蛋白质、维生素等营养物质，以及慢性炎症性肠病，可引起营养不良和吸收不良，致肝细胞脂肪变性和坏死，并降低了肝细胞对有害物质的抵抗力，导致肝硬化。

（8）遗传代谢性疾病　由于遗传性或代谢性疾病，使某些物质或其代谢性产物沉积于肝脏，引起肝细胞坏死、结缔组织增生，发展成肝硬化。如肝豆状核变性（铜代谢紊乱）、血色病（铁沉积）、α_1-抗胰蛋白酶缺乏症等。

（9）寄生虫感染　反复或长期感染血吸虫者，虫卵及其毒性产物沉积于肝脏汇管区，引起纤维组织增生，导致窦前性门静脉高压，由于肝脏再生结节并不明显，故严格来说为血吸虫性纤维化。华支睾吸虫寄生于人肝内胆管，引起胆道梗阻及炎症，可逐渐发展为肝硬化。

（10）其他　自身免疫性肝炎也可演变为肝硬化。目前尚有病因不明的隐源性肝硬化。

2. 发病机制　在病毒性肝炎致病因素的作用下，肝细胞广泛变性和坏死，残存的肝细胞不沿原支架排列再生，而形成不规则的结节状肝细胞，汇管区和肝包膜有大量纤维组织增生、重排，将残存的肝小叶重新分割，形成假小叶，从而导致肝小叶正常结构和血管解剖的破坏。肝内血循环紊乱，血管床缩小、阻塞或扭曲，血管受到再生组织挤压，肝内门静脉、肝静脉和肝动脉小支三者之间失去正常关系，形成交通吻合支等，这些严重的肝血液循环的紊乱，不仅是形成门静脉高压症的病理基础，而且加重肝细胞的营养障碍，促进肝硬化病变的进一步发展。

【病理】

肝硬化早期，肝脏变大，晚期则明显缩小，质地变硬，重量减轻，外观呈棕黄色或褐色，表面弥漫大小不等的结节和塌陷区，边缘较薄而硬，肝包膜增厚。显微镜下正常的肝小叶结构破坏或消失，被假小叶取代。

根据结节形态大小，肝硬化分为3型。①小结节性肝硬化：最为常见，结节大小相仿，直径一般在3~5mm，最大不超过1cm，纤维间隔较细，假小叶大小亦一致。②大结节性硬化：由大片肝坏死引起，结节粗大，大小不均，直径1~3cm，最大可达5cm，结节由多个小叶构成，纤维间隔大。③大小结节混合性肝硬化：为上述两型的混合型，同时存在大、小结节两种病理形态。

【临床表现】 微课1

肝硬化起病与病程发展一般均较缓慢，可潜伏数年至数十年，病情亦较隐匿。临床一般将肝硬化分为肝功能代偿期和肝功能失代偿期，但两期界限不明显。

1. 代偿期 早期症状较轻，缺乏特异性，不易察觉。以乏力、食欲不振为主要表现可伴有腹胀、纳差、腹泻等。常因劳累而出现症状，经休息或治疗而缓解。肝、脾轻度大，质变硬，肝功能多正常或轻度异常。

2. 失代偿期 主要表现为肝功能减退和门静脉高压的症状和体征。

（1）肝功能减退的临床表现

1）全身症状：一般状况和营养状况较差，可有低热、消瘦、乏力、精神不振、面色灰暗或面色黝黑（肝病面容）、皮肤干枯粗糙、水肿等。

2）消化道症状：食欲减退是最常见的症状，进食后常感上腹部饱胀不适、恶心或呕吐，对脂肪和蛋白质耐受性差，稍进油腻食物易引起腹泻。部分患者出现腹痛，多为肝区隐痛。半数以上患者有轻度黄疸，少数有中、重度黄疸，提示肝细胞有进行性或广泛性坏死。

3）出血倾向和贫血：常有鼻出血、牙龈出血、皮肤紫癜、胃肠出血等倾向，女性患者有月经过多，与肝脏合成血因子减少、脾功能亢进致血小板减少以及毛细血管脆性增高有关。由于营养不良、肠道吸收障碍、胃肠失血和脾功能亢进等因素，患者常有不同程度贫血。

4）内分泌功能紊乱：肝功能减退，对激素灭活功能下降。①雌激素灭活能力下降：男性患者常有性欲减退、睾丸萎缩、乳房发育、毛发脱落等；女性患者常有月经失调、闭经、不孕等。患者面部、颈、胸、背、上肢等上腔静脉引流部位可见蜘蛛痣和（或）血管扩张，在手掌大小鱼际及指端腹侧有红斑，称为肝掌。②醛固酮、抗利尿激素灭活功能下降：尿量减少，引起水钠潴留和水肿。③皮质类固醇减少：肝硬化时皮质醇减少（肾上腺皮质功能减退），可表现为面部和暴露部位皮肤色素沉着。④胰岛素灭活减少：易发生低血糖。

（2）门静脉高压的临床表现 主要表现为脾大、侧支循环建立和开放、腹腔积液，称为门脉高压三联征，其中侧支循环建立和开放，对门静脉高压的诊断有特征性意义。

1）脾大：脾脏因长期淤血而变大，多为轻、中度大，上消化道出血时脾脏可暂时缩小。疾病晚期可伴有脾功能亢进，表现为脾大，外周血液中红细胞、白细胞、血小板减少。

2）侧支循环建立和开放：门静脉高压特征性表现。正常门静脉压力为11~18cmH_2O，当门脉高压达到20cmH_2O以上时门腔静脉侧支循环开放。主要侧支循环有：①食管-胃底静脉曲张：反映肝硬化门静脉高压最客观的指标，也是肝硬化患者上消化道出血的主要原因。常因粗糙尖锐的食物机械损伤或腹内压突然增高导致曲张的静脉破裂出血，表现为呕血、黑便，甚至休克等症状。②腹壁静脉曲张：脐周与腹壁可见迂曲的静脉，以脐为中心向上、向下延伸，外观呈水母头状。③痔静脉扩张：是门静脉系的直肠上静脉与下腔静脉系的直肠中、下静脉吻合，有时扩张形成痔核，破裂时引起便血。

3）腹腔积液：是失代偿期肝硬化最突出表现，部分患者可伴胸腔积液，以右侧多见，称为肝性胸腔积液。腹腔积液形成机制有：①门静脉压力增高：门静脉压力 > 30cmH_2O 时，可导致腹腔毛细血管床静水压增高，组织液回吸收减少而漏入腹腔。②低蛋白血症：肝硬化时清蛋白合成及吸收能力下降，当清蛋白低于 30g/L 时，血浆胶体渗透压下降，血管内液外渗。③淋巴液生成过多：肝静脉回流受阻时，肝内淋巴液生成增多，超过胸导管引流能力、大量淋巴液自肝包膜和肝门淋巴管渗出至腹腔。④抗利尿激素和醛固酮增多：肝脏对抗利尿激素和醛固酮灭活能力下降，抗利尿激素和醛固酮增多，引起水钠潴留。⑤有效血容量不足：肝硬化时有效循环血容量下降，肾小球滤过率下降，排钠、排尿量减少，加重腹腔积液。其中门静脉高压是引起腹腔积液的主要原因，血清清蛋白减少是引起腹腔积液的重要因素。

（3）肝脏情况　早期可触及变大的肝脏，质硬，表面尚光滑，边缘钝；晚期肝脏缩小，质地坚硬、呈结节状。

3. 并发症

（1）上消化道出血　是最常见的并发症。由于食管下段或胃底静脉曲张破裂，引起突然大量呕血和黑便，可导致失血性休克和诱发肝性脑病。少数患者可因并发急性胃黏膜糜烂或消化性溃疡引起上消化道出血。

（2）肝性脑病　是本病最严重并发症，也是最常见死亡原因。见项目三任务九“肝性脑病患者的护理”的相关内容。

想一想3-2

患者，男，52 岁。肝硬化，大量腹腔积液。入院后给予利尿剂治疗，腹腔积液量明显减少，但患者出现了淡漠少言、反应迟钝、言语不清等症状。根据患者的情况，考虑可能出现了什么情况？

答案解析

（3）感染　肝硬化患者抵抗力低下、门腔静脉侧支循环开放等因素，增加细菌入侵繁殖的机会，易并发感染，如自发性细菌性腹膜炎、胆道感染、肺部感染和败血症等。自发性细菌性腹膜炎多为革兰阴性杆菌感染，是肝硬化患者常见的一种严重并发症，主要表现为发热、腹痛、腹胀、腹膜刺激征、腹腔积液迅速增长或持续不减。

（4）肝肾综合征（HRS）　继发于严重肝病基础上的肾功能衰竭，肾脏本身无明显器质性损害，主要由体循环血流量减少，多种血管活性物质增多，肾血管收缩和肾内血液重新分布，肾皮质血液量减少和肾小球滤过率下降等因素引起。表现为自发性少尿或无尿、氮质血症、稀释性低钠血症和低尿钠。

（5）肝肺综合征（HPS）　严重肝病伴肺血管扩张和低氧血症组成的三联征，主要表现为呼吸困难和发绀，治疗效果不佳。

（6）原发性肝癌　若患者短期内出现肝脏迅速增大、持续性肝区疼痛、肝表面发现肿块、腹腔积液增加且呈血性等情况，应考虑并发原发性肝癌。

（7）电解质和酸碱平衡紊乱　常见的电解质和酸碱平衡紊乱有低钠、低钾、低氯血症和代谢性碱中毒等，与长期低钠饮食、大量利尿和大量放腹腔积液等有关。

练一练3-3

患者，男，57 岁。肝硬化病史 9 年，今日饮酒后突然大量呕血，伴神志恍惚。请问肝硬化患者出现上消化道出血的主要原因是（　）

A. 慢性胃炎　　B. 胃癌　　C. 消化性溃疡

D. 脾功能亢进　　E. 食管 – 胃底静脉曲张破裂

答案解析

【实验室及其他检查】

1. 血常规检查　代偿期多正常，失代偿期常有不同程度的贫血。脾功能亢进时，白细胞、血小板计数亦减少。

2. 常规检查　代偿期多正常，失代偿期可有蛋白尿、血尿、管型尿。有黄疸时，尿中可出现尿胆红素、尿胆原增加。

3. 肝功能检查　代偿期正常或轻度异常，失代偿期多有异常。重症者血清胆红素增高，胆固醇低于正常。转氨酶轻、中度增高，以 ALT 升高明显，但肝细胞严重坏死时 AST 升高更明显。血清总蛋白质正常、降低或增高，但血清清蛋白降低、球蛋白增高、A/G 降低或倒置。凝血酶原时间可有不同程度延长。

4. 免疫学检查　血清 IgG 显著增高；T 淋巴细胞数低于正常；病毒性肝炎肝硬化者，乙型、丙型和丁型病毒性肝炎血清标记物可呈阳性反应。部分患者还可出现非特异性自身抗体，如抗核抗体、平滑肌抗体等。

5. 腹腔积液检查　腹腔积液一般为漏出液。若并发自发性腹膜炎、结核性腹膜炎时，腹腔积液为渗出液。血性腹腔积液应警惕癌变，需做脱落细胞学检查。

6. 影像学检查　X 线钡餐检查显示食管静脉曲张、呈虫蚀样或蚯蚓状充盈缺损、纵行黏膜皱襞增宽；胃底静脉曲张可见菊花样充盈缺损。超声显像、CT 和 MRI 检查可显示脾静脉和门静脉增宽、肝脾大小和质地变化情况及腹腔积液情况。

7. 胃镜检查　可观察到食管 – 胃底静脉曲张，是诊断门静脉高压最可靠的方法。

8. 腹腔镜检查　可直接观察肝脏、脾脏情况，还可在直视下对病变明显处进行穿刺做活组织检查。

9. 肝穿刺活组织检查　具有确诊价值。穿刺标本有假小叶形成是诊断本病的金指标，适用于代偿期肝硬化的早期诊断。

【治疗要点】

本病目前无特效治疗，关键在于早期诊断，加强病因及一般治疗，以缓解病情，延长代偿期和保持劳动力。

1. 保护和改善肝功能

（1）去除或减轻病因　治疗原发病，以防止肝脏炎症坏死、肝纤维化进一步发展。对病毒复制活跃的病毒性肝炎肝硬化患者可予抗病毒治疗，如拉米夫定、阿德福韦酯、利巴韦林等，可以抑制肝星状细胞的激活、抑制胶原基因 mRNA 的表达及抗病毒和抗炎作用，发挥抗肝纤维化作用。

（2）减轻肝损害　避免应用对肝有损害的药物，如甲基多巴、双醋酚丁、异烟肼等。

（3）保护肝细胞和促进肝细胞再生　①水飞蓟宾：有保护肝细胞膜和对抗多种肝脏毒物的作用。②秋水仙碱：有抗炎症和抗纤维化作用，对肝储备功能尚好的代偿期肝硬化有一定的疗效。③中医中药：以活血化瘀为主，辨证施治。

（4）营养支持　病情重、进食少、营养状况差的患者，可通过静脉纠正水、电解质平衡紊乱，适当补充营养，视情况输注清蛋白或血浆。

2. 腹腔积液的治疗

（1）限制水、钠摄入　卧床休息和限钠饮食是腹腔积液的基础治疗，部分轻、中度腹腔积液患者经休息和限制钠、水摄入后可发生自发性利尿，腹腔积液消退。钠限制在每天500～800mg（氯化钠1.2～2.0g），应用利尿剂时，适当放宽钠摄入量。有稀释性低钠血症（<125mmol/L）者应同时限制水摄入，摄水量在500～1000ml。

（2）利尿剂　上述基础治疗无效或腹腔积液较大量者应使用利尿剂。常用利尿剂有排钾利尿剂（如呋塞米和氢氯噻嗪）和保钾利尿剂（如螺内酯和氨苯蝶啶），可单独应用或联合使用，首选螺内酯。

（3）提高血浆胶体渗透压　对低蛋白血症患者，可定期输注清蛋白、血浆或新鲜血，通过提高胶体渗透压促进腹腔积液消退。

（4）放腹腔积液及自身腹腔积液浓缩回输　①放腹腔积液：大量腹腔积液引起高度腹胀、影响呼吸和心脏功能时，可考虑腹腔穿刺放腹腔积液，同时静脉输注清蛋白（每1000ml腹腔积液输6～8g），用于治疗难治性腹腔积液。②自身腹腔积液浓缩回输：放出腹腔积液5000～10000ml，经超滤或透析浓缩成500ml后，回输至患者体内，从而减轻水钠潴留，并可提高血浆清蛋白浓度，增加有效血容量，改善肾血液循环，减轻腹腔积液。常见的不良反应有发热、感染和电解质紊乱等。已感染的腹腔积液或癌性腹腔积液严禁回输。

（5）其他　如经颈静脉肝内门体分流术，能有效降低门静脉压，可用于治疗门静脉压增高明显的难治性腹腔积液，但易诱发肝性脑病。

3. 并发症治疗

（1）上消化道大出血　是最常见的并发症。参见“上消化道大量出血患者的护理”。

（2）肝性脑病　最严重并发症，也是最常见死亡原因。参见项目三任务九“肝性脑病患者的护理”。

（3）肝肾综合征　内科治疗以积极预防或消除诱发因素，输注清蛋白以扩充有效血容量，应用血管活性药物等为主。必要时可考虑外科治疗。

（4）肝肺综合征　目前无有效的内科治疗，吸氧只能暂时改善症状，不能改变自然进程。肝移植可改善症状。

（5）自发性细菌性腹膜炎　选择对肠道革兰阴性杆菌有效、腹腔积液浓度高、肾毒性小的广谱抗生素，常首选第三代头孢菌素，可联合应用喹诺酮类药物。腹腔积液是细菌繁殖的良好培养基，控制腹腔积液也是治疗该并发症的一个重要环节。

4. 手术治疗　各种分流、断流术和脾切除术等，可降低门脉系统压力和消除脾功能亢进。晚期肝硬化患者可进行肝移植手术。

【常见护理诊断/问题】

1. 营养失调：低于机体需要量　与肝功能减退、门静脉高压引起食欲减退、消化和吸收障碍有关。

2. 体液过多　与门静脉高压、低蛋白血症及钠水潴留有关。

3. 有皮肤完整性受损的危险　与皮肤水肿、皮肤瘙痒有关。

4. 潜在并发症　上消化道出血、肝性脑病、功能性肾衰竭等。

【护理措施】

1. 生活护理　代偿期可参加轻体力工作、减少活动量、避免过度疲劳。代偿期应以卧床休息为主，卧床时尽量取平卧位，以增加肝、肾的血流量，有助于肝细胞的修复；可适当活动，以不感到疲劳，不加重症状为度。

2. 饮食护理 既保证饮食营养又遵守必要的饮食限制是改善肝功能，延缓病情进展的基本措施。以高蛋白、高热量、高维生素、清淡、易消化饮食为原则，根据病情变化进行调整。

（1）蛋白质 高生物效价的蛋白饮食，如鸡蛋、牛奶、鱼、鸡肉、瘦猪肉等，有利于细胞修复和维持血浆清蛋白水平。肝功能显著减退或肝性脑病先兆时应严格限制或禁食蛋白质，待病情好转后再逐渐增加蛋白质摄入量，并以植物蛋白为主。

（2）维生素 多食新鲜蔬菜和水果，保证维生素的摄取。

（3）限制钠、水摄入 有腹腔积液时给予低盐或无盐饮食，钠限制在500～800mg/d（相当于氯化钠1.2～2.0g），每日摄水量1000ml左右。

（4）避免损伤曲张的静脉 避免进食坚硬、粗糙的食物；戒烟，严禁饮酒。

3. 病情观察 密切观察腹腔积液和下肢水肿的消长，准确记录出入液体量，定期测量腹围、体重，尤其进食量不足、呕吐、腹泻者或应用利尿剂、放腹腔积液后，更应密切观察；监测血清电解质和酸碱平衡的变化，及时发现并纠正水、电解质紊乱和酸碱平衡失调；密切观察上消化道出血、肝性脑病、肝肾综合征等并发症的发生。

4. 皮肤护理 ①注意清洁卫生：每日用温水擦洗皮肤，避免用力搓擦。患者衣着应宽大柔软、易吸汗，床铺平整。②预防压疮：骶尾部、足部及其他水肿部位可用软垫或棉垫支撑，协助定时翻身，减少局部长期受压，促进血液循环，预防压疮。③因黄疸导致皮肤瘙痒时，不可抓挠皮肤，以防继发感染。④阴囊水肿者可用托带托起阴囊，以利水肿消退。

5. 用药护理 ①拉米夫定：可出现上呼吸道感染样症状及头痛、恶心、腹痛和腹泻，一般较轻并可自行缓解。②阿德福韦酯：可出现乏力、白细胞轻度减少、轻度腹泻、尿蛋白、肌酐升高及可逆性转氨酶升高等。③利巴韦林：不良反应较轻，可有胃部不适、恶心、呕吐、疲乏、头痛等，严重时可能出现溶血性贫血。④干扰素：可引起发热、寒战、全身不适、肌痛、头痛等流感样综合征；抑制骨髓，外周血白细胞及血小板减少；食欲不振、味觉异常、恶心、呕吐、腹泻、腹胀等；轻、中度脱发；轻度蛋白尿等。⑤秋水仙碱：长期使用可引起胃肠道反应及粒细胞减少。

6. 腹腔积液及其并发症治疗

（1）用药护理 ①应用利尿剂时应注意有无水、电解质紊乱和酸碱平衡失调。②利尿速度不宜过猛、过快，以每日体重减轻不超过0.5kg为宜，过猛利尿会导致水、电解质紊乱，严重者诱发肝性脑病和肝肾综合征。因此，使用利尿剂时应监测体重变化及血生化。腹腔积液消退后利尿剂逐渐减量。

（2）腹腔穿刺及腹腔积液浓缩回输护理 ①术前：向患者解释操作过程及注意事项，测量体重、腹围、生命体征，患者排空膀胱。②术中：要严密观察生命体征、神志、面色、患者反应等，发现异常及时通知医生，并及时处理；放腹腔积液不宜过多、过快，以免腹内压突然下降而造成回心血量减少，诱发肝性脑病；注意记录腹腔积液量、颜色、性质等，及时送检腹腔积液标本。③术后：缚紧腹带，防止腹腔穿刺后腹内压骤降。术后平卧休息至少8～12小时；注意有无腹胀、腹痛、肝性脑病的表现；观察穿刺点有无渗液，尿量是否减少，生命体征是否变化等；测量腹围、脉搏、血压，检查腹部体征，了解放腹腔积液效果及病情变化情况。

7. 心理护理 肝硬化病程漫长，症状复杂多变，且久治不愈，尤其进入失代偿期，患者常产生消极、悲观、愤怒、绝望等不良情绪。故应注意与患者交谈，鼓励患者说出其内心感受和忧虑，给予精神上的安慰和支持。向患者及家属介绍治疗有效的病例，提供新的医疗信息，以增加治疗的信心。指导患者家属在情感上关心和支持患者，减轻患者的心理压力。对表现出严重焦虑和抑郁的患者，应加强巡视并及时进行干预，以免发生意外。

【健康指导】

1. 疾病知识指导 向患者和家属介绍肝硬化的发生、发展过程，指导患者积极配合治疗，避免加重肝功能受损的因素，以延缓病情发展。指导患者定期门诊复查肝功能等项目，了解病情进展情况。

2. 生活指导

（1）休息与活动指导　向患者说明身、心两方面休息对疾病康复的重要性，生活起居有规律，保证足够的休息和睡眠，保持情绪稳定，树立对疾病的治疗信心。

（2）饮食指导　向患者及家属说明饮食治疗的意义及原则，切实遵循饮食治疗原则和计划。

3. 用药指导　指导患者严格遵医嘱用药，不可擅自用药，以免加重肝脏的负担和肝功能损害。应向患者详细介绍所用药物名称、剂量、给药方法和注意事项，教会其观察药物疗效和不良反应。如服用利尿剂期间出现软弱无力、心悸等症状时，提示低钠、低钾血症应及时就医。

4. 照顾者指导　指导家属理解关心患者，给予精神支持和生活照顾。学会识别病情变化，及时发现并发症，如出现性格、行为改变等肝性脑病前驱症状或呕血、黑便等上消化道出血症状时，及时就诊。

PPT

任务八　原发性肝癌患者的护理

原发性肝癌（primary carcinoma of the liver）简称肝癌，是指发生于肝细胞或肝内胆管上皮细胞的恶性肿瘤。肝癌是我国常见的恶性肿瘤之一，主要包括肝细胞癌（hepatocellular carcinoma，HCC）、肝内胆管细胞癌（intrahepatic cholangioarecinoma，ICC）和肝细胞癌-肝内胆管细胞癌混合型（HCC-ICC）等不同病理类型，其发病机制、生物学行为、组织学形态、临床表现、治疗方法以及预后等方面均有明显的不同，其中HCC占到90%以上。近年来，我国肝癌的发病率、死亡率均有上升趋势。本病可发生于任何年龄，以40~49岁为最多，男女之比在高发区为（3~4）：1。

【病因及发病机制】

1. 病因　原发性肝癌病因尚未完全明确，可能与下列因素有关。

（1）病毒性肝炎　慢性病毒性肝炎是我国原发性肝癌最主要的病因。原发性肝癌患者中约1/3有慢性肝炎史，肝癌患者HBSAg阳性率可达90%。研究发现，HBV的DNA序列和宿主细胞的基因序列同时遭到破坏或发生重新整合，使癌基因激活和抑癌基因失活，从而发生细胞癌变。近年来发现丙型病毒性肝炎也与肝癌发病有关。

（2）肝硬化　原发性肝癌合并肝硬化的发生率各地报告为50%~90%。在我国，原发性肝癌主要在病毒性肝炎后肝纤维化、肝硬化基础上发生；在欧美国家，肝癌常在酒精性肝硬化的基础上发生。

（3）黄曲霉素　粮食受到黄曲霉素污染，其代谢产物黄曲霉毒素 B_1（AFB_1）有强烈的致癌作用。AFB_1与HBV感染有协同作用。

（4）饮用水污染　饮池塘水的居民肝癌发病率明显高于饮井水的居民。池塘中生长的蓝绿藻产生的藻类毒素可污染水源，可能与肝癌有关。

（5）遗传因素　肝癌的家族聚集现象既与遗传易感性有关，也与家族饮食习惯及生活环境有关。不同种族人群肝癌发病率不同。

（6）其他　化学物质如亚硝酸胺类、偶氮芥类、有机氯农药，酒精等均是可疑的致肝癌物质。血吸虫及华支睾吸虫感染可刺激胆管上皮增生，是导致原发性胆管细胞癌的原因之一。

2. 发病机制　各种原因引起的肝癌机制尚不明确。①病毒性肝炎：可能与病毒感染后的反复损伤、炎症以及癌基因激活有关。②肝硬化：一方面与引起肝硬化的病毒有关；另一方面，与肝硬化过程中细胞的反复损伤、增生和不典型增生、对多因素敏感性增加等有关。③蓝藻：蓝藻产生的毒素具有促癌及直接致癌作用。④其他：遗传易感因素产生对各种致癌因子的敏感性，而化学药物等通过多种机制诱导肝细胞癌变。

【病理】

1. 病理分型

（1）大体病理分型

1）块状型：最多见，癌块直径 >5cm，直径 >10cm 者称巨块型。多呈圆形、质硬，呈膨胀性生长，可见包膜。癌组织容易发生坏死，故常出现肝破裂、腹腔内出血等并发症。

2）结节型：有大小和数目不等的癌结节，一般直径不超过 5cm，结节多在肝右叶，与周围肝组织的分界不如块状型清楚，常伴有肝硬化。

3）弥漫型：最少见，米粒至黄豆大的癌结节弥漫地分布于整个肝脏，不易与肝硬化区分，肝脏肿大不显著，甚至可以缩小，常因肝功能衰竭而死亡。

（2）组织病理分型

1）肝细胞癌（HCC）：最为多见，约占原发性肝癌的 90%。癌细胞由肝细胞发展而来，呈多角形或圆形，排列成巢状或索状，血窦丰富，无间质成分。癌细胞核大、核仁明显、胞浆丰富、有向血窦内生长的趋势。

2）肝内胆管细胞癌（ICC）：较少见，癌细胞由胆管上皮细胞发展而来，呈立方形或柱状，排列成腺样，纤维组织较多、血窦较少。

3）混合型肝癌：最少见，具有肝细胞癌和胆管细胞癌两种结构，或呈过渡形态，既不完全像肝细胞癌，又不完全像胆管细胞癌。

2. 转移途径

（1）血行转移　肝内血行转移发生最早，也最常见。肝外转移中，最常见转移至肺，其次可转移至胸、肾上腺、肾及骨等部位。

（2）淋巴转移　肝门淋巴结转移最为常见。也可转移至胰、脾、主动脉旁及锁骨上淋巴结。

（3）种植转移　少见。从肝表面脱落的癌细胞可种植在腹膜、横膈、盆腔等处，引起血性腹腔积液、胸腔积液。女性可种植于卵巢。

【临床表现】

原发性肝癌起病隐匿，早期缺乏典型症状。经甲胎蛋白（AFP）普查发现的早期病例，临床上可无任何症状和体征，称为亚临床肝癌。一旦出现症状就诊者，病程多属于中晚期，主要表现如下。

1. 症状　早期常无临床症状及体征，一旦出现典型症状，往往已至中、晚期，此时，病情发展迅速。

（1）肝区疼痛　常为肝癌的首发症状，右上腹痛最常见。多为间歇性或持续性隐痛、钝痛或胀痛，因肿瘤快速增长牵拉肝包膜而引起。若肿瘤侵犯膈肌，疼痛可放射至右肩部。突然发生的剧烈腹痛和腹膜刺激征，可能为肝包膜下癌结节破裂出血引起。

（2）消化道症状　可出现食欲减退、腹胀、恶心、呕吐、腹泻等，缺乏特异性，易被忽视。

（3）全身症状　进行性消瘦、乏力、营养不良，晚期患者常有全身衰竭和恶病质。发热比较常见，多为持续性低热，37.5～38℃，也可呈不规则、间歇性、持续性或者弛张热。少数患者可出现内分泌或代谢异常，如自发性低血糖、红细胞增多症、高钙血症、高脂血症等，称为伴癌综合征。

（4）转移灶症状　如转移至肺可引起咳嗽、咯血；胸膜转移时可产生胸痛、胸腔积液；骨骼或脊柱转移可有局部压痛和神经受压等表现。

2. 体征

（1）肝大　肝脏进行性肿大为最常见的特征性体征之一。肝质地坚硬，表面凹凸不平，可触到结节或巨块，常有不同程度的压痛。

（2）黄疸　一般在晚期出现。由肝细胞损害引起，或由于癌肿压迫或侵犯肝门附近的胆管，或癌组织和血块脱落导致胆道梗阻所致。微课 2

（3）肝硬化表现　肝癌伴有肝硬化门静脉高压者可有腹腔积液、脾大、侧支循环形成等表现。腹腔积液生成速度快，早期一般为漏出液，晚期也可出现血性腹腔积液。

3. 并发症

（1）肝性脑病　是肝癌晚期最严重的并发症，约 1/3 的患者因此死亡。

（2）上消化道出血　约 15% 的患者因上消化道出血死亡。肝癌患者常合并原发性肝硬化，从而引起食管及胃底静脉曲张、破裂出血。晚期可因胃肠道黏膜糜烂、凝血功能障碍而广泛出血。

（3）肝癌结节破裂　约 10% 患者因癌结节破裂致死。如癌结节自发破裂仅局限于肝包膜下，可形成压痛性包块；若出血进入腹腔可引起急性腹痛及腹膜刺激征。

（4）继发感染　由于长期肿瘤消耗或因放疗、化疗导致白细胞减少，患者抵抗力减弱，加之长期卧床等因素，容易并发肺炎、败血症、肠道感染等。

练一练3-4

甲胎蛋白测定试验阳性时，对（　）早期诊断最有意义

A. 肝癌转移　　B. 慢性活动性肝炎　　C. 原发性肝癌

D. 支气管肺癌　　E. 胰腺癌

答案解析

【实验室及其他检查】

1. 甲胎蛋白（AFP）　AFP 是最重要的标记物，是早期诊断原发性肝癌的重要方法之一，对肝癌的普查、诊断、判断疗效、预测复发等有重要意义。在排除妊娠和生殖腺胚胎癌的基础上，AFP 检查诊断肝细胞癌的标准为：①AFP 大于 500μg/L，持续 4 周；②AFP 由低浓度逐渐升高不降；③AFP 在 200μg/L 以上的中等水平持续 8 周。

2. 超声显像　目前肝癌筛选的首选办法，可显示直径为 1cm 以上的肿瘤，对早期定位诊断有较大价值。

3. 增强 CT 检查　可以更客观、更敏感地显示肝癌，是目前诊断小肝癌和微小肝癌的最佳方法，可发现直径 1cm 以上的肿瘤，阳性率在 90% 以上。

4. 其他检查　选择性肝动脉造影（DSA）、放射性核素显像、MRI 对肝癌的早期诊断、鉴别诊断、定位有重要价值。近年来在超声或 CT 引导下穿刺癌结节，吸取癌组织检查，癌细胞阳性者即可确诊。

【诊断要点】

根据临床表现，结合检查结果，可进行初步诊断。

【治疗要点】

早期发现和早期治疗是改善肝癌患者预后的最主要措施，早期肝癌应尽量采取手术切除，对不能手术切除者可采用综合治疗。

1. 手术治疗　手术切除仍是目前根治原发性肝癌最好的方法，诊断明确者应争取及时进行手术。

2. 肝动脉栓塞化疗（TACE）　TACE 是肝癌非手术治疗中的首选方法。在 X 线透视下，经皮穿刺股动脉，将导管插至肝固有动脉或其分支，注射抗肿瘤药物和（或）栓塞剂。一般 6～8 周重复一次，可使肝癌明显缩小，再行手术治疗。

3. 放射治疗　不敏感。在 CT 或超声定位后用直线加速器或 ^{60}Co 做局部外照射。目前倾向于放射治

疗联合化疗，如同时结合中药或其他支持疗法，效果更好。

4. 全身化疗 肝癌对化疗不敏感。全身化疗首选顺铂（CDDP）方案，其他化疗药物还有阿霉素、5-FU、丝裂霉素等。

5. 生物和免疫治疗 在上述治疗的基础上，应用生物和免疫治疗可起巩固和增强疗效的作用。如用干扰素（INF）、肿瘤坏死因子（TNF）、白介素-2（IL-2）进行治疗。目前单克隆抗体和酪氨酸激酶抑制剂类的各种靶向治疗药物等已被相继应用于临床，基因治疗和肿瘤疫苗技术近年来也在研究之中。

6. 肝移植 是一种有效的治疗方法，主要适用于肝癌合并肝硬化，且未侵犯血管及发生远处转移者。

【常见护理诊断/问题】

1. 慢性疼痛：肝区痛 与癌肿增大牵拉肝包膜有关。

2. 营养失调：低于机体需要量 与食欲减退、恶性肿瘤对机体的慢性消耗、化疗所致胃肠道反应等有关。

3. 恐惧 与腹部剧烈疼痛或担心预后有关。

4. 潜在并发症 上消化道出血、肝性脑病、癌结节破裂出血。

【护理措施】

1. 生活护理 合理安排患者休息与活动，协助其采取舒适的体位。

2. 饮食护理 鼓励患者进食，给予适当热量、高蛋白、高维生素、易消化的食物，避免摄入高脂、高热量和刺激性食物，加重肝脏负担。如有肝性脑病倾向，应减少蛋白质摄入，以免诱发肝性脑病。若患者有食欲不振、恶心、呕吐，应做好口腔护理，于服用镇吐剂后进少量食物，少量多餐。尽可能安排舒适、安静的就餐环境，注意食物的烹饪，增进患者的食欲。

3. 病情观察 观察疼痛及感染征象，经常评估疼痛的程度、性质、部位及伴随症状；如患者腹痛突然加剧，有急腹症的表现，应考虑癌结节破裂；如同时伴有晕厥和休克，考虑癌结节破裂大出血；密切观察生命体征的变化；密切观察有无性格和行为的改变；观察呕吐物及大便的性状；询问患者有无咳嗽、咽痛、尿痛等不适，及时发现异常情况并协助医师进行处理。

4. 肝动脉栓塞化疗护理 ①术前护理：向患者及家属解释有关治疗的必要性、方法和效果；做好各种术前检查，如血常规、出凝血时间、肝肾功能、心电图等；行碘过敏和普鲁卡因过敏试验；术前6小时禁食、禁水；术前30分钟可遵医嘱给予镇静剂，并监测血压。②术中护理：准备好抢救物品和药物；在术中注射造影剂时密切观察患者有无恶心、心慌、胸闷、皮疹、呼吸困难等过敏症状，监测血压的变化；注射化疗药物后观察有无恶心、呕吐，一旦出现应协助患者将头偏向一侧，指导患者做深呼吸，如化疗药物胃肠道反应明显，可遵医嘱在注入化疗药物前给予止吐药。③术后护理：术后可产生栓塞后综合征，即出现腹痛、发热、恶心、呕吐、血清清蛋白降低、肝功能异常等改变。穿刺部位压迫止血15分钟后再加压包扎，观察穿刺部位有无渗血及血肿；术后禁食2~3天，过渡到流质、半流质饮食，并注意少食多餐，以减轻恶心、呕吐；密切观察病情变化，多数患者在术后48小时体温升高，持续1周左右，如出现高热应采取降温措施；注意观察有无肝性脑病的前驱症状；鼓励患者深呼吸、有效排痰，必要时吸氧，以提高血氧分压，有利于肝细胞的代谢；栓塞术1周后，因肝缺血可影响肝糖原储存和蛋白质的合成，应遵医嘱补充白蛋白。

5. 用药护理 ①遵医嘱使用抗肿瘤药物，如顺铂、5-FU、丝裂霉素、阿霉素等。注意药物不良反应，密切观察有无厌食、恶心、呕吐、腹痛、腹泻等消化道症状，有无脱发、皮肤瘙痒、口腔糜烂等皮肤黏膜损伤；有无感染、出血等骨髓抑制表现和膀胱刺激征、血尿、少尿等肾功能损害的症状；

有无耳鸣、耳聋、听力下降等听神经损害表现。如果出现不良反应，及时通知医生并按医嘱给予相应治疗。②使用 INF、TNF、IL－2 等应注意观察有无发热、畏寒、疲乏、恶心、呕吐、腹泻、血小板及白细胞减少。大剂量使用 IL－2 时，还应观察有无毛细血管综合征（表现为低血压、末梢水肿、暂时性肾功能不全等）。

6. 疼痛护理　①创造安静、舒适的环境，避免和减少刺激，利于患者休息而缓解疼痛。②指导患者采用放松技术：如疼痛时做深呼吸、全身肌肉放松、变换体位或转移注意力等，以减轻疼痛。③遵医嘱给予镇痛药物。目前最新镇痛方式为患者自控镇痛（PCA），效果较好。

7. 心理护理　应主动关心、体贴、帮助患者，建立良好的护患关系，多与患者交谈，深入了解患者的内心活动，根据不同的心理类型给予疏导和鼓励，耐心处理患者提出的要求。应安慰和关心家属，使之予以患者情感支持，以减轻患者的恐惧感，增强治疗的信心。

【健康指导】

1. 疾病预防指导　积极宣传和普及肝癌的预防知识，注意饮食卫生和粮食保管，防毒，防止水源污染。应用病毒性肝炎疫苗，预防病毒性肝炎和原发性肝癌。对肝癌高发人群进行定期普查，以早期诊治肝癌。

2. 疾病知识指导　指导患者保持乐观情绪，保持生活规律，避免情绪剧烈波动和劳累，建立健康的生活方式，积极参加抗癌俱乐部，增加精神支柱，增强战胜疾病信心，提高抗癌能力。指导患者合理饮食，饮食以高蛋白、适当热量、高维生素饮食为宜，避免高脂、高热量和刺激性食物。有肝性脑病倾向者应减少蛋白质摄入。戒烟、戒酒以减轻肝损害。

3. 用药指导　指导患者遵医嘱服药，了解药物的主要不良反应，忌服对肝有损害的药物，定期随访与复查。

附　腹腔穿刺术

腹腔穿刺术（abdominocentesis）是借助穿刺针或导管直接从腹前壁刺入腹膜腔抽取腹腔积液，用以协助诊断和治疗疾病的一项技术。

（一）目的

抽取积液用于检查腹腔积液性质、给药、放腹腔积液，进行诊断和治疗。

（二）适应证

1. 抽取腹腔积液进行各项实验室检查，以便寻找病因，协助临床诊断。
2. 大量腹腔积液引起严重胸闷、气促、少尿等症状，使患者难以忍受时，可适当抽放腹腔积液以缓解症状。
3. 腹腔内注射药物。
4. 行人工气腹作为诊断和治疗手段。
5. 行诊断性穿刺，明确腹腔有无积血、积脓。

（三）禁忌证

1. 有肝性脑病先兆者，忌腹腔穿刺放腹腔积液。
2. 若患者有严重的出凝血功能障碍的，肝功能严重损害的，不宜行腹腔穿刺术。
3. 穿刺点附近皮肤有感染的（如脓肿等），不宜行腹腔穿刺。
4. 严重肠胀气或妊娠。

（四）评估

1. 评估患者的病情、意识、心理及对疾病的认知程度，能否主动配合。告知患者操作目的，向其解释必要性及重要性，取得患者配合。

2. 评估病室环境，如光线、温度、通风等。

（五）操作准备

1. 物品准备 腹腔穿刺包、无菌手套、5ml及50ml注射器、治疗盘、2%利多卡因、0.5%碘伏、棉签或无菌棉球、纱布、胶带、皮尺、腹带、标本容器。

2. 环境准备 病室环境安静、整洁，光线充足、通风良好；避开进餐及其他治疗活动。

3. 护士准备 着装整齐，洗净双手，戴口罩、手套。

4. 患者准备 签署知情同意书，主动配合，监测生命体征。

（六）操作流程

1. 准备 先嘱患者排空尿液，以免穿刺时损伤膀胱。

2. 体检 放液前应测量腹围、脉搏、血压，以观察病情变化。如放腹腔积液，背部先垫好腹带。

3. 体位 扶患者坐在靠椅上，或平卧、半卧、左侧卧位。

4. 穿刺点的选择 选择适宜穿刺点，一般常选左下腹部脐与髂前上棘连线中外1/3交点处，也可取脐与耻骨联合中点上1cm，偏左或右1.5cm处，或侧卧位脐水平线与腋前线或腋中线的交点。对少量或包裹性腹腔积液，常需在B超指引下定位穿刺。定位后需用甲紫标记。

5. 消毒 将穿刺部位常规消毒，消毒2次，范围为以穿刺点为中心的直径15cm，第二次的消毒范围不要超越第一次的范围；戴无菌手套，铺消毒洞巾。

6. 麻醉 自皮肤至腹膜壁层用2%利多卡因逐层做局部浸润麻醉。先在皮下打皮丘（直径5～10mm），再沿皮下、肌肉、腹膜等逐层麻醉。麻醉的重点在于皮肤与腹膜的麻醉。

7. 穿刺 术者左手固定穿刺处皮肤，右手持针经麻醉路径逐步刺入腹壁，待感到针尖抵抗突然消失时，表示针尖已穿过腹膜壁层，即可抽取和引流腹腔积液。诊断性穿刺可直接用无菌的20ml或50ml注射器和7号针头进行穿刺。大量放液时可用针尾连接橡皮管的8号或9号针头，助手用消毒血管钳固定针尖并夹持橡皮管。在放腹腔积液时若流出不畅，可将穿刺针稍作移动或变换体位。当患者腹腔积液量大，腹压高时，应采取移行进针的方法（皮肤与腹膜的穿刺点不在同一直线上）。

8. 放腹腔积液的速度和量 放腹腔积液的速度不应该过快，以防腹压骤然降低，内脏血管扩张而发生血压下降，甚至休克等现象。一般每次放腹腔积液的量不超过3000～6000ml；肝硬化患者第一次放腹腔积液不要超过3000ml。

9. 标本的收集 置腹腔积液于消毒试管中以备做检验用（抽取的第一管液体应该舍弃，不用作送检）。腹腔积液常规：需要4ml以上；腹腔积液生化：需要2ml以上；腹腔积液细菌培养：无菌操作下，5ml注入细菌培养瓶；腹腔积液病理：需收集250ml以上，沉渣送检。

10. 穿刺后穿刺点的处理 放液结束后拔出穿刺针，盖上消毒纱布，并用腹带将腹部包扎，如遇穿刺点继续有腹腔积液渗漏时，可用蝶形胶布或涂上火棉胶封闭。

11. 术后的处理 术中注意观察患者反应，并注意保暖。术后测量患者血压、脉搏，测量腹围。送患者返回病房并交代注意事项，术后当天穿刺点不要弄湿，选择体位应使穿刺口朝上；若腹压高的患者，穿刺后需腹带加压包扎。

（七）护理

1. 术前护理 ①核对患者信息，向患者及其家属解释操作的目的、必要性，可能的风险和需配合的事项。②对有严重血小板减少或凝血功能异常的患者，需输血小板或新鲜血浆，纠正后再行穿刺。

③穿刺前排空尿，以免穿刺时损伤膀胱。④放液前遵医嘱测体重、量腹围，以便观察病情变化。

2. 术中护理　①穿刺时根据患者情况采取适当体位，如坐位、半坐卧位、平卧位、侧卧位，根据体位选择适宜穿刺点；②向患者解释一次放液量过多可导致水盐代谢紊乱及诱发肝昏迷；③在操作过程中密切观察患者，如有头晕、心悸、恶心、气短、脉搏增快及面色苍白等，应立即停止操作，并及时告知医生。

3. 术后护理　①嘱患者平卧休息 8～12 小时，继续观察患者有无不良反应，穿刺点有无溢液，同时警惕诱发肝性脑病。②放液后遵医嘱测体重、量腹围，以便观察病情变化。③大量放液后需束腹带，以防腹压骤降，内脏血管扩张而引起休克。

任务九　肝性脑病患者的护理

PPT

肝性脑病（hepatic encephalopathy，HE）过去又称肝昏迷，是严重肝病引起的、以代谢紊乱为基础的中枢神经系统功能失调综合征，主要临床表现为意识障碍、行为失常及昏迷。若肝性脑病的发生是由于门静脉高压、广泛门－腔静脉侧支循环形成所致，则称为门体分流性脑病。若无明显临床表现和生化异常，仅能用精细的智力试验或电生理检测才能发现异常者，称为轻微肝性脑病（以往称亚临床性肝性脑病）。

【病因和诱因】

1. 病因

（1）肝硬化　肝炎后肝硬化是引起肝性脑病最常见的病因，部分可由门体分流手术引起，小部分见于重型病毒性肝炎、中毒性肝炎和药物性肝病等。

（2）其他　如原发性肝癌、妊娠期急性脂肪肝、严重胆道感染等。

2. 诱因　肝性脑病特别是门体分流性脑病常因上消化道出血、高蛋白饮食、大量排钾利尿和大量放腹腔积液、催眠镇静药和麻醉药、便秘、感染、尿毒症、低血糖、大手术、分娩、尿毒症等诱发。

【发病机制】

肝性脑病的发病机制迄今尚未完全明确，目前主要有如下学说。

1. 氨中毒学说　氨是促发肝性脑病最主要的神经毒素，氨中毒是导致门体分流性脑病的重要机制之一。

（1）氨代谢　①氨的来源：主要来源于谷氨酰胺在肠上皮细胞代谢，此外肠道细菌分解含氨物质（摄入的蛋白质及分泌的尿素）产生氨，以 NH_3 的形式弥散进入肠黏膜，受结肠内 pH 影响：$pH>6$ 时，NH_3 大量弥散入血；$pH<6$ 时，NH_3 从血液转至肠腔，随大便排泄。②氨的去路：主要经肝脏合成尿素，通过肾脏排出；以 NH_4^+ 的形式从肾脏排出；在脑、肝、肾内合成谷氨酸和谷氨酰胺；血氨过高时，可从肺部少量呼出。

（2）血氨增高的原因　与氨的生成过多和（或）清除过少有关。①氨产生增加：如摄入过多的含氮食物（高蛋白饮食）或药物，或上消化道出血时，肠内产氨增多。②氨清除减少：肝衰竭时，肝脏合成尿素的能力减退，氨的清除减少，血氨升高。

（3）氨对中枢神经系统的毒性作用　游离血 NH_3 透过血脑屏障，通过多种机制影响脑功能：①干扰脑细胞三羧酸循环，使大脑细胞供能不足。②增加脑对中性氨基酸如酪氨酸、苯丙氨酸、色氨酸的摄取，对脑功能产生抑制作用。③脑星形胶质细胞促进氨与谷氨酸合成谷氨酰胺增加，谷氨酰胺是一种很强的细胞内渗透剂，导致星形胶质细胞和神经元细胞肿胀，是 HE 时脑水肿发生的重要原因。④直接干扰神经的电活动。

2. 神经递质的变化

（1）氨基丁酸苯二氮䓬（GABA/BZ）神经递质　大脑神经元表面GABA受体与BZ受体及巴比妥受体紧密相连，组成GABA/BZ复合体，共同调节氯离子通道。其中任一受体被激活，都会导致氯离子内流，神经传导被抑制。

（2）假性神经递质　食物中的芳香族氨基酸如酪氨酸、苯丙氨酸等经肠菌脱羧作用分别转变为胺和苯乙胺。肝功能衰竭时，对酪胺和苯乙胺的清除下降，进入脑组织经多巴酶作用分别形成β-多巴胺和苯乙醇胺，其结构与去甲肾上腺素相似，但不能传递神经冲动或作用很弱，称为假性神经递质。

3. 色氨酸　正常情况下色氨酸与清蛋白结合不易通过血-脑屏障，肝病时清蛋白合成降低，加之血浆中其他物质对清蛋白竞争性结合导致游离色氨酸增多，在大脑中代谢生成5-羟色胺（5-HT）及5-羟吲哚乙酸（5-HTT），二者都是抑制性神经递质。肝性脑病早期睡眠异常及昼夜节律改变与色氨酸代谢异常有关。

4. 其他　①锰毒性：锰具有神经毒性，肝病时锰在大脑中积聚产生毒性。②低钠血症：低钠导致星形胶质细胞产生氧化应激和氮化应激，神经细胞损伤及功能障碍，血-脑屏障通透性增加，脑组织水肿。③乙酰胆碱减少：肝硬化及肝性脑病时乙酰胆碱酯酶活性增强，乙酰胆碱减少。

【临床表现】

肝性脑病主要表现为中枢神经系统高级功能（性格、智力、行为、意识等）以及运动（扑翼样震颤、肌痉挛）及反射异常（反射亢进、病理反射阳性）。一般根据意识障碍程度、行为、神经系统表现和脑电图改变，可将肝性脑病由轻到重分为5期。

0期（潜伏期）：又称轻微肝性脑病。无行为、性格异常，无神经系统病理征，脑电图正常，只有心理测试或智力测试有轻微异常。

1期（前驱期）：轻度性格改变和行为失常，表现为焦虑、欣快激动、淡漠少言、衣冠不整或随地便溺等轻度精神异常。能准确回答问题，但吐词不清且较缓慢。可有扑翼样震颤。此期患者脑电图多正常。

2期（昏迷前期）：以嗜睡，行为失常（衣冠不整、随地大小便等）为主要表现。言语不清、书写障碍、定向能力障碍。可出现不随意运动及运动失调。有明显神经系统体征，如腱反射亢进、肌张力增高、Babinski征阳性。扑翼样震颤存在。脑电图有特异性改变。

3期（昏睡期）：昏睡状态，但可唤醒，尚可应答，但常有神志不清和幻觉。各种神经系统体征持续或加重，肌张力增高，腱反射亢进，锥体束征常呈阳性。仍有扑翼样震颤，脑电图明显异常。

4期（昏迷期）：神志完全丧失，不能唤醒。浅昏迷时，对疼痛刺激尚有反应，腱反射和肌张力仍亢进。深昏迷时，各种反射消失，肌张力降低，瞳孔散大。扑翼样震颤无法引出。脑电图明显异常。

以上各期的分界常不清楚，前后期临床表现可有重叠，其程度可因病情发展或治疗好转而变化。

练一练3-5

患者，男，50岁。因“神志不清、行为异常5天”入院，既往有肝硬化病史8年。入院查体：呼之不应，压眶反射无反应。皮肤可见蜘蛛痣。实验室检查：血氨145μg/dl。脑电图显示δ波每秒3次。诊断为肝硬化、肝性脑病。患者入院后制定的护理措施中，不正确的是（　）

答案解析

A. 取仰卧位，头偏向一侧

B. 鼻饲25%葡萄糖供给热量

C. 必要时使用约束带

D. 每日入液量以尿量加1000ml为标准

E. 如有便秘及时用肥皂水灌肠

【实验室及其他检查】

1. 血氨　正常值22～44μmoL。急性肝性脑病血氨多正常，慢性肝性脑病血氨常升高。

2. 脑电图检查　典型表现为节律变慢，2～3期患者出现普遍性4～7次/秒的δ波或三相波；昏迷时表现为高波幅的δ波，低于4次/秒。脑电图的改变特异性不强，尿毒症、呼吸衰竭、低血糖亦可有类似改变。

3. 诱发电位　记录大脑皮质或皮质下层接受各种刺激后所产生的电位，不同于大脑自发性活动所产生的电位。诱发电位异常可用于轻微肝性脑病的诊断。

4. 简易智力测验　目前认为智力测验对于诊断轻微肝性脑病最有意义。检测内容包括书写、构词、画图、搭积木、用火柴梗搭五角星等。常规使用的是数字连接试验，其结果容易计量，便于随访。

5. 影像学检查　急性肝性脑病患者头部CT或MRI检查可发现脑水肿。慢性肝性脑病患者可发现不同程度的脑萎缩。

【诊断要点】

有严重肝病和（或）广泛门－体静脉侧支循环形成的基础和肝性脑病的诱因。出现精神紊乱、昏睡或昏迷，扑翼样震颤。生化指标、血氨增高、脑电图异常等检查异常，并排除脑血管意外和颅内肿瘤等疾病后即可诊断。

【治疗要点】

肝性脑病，目前尚无特效治疗措施。治疗原则是：寻找和去除诱因、减少氨的产生和吸收、营养支持及维持水电解质平衡、个体化治疗。

1. 原发病治疗　针对原发疾病采取相应治疗措施。

2. 去除和避免诱发因素

（1）避免镇静、催眠、镇痛及麻醉剂的使用　如吗啡、哌替啶、苯二氮䓬、巴比妥类等，可直接抑制大脑的呼吸中枢。若患者出现昏迷、抽搐时，可试用异丙嗪、氯苯那敏等抗组胺药。

（2）避免快速利尿和大量放腹腔积液　及时处理严重的呕吐和腹泻，以防止有效循环血容量减少、大量蛋白质丢失及低钾血症，避免加重肝脏损害和意识障碍。

（3）防止感染　感染一方面可加重肝脏负担，另一方面组织分解代谢增加机体产氨和耗氧量。应遵医嘱及时应用抗生素，有效控制感染。

（4）防止大量输液　输液可引起低钾血症、稀释性低钠血症、脑水肿等，从而加重肝性脑病。

（5）防治便秘　①灌肠：常用生理盐水、弱酸性溶液，稀醋酸溶液、生理盐水100～150ml加食醋30ml灌肠，利于血中NH_3进入肠腔与H^+合成NH_4^+随大便排出；急性门－体分流性肝性脑病昏迷患者首选66.7%乳果糖500ml灌肠。禁用肥皂水等碱性溶液灌肠，以免加重病情。②口服导泻剂：33%硫酸镁；乳果糖（乳果糖30～60g/d，从小剂量开始，以调节到每日排便2～3次，大便pH以5～6为宜，并注意观察腹胀、腹痛、恶心、呕吐及电解质紊乱等不良反应）；乳梨醇疗效与乳果糖相同，口感好，不良反应较少（剂量为30～45g/d）。

（6）预防和控制上消化道出血　上消化道出血是肝性脑病的重要诱因之一，出血可使肠道产氨增多，诱发本病，故出血停止后灌肠和导泻，以清除肠道内积血，减少氨的生成和吸收。

（7）预防及纠正低血糖　由于糖原储备减少、肝糖异生能力下降，同时胰岛素灭活减少，易致低血糖，从而导致脑内去氨能力下降。大量输注葡萄糖时须预防低钾血症、心力衰竭和脑水肿等。

3. 降氨　最常用的药物是L－鸟氨酸－L－天冬氨酸（OA），为鸟氨酸和天冬氨酸的混合制剂，能促进体内的尿素循环（鸟氨酸循环）而降低血氨；鸟氨酸－α－酮戊二酸也较常用，但其疗效不如OA，此外还有谷氨酸钠、谷氨酸钾、精氨酸。

4. 抗生素 新霉素、甲硝唑或利福昔明抑制肠菌生长，减少氨生成。

5. 支链氨基酸 使用支链基酸为主的氨基酸混合液，纠正氨基酸失衡。

6. GABA/BZ 复合受体拮抗药 如氟马西尼可以拮抗内源性苯二氮草所致的神经抑制，对部分4～5期患者具有促醒作用。荷包牡丹碱为GABA受体的拮抗剂，也有促醒作用。

【常见护理诊断/问题】

1. 意识障碍 与血氨增高、大脑功能紊乱等有关。

2. 营养失调：低于机体需要量 与肝功能减退、消化吸收障碍以及限制蛋白质摄入有关。

3. 有受伤的危险 与肝性脑病致精神异常、烦躁不安有关。

4. 知识缺乏 缺乏预防肝性脑病的有关知识。

【护理措施】

1. 生活护理 保持室内空气新鲜，环境安静，限制探视，避免交感染。患者应绝对卧床休息，昏迷者取仰卧位，头略偏向一侧，保持呼吸道通畅。对烦躁的患者应加床栏保护，必要时使用约束带，以防发生意外。与照顾者共同制定照顾计划，患者能获得切实有效的照顾。对清醒的患者应予以安慰和鼓励，树立战胜疾病的信心，更好地配合治疗和护理。

2. 饮食护理 ①发病开始数日内禁食蛋白质，以减少氨生成；供给足够热量，以糖类为主，可促使氨转变为谷氨酰胺，降低血氨。②昏迷患者鼻饲25%葡萄糖、以减少体内蛋白质分解，神志清醒后，逐步增加蛋白质至20g/d，以后每3～5天增加10g，短期内不超过40～50g/d，以植物蛋白为宜，其中含支链氨基酸较多，芳香氨基酸较少，非吸收性纤维素经肠菌酵解产酸，利于氨排出。③腹腔积液者限制钠、水摄入量。④补充各类维生素如维生素C、维生素B_2、维生素K、维生素A、维生素D、维生素E等，以非口服途径补充脂溶性维生素为佳。

3. 病情观察 监测并记录生命体征、意识、瞳孔、尿量。密切观察肝性脑病的早期征象，如观察患者有无反常的冷漠或欣快，有无理解力和近期记忆力减退，有无行为异常（如哭泣、叫喊、当众便溺等）以及扑翼样震颤等。观察患者思维及认知的改变，可通过刺激或定期唤醒等方法评估患者意识障碍的程度。定期复查血氨、肝肾功能及电解质，有变化及时通知医生。重度肝性脑病特别是暴发性肝功能衰竭患者常并发脑水肿和多器官功能衰竭，需安置在重症监护病房，严密监护，警惕各种并发症。

4. 用药护理 ①谷氨酸钾和谷氨酸钠：根据患者血钠、血钾情况使用。有肝肾综合征、尿少、尿闭时慎用谷氨酸钾，以防血钾过高，有腹腔积液、心力衰竭、脑水肿慎用钠剂。②精氨酸：适用于肠道pH值偏高患者，不宜与碱性溶液配伍，滴速不宜过快，以免引起流涎、面色潮红与呕吐等。③L－鸟氨酸－L－门冬氨酸：不良反应为恶心、呕吐、腹胀等，停药后可自动消失。④少数患者使用新霉素后可出现听力和肾脏损害，故服用新霉素不宜超过1个月，并做好听力和肾功能监测。

5. 昏迷患者的护理

（1）患者取仰卧位，头偏向一侧。

（2）保持呼吸道通畅，防止窒息。去除义齿。深昏迷患者应做气管切开以利于排痰，保证氧气的供给。

（3）对烦躁患者加强保护，必要时使用约束带，加用床挡，防止发生坠床等意外。修剪患者指甲防止抓伤。

（4）做好皮肤、黏膜的护理，定时帮助患者翻身，按摩受压部位，预防压疮。对眼睑闭合不全、角膜外露的患者可用生理盐水纱布覆盖眼部。

（5）加强大小便护理，对尿潴留或大小便失禁的患者可行留置导尿，定时放尿并详细记录尿量、颜色、气味。

（6）给患者做肢体的被动运动，防止静脉血栓形成及肌肉萎缩。

6. 心理护理 若患者神志清楚，护理人员应多与患者交流和沟通，耐心解释肝硬化、肝性脑病的有关知识，帮助患者树立战胜疾病的信心和勇气，能够主动配合治疗、护理。尊重患者的人格，切忌嘲笑患者的异常行为。加强对家属的指导和情感支持，与照顾者共同制定照顾计划，让患者能获得切实有效的照顾。

【健康指导】

1. 疾病知识指导 向患者和家属介绍肝性脑病的有关知识，帮助认识导致肝性脑病的诱发因素，以及肝性脑病发生时的早期征象。鼓励患者树立战胜疾病的信心，积极配合。

2. 生活指导 根据病情，适当活动，保证充足睡眠。与患者和家属一起制订合理的饮食方案，避免进食过量蛋白质及粗糙食物。适当增加植物蛋白摄入。戒烟、禁酒。保持大便通畅。避免受凉感冒，预防感染。

3. 用药指导 提醒患者及家属在医生指导下用药，特别是有腹腔积液需长期应用利尿剂的患者，不能随意增减利尿剂用量，防止出现电解质紊乱和酸碱平衡失调而诱发肝性脑病。慎用或避免使用诱发肝性脑病的药物如镇静药、催眠药等。

4. 定期复查 及时掌握病变进展情况。若有肝性脑病先兆，消化道出血等异常情况应随时急诊。

任务十 急性胰腺炎患者的护理

PPT

急性胰腺炎（acute pancreatitis）是指多种病因导致胰腺的消化酶被激活，引起胰腺组织自身消化的化学性炎症，主要表现为急性上腹痛、发热、恶心、呕吐及血、尿淀粉酶增高，严重者出现腹膜炎、休克等并发症。本病可见于任何年龄，以青壮年多见。

【病因与发病机制】

引起急性胰腺炎的病因较多，我国以胆道疾病为主，西方国家以大量饮酒为多见。

1. 胆道系统疾病 胰腺炎并发于胆结石、胆道感染或胆道蛔虫等胆道系统疾病，其中胆石症最常见。引起胆源性胰腺炎的因素有：①梗阻：胆道结石、感染、蛔虫等因素致Oddi括约肌水肿、痉挛，使十二指肠壶腹部出口梗阻，胆道内压力高于胰管内压力，胆汁逆流入胰管，激活胰酶，引起急性胰腺炎。②Oddi括约肌功能不全：胆道结石在移行过程中损伤胆总管、壶腹部，胆道感染引起Oddi括约肌松弛，使富含肠激酶的十二指肠液反流入胰管，引起急性胰腺炎。③胆道感染：胆道感染时，细菌毒素、游离胆酸、非结合胆红素等可通过胆、胰间淋巴管交通支扩散到胰腺，激活胰酶，引起急性胰腺炎。

2. 酗酒和暴饮暴食 大量饮酒和暴饮暴食均可刺激胰液分泌增加，并使Oddi括约肌、十二指肠乳头水肿，使胰管内压升高，胰液排出受阻，引起急性胰腺炎。

3. 胰管阻塞 胰管结石、狭窄、肿瘤或蛔虫钻入胰管等均可引起胰管阻塞，胰管内压过高，使胰管小分支和腺泡破裂，胰液与消化酶外溢到间质，引起急性胰腺炎。

4. 其他 某些急性传染病、外伤、手术、某些药物，以及任何原因引起的高钙血症和高脂血症等，都可能损伤胰腺组织，导致胰腺血液循环障碍，引起急性胰腺炎。

以上因素，激活胰腺腺体消化酶，导致胰腺的自身消化。

【病理】

1. 急性胰腺炎病理 急性胰腺炎可分为急性水肿型及急性出血坏死型两型。急性水肿型可发展为急性出血坏死型，但部分出血坏死型在起病初期即发生出血及坏死。

（1）急性水肿型 较多见，病变可累及部分或整个胰腺，以尾部多见。胰腺肿大、充血、水肿和炎症细胞浸润，可有轻微的局部坏死。

（2）急性出血坏死型 相对较少，胰管内有灰白色或黄色斑块的脂肪组织坏死灶，称为钙皂斑。出血严重者，胰腺呈棕黑色并伴有新鲜出血，坏死处外周有炎症细胞浸润，病程长者可并发脓肿、假性囊肿或瘘管形成。

2. 重症胰腺炎导致的多器官损伤病理 由于炎症波及全身，可有其他脏器如小肠、肺、肝、肾等脏器的炎症病理改变；由于胰腺大量炎性渗出，常有胸腔积液、腹腔积液等。

【临床表现】

急性胰腺炎的临床表现和病程，取决于病因、病理类型和治疗是否及时。轻者以胰腺水肿为主，临床多见，病程常呈自限性，预后良好，又称轻症急性胰腺炎（MAP）。少数重者常继发感染、腹膜炎和休克等多种并发症，病死率高，称为重症急性胰腺炎（SAP）。

1. 症状

（1）腹痛 为本病的首发症状和主要症状。常于饱餐和饮酒后 1 ~ 2 小时发病，持续性疼痛，阵发性加剧，呈钝痛、刀割样痛或绞痛，常位于上腹或左上腹，可向左肩、腰背部放射，仰卧位时加剧，坐位或前屈侧卧位时减轻，一般胃肠解痉药无效。轻症急性胰腺炎腹痛轻，3 ~ 5 天后缓解。重症急性胰腺炎腹痛剧烈，持续时间较长，由于胰液扩散，可引起全腹膜炎，疼痛弥漫全腹。极少数年老体弱患者可表现为轻微腹痛或无腹痛。

（2）恶心、呕吐与腹胀 起病后多出现恶心、呕吐，大多频繁而持久，呕吐物为当日所进食物。重症者呕吐剧烈，可吐出胆汁或咖啡渣样液体，呕吐后腹痛并不减轻，同时伴有腹胀，麻痹性肠梗阻时腹胀尤为显著。一般无腹泻。

（3）发热 多数患者有中度以上发热。轻症的发热在 3 ~ 5 天内可自退；若持续发热 1 周以上伴白细胞升高，应考虑患有胰腺脓肿或胆道炎症等继发感染。

（4）水、电解质紊乱及酸碱平衡失调 患者多有不同程度的脱水、低钾血症，呕吐频繁者可有代谢性碱中毒。重症者常有脱水和代谢性酸中毒，并常伴有血钙、血镁降低。低钙血症引起手足抽搐者，常提示预后不佳，是大量脂肪组织坏死分解出的脂肪酸与钙结合成脂肪酸钙，大量消耗钙所致。部分患者可有血糖增高，偶可发生糖尿病酮症酸中毒或高渗性非酮症性糖尿病昏迷。

（5）低血压或休克 见于重症胰腺炎，是最严重的表现。休克可逐渐发生或突然出现。休克的主要原因与有效循环血容量不足，胰腺坏死释放心肌抑制因子致心肌收缩不良，缓激肽类物质致周围血管扩张等有关。

2. 体征

（1）轻症急性胰腺炎 腹部体征较轻，可有腹胀及上腹部压痛，无腹肌紧张及反跳痛。

（2）重症急性胰腺炎 ①患者常呈急性病容，痛苦表情，脉搏增快，呼吸急促，血压下降。②全腹压痛显著，有腹肌紧张及反跳痛等腹膜炎体征。麻痹性肠梗阻时则有明显腹胀，肠鸣音减弱甚至消失。③可出现移动性浊音，腹腔积液多呈血性。④少数患者因胰酶、坏死组织及出血沿腹膜后间隙入腹壁下，致腰部两侧出现蓝色瘀斑，称 Grey Turner 征；脐周皮肤出现青紫，称 Cullen 征。⑤胰头炎性水肿压迫胆总管下端或Oddi括约肌痉挛可导致黄疸。低钙血症者可有手足抽搐，提示预后不佳。

3. 并发症　主要见于重症患者。①局部并发症有胰腺脓肿和胰腺假性囊肿。②全身并发症有ARDS、心力衰竭、急性肾衰竭、败血症、DIC、消化道出血、高血糖等。急性重症胰腺炎伴有多器官功能衰竭者病死率极高。

练一练3-6

患者，男，45岁。晚上聚餐后1小时突然出现上腹部剧烈疼痛，并放射至腰背部，伴呕吐。立即来院急诊，检测血淀粉酶650U/L，对其应采取的首要措施是（　）

A. 协助患者中凹卧位　　B. 抗感染　　C. 禁食和胃肠减压

D. 立即补充水和电解质　　E. 心理护理

答案解析

【实验室及其他检查】

1. 淀粉酶测定　血清淀粉酶一般在起病后2～12小时开始升高，48小时后开始下降，持续3～5天。血清淀粉酶超过正常值3倍即可诊断本病，但淀粉酶的高低不一定反映病情轻重，出血坏死型胰腺炎血清淀粉酶值可正常或低于正常。尿淀粉酶升高较晚，常在发病后12～14小时开始升高，持续1～2周逐渐恢复正常，但尿淀粉酶受患者尿量的影响。

2. 血清脂肪酶测定　血清脂肪酶常在病后24～72小时开始升高，持续7～10天，超过1.5U/L（Cherry－Crandall法）时有意义。

3. 白细胞计数　多有白细胞增多及中性粒细胞核左移。

4. C反应蛋白（CRP）　CRP是组织损伤和炎症的非特异性标志物，在胰腺坏死时CRP明显升高。

5. 其他生化检查　可有血钙降低，低血钙程度与临床严重程度平行，若低于2mmol/L则预后不良。暂时性血糖升高较常见，持久空腹血糖高于10mmol/L反映胰腺坏死。此外，可有血清AST、LDH增加、血清清蛋白降低。

6. 影像学检查　腹部X线平片可见“哨兵袢”和“结肠切割征”，为胰腺炎的间接指征，并可发现肠麻痹或麻痹性肠梗阻征象。腹部B超与CT显像可见胰腺弥漫增大，其轮廓与周围边界模糊不清，坏死区呈低回声或低密度图像，对并发胰腺脓肿或假性囊肿的诊断有帮助。

【诊断要点】

结合病史、典型临床表现，血清淀粉酶或脂肪酶变化以及影像学等检查结果可进行诊断。

【治疗要点】

治疗原则为寻找并去除病因，解痉止痛、抑制胰腺分泌、补充血容量，维持水、电解质和酸碱平衡，防治并发症。

1. 去除病因。

2. 疼痛的治疗　遵医嘱给予解痉、止痛药，如阿托品能抑制腺体分泌，解除胃、胆管及胰管痉挛，但持续应用时应注意有无心动过速等不良反应，止痛效果不佳时，遵医嘱配合使用其他止痛药，如哌替啶。注意禁用吗啡，以防引起Oddi括约肌痉挛，加重病情。

3. 维持水、电解质及酸碱平衡

（1）判断失水程度　注意观察呕吐物的性质及量，行胃肠减压者，应观察和记录引流量及性质；观察患者皮肤黏膜色泽、弹性有无变化，判断失水程度。准确记录24小时液体出入量，作为补液的依据。

（2）维持有效循环血容量　禁食者每日的液体入量常需达到3000ml以上，故应迅速建立静脉通路输入液体及电解质，以维持有效循环血容量。注意根据患者脱水程度、年龄和心肺功能调节输液速度，及时补充因呕吐、发热和禁食所丢失的液体和电解质，纠正酸碱平衡失调。

（3）防止低血容量性休克　定时监测患者的体温、血压、脉搏、呼吸，特别注意患者血压、神志及尿量的变化，如出现神志改变、血压下降、尿量减少、皮肤黏膜苍白、冷汗等低血容量性休克的表现，应积极配合医师进行抢救。①迅速准备好抢救用物：如静脉切开包、人工呼吸器、气管切开包等。②患者取平卧位或仰卧中凹位，注意保暖，给予氧气吸入。③尽快建立静脉通路、必要时静脉切开，遵医嘱输注液体、血浆或全血，补充血容量。根据血压调整给药速度，必要时监测中心静脉压，以决定输液量和速度。④如循环衰竭持续存在，按医嘱给予升压药。

4. 减少胰液分泌　重症急性胰腺炎时，可遵医嘱使用生长抑素或生长抑素类似物，如奥曲肽。

5. 预防和抗感染　急性胰腺炎在病程中极易感染，感染是病情向重症发展的重要原因之一。其感染多来自肠道，因此，选用抗生素时应首选针对革兰阴性菌和厌氧菌，能透过血－胰屏障的抗生素，如亚胺培南或美罗培南7～10天。注意观察有无抗生素过敏。

6. 其他治疗

（1）内镜下Oddi括约肌切开术（EST）　可用于胆源性胰腺炎，适用于老年患者和不宜手术者。

（2）手术治疗　对于急性重症胰腺炎经内科治疗无效或胰腺炎并发脓肿、假性囊肿、弥漫性腹膜炎、肠穿孔、肠梗阻及肠麻痹坏死时，需实施外科手术治疗。

【常见护理诊断/问题】

1. 疼痛：腹痛　与胰腺及其周围组织炎症、水肿或出血坏死有关。

2. 体温过高　与胰腺坏死或继发感染等有关。

3. 体液不足/有体液不足的危险　与呕吐、禁食、胃肠减压等有关。

4. 焦虑/恐惧　与剧烈腹痛、病情进展急剧等有关。

5. 潜在并发症　急性肾衰竭、心功能不全、DIC、ARDS等。

【护理措施】

1. 生活护理　患者应绝对卧床休息，以降低机体代谢率，增加脏器血流量，促进组织修复和体力恢复，缓解疼痛等症状。协助患者取舒适的体位，如屈膝卧位，以减轻疼痛。对剧烈腹痛辗转不安者，可加床栏防止坠床，保证安全。

2. 饮食护理　多数患者需禁食1～3天，同时限制饮水，若口渴可含漱或湿润口唇。明显腹胀者，需行胃肠减压，其目的在于减少胃酸分泌，进而减少胰液分泌，以减轻腹痛和腹胀。待呕吐和腹痛消失后，进少量低糖流质饮食，再逐渐过渡到半流质饮食、普食，但应避免高脂油腻食物，防止复发。每天进食富含优质蛋白的食物，以利于胰腺功能恢复。避免酗酒和暴饮暴食。

3. 病情观察　观察患者的生命体征、呕吐物的性质及量、腹痛情况及血、尿淀粉酶的动态变化，以确定胰腺炎的类型，及早发现并发症并及时处理。若腹痛严重伴腹肌紧张、血压下降，甚至休克、血淀粉酶持续升高或急剧下降，应考虑为出血坏死型胰腺炎。

4. 用药护理　使用抗生素时应注意过敏反应。腹痛者遵医嘱给予止痛剂，观察药物疗效及不良反应，如使用阿托品，注意有无心动过速、口干、尿潴留等表现。禁用吗啡，防止引起Oddi括约肌痉挛，加重病情。

5. 对症护理　禁食期间做好口腔护理，保持口腔清洁、舒适；发热时及时给予物理降温，必要时采用药物降温，观察降温的效果并做好记录。

6. 心理护理　由于本病呈急性起病，患者出现剧烈腹痛，一般止痛药物无效，而出血坏死型则症状重，预后差，常使患者及家属产生不良的心理反应，出现烦躁不安、焦虑、恐惧等，护理人员应经常巡视患者，了解其需要，并及时做出反应。向患者及亲属解释引起疼痛的原因、治疗方法和预后、以排除患者的疑虑，从而帮助患者树立战胜疾病的信心。

【健康指导】

1. 疾病知识指导　向患者及家属介绍本病的主要诱发因素和疾病发生、发展的全过程，教育患者积极治疗胆道疾病，注意防治胆道蛔虫。

2. 生活指导　指导患者及家属掌握饮食卫生知识，患者平时应养成规律进食习惯，免暴饮暴食。腹痛缓解后，应从少量低脂、低糖饮食开始，如面条、馒头等，逐渐恢复正常饮食，但应避免浓茶、咖啡、辣椒等刺激性强的食物，少吃产气多、脂肪和蛋白含量高的食物，戒烟、酒，防止复发。

PPT

任务十一　上消化道出血患者的护理

上消化道出血（upper gastrointestinal hemorrhage）是指屈氏韧带以上部位的消化道出血，包括食管、胃、十二指肠、胆、胰以及胃空肠吻合术后空肠病变所致出血。临床表现为呕血和（或）黑便。上消化道大量出血是指数小时内失血量超过1000ml或超过循环血量的20%，除呕血和（或）黑便外，常伴有血容量减少引起急性周围循环功能障碍，严重者导致失血性休克。

【病因及发病机制】

引起上消化道出血的病因包括上消化道、邻近器官及全身性疾病，病因不同，机制不一。

1. 上消化道疾病　①食管疾病：食管－胃底静脉曲张破裂、食管贲门黏膜撕裂伤、食管癌、食管炎及食管憩室炎。②胃十二指肠疾病：消化性溃疡、胃癌、急性出血性胃炎、十二指肠憩室炎、胃十二指肠吻合口炎等。

2. 上消化道邻近器官疾病　①胆道疾病：胆囊或胆管结石、胆管癌，胆道蛔虫症。②肝脏疾病：肝癌、肝脓肿等。③胰腺疾病：胰腺癌、急性胰腺炎并发破裂。④其他：主动脉瘤、纵隔肿瘤等。

3. 全身性疾病　①血液病：白血病、再生障碍性贫血、血小板减少性紫癜、血友病等。②肾脏疾病：肾功能不全、尿毒症。③传染性疾病：登革热、肾出血热综合征、急性重型肝炎等。④应激性相关胃黏膜损伤：如严重感染创伤、精神刺激等。⑤风湿性疾病等。

其中消化性溃疡、食管胃底静脉曲张破裂、急性糜烂出血性胃炎是上消化道出血最常见的病因，占上消化道出血的80%～90%。

【临床表现】

上消化道出血的临床表现主要取决于出血部位、量、性质及出血速度。

1. 呕血与黑便　是上消化道出血的特征性表现。上消化道出血的临床表现取决于出血量和出血速度。出血部位在幽门附近，出血量大者常有呕血，出血量少可无呕血。出血速度快，血在胃内停留时间短，则呕血颜色呈鲜红色或暗红色。若出血速度慢，血在胃内停留时间长，血红蛋白和胃酸作用生成酸化血红蛋白，则呕血多呈棕褐色或咖啡色。上消化道出血时，血红蛋白中的铁在肠道内与硫化物作用，形成硫化铁，使粪便呈黏稠而发亮的柏油样。当出血量大时，血液在肠道停留时间较短，粪便可呈鲜红色或暗红色。

2. 失血性周围循环功能障碍　上消化道大量出血时，循环血容量急剧减少，导致心排血量降低而出现失血性周围循环功能障碍，其程度因出血量大小和失血速度快慢而异。轻者可有头晕、乏力、心悸、口渴、出汗等。重者意识障碍、尿量少或无尿、脉搏细速、血压下降。休克时，精神萎靡、烦躁不安、反应迟钝、意识模糊、面色苍白、口唇发绀、呼吸急促、皮肤湿冷呈灰白色或紫灰色，体表静脉塌陷，收缩压降至80mmHg以下，脉压<20～30mmHg，心率≥120次/分。

3. 发热 多数患者在24小时内出现发热，一般不超过38.5℃，可持续3～5天，与循环血容量减少、急性循环衰竭导致体温调节中枢功能障碍有关。

4. 氮质血症 ①肠源性氮质血症：肠道内血液中蛋白质被消化后以氨的形式被吸收，在肝转化成大量尿素氮，一般一次性出血后数小时内尿素氮升高，24～48小时达到高峰，3～4天恢复正常。②肾源性氮质血症：大出血导致周围循环衰竭，肾血流量及肾小球滤过率下降而致血尿素氮升高。③混合型氮质血症：肠源性氮质血症和肾源性氮质血症往往并存，大出血后数小时血尿素氮升高，24～72小时达高峰，血容量纠正，肾功能正常后3～4天血尿素氮水平恢复正常。

练一练3-7

患者，男，40岁。“胃溃疡”病史10年，1小时前突然呕血300ml入院。患者的饮食原则为（　）

A. 暂禁食　　B. 普通饮食　　C. 温凉清淡流质

D. 高脂、高蛋白　　E. 营养丰富、易消化软食

答案解析

【实验室及其他检查】

1. 实验室检查

（1）血液检查 ①贫血：出血后24～72小时红细胞计数、血红蛋白定量、血细胞比容下降最明显。②网织红细胞：常在出血24小时内增高，出血停止后网织红细胞逐渐恢复正常。③白细胞计数：出血时增高，出血停止后2～3天恢复正常。

（2）大便潜血试验 阳性。

2. 内镜检查 是上消化道出血定位、定性诊断首选检查方法。可直接观察出血部位，对出血灶进行止血治疗，还能进行活组织病理检查。一般在出血后24～48小时内进行紧急内镜检查，过早检查，患者病情不稳定，易使病情加重；过迟检查，胃黏膜愈合较快，病灶消失。

3. 影像学检查 X线钡剂造影检查已被胃镜所取代，主要用于胃镜检查禁忌证或不愿行胃镜检查者。内镜未能发现病灶时，行放射性核素扫描或选择性动脉造影如腹腔动脉、肠系膜上动脉造影，可发现造影剂溢出的部位、血管畸形或肿瘤血管影像，对急诊手术前定位诊断很有意义。

【诊断要点】

根据呕血、黑便等典型临床表现，结合实验室及其他检查结果可进行诊断，诊断主要包括两方面，一是诊断上消化道出血，二是明确上消化道出血的病因。

【治疗要点】

立即建立静脉通道。配合医生迅速、准确地实施输血、输液，各种止血治疗及用药等抢救措施，并观察治疗效果及不良反应。

1. 建立静脉通路、补充血容量 ①快速建立静脉通路，积极补充血容量：在输血前可先输平衡液或葡萄糖盐水、右旋糖酐或其他血浆代用品以补充血容量。有效补充血容量的指标包括：收缩压>100mmHg，HR<100次/分，CVP 5～12cmH_2O，尿量>30ml/h。②做好输血准备：立即鉴定血型做好输血准备。下列情况为紧急输血指征：患者改变体位时出现晕厥、血压下降和心率加快；心率>120次/分和（或）收缩<90mmHg（或比基础血压下降25%以上）；血红蛋白<70g或血细胞比容低于25%。其中血压、心率、尿量和中心静脉压监测，可作为补液、输血量和速度的参考指标。

2. 止血措施

（1）非食管－胃底静脉曲张破裂出血　指除食管－胃底静脉曲张出血之外的其他病因所致的上消化道出血，其中消化性溃疡出血最常见。

1）抑制胃酸分泌药物：提高及维持胃内 pH >6.0，有助血小板聚集及血浆凝血功能诱导的止血作用。常用药物 PPI 类，有奥美拉唑、泮托拉唑；H_2受体阻滞剂，有法莫替丁、西咪替丁等。

2）口服止血药物：用于消化性溃疡及急性胃黏膜病变出血。常用制剂：①去甲肾上腺素：以冷生理盐水 100～150ml 加去甲肾上腺素 8mg，分次口服或胃管注入，每次 20～30ml，每日 4～6 次，使上消化道黏膜血管收缩。②凝血酶：2000～4000U 加入生理盐水或冷开水 10～15ml 口服，每日 4～6 次，促使创面血液凝固。

（2）食管－胃底静脉曲张破裂出血

1）药物止血：①生长抑素及其类似物：能减少内脏血流量 30%～40%，选择性地减少门静脉及其侧支循环血流量和压力，抑制胃酸、胃蛋白酶和促胃液素的分泌，抑制胃肠蠕动，止血效果肯定，已成为治疗食管－胃底静脉曲张破裂出血的最常用药物。常用药物有 8 肽化合物奥曲肽、14 肽化合物思他宁等，后者半衰期短，用量较大，不引起 Oddi 括约肌收缩是其优点。②血管加压素：使内脏小血管收缩从而降低门静脉压力，达到止血效果。常用药物垂体后叶素，一般初始用垂体后叶素 20U 加入 5% 葡萄糖液中静脉滴注，速度为 0.2U/min，可逐渐增至 0.4U/min，止血后速度减至 0.1～0.2U/min。③加压素类似物：与加压素作用机制相似，止血效果更好，且不良反应少，使用方便，但价格昂贵。常用制剂有三甘氨酰基赖氨酸加压素（又称特利加压素）。

2）气囊压迫止血：三腔二囊管压迫止血效果肯定，但由于并发症多（呼吸道阻塞，食管壁缺血、坏死、破裂，吸入性肺炎等），停用后早期再出血率高及给患者造成较大痛苦等问题，目前临床已很少使用，只在药物不能控制出血时使用，以争取时间准备其他治疗措施。

3）内镜直视下止血：治疗食管－胃底静脉曲张破裂出血的重要手段。上消化道大出血经药物、气囊压迫处理后，症状基本控制，病情基本稳定，可在内镜直视下对食管曲张静脉注射硬化剂，或对胃底曲张静脉用组织黏合剂，或用皮圈套扎曲张静脉。不但能达到止血目的，而且可有效防止早期再出血。

4）经静脉肝内门－体分流术（TIPS）：在肝内门静脉属支与肝静脉间置入特殊覆膜的金属支架建立肝内门体分流以降低门静脉高压，对急性大出血的止血率高达 95%。

【常见护理诊断/问题】

1. 体液不足　与上消化道大量出血致循环血容量不足有关。

2. 活动无耐力　与出血后贫血、失血性周围循环衰竭有关。

3. 恐惧　与上消化道大出血威胁生命有关。

4. 有窒息的危险　与食管胃底黏膜长时间受压、血液或分泌物反流入气管以及气囊压迫气道有关。

【护理措施】

1. 生活护理　①少量出血：可稍事活动，但有活动性出血时，应指导患者坐起，站起时动作缓慢，以避免头晕、心慌甚至晕厥发生。②大量出血：应绝对卧床休息。③呕吐：去枕平卧头偏向一侧，防止窒息或误吸；必要时用负压吸引器，清除气道内的分泌物、血液及呕吐物，保持呼吸道通畅，给予患者吸氧。④每次呕血后，及时做好口腔护理。戒烟、酒，保持大便通畅，便后及时清洁用物、更换污染的衣被，可用温水清洗肛周，并用软膏、油剂涂抹，保护肛周皮肤。

2. 饮食护理　①非食管静脉曲张破裂出血：少量出血无呕吐者，可进温凉、清淡流质，对消化性溃疡者尤为重要，进食可中和胃酸，促进溃疡愈合；急性大出血者应禁食，出血停止后1～2天渐进温凉流质、半流质、高热量、高维生素、易消化、无刺激性的软食。应少量多餐，待病情平稳后逐步过渡到正常饮食。②食管－胃底静脉曲张破裂出血：活动性出血时禁食，止血后24～48小时进高热量、高维生素、流质食物，但须限制蛋白质和钠的摄入，以免诱发肝性脑病和加重水肿，同时避免生、冷、硬、粗糙、刺激性食物，且应细嚼慢咽，防止损伤曲张静脉而再次出血。

3. 病情观察

（1）一般状况　有无精神疲倦、烦躁不安、嗜睡、表情淡漠、意识不清甚至昏迷。

（2）生命体征　大出血时每15～30分钟测量生命体征一次，观察患者有无脉搏细弱、心率加快、心律失常、血压降低、脉压变小、呼吸困难、体温不升或发热，必要时进行心电监护。

（3）活动性出血及出血量观察　观察呕吐物和大便的性质、形状、颜色及量。定期复查红细胞计数、血细胞比容、血红蛋白、网织红细胞计数、血尿素氮、大便隐血等。存在以下情况时说明存在活动性出血：①反复呕血，呕出物由咖啡色转为鲜红色。②黑便次数增多，便质稀薄或由黑色转为红色，伴有肠鸣音亢进。③周围循环功能障碍，经充分补液、输血而未见明显改善，或暂时好转又恶化。④血红蛋白浓度、红细胞计数与血细胞比容继续下降，网织红细胞持续升高。⑤补液及尿量足够的情况下，血尿素氮持续或再次升高。⑥门静脉高压患者原有脾大，出血后脾缩小，如不见脾恢复肿大也提示出血未止。

（4）微循环功能　观察皮肤和甲床色泽，肢体温暖或是湿冷，周围静脉特别是颈静脉充盈情况。动态观察患者的心率、血压。可采用改变体位测量心率、血压，并观察症状和体征来估计出血量：先测平卧时的心率与血压，然后再测由平卧位改为半卧位时的心率与血压，如改为半卧位即出现心率增快10次/分以上、血压下降幅度>15～20mmHg，头晕、出汗甚至晕厥，则表示出血量大，血容量已明显不足，是紧急输血的指征；如收缩压<90mmHg、心率>120次/分，患者面色苍白、皮肤湿冷、四肢冰凉、烦躁不安，则已进入休克状态，属严重大量出血，应及时报告医生，需紧急抢救。准确记录出入量，疑有休克时留置导尿管，测每小时尿量，应保持尿量>30ml/h。

4. 用药护理　①口服止血剂后应帮助患者缓慢变换体位，使药物充分接触创面，达到止血目的。②凝血酶是生物制剂，不宜用热水溶解；溶解状态的凝血酶易失活，应现用现配。③其他治疗：消化性溃疡出血约80%不经特殊处理可自行止血。若出血不止，可给予胃镜检查及止血（注射药物、电凝、使用止血夹等），手术治疗止血，介入治疗（选择性肠系膜动脉造影找到出血灶进行血管栓塞）等。④垂体后叶素：能引起子宫、肠道平滑肌收缩和冠状动脉收缩，故冠心病、高血压患者及孕妇忌用；血管加压素可引起腹痛、血压升高、心律失常、心肌缺血，甚至发生心肌梗死，故滴注速度应准确，并严密观察不良反应，主张同时使用硝酸甘油0.3～0.6mg舌下含服，每12小时一次，降低血管加压素的不良反应，协同降低门静脉压。⑥肝病患者忌用吗啡、巴比妥类药物，输血宜用新鲜血液（库存血中含氨量较高，容易诱发肝性脑病），做好急救准备。

5. 双气囊三腔管的护理　见“双气囊三腔管压迫止血术”。

6. 心理护理　消化道出血患者，特别是大出血患者，常表现出紧张、恐惧和无助。所以，护理人员要安慰、体贴患者。操作时动作要迅速、敏捷、熟练，增强患者的信任感。及时清除血迹，消除患者紧张、恐惧心理。

【健康指导】

1. 疾病知识指导　向患者及家属讲解上消化道出血的病因、诱因以及防护知识，告知早期识别出血或再出血的方法。若患者出现头晕、心悸、黑便，应立即卧床休息，呕吐时头偏向一侧以免误吸，保持患者情绪平稳，及时送往医院诊治。

2. 生活指导　根据病情和体力适当活动，不要过度劳累，避免精神紧张，保持良好的心境。注意饮食卫生和饮食规律，避免过饥、过饱，给予营养丰富、易消化饮食，避免过热、过冷刺激性食物，避免粗糙饮食，避免暴饮暴食，戒烟、酒。

3. 用药指导　告诫患者遵医嘱坚持治疗肝病或消化道溃疡，指导患者掌握正确的用药方法，讲解药物作用及可能出现的不良反应，观察药物疗效及不良反应。避免服用对胃黏膜有刺激的药物，如阿司匹林、吲哚美辛、糖皮质激素等药物。

4. 定期复查　了解病情进展情况。

附　双气囊三腔管压迫止血术

双气囊三腔管压迫止血术：是将三腔二囊管插入食管及胃底，利用气囊压力对食管及胃底静脉曲张破裂出血进行治疗的一种技术。止血率可达到95%。但是患者较痛苦，并发症多，如创伤、窒息、误吸等，早期再出血率高，故不作为首选止血措施，宜在药物不能控制时暂时使用。

（一）目的

利用气囊压力对食管下段及胃底曲张破裂的静脉进行压迫止血。

（二）适应证

门脉高压征引起的食管胃底静脉曲张破裂出血者。

（三）禁忌证

1. 合并严重心肺疾病、不能耐受插管者。

2. 休克患者。

（四）评估

1. 评估患者的病情、意识、心理及对疾病的认知程度，能否主动配合。告知患者操作目的，向其解释必要性及重要性，取得患者配合。

2. 评估病室环境，如光线、温度、通风等。

（五）操作准备

1. 物品准备

（1）备齐插管用物　包括三腔二囊管，止血钳3把，无菌手套，治疗碗1个，弯盘1个，一次性注射器（5ml、20ml、50ml各1支），液状石蜡，棉签，线绳，蝶形胶布，治疗巾，0.5kg重物滑轮牵引固定架，压力计、剪刀，治疗卡等。

（2）检查三腔二囊管　检查食管囊及胃囊管腔是否通畅，充气后是否漏气，并分别做好标记，测压后抽尽囊内气体备用。

2. 环境准备　病室环境安静、整洁，光线充足、通风良好；避开进餐及其他治疗活动。

3. 护士准备　着装整齐，洗净双手，戴口罩、手套。

4. 患者准备　签署知情同意书，主动配合，监测生命体征。

（六）操作流程

1. 核对患者　床号、姓名、住院号（ID号）、手腕带。

2. 安置体位 协助患者取右侧卧位，颌下铺治疗巾，检查鼻腔，以便于选择从哪侧鼻腔插管，用棉签清洁鼻腔。

3. 润管 戴手套后用液状石蜡润滑三腔二囊管前端及双气囊。

4. 插管 协助患者将三腔二囊管经鼻腔缓慢插入至咽喉处并嘱患者做吞咽动作，插管至50～60cm时自胃管抽吸胃液以确定管前端已在胃内。

5. 注气 将胃气囊注气200～300ml，测量压力50～70mmHg，轻轻外拉遇阻力，说明胃囊已经压迫胃底，封闭管口；若出血不止，再向食管气囊注气80～100ml，压力30～40mmHg，拉紧后用蝶形胶布固定在患者的面部。

6. 牵引 协助患者平卧后，用线绳系于三腔二囊管尾端，顺着鼻腔方向通过滑轮支架和0.5kg重物牵拉至床尾，重物距地面30cm，角度成45°左右，以免三腔二囊管滑出胃内。

7. 观察患者。

8. 整理用物、洗手记录 记录注气量、胃液量及插管时间。

（七）护理

1. 插管前 仔细检查，确保食管引流管、胃管、食管囊管、胃囊管通畅并分别做好标记，检查两气囊无漏气后抽尽囊内气体。

2. 插管中 ①协助插管：鼻咽喉部局部麻醉，经鼻腔或口腔插管至胃内，至60cm时抽取胃液，检查管端确在胃内，并抽出胃内积血。②充气、牵引：充气完毕将食管引流管、胃管连接负压吸引器或定时抽吸，观察出血是否停止，并记录引流液的性状、颜色及量；经胃管冲洗胃腔，以清除积血，可减少氨在肠道内的吸收，以免血氨增高而诱发肝性脑病。

3. 插管后 插管后留管期间：①多巡视、陪伴患者。②定时测量气囊内压力，以防压力过高导致组织坏死或压力过低达不到止血效果。③定时抽吸胃内容物，观察出血是否停止，记录抽吸液性状、色、量，若有鲜红血液，提示仍有出血。若抽吸不畅，提示管腔堵塞，须及时处理。④持续压迫时间最长不超过24小时，每日放气15～30分钟，如出血未止，再注气加压，以免食管胃底黏膜受压时间过长而发生糜烂、坏死。放气时先放松牵引线，再放食管囊气，最后放胃囊气，放气前口服液状石蜡10～20ml，润滑气囊壁，防止气囊与食管黏膜相粘贴。⑤每日清洁鼻、口腔，保持口腔湿润，做口腔护理，用液状石蜡润滑鼻腔、口唇。⑥嘱患者勿吞咽唾液，及时吸出食管囊上液体。三腔管无食管引流管腔，必要时可另插一管进行抽吸；应用四腔管时可经食管引流管抽出食管内积聚的液体，以防误吸引起吸入性肺炎。⑦若患者突然呼吸困难，可能是食管囊上移，应立即剪断管子，放气、拔管，避免窒息。

4. 拔管 出血停止后，放松牵引，放出囊内气体，保留管道继续观察24小时，未再出血者可考虑拔管，对昏迷患者亦可继续留置管道用于注入流质食物和药液。拔管前口服液状石蜡20～30ml，润滑黏膜及管、囊的外壁，抽尽囊内气体，以缓慢、轻巧的动作拔管。气囊压迫一般以3～4天为限，继续出血者可适当延长。

目标检测

答案解析

单项选择题

1. 严重腹泻导致重度脱水，最重要的护理措施是（　）
   A. 密切观察病情的进一步变化

B. 指导患者制定合理的饮食计划
C. 嘱患者大量饮水
D. 安慰患者及家属以稳定情绪
E. 建立静脉通道，遵医嘱静脉补液

2. 有关急性腹痛的病因，下列错误的是（　）
A. 腹腔器官急性炎症
B. 空腔脏器阻塞或扩张
C. 腹膜急性炎症
D. 胃、十二指肠溃疡
E. 腹腔内血管阻塞

3. 黏液脓血便伴发热、里急后重多见于（　）
A. 细菌性痢疾
B. 急性胃肠炎
C. 轮状病毒感染
D. 霍乱
E. 阿米巴痢疾

4. 慢性浅表性胃炎主要的原因是（　）
A. 幽门螺杆菌感染
B. 长期服用抗生素
C. 自身免疫因素
D. 吸烟
E. 应激

5. 十二指肠溃疡的好发部位是（　）
A. 十二指肠球部
B. 十二指肠降部
C. 十二指肠乳头部
D. 十二指肠水平部
E. 十二指肠升部

6. 胃溃疡患者上腹部疼痛的典型节律是（　）
A. 疼痛—进食—缓解
B. 进食—缓解—疼痛
C. 缓解—疼痛—进食
D. 进食—疼痛—缓解
E. 疼痛—进食—疼痛

7. 十二指肠溃疡的疼痛特点是（　）
A. 餐后即痛，持续 2h 缓解
B. 餐后 1h 开始，持续 2h 缓解
C. 餐后 2h 后缓解
D. 餐后 3 ~ 4h 开始，进餐后缓解
E. 无规则性

8. 幽门梗阻患者的突出表现是（　）
A. 餐后腹痛
B. 频繁呕吐宿食
C. 失水失钠
D. 呕血，黑便
E. 胃酸缺乏

9. 溃疡性结肠炎的消化道主要表现为（　）
A. 呕吐　B. 消瘦　C. 便秘　D. 腹部包块　E. 腹痛 、腹泻

10. 肝硬化最危重的并发症是（　）
A. 肝性脑病
B. 原发性肝癌
C. 肝肾综合征
D. 自发性腹膜炎

E. 上消化道大出血

11. 肝硬化患者肝功能失代偿期最突出的临床表现是（　）

A. 食欲不振　B. 恶心、呕吐　C. 腹腔积液　D. 乏力　E. 肝轻度肿大

12. 与原发性肝癌的发生关系最密切的疾病是（　）

A. 甲型肝炎　B. 乙型肝炎　C. 肝脓肿　D. 中毒性肝炎　E. 肝棘球蚴病

13. 用于肝癌早期诊断，特异性较高的方法为（　）

A. 甲胎蛋白检测　B. 超声显像

C. X 射线计算机断层成像　D. 放射性核素扫描

E. 以上都不是

14. 肝性脑病前驱期的主要特征为（　）

A. 性格及行为异常　B. 意识模糊

C. 扑翼样震颤　D. 脑电图异常

E. 肌张力降低

15. 肝硬化并上消化道出血导致肝性脑病的原理主要是（　）

A. 血容量减少　B. 肝解毒功能受限

C. 脑缺血及缺氧　D. 肠道积血致产氨增多

E. 肾血流量减少，使排氨减少

16. 乳果糖在治疗肝性脑病中的机制是（　）

A. 抑制肠内细菌生长，促进乳酸杆菌繁殖

B. 与游离氨结合，从而降低血氨

C. 与氨合成尿素和鸟氨酸，从而降低血氨

D. 抑制肠内细菌生长，减少肠内氨的吸收

E. 纠正氨基酸代谢不平衡，抑制假性神经递质形成

17. 肝性脑病患者经治疗神志恢复，最适宜的饮食选择是（　）

A. 禁食　B. 高热量动物蛋白饮食

C. 高热量高蛋白饮食　D. 高热量植物蛋白饮食

E. 高热量高脂肪饮食

18. 溃疡性结肠炎病变多累及（　）

A. 直肠和乙状结肠　B. 回盲部

C. 回肠末端及邻近结肠　D. 空肠

E. 十二指肠

19. 患者，男，30 岁。反复出现食欲缺乏、畏寒、呕吐、腹泻等消化不良现象，时感上腹闷胀或疼痛，上腹有轻压痛，为明确诊断，最适合该患者的检查是（　）

A. 消化道症状　B. 胃液分析

C. 胃镜检查　D. 血清学检查

E. 胃肠钡餐 X 线检查

20. 患者，男，60 岁。近日常感上腹隐痛、食欲减退、餐后饱胀、嗳气、反酸、恶心等。体检发现上腹部有轻压痛，诊断为慢性胃炎，该患者的预防措施不恰当的是（　）

A. 注意饮食卫　B. 戒酒、烟

C. 避免服用刺激性食物和药物　　D. 常规应用抗生素

E. 定期检查

21. 患者，男，42 岁。间歇性上腹痛 3 年，有嗳气、反酸，食欲缺乏，冬春季较常发作。近 3 天来腹痛加剧，突然呕血 200ml。该患者出血的原因，最有可能是（　）

A. 慢性胃炎　　B. 消化性溃疡

C. 胃癌　　D. 胃肠道黏膜糜烂

E. 肝硬化

22. 患者，男，45 岁。节律性上腹疼痛多年，近 5 个月转为持续性上腹疼痛，伴厌食，消瘦，粪便隐血试验持续阳性，应首先考虑溃疡病合并（　）

A. 胃炎　　B. 癌变　　C. 幽门梗阻　　D. 慢性穿孔　　E. 肝炎

23. 患者，男，35 岁。诊断为消化性溃疡 2 个月，近日频繁呕吐，呕吐物中含隔夜宿食。该患者最可能发生的并发症是（　）

A. 上消化道出血　　B. 穿孔　　C. 幽门梗阻　　D. 癌变　　E. 肝性脑病

24. 患者，女，45 岁。慢性腹泻 4 年，大便每日 4 ~ 5 次，常带少量脓血，大便培养阴性。纤维结肠镜检查见乙状结肠、直肠黏膜充血，少数散在浅溃疡 。首选治疗药物是（　）

A. 柳氮磺胺吡啶　　B. 诺氟沙星

C. 肾上腺皮质激素　　D. 甲硝唑保留灌肠

E. 乳酸杆菌制剂

25. 患者，女，36 岁 。每日腹泻 5 ~ 6 次，有少量脓血便 ，诊断为“ 溃疡性结肠炎 ”收住入院。对此类患者饮食护理应注意（　）

A. 易消化 、富含纤维素　　B. 低蛋白饮食

C. 无渣流质或半流质　　D. 多进食新鲜水果

E. 多吃蔬菜

26. 患者，男，67 岁。酗酒 30 多年，每日约半斤白酒。查体：肝肋下 3cm，脾脏肋下 4cm，面颈部见蜘蛛痣。产生蜘蛛痣的主要原因是（　）

A. 骨髓抑制　　B. 病毒感染　　C. 消化道出血　　D. 雌激素增多　　E. 脾功能亢进

27. 患者，男，肝硬化 8 年，自述乏力、食欲缺乏。护理体检：神志清，消瘦，轻度黄疸，腹部移动性浊音阳性。X 线钡餐示胃底 – 食管静脉曲张。该患者的饮食护理中不恰当的是（　）

A. 高蛋白饮食　　B. 适量脂肪饮食

C. 高热量饮食　　D. 低盐、适当限水

E. 多食粗纤维和粗粮以保持大便通畅

28. 患者，女，58 岁。慢性肝炎 15 年，肝硬化 7 年，曾多次住院。此次因为腹腔积液和黄疸再次入院，查体：T 36.4℃，脉搏 88 次/分，呼吸 22 次/分，血压 130/80mmHg。目前该患者最主要的护理问题是（　）

A. 焦虑　　B. 恐惧　　C. 知识缺乏　　D. 活动无耐力　　E. 体液过多

29. 患者，男，75 岁。发现肝癌 3 个月。因体质差无法手术，行肝动脉栓塞化疗，术后护理错误的是（　）

A. 术后禁食 2 ~ 3 天

B. 拔管后局部按压 15 分钟再加压包扎

C. 保持穿刺侧肢体弯曲 24 小时

D. 鼓励患者深呼吸、有效排痰

E. 发现肝性脑病前驱症状应配合医师及时处理

30. 患者，男，65 岁。“肝硬化伴上消化道大出血”入院，入院后 1 天出现表情欣快、言语不清、昼睡夜醒，精神错乱，护理措施中，错误的是（　）

A. 立即给予吗啡镇静　　B. 暂停摄入蛋白质饮食

C. 弱酸性溶液灌肠　　D. 注意安全

E. 观察意识、生命体征的变化

31. 患者，男，46 岁。有嗜酒史。近 2 年来常感腹胀，食欲减退，龈齿出血；最近 1 周双下肢水肿明显，昨晚呕血后进入昏迷状态。应首先考虑为（　）

A. 肝性脑病　　B. 乙醇中毒性昏迷

C. 糖尿病酮症昏迷　　D. 尿毒症性昏迷

E. 低血糖昏迷

32. 患者，男，50 岁。因肝硬化腹腔积液入院。住院期间患者突然出现淡漠少言，神情恍惚，衣冠不整，吐词不清。此时应警惕患者可能出现了（　）

A. 肝癌　　B. 继发感染　　C. 肝性脑病　　D. 肝肾综合征　　E. 上消化道出血

33. 患者，男，56 岁。肝硬化病史 2 年。并发上消化道大量出血急诊入院，后并发肝性脑病，出血后 3 天未排大便。应首选的措施是（　）

A. 清水灌肠　　B. 开塞露

C. 肥皂水灌肠　　D. 口服番泻叶

E. 25% 硫酸镁导泻 + 乳果糖口服

34. 提示急性胰腺炎预后不良的是（　）

A. 剧烈腹痛　　B. 发热

C. 白细胞明显升高　　D. 血钙明显降低

E. 淀粉酶明显升高

35. 患者，男。今日中午单位会餐后一小时突然出现上腹部疼痛，难以忍受并伴呕吐，疼痛放射至背部。立即来院急诊收住，查血尿常规无异常，血淀粉酶 760U/L，对其应采取的首要护理措施为（　）

A. 心理护理　　B. 立即禁食、胃肠减压

C. 抗感染　　D. 协助患者半卧位

E. 立即建立静脉通路

36. 患者，女，40 岁。因急性胰腺炎入院，经治后腹痛、呕吐基本缓解，宜给予的饮食为（　）

A. 低脂高糖流质　　B. 高脂高糖流质

C. 低脂低糖流质　　D. 高脂低糖流质

E. 半流质

37. 患者，男，32 岁。3 年来常出现夜间上腹部烧灼样疼痛，进少量面食可缓解。2 日前排柏油样便 3 次。考虑出现黑便最可能的原因是（　）

A. 胃溃疡出血　　B. 急性出血性胃炎

C. 胃癌伴出血　　D. 十二指肠溃疡出血

E. 食管－胃底静脉曲张破裂出血

38. 患者，男，45 岁。肝硬化并上消化道出血入院，数小时内呕血量约 1500ml，考虑为“食管胃底静脉曲张破裂出血”。此时该患者止血治疗宜采用的药物是（　）

A. 质子泵抑制剂　　B. H_2 受体拮抗剂
C. 生长抑素　　D. 去甲肾上腺素
E. 酚磺乙胺

39. 患者，40 岁。胃溃疡病史 10 年，1 小时前突然呕血 600ml 入院。患者的饮食原则为（　）

A. 暂禁食　　B. 普通饮食
C. 温凉清淡流质　　D. 高脂、高蛋白
E. 营养丰富、易消化软食

40. 患者，女，38 岁。半年前开始出现反复发作的腹泻、腹痛、排黏液脓便，疑诊溃疡性结肠炎，拟行肠镜检查，门诊护士告知患者应在行肠镜检查的（　）

A. 前 4 小时可进食　　B. 前 1 天晚餐后禁食
C. 前两天停服铁剂　　D. 前 2 天清洁灌肠
E. 前 2 天停服阿司匹林类药物

书网融合……

重点回顾　　微课 1　　微课 2　　习题

项目四　泌尿系统疾病患者的护理

学习目标

知识目标：

1. **掌握**　常见泌尿系统疾病的临床表现和护理措施。
2. **熟悉**　常见泌尿系统疾病的辅助检查的方法和意义、治疗要点。
3. **了解**　常见泌尿系统疾病的病因和病变机制。

技能目标：

能按照护理程序给患者提供整体护理和健康指导。

素质目标：

具有职业使命感、自豪感；待患如亲，有耐心、细心和爱心。

导学情景

情境描述：患者，男性，45 岁。反复晨起眼睑水肿 9 年，夜尿增多，血压升高 3 年，5 日前因受凉后出现食欲不振、头晕、恶心、呕吐入院。护理体检：T 37.7℃，P 82 次/分，R 20 次/分，BP 150/108mmHg，贫血貌，双下肢可凹性水肿，双肺呼吸音清，无啰音，心率 82 次/分，心律规整，未闻及杂音；辅助检查：Hb 64g/L，血清肌酐 577μmol/L，尿素氮 20.7mmol/L，尿蛋白（+++），蜡样管型 1～2 个/HP，尿红细胞 3 个/HP，超声波显示双肾对称性缩小。

情境分析：该患者的初步诊断为“慢性肾小球肾炎、慢性肾衰竭”。其典型表现为：①反复晨起眼睑水肿 9 年（提示肾小球肾炎病史 9 年，但未及时就医）；②夜尿增多、高血压、食欲不振、头晕、恶心、呕吐、贫血貌、双下肢水肿、Hb 64g/L、双肾对称性缩小等（提示慢性肾功能受损及多系统症状）。

讨论：1. 该患者存在哪些护理诊断或问题？

2. 应采取哪些护理措施？

学前导语：慢性肾小球肾炎是免疫介导炎症，主要病理改变是患者有蛋白尿。引起我国慢性肾衰竭的主要病因是慢性肾小球肾炎。该患者已经出现肾功能损伤表现及慢性肾衰竭的各脏器、各系统的代谢紊乱、轻重不一的症状。治疗和护理该患者主要是积极纠正原发疾病，避免加重肾衰竭的各种因素（如避免使用有肾功能损害的药物），做好对症护理，减轻患者症状，提高患者生活质量。

任务一　概　述

PPT

泌尿系统由肾脏、输尿管、膀胱、尿道及有关的血管和神经等组成。肾脏不仅是人体主要的排泄器官，也是一个重要的内分泌器官。泌尿系统主要功能是生成尿液和排泄尿液，调节水、电解质和酸碱代谢的平衡，维持机体内环境的稳定。泌尿系统大多数疾病的最终结局是慢性肾衰竭，目前慢性肾衰竭在人类主要死亡原因中排第 5 至第 9 位，是人类生存的重要威胁之一。引起肾脏疾病的常见原因包括变态反应、感染、肾血管病变、代谢异常和先天性疾病、药物和毒素造成的肾损伤等。近年来，随着肾脏病学的迅速发展，肾穿刺活体组织检查、血液透析、腹膜透析、连续性肾脏替代治疗等新技术广泛应用于临床，使肾病专科护理的内容不断丰富。

泌尿系统疾病的常见症状体征有肾性水肿、肾性高血压、膀胱刺激征和尿异常等。

一、肾性水肿 微课1

肾性水肿（renal edema）是肾小球疾病患者最常见的症状之一。是由于肾功能障碍引起的机体组织间隙有过多的液体聚集而导致的组织水肿。

【病因与发病机制】

1. 病因　肾性水肿主要见于肾小球肾炎、肾病综合征、肾衰竭等肾脏疾病患者。

2. 机制　肾性水肿按照发病机制分为两类：肾炎性水肿和肾病性水肿。

（1）肾炎性水肿　主要是球－管失衡导致钠水潴留所致。其实质是肾小球滤过率明显下降而肾小管重吸收正常，造成“球－管失衡”，引起水钠潴留而产生水肿。部分患者因有效血容量减少，激活肾素－血管紧张素－醛固酮系统，使抗利尿激素分泌增多，可进一步加重水肿。

（2）肾病性水肿　是由于大量蛋白尿造成血浆蛋白过低，血浆胶体渗透压降低，导致液体从血管内进入组织间隙而产生水肿。

【临床表现】

1. 水肿的程度

（1）水肿程度按照水肿部位分　Ⅰ度是踝关节以下的水肿；Ⅱ度是膝关节以下的水肿；Ⅲ度是大腿根部以下的水肿；Ⅳ度则是全身水肿。

（2）水肿按照严重程度分　轻度水肿是出现在眼睑及眶下等身体的组织松弛部位；中度水肿是短时间内不能恢复的全身水肿；重度水肿是全身水肿明显伴有皮肤发亮、胸腔积液、腹腔积液等表现，有时可见体表有液体渗出。

2. 肾炎性水肿　肾炎性水肿多从颜面部开始，晨起时尤为明显，重者可波及全身，指压凹陷不明显，可有胸腔积液和腹腔积液等症状。

3. 肾病性水肿　肾病性水肿一般较严重，多从下肢部位开始，常为全身性、体位性和凹陷性，可伴有腹胀、腹部膨隆和移动性浊音，严重者导致呼吸困难。

4. 伴随表现　肾性水肿患者可有少尿、血尿、尿液浑浊；尿频、尿急、尿痛及腰痛、肾区疼痛，肾绞痛等；头晕、心悸、乏力、呼吸困难，食欲低下、畏食、恶心、呕吐等表现。

【实验室及其他检查】

1. 尿常规检查　包括尿液的量、颜色、气味、透明度、pH、尿比重等；尿蛋白、尿糖定性是否阳性；尿沉渣镜检有无血尿、白细胞尿（脓尿）、管型尿等。

2. 其他检查　血清电解质，肾功能检查，尿路平片，静脉肾盂造影，B超等。

【常见护理诊断/问题】

1. 体液过多　与肾小球滤过率下降、大量蛋白尿、钠水潴留有关。

2. 有皮肤完整性受损的危险　与水肿有关。

3. 焦虑　与疾病迁延不愈有关。

【护理措施】

1. 一般护理

（1）休息　平卧可增加肾血流量，提高肾小球滤过率，减少水钠潴留。轻度水肿患者卧床休息与活动可交替进行，限制活动量，严重水肿者应以卧床休息为主。对于眼睑、颜面部水肿患者应抬高枕头，双下肢水肿患者应抬高双下肢30°~50°，以利于静脉回流，减轻水肿。

（2）环境　保持病区环境清洁，定期做好病室空气的消毒。

2. 饮食护理　限制水、钠和蛋白质摄入。

（1）限制水和钠盐的摄入　按照“量出为入”的原则控制液体摄入量。轻度水肿尿量 >1000ml/d，不用严格限水，钠盐限制在2~3g/d以内，包括含钠食物及饮料。严重水肿伴少尿（24h尿量少于400ml），每日摄水量应根据前1天尿量情况进行控制，给予无盐饮食（每天主副食中含钠量<700mg）。

（2）蛋白质摄入　严重水肿伴低蛋白血症（指血浆总蛋白质，特别是血浆白蛋白减少）患者，可给予蛋白质每日每千克体重1~1.5g，其中以优质蛋白为主，轻中度水肿每日每千克体重0.5~0.6g蛋白质。给予蛋白质的同时必须要有充足热量摄入，每日30~35kcal/kg。

（3）鼓励患者多食富含纤维素、维生素、微量元素食物。

3. 皮肤护理

（1）保证患者皮肤的清洁与干燥，注意床单卫生与平整；每天用温水清洁患者的皮肤，定时翻身，在患者身下应用翻身垫，以减少对皮肤的摩擦；针对有破损的皮肤，采用0.5%碘伏消毒，避免感染。

（2）眼睑、面部水肿者，应高枕卧位；阴囊水肿者，可用吊带托起。避免皮肤损伤，慎用热水袋，以免烫伤皮肤。

（3）严重水肿者避免肌内注射，宜用静脉途径保证药物准确及时的输入，静脉穿刺后，用无菌干棉球按压穿刺部位至无液体外渗为止。

4. 用药护理　重点观察药物疗效及药物不良反应。

（1）长期使用利尿剂时可有电解质紊乱，如低钾、低氯血症。

（2）使用糖皮质激素时，可出现水钠潴留、血压升高、血糖升高、骨质疏松、继发感染等表现。

5. 病情观察　观察水肿的分布、部位、特点、程度及消长等，定期测量患者的体重、腹围；准确记录患者24小时的液体出入量。

二、肾性高血压

肾性高血压（renal hypertension）是继发于肾实质性疾病引起的高血压。血压持久升高会导致肾功能进一步损害，两者互为因果。

【病因与发病机制】

1. 病因

（1）肾实质性高血压　是肾性高血压最常见的原因，主要由急性或慢性肾小球肾炎、慢性肾盂肾炎、慢性肾衰竭等引起。

（2）肾血管性高血压　主要由肾动脉病变引起。

2. 机制

（1）容量依赖型高血压　约占80%以上，因水钠潴留引起。

（2）肾素依赖型高血压　因肾素-血管紧张素-醛固酮系统被激活引起。

【临床表现】

临床多见肾实质性高血压，80%以上为容量依赖型。主要表现为头痛、头晕、耳鸣等，如累及脏器可导致心脏扩大、心力衰竭或发生高血压脑病等。终末期肾脏疾病伴高血压者超过80%。

【实验室及其他检查】

1. 实验室检查　尿常规可有血尿、蛋白尿、管型尿；血尿素氮增高。

2. 其他检查　腹部超声可见双侧肾脏的形态改变及肾实质的病变。

【常见护理诊断/问题】

1. 疼痛：头痛　与肾性高血压有关。

2. 有受伤的危险　与血压升高引起的心、眼等损伤有关。

3. 潜在并发症　高血压脑病。

【护理措施】

1. 一般护理

（1）休息与活动　根据血压及肾功能情况，安排卧床休息时间。根据患者的实际情况制定运动方案，以有氧运动为主。

（2）饮食　根据患者饮食习惯调整饮食结构，摄入的食物以高维生素、低盐、低脂、低胆固醇为主。对明显水肿、高血压患者要限制水钠的摄入。保持排便通畅，防止便秘诱发血压升高。

（3）心理　通过向患者讲述疾病常识以及各种检查意义，消除患者疑虑，主动地配合检查、治疗、护理。鼓励患者家属给患者以理解和支持。

2. 病情观察　每日监测血压的动态变化，掌握血压波动的规律；了解患者的头痛、头晕、心悸、失眠等症状有无减轻；密切观察，及早发现高血压脑病及心脏受累的征象，发现异常应立即报告医生，并配合治疗和护理。

3. 用药护理　遵医嘱正确使用降压、利尿药物，监测给药剂量和给药速度，以防止发生低血压，同时嘱患者在服药期间注意缓慢地坐起和站立，避免因快速改变体位，导致直立性低血压而发生摔倒和受伤。

三、膀胱刺激征

膀胱刺激征（irritation symptoms of bladder）是指因膀胱颈或三角区受到炎症或理化因素刺激发生膀胱痉挛而引起的尿频、尿急、尿痛和尿不尽感。

【病因与发病机制】

1. 病因　尿路感染最多见，还可见于泌尿系结核、结石、肿瘤或畸形，前列腺疾病、盆腔疾病等。

2. 机制　导尿、尿路器械检查、劳累可诱发的上行性感染。

【临床表现】

1. 尿频　排尿频繁但尿量不多，且每次有排尿不尽感。

2. 尿急　一有尿意便尿急难忍即刻要排尿，常伴尿失禁和排尿不尽感。

3. 尿痛　排尿时伴有疼痛或灼热感，以及下腹坠痛。

4. 伴随症状　可有发热、腰痛、肉眼血尿等。

5. 体检　可有肾区压痛、叩击痛，耻骨上膀胱区及各输尿管压痛点压痛，尿道口红肿等。

【实验室及其他检查】

1. 尿液检查　有无白细胞尿（脓尿）、血尿、蛋白尿、管型尿、菌尿，24 小时尿量有无异常。

2. 肾功能检查　有无夜尿增多、尿比重降低，肾功能（尤其是肾小管功能）异常。

3. 影像学检查　肾脏的大小、外形，尿路有无畸形或梗阻等。

【常见护理诊断/问题】

1. 排尿形态改变　与尿路感染、理化因素刺激膀胱有关。

2. 焦虑 与尿频、尿急、尿痛有关。

【护理措施】

1. 一般护理 急性发作期应卧床休息，以利疾病康复。在无禁忌证的情形下，鼓励患者多饮水、勤排尿，以达到不断冲洗尿路的目的，减少细菌在尿路停留的时间，减轻尿路刺激征。告知患者不要憋尿，以免加重病情。指导患者用热水袋热敷下腹部或轻按下腹部，以减轻膀胱区疼痛；做好个人卫生，勤换内裤、勤洗会阴部，女患者月经期间增加外阴清洗次数，以减少尿路感染的机会；进行导尿、留置尿管操作时，必须严格遵守无菌原则。正确留取尿标本，并及时送检。

2. 用药护理 注意观察抗生素的治疗效果及有无不良反应，督促患者按时、按量、按疗程服药，勿随意停药，以达到彻底治疗的目的。给予碳酸氢钠口服以碱化尿液、减轻尿路刺激征，尿路刺激征明显者予以阿托品、普鲁苯辛等抗胆碱能药物治疗。

3. 病情观察 观察排尿情况、体温、伴随症状的变化及有无器官功能损害表现。

四、尿异常

尿异常分为尿量异常和尿质异常。尿量异常包括少尿、无尿、多尿和夜尿增多。尿质异常包括蛋白尿、血尿、白细胞尿、菌尿和管型尿。

【分类及表现】

1. 尿量异常 正常成人 24 小时尿量约为 1500ml 左右。

（1）少尿和无尿 24 小时尿量少于 400ml 称为少尿，若 24 小时尿量少于 100ml 称为无尿。少尿或无尿的病因有三类：肾前性（血容量不足或肾血管痉挛等）、肾性（急、慢性肾衰竭等）以及肾后性（尿路梗阻等）因素。

（2）多尿 指 24 小时尿量超过 2500ml。多尿的病因分为肾性和非肾性两类，肾性多尿见于各种原因所致的肾小管功能不全，非肾性多尿见于糖尿病、尿崩症和溶质性利尿等。

（3）夜尿增多 指夜间尿量超过白天尿量或夜间尿量超过 750ml。持续夜尿增多，并且尿比重低而固定，提示肾小管浓缩功能减退。

2. 尿质异常

（1）蛋白尿 24 小时尿蛋白含量持续超过 150mg，蛋白质定性试验呈阳性反应，称为蛋白尿。若 24 小时尿蛋白定量超过 3.5g，则称为大量蛋白尿。蛋白尿多为病理性的，最常见于肾小球肾炎及一些全身性疾病。

（2）血尿 离心后尿沉渣每高倍视野红细胞大于 3 个称为血尿。临床上将血尿分为肾小球源性血尿和非肾小球源性血尿。前者常见于急性肾小球肾炎、慢性肾小球肾炎、急进性肾炎等；后者多为肾小球外病变，如尿路感染、泌尿系结石及肿瘤等所致。

（3）白细胞尿、脓尿和菌尿 新鲜离心尿液每高倍视野白细胞大于 5 个，或 1 小时新鲜尿液白细胞计数超过 40 万，称为白细胞尿或脓尿，多见于泌尿系统感染。

（4）菌尿 指中段尿涂片镜检，每个高倍视野均可见细菌，或尿细菌培养菌落计数超过 10^5/ml，见于泌尿系统感染。

（5）管型尿 尿中管型是由蛋白质、细胞或其碎片在肾小管内形成，包括细胞管型、颗粒管型、透明管型等。正常人尿中偶见透明及颗粒管型。若 12 小时尿沉渣计数管型超过 5000 个，或镜检发现大量或其他类型管型，称为管型尿。白细胞管型是活动性肾盂肾炎的特征，上皮细胞管型可见于急性肾小管坏死，红细胞管型见于急性肾小球肾炎，蜡样管型见于慢性肾衰竭。

练一练4-1

患者，女，50 岁。患慢性肾小球肾炎 20 年，近来精神萎靡、食欲差，24 小时尿量 80ml，下腹部空虚，无胀痛，该患者的排尿型态为（ ）

A. 尿潴留 B. 尿失禁 C. 少尿

D. 无尿 E. 排尿正常

答案解析

【实验室及其他检查】

1. 尿液检查 尿沉渣镜检有无血尿、白细胞尿（脓尿）、管型尿等，尿蛋白、尿糖定性检查是否阳性。

2. 血液检查 血清电解质、血液酸碱度、血糖及肾功能检查有无异常。

3. 其他检查 心电图、B 超、尿路 X 线平片及泌尿系统造影等检查有无异常。

【常见护理诊断/问题】

1. 焦虑 与蛋白尿、血尿有关。

2. 潜在并发症 水电解质代谢紊乱、酸碱平衡失调。

【护理措施】

1. 一般护理

（1）指导患者合理饮食，对少尿、无尿、明显水肿、高血钾患者要限制水的摄入，尽量避免食用含钾较多的食物，如蘑菇、榨菜、马铃薯、柑桔、香蕉等；对多尿的患者鼓励多饮水。

（2）向患者解释病情特点及治疗、护理内容，做好心理护理，减轻和消除患者的焦虑和不安，劝慰患者保持良好心态，积极配合治疗。嘱患者家属给患者以理解和支持。

2. 病情观察 每日监测尿量的动态变化，正确记录 24 小时排尿次数及尿量；留取尿标本送常规检查和细胞学检查，及时采集血标本，监测电解质的变化；观察有无脱水或水肿、电解质紊乱和酸碱平衡失调的表现，一旦发现及时汇报医生并配合处理。

3. 用药护理 遵医嘱使用药物，同时观察有无药物不良反应，以防止加重水、电解质紊乱和酸碱平衡失调。对肾功能不全引起少尿伴高钾血症患者，配合医生及时采集血标本，监测电解质变化，做好抢救的准备；如需输血则应禁用库血。

任务二 尿路感染患者的护理

PPT

尿路感染（urinary tract infection，UTI），简称尿感，是由各种病原微生物引起的尿路非特异性感染性疾病，表现为尿频、尿急、尿痛，可伴有腰痛、发热等。多见于育龄期妇女、免疫力低下的婴儿或老年人以及尿路畸形者。尿路感染是仅次于呼吸道感染的第二大感染性疾病。根据感染发生部位可分为上尿路感染和下尿路感染。前者主要是肾盂肾炎，后者主要是膀胱炎。本节主要介绍由细菌感染引起的尿路感染。

【病因与发病机制】

1. 病因 尿路感染主要由单一细菌感染引起。常见致病菌是革兰阴性杆菌，其中以大肠埃希菌最为常见，占 80%～90%，其次为变形杆菌、克雷伯菌、沙门菌、粪链球菌等。

2. 发病机制

（1）感染途径 尿路感染是由某些原因导致病原菌通过上行感染、血行感染、直接感染等途径侵袭机体引起的病变。其中最常见的感染是上行感染。病原菌经尿道上行至膀胱及输尿管、肾盂引起的感染称为上行感染，约占尿路感染的95%。正常情况下前尿道和尿道口周围有少量细菌，但不致病。可因不洁性生活、尿路梗阻、生殖器感染、医源性操作等因素引起上行感染的发生。

（2）易感因素　①尿路梗阻：如结石、狭窄、前列腺增生、肿瘤等均可导致尿液积聚，细菌在局部大量繁殖引起感染。②膀胱输尿管反流。③机体免疫力低下：如长期使用免疫抑制剂、慢性病、糖尿病等。④神经源性膀胱：支配膀胱的神经功能障碍，如脊髓损伤等因尿液潴留导致感染。⑤妊娠：2%~8%妊娠妇女可发生尿路感染。⑥性别和活动：女性尿道短而宽，离肛门较近，易引起尿感。前列腺增生是中老年男性尿感的主要原因。包茎、包皮过长是男性尿感的诱因。⑦医源性因素：导尿或留置导尿管、膀胱镜和输尿管镜检查、逆行性尿路造影等可致尿路黏膜损伤，引起尿路感染。⑧泌尿系统结构异常：如肾发育不良、肾盂及输尿管畸形、多囊肾、移植肾等。

【临床表现】

尿路感染有多种分类方式，常见类型如下。

1. 膀胱炎　临床患者主要表现为尿频、尿急、尿痛、排尿不适等症状，部分患者迅速出现排尿困难。约30%可出现血尿，尿液常浑浊，有异味。一般无全身感染症状，少数患者出现腰痛、发热，但体温常不超过38.0℃。

2. 肾盂肾炎

（1）急性肾盂肾炎　可发生于各年龄段，育龄女性最常见。①全身症状：寒战、高热、头痛、全身酸痛、恶心、呕吐等，体温可达40℃，多为弛张热。②泌尿系症状：常有尿频、尿急、尿痛等尿路刺激征，多伴有腰痛、下腹部疼痛等。部分患者下尿路症状不典型。③体征：患者可出现肋脊角或（和）输尿管点压痛，肾区叩痛阳性。

（2）慢性肾盂肾炎　临床表现复杂，全身及泌尿系统局部表现均可不典型。50%以上患者可有急性肾盂肾炎病史，后出现程度不同的低热、间歇性尿频、腰部酸痛、排尿不适及肾小管功能受损表现，如夜尿增多、尿比重低等。

3. 无症状细菌尿　无症状细菌尿是指患者有真性菌尿，而无尿路感染的症状。可在病程中发生急性肾盂肾炎。多见于老年人和孕妇。

4. 并发症　多见于严重急性肾盂肾炎。包括肾周围炎、肾脓肿等。

练一练4-2

患者，女，18岁。2天前感冒后出现尿频、尿急和排尿疼痛，以急性肾盂肾炎收入院，护理肾盂肾炎患者鼓励多饮水的目的是（　）

A. 维持体液平衡　　B. 减少药物毒性反应

C. 加速退热　　D. 促进细菌毒素及炎性分泌物排出

E. 保持口腔清洁

答案解析

【实验室及其他检查】

1. 尿常规检查和尿白细胞计数　尿沉渣内白细胞显著增多，当白细胞计数≥8×10^5/L为白细胞尿（脓尿）。出现白细胞管型时提示肾盂肾炎；部分尿感患者有镜下血尿，极少数急性膀胱炎患者可出现肉眼血尿；蛋白尿多为阴性或微量。

2. 尿细菌培养　中段尿细菌定量培养≥10^5/ml，为真性菌尿，可确诊尿感；尿细菌定量培养10^4~10^5/ml，为可疑阳性，需复查；如<10^4/ml，可能为污染。

3. 血常规 急性肾盂肾炎时血白细胞常增多，血沉可增快。

4. 肾功能检查 慢性期可出现持续性肾浓缩功能减退。

【诊断要点】

根据临床典型表现、结合实验室及相关检查，尤其是尿细菌培养可进行诊断。

【治疗要点】

治疗目的是纠正诱因，选用合理药物杀灭细菌，辅以全身支持疗法。

1. 一般治疗 多饮水，勤排尿。

2. 应用抗菌药物 一般首选对革兰阴性杆菌有效的药物，如喹诺酮类。遵医嘱停药后，每周复查尿常规和尿细菌培养1次，2~3周后均为阴性，则认为临床治愈。

看一看

长疗程低剂量抑菌疗法

长疗程低剂量抑菌疗法是指每晚临睡前排尿后服用小剂量抗生素1次，连用半年。剂量是每天剂量的1/3~1/2，治疗1周后复查尿培养，以后每月复查1次。此治疗方法可用1年或者更长时间。

3. 碱化尿液 碳酸氢钠口服碱化尿液。

4. 无症状性菌尿 有下列情况者一般应予治疗：①妊娠期无症状性菌尿；②曾出现有症状感染者；③学龄前儿童；④肾移植、尿路梗阻及尿路有其他复杂情况者。根据药敏试验结果选择抗生素，多采用短疗程用药，复发者可选长疗程低剂量抑菌疗法。

【常见护理诊断/问题】

1. 排尿形态异常：尿频、尿急、尿痛 与炎症刺激膀胱有关。

2. 体温升高 与急性肾盂肾炎发作有关。

3. 焦虑 与膀胱刺激征引起的不适和尿感反复发作有关。

4. 潜在并发症 肾乳头坏死、肾周脓肿等。

【护理措施】 e 微课2

1. 休息与体位 急性发作期间患者应卧床休息，注意室内的空气流通，保持病室适宜的温、湿度。各项治疗、护理操作最好能集中进行，以提供充足的休息和睡眠时间，尽量少干扰患者，以利于疾病的康复。

2. 饮食护理 增加水分的摄入：在无禁忌证的情形下，应嘱患者尽量多饮水（每天饮水量超过2500ml）、勤排尿，以达到不断冲洗尿路的目的，减少细菌在尿路停留的时间，减轻尿路刺激征，并向患者指出不要憋尿，以免加重病情。

3. 病情观察 监测生命体征，尤其是体温的变化，密切观察泌尿系统症状和体征，注意腰痛的性质、部位及程度，监测尿液细菌学检查结果，观察治疗效果。如出现高热不退、腰痛加剧或血压降低、脉搏速弱、皮肤湿冷等异常表现，应警惕并发症的发生。

4. 药物护理 服用磺胺类药物时，可予口服碳酸氢钠片1g，3次/日，既能避免尿路结晶形成，又能碱化尿液、缓解症状和抑制细菌生长。用药过程中注意尿液的监测，及时了解药物疗效；对长期应用抗生素者，注意监测肾功能的变化，了解药物对肾是否产生毒性。（服用磺胺类药物同服碳酸氢钠机制：磺胺类药物口服吸收后，其原型药物或肝代谢的乙酰化物在偏酸性尿中溶解度低，容易在肾小管中析出结晶，损伤肾小管及尿路的上皮细胞。同服碳酸氢钠可简化尿液，增大其溶解度，避免出现结晶，同时多饮水可降低尿中排出物浓度。）

5. 尿细菌学检查的护理 ①使用抗生素前或停用5天后留取标本。②尿液在膀胱内停留6～8小时，可提高阳性率，故宜取清晨第一次尿。③留取标本时，可用肥皂水先充分清洁外阴、包皮，消毒尿道口，将前段尿排出，再留取中段尿5～10ml入无菌标本瓶内（留取前、后均需消毒瓶口）。女性患者留尿时避免将白带混入。④留取标本后应立即送检，在1小时内做细菌培养。

6. 心理护理 患者因对疾病认识不足和尿路刺激症状不适，出现紧张、焦虑等不良情绪。护士应主动关心患者，耐心向患者解释疾病基本情况和防治知识，对患者进行心理疏导，鼓励患者多参加一些有兴趣的活动，以分散注意力，减轻疾病带来的不适。

【健康指导】

1. 疾病知识指导 向患者及家属讲解尿感的病因、临床表现及治疗方法等相关知识，指导患者正确对待疾病。

2. 生活指导 告知患者保持生活规律的重要性，坚持体育运动，避免劳累，增加机体免疫力。多饮水、勤排尿是预防尿感最有效的措施。注意个人卫生，保持会阴部及肛周皮肤的清洁，女性月经期、妊娠期、产褥期应增加清洗外阴的次数。对与性生活有关的反复发作者，注意性生活后立即排尿。

3. 用药指导 指导患者严格遵医嘱用药，提高治疗的依从性，并学会观察药物治疗的效果和药物的不良反应。治愈后，不宜长期使用抗菌药物，以免机体耐受。

4. 出院指导 教会患者自我观察有无尿频、尿急、尿痛症状，尿液检查结果异常时，及时就诊。

5. 心理指导 对反复发作的尿感患者，鼓励患者调整心态，积极配合治疗护理，减少复发机会。

任务三 肾小球疾病患者的护理

PPT

肾小球病是一组临床表现相似，但病因、发病机制、病理、病程和预后不尽相同，病变主要累及双肾肾小球的疾病。按病因可分为原发性、继发性和遗传性3大类。原发性肾小球疾病多数病因不明；继发性肾小球疾病是指全身性疾病（如系统性红斑狼疮、糖尿病等）引起的肾小球损害；遗传性肾小球疾病是指遗传基因变异所致的肾小球疾病，如遗传性肾炎。其中，原发性肾小球肾炎占肾小球疾病的大多数，是引起我国慢性肾衰竭的主要原因。

原发性肾小球疾病的临床分类为：①急性肾小球肾炎；②急进性肾小球肾炎；③慢性肾小球肾炎；④无症状性血尿和（或）蛋白尿（隐匿性肾小球肾炎）；⑤肾病综合征。本节主要介绍急性肾小球肾炎和慢性肾小球肾炎患者的护理。

一、急性肾小球肾炎患者的护理

急性肾小球肾炎（acute glomerulonephritis，AGN），简称急性肾炎，是一组以急性起病、血尿、蛋白尿、水肿和高血压为特征的肾脏疾病，可伴有一过性肾损害。多见于链球菌感染，少数由其他细菌、病毒和寄生虫感染后引起。本节主要介绍链球菌感染后急性肾炎。本病多见于儿童，男性多于女性。

【病因与发病机制】

本病是由乙型溶血性链球菌A组感染引起的一种免疫复合物性肾小球肾炎。其发生机制是链球菌的胞浆成分或某些分泌蛋白刺激机体产生抗体，形成免疫复合物沉积于肾小球，最终发生免疫反应引起的双侧肾脏弥漫性炎症。

【临床表现】

本病好发于儿童，以5～14岁高发，男童多见。患者于前驱感染后经过1～3周（平均10天左右）

的无症状潜伏期后急性发病，病情轻重不一，大多预后良好，常在数月内临床自愈。典型表现有：

1. 血尿　几乎所有患者均有肾小球源性血尿，以镜下血尿为主，30%出现肉眼血尿，且常为首发症状或患者就诊的原因。可伴有轻、中度蛋白尿，少数患者可出现大量蛋白尿。

2. 水肿　常为起病的初发表现，80%以上患者可出现水肿，表现为晨起眼睑水肿，呈“肾炎面容”。少数重症患者水肿可波及全身，呈非凹陷性。

3. 高血压　30%～80%患者出现一过性轻、中度高血压，与水钠潴留有关，经利尿后血压可恢复正常。少数患者可出现高血压脑病、急性左心衰竭等。

4. 其他　乏力、恶心、呕吐等。

5. 并发症　主要有充血性心力衰竭、高血压脑病和急性肾衰竭。其中，急性肾衰竭是患者死亡的主要原因。

【实验室及其他检查】

1. 尿液检查　几乎所有患者均有镜下血尿，呈多形性红细胞。尿蛋白多为（+～++），少数患者有大量蛋白尿。尿沉渣中可有红细胞管型、颗粒管型等。

2. 血补体测定　起病初期血清C3及总补体下降，8周内恢复正常，对本病诊断意义很大。血清抗链球菌溶血素“O”滴度可增高。

3. 肾功能检查　可有内生肌酐清除率（Ccr）降低，血尿素氮（BUN）、血肌酐（Scr）升高。

4. 肾活检组织病理检查　是确诊肾炎的最主要手段。

【诊断要点】

根据急性起病、病程进展速度，结合少尿或无尿、血尿、蛋白尿、肾功能损害等典型表现可进行初步诊断。

【治疗要点】

本病为自限性疾病，不宜用糖皮质激素及细胞毒药物，无特异性治疗，主要是卧床休息和对症治疗为主。

1. 对症治疗　包括利尿、降血压，预防心脑并发症的发生。利尿治疗可消除水肿，降低血压。利尿后高血压控制不满意时，可加用其他降压药物。

2. 控制感染灶　以往主张初期使用青霉素或其他抗生素10～14天，但其必要性存在争议。对反复发作的慢性扁桃体炎，待肾炎病情平稳后，可考虑扁桃体摘除，手术前、后两周应注射青霉素。

3. 透析治疗　对于严重水钠潴留引起左心衰、发生急性肾衰竭者，应予透析治疗。

【常见护理诊断/问题】

1. 体液过多　与肾小球滤过率下降、水钠潴留有关。

2. 活动无耐力　与水肿、高血压、低盐饮食有关。

3. 潜在并发症　左心衰竭、高血压脑病、急性肾衰竭。

【护理措施】

1. 休息与体位　急性期患者应绝对卧床休息4～6周，以增加肾血流量和减少肾脏负担。4～6周后水肿消退、肉眼血尿消失，血压恢复正常，方可逐步增加活动量。1～2年内要避免劳累和剧烈活动。

2. 饮食护理　给予高糖、高维生素、适量蛋白质和脂肪的低盐饮食。当患者处于有明显水肿、高血压或心力衰竭的急性期时，应严格限制钠水的摄入，一般急性期1～2周内，以每日进盐1～2g为宜。进水量以宁少勿多为原则，每日进水量应为前一天的尿量加500ml。急性期应限制蛋白质的摄取量，予0.5～0.8g/(kg·d)。当血压下降，水肿消退，尿蛋白减少后，即可逐渐增加食盐和蛋白质的量。

3. 病情观察 准确记录24小时出入量；注意观察水肿的程度变化，注意有无胸腔积液、腹腔积液，有无呼吸困难、肺部湿啰音等急性左心衰的征象；监测血压的变化，有无头痛、呕吐、颈项强直等高血压脑病的表现；观察尿量及肾功能的变化，及早发现有无肾衰竭的可能。

4. 心理护理 患者对长期卧床会产生忧郁、烦躁等心理反应，并担心病情是否会恶化，进一步加重精神负担。故应尽量多关心、巡视患者，随时注意患者的情绪变化，解释卧床休息的重要性，组织有趣的活动改善其精神状态，使患者能以愉快、乐观的态度安心接受治疗。

【健康指导】

1. 疾病知识指导 与患者及家属讨论，寻找患者治疗和控制的障碍，指导患者及家属掌握本病的病因、发病机制、临床症状，以及治疗和护理的基本知识，增加其对急性肾小球肾炎的了解。避免链球菌感染，彻底清除病灶是预防本病的关键。

2. 生活指导 平时应注意加强锻炼，增强体质，注意个人卫生。有上呼吸道或皮肤感染时，应及时治疗。急性期严格卧床休息，按照病情进展调整作息制度，切实遵循饮食计划，合理进食。

3. 用药指导 遵医嘱正确使用抗生素、利尿药及降压药等，掌握不同药物的名称、剂量、给药方法，观察各种药物的疗效和不良反应。

4. 出院指导 需要服药的要坚持用药，注意休息，避免剧烈运动，定期到医院复查。

5. 心理指导 指导患者调整心态正确对待疾病。

二、慢性肾小球肾炎患者的护理

慢性肾小球肾炎（chronic glomerulonephritis，CGN），简称慢性肾炎，是一组病情迁延、病变进展缓慢，最终将发展成为慢性肾衰竭的原发性肾小球疾病。主要表现为蛋白尿、血尿、水肿、高血压、贫血和肾功能损害。可发生于任何年龄，以青、中年男性居多。

【病因与发病机制】 微课3

大多数慢性肾炎的病因不明确，仅少数患者由急性肾炎发展而来。一般认为本病的起始因素为免疫介导性炎症，但随疾病的进展，也有非免疫非炎症性因素参与。

【临床表现】

本病多数起病缓慢，临床表现多样，早期患者可有乏力、疲倦、纳差、腰部疼痛等不适，部分患者可无症状。主要表现为：

1. 蛋白尿 是本病必有的表现，尿蛋白定量常在1～3g/d，大多数患者有持续性蛋白尿。

2. 血尿 多有镜下血尿，也可出现肉眼血尿及管型。

3. 水肿 为本病的首发症状。轻、中度水肿，多发生眼睑、颜面或下肢踝部。

4. 高血压 是本病常见特征之一，多数为轻、中度高血压，呈持续性。

5. 贫血 与肾脏分泌促红细胞生成素减少有关。

6. 肾功能损害 呈慢性进行性损害，可因感染、劳累、血压升高或使用肾毒性药物而急剧恶化，去除诱因，肾功能可在一定程度上恢复。

【实验室及其他检查】

1. 血液检查 血常规早期检查正常或轻度贫血，晚期血红蛋白含量与红细胞数量下降。肾功能不全的患者可有内生肌酐清除率下降，血尿素氮（BUN）、血肌酐（Scr）增高。部分患者可有血脂升高，血浆白蛋白降低。

2. 尿液检查 尿蛋白定性（+～+++），尿蛋白定量常在1～3g/d。镜下可见多形红细胞，也可出现肉眼血尿及管型。

3. B 超检查　双肾可有结构紊乱，晚期缩小，肾皮质变薄。

4. 肾活组织检查　可以确定慢性肾炎的病理类型。常见系膜增生性肾炎、系膜毛细血管性肾炎、膜性肾病等类型。

【诊断要点】

有蛋白尿、血尿，伴或不伴水肿及高血压慢性病史，在排除继发性肾小球肾炎、遗传性肾炎后，可进行初步诊断。

【治疗要点】

慢性肾炎治疗目的在于防止或延缓肾功能进行性恶化、改善症状及防治严重并发症。

1. 去除诱因　避免劳累、受凉；防止感染；避免使用肾毒性药物。

2. 低蛋白低磷饮食　减轻肾小球内高压力、高灌注及高滤过状态，延缓肾小球的硬化。

3. 低盐饮食　高血压患者一般限制盐的摄入（<3g/d）。

4. 利尿　降压、抗凝治疗。

（1）利尿药　有明显水钠潴留的容量依赖型高血压患者选用噻嗪类利尿药，如氢氯噻嗪、呋塞米。

（2）血管紧张素转换酶抑制剂（ACEI）　对肾素依赖型高血压首选 ACEI，如卡托普利等。近年研究证实，ACEI 除具有降压作用外，还有减少尿蛋白和延缓肾功能恶化的作用。

（3）大剂量双嘧达莫（300～400mg/d）、小剂量阿司匹林（40～80mg/d）有抗血小板聚集作用，长期服用此类药物可改善微循环，延缓肾功能减退。

【常见护理诊断/问题】

1. 体液过多　与水钠潴留有关。

2. 营养失调：低于机体需要量　与限制蛋白饮食、低蛋白血症等有关。

3. 焦虑　与疾病反复发作、预后不良有关。

4. 知识缺乏　缺乏慢性肾炎防治、预后的知识。

5. 潜在并发症　慢性肾衰竭。

练一练4-3

患者，男，55 岁。慢性肾小球肾炎 10 年，1 周前受凉后出现食欲减退。恶心、呕吐，晨起最明显，夜尿增多。内生肌酐清除率为 30ml/min。患者饮食中蛋白质的选择，正确的是（　）

答案解析

A. 大量动物蛋白　　B. 大量植物蛋白　　C. 少量动物蛋白
D. 少量植物蛋白　　E. 禁食蛋白质

【护理措施】

1. 休息与体位　慢性肾炎患者每日在保证充分休息的基础上，应有适度的活动。对于明显水肿、高血压或进行性肾功能损害患者应卧床休息，以减轻肾脏负担，增加肾血流量，有利于疾病恢复。

2. 饮食护理　一般情况下不必限制饮食，但若肾功能已受到严重损害，伴有水肿、高血压、氮质血症时，应限制盐为 3g/d 以下，蛋白质为 0.6～0.8g/(kg·d)，宜给予优质的动物蛋白。另外，应提供足够热量、富含维生素、易消化的饮食。

3. 病情观察　密切观察血压的变化，因血压突然升高或持续高血压可加重肾功能的恶化；注意观察水肿的部位、特点、程度和消长情况；定期测量体重；注意患者有无胸闷、气急及腹胀等胸、腹腔积液的征象；监测患者的尿量及肾功能，应警惕肾衰竭的发生。

4. 用药护理 使用利尿剂注意观察利尿效果及不良反应，监测有无水电解质紊乱及酸碱平衡失调，如低钾血症、低钠血症等；使用降压药后注意监测血压变化，嘱患者起床不宜过猛，以防眩晕、跌倒。应用ACEI降压时，应防止高血钾；用血小板解聚药时注意观察有无出血倾向，监测出血、凝血时间等。

5. 心理护理 本病病程长，病情反复，患者会面临工作、经济、家庭负担等问题，长期服药疗效差、不良反应大，预后不良，患者易产生悲观、焦虑等不良情绪。因此应积极主动与患者沟通，鼓励其说出内心的感受，做好安慰。与亲属一起做好患者的疏导工作，使患者保持良好的心态接受治疗。

【健康指导】

1. 疾病知识指导 向患者及家属讲解慢性肾小球肾炎的病程，定期随访的重要性，解释如何监测病情变化，防止疾病恶化，病情加重时及时就诊。

2. 生活指导 告知患者注意休息，避免剧烈运动和过重的体力劳动；注意个人卫生，保持环境清洁，预防呼吸道和泌尿道感染；严格按照饮食计划进餐；育龄妇女注意避孕，以免妊娠导致肾炎复发和病情加重。

3. 用药指导 遵医嘱，长期用药，以延缓和阻止肾功能恶化。介绍各类药物的疗效，指导患者正确用药，掌握利尿剂、降压药等各种药物的使用方法、学会观察药物治疗的效果和药物的不良反应，不用对肾功能有害的药物，如氨基糖苷类抗生素等。

4. 出院指导 坚持服药，教会患者与疾病有关的家庭护理知识，如控制饮水量、自我监测血压等，强调定期复查的重要性。

5. 心理指导 因本病预后不良，患者易产生悲观、焦虑的情绪。应主动与患者沟通，鼓励其说出内心的感受，与亲属一起做好患者的疏导工作，使患者保持良好的心态接受治疗

任务四　肾病综合征患者的护理

PPT

肾病综合征（nephrotic syndrome，NS）是由一组具有类似临床表现，但不同病因和病理改变的肾小球疾病构成的临床综合征。主要表现为大量蛋白尿（尿蛋白大于3.5g/d）、低蛋白血症（血浆白蛋白低于30g/L）、水肿和高脂血症。其中前两项为诊断肾病综合征所必需。

【病因及发病机制】 微课4

肾病综合征可由多种肾小球疾病引起，分为原发性和继发性两大类。

1. 病因

（1）原发性肾病综合征　指原发于肾小球本身病变，如各种肾小球肾炎、肾小球肾病等。

（2）继发性肾病综合征　指继发于全身系统性疾病或先天遗传性疾病，如系统性红斑狼疮、糖尿病、过敏性紫癜等。

2. 发病机制 原发性肾病综合征均属于免疫介导性炎症疾病。由于免疫因素作用，导致肾小球滤过膜屏障损伤，大量蛋白从肾小球滤过膜屏障滤出，继而引起低蛋白血症、水肿和高脂血症等。其病理类型有微小病变型肾病、系膜增生性肾炎、系膜毛细血管性肾炎、膜性肾病和局灶性节段性肾小球硬化。

【临床表现】

典型的原发性肾病综合征表现如下。

1. 大量蛋白尿 是肾病综合征最根本和最重要的病理生理改变。患者可有大量蛋白尿（尿蛋白>3.5g/d）是因为肾小球滤过膜的屏障作用，特别是电荷屏障受损时，肾小球滤过膜对血浆蛋白（以白蛋白为主）的通透性增高，致使原尿中蛋白含量增多，超过肾小管的重吸收能力时，导致大量蛋白尿。

2. 低蛋白血症 血浆白蛋白低于30g/L。主要为大量白蛋白从尿中丢失，同时原尿中部分白蛋白在近曲小管上皮细胞中被分解（每日可达10g）所致。肝代偿性合成血浆蛋白不足、胃肠黏膜水肿致饮食减退、蛋白质摄入与吸收减少等因素，也是加重低蛋白血症的原因。

3. 水肿 水肿是肾病综合征最突出的临床表现，其发生与低蛋白血症、血浆胶体渗透压下降，使水分从血管内进入组织间隙有关。另外，部分水肿患者循环血容量不足，激活肾素-血管紧张素-醛固酮系统，水钠潴留加重，产生水肿。严重水肿者可出现胸腔、腹腔和心包积液。

4. 高脂血症 以高胆固醇血症最为常见；甘油三酯、低密度脂蛋白（LDL）、极低密度脂蛋白（VLDL）浓度也增加。其发生与肝脏合成脂蛋白增加和脂蛋白分解减少有关。

5. 并发症

（1）感染 是本病常见的并发症和致死原因，与蛋白质营养不良、免疫功能紊乱及应用糖皮质激素治疗有关。常见感染部位顺序为呼吸道、泌尿道、皮肤。感染是引起NS复发和疗效不佳的主要原因之一。

（2）血栓及栓塞 以肾静脉血栓最为常见，其次为下肢静脉血栓。血栓和栓塞是直接影响肾病综合征治疗效果和预后的重要因素。

（3）动脉粥样硬化 长期高脂血症容易引起动脉粥样硬化、冠心病等心血管并发症。

（4）急性肾衰竭。

【实验室及其他检查】

1. 血液检查 血清清蛋白<30g/L，血中胆固醇、甘油三酯、低密度及极低密度脂蛋白均可增高，血中补体C3可正常或降低，血IgG可降低。

2. 尿液检查 尿蛋白定性一般为（+++~++++），24小时尿蛋白定量>3.5g。尿中可有红细胞、管型等。

3. 肾功能检查 内生肌酐清除率正常或降低，血肌酐、尿素氮可正常或升高。

4. 肾活检病理检查 可明确原发性肾小球病变的病理类型。

【诊断要点】

根据大量蛋白尿>3.5g/d、低蛋白血症<30g/L、高脂血症、水肿等临床表现，在排除继发性肾病综合征后可确定诊断，其中前两项是诊断必要条件。肾组织活检以确定病理类型。

【治疗要点】

1. 休息 严重水肿时需要卧床休息。

2. 饮食 食入优质蛋白［≥30~35kcal/(d·kg)］，保证热量摄入；水肿时低盐饮食（<3g/d）。

3. 对症治疗

（1）利尿消肿 常用噻嗪类利尿剂和保钾利尿剂作基础治疗，两者合用可提高利尿的效果，同时减少钾代谢紊乱。利尿的原则是不宜过快过猛，以免造成血容量不足、加重血液高黏倾向、诱发血栓形成。

（2）减少尿蛋白 血管紧张素转换酶抑制剂（ACEI）和其他降压药，通过有效控制高血压，降低肾小球基底膜对大分子物质的通透性，减少尿蛋白的作用。

4. 抑制免疫与炎症反应 是肾病综合征的主要治疗方法。

（1）糖皮质激素　可抑制免疫反应与炎症反应，抑制醛固酮和抗利尿激素分泌，影响肾小球基底膜通透性等综合作用而发挥其疗效。激素的使用原则如下：①起始足；②减药慢；③维持久。

看一看

激素依赖与激素抵抗

激素依赖是指患者激素使用减量到一定程度时，病情复发，加用激素后病情又很快缓解。

激素抵抗是指患者使用激素治疗无效，必须使用其他药物治疗。

（2）细胞毒药物　目前国内外最常用的细胞毒药物是环磷酰胺。

（3）环孢素　用于激素及细胞毒药物无效的难治性肾病综合征。该药可选择性抑制T细胞和细胞毒效应T细胞。此药不良反应大、价格昂贵，停药后易复发，使其广泛应用受到限制。

5. 中医药治疗　雷公藤具有抑制免疫、抑制肾小球系膜细胞增生，改善肾小球滤过膜通透性从而降低尿蛋白的作用。

【常见护理诊断/问题】

1. 体液过多　与低蛋白血症致血浆胶体渗透压下降有关。

2. 营养失调：低于机体需要量　与大量蛋白尿、摄入不足及吸收障碍有关。

3. 有感染的危险　与抵抗力下降、使用免疫抑制剂等有关。

4. 焦虑　与疾病复发影响工作和学习有关。

5. 有皮肤完整性受损的危险　与水肿有关。

6. 活动无耐力　与低蛋白血症有关。

7. 潜在并发症　血栓、急性肾衰竭、心脑血管并发症。

【护理措施】

1. 休息与体位　凡有重度水肿伴胸、腹腔积液者需绝对卧床休息，取半坐卧位。下肢水肿者应抬高肢体，减轻水肿。卧床期间应督促和协助患者做肢体活动，防止肢体血栓形成。待水肿消失、一般情况好转后，可起床活动。

2. 饮食护理　告诉患者高生物价蛋白质、合理的热量、低脂、丰富的膳食纤维和低盐饮食的重要性，指导患者根据病情制定合适的食谱，按照食谱合理安排每天的饮食。肾病综合征患者提倡给予正常量1.0g/(kg·d)的优质蛋白饮食，少进富含饱和脂肪酸（动物油脂）的饮食，而多吃富含多聚不饱和脂肪酸（如植物油、鱼油）及富含可溶性纤维（如燕麦、米糠、豆类）的饮食，控制高脂血症；注意维生素及微量元素铁、钙等的摄入。水肿时予以低盐（<3g/d）饮食。水的摄入根据病情而定，高度水肿而尿少者应该严格控制入量，并记录24小时出入量。

3. 病情观察　监测患者的生命体征和体重，准确记录24小时出入量，特别是尿量的变化。观察水肿的部位、程度、特点、消长情况，注意有无胸闷、气促、腹胀等胸腔、腹腔、心包积液的表现。有无发热、咳嗽、咳痰、皮肤感染和尿路刺激征等感染征象。如有腰痛、下肢疼痛、胸痛、头痛等应考虑有肾静脉、下肢静脉、肺血管、冠状血管和脑血管栓塞。

4. 药物护理

（1）糖皮质激素　不良反应为：①库欣综合征：满月脸、向心性肥胖、多毛、痤疮等。②烦躁、失眠、易激动、甚至出现神经精神症状。③血压升高、血糖升高、电解质紊乱、应激性溃疡、感染等。④长期使用可出现生长发育迟缓、骨质疏松、股骨头无菌坏死等并发症。具体护理措施包括：①不可擅自加量、减量或停药。②应饭后服药，以减少对胃黏膜的刺激。③大剂量使用时注意对患者实行保护性隔离，防止感染。④注意观察药物的不良反应。

（2）环磷酰胺　观察有无骨髓抑制、中毒性肝损害、性腺抑制（尤其是男性）、胃肠道反应、出血性膀胱炎及脱发等不良反应。

（3）环孢素　应注意有无肝肾毒性、高血压、高尿酸血症、多毛及牙龈增生等。

5. 预防感染　使用激素期间应限制探视，病房每日通风2次，每次20～30分钟，并每日紫外线消毒1小时。

6. 心理护理　本病病程长、临床表现复杂、易反复发作，患者易出现焦虑、悲观等不良情绪，护士应多与患者沟通交流，给予患者及家属精神上的支持。

【健康指导】

1. 疾病知识指导　向患者及家属讲解疾病有关知识，学会自我监测尿量、水肿、尿蛋白的重要性。

2. 生活指导　告知患者注意休息，避免受凉、感冒，避免劳累和剧烈体育运动；可以适当活动，以防发生血栓等并发症。

3. 用药指导　坚持遵医嘱用药。使用激素时，患者不能擅自减量或停服，患者必须理解坚持用药的重要性，即使症状消失也要按时按量服药。

4. 出院指导　出院后坚持定期门诊随访，密切观察肾功能的变化。

5. 心理指导　鼓励患者坚持治疗，多与病友沟通，正确对待疾病。

任务五　肾衰竭患者的护理

PPT

一、慢性肾衰竭患者的护理　微课5

慢性肾衰竭（chronic renal failure，简称CRF）是各种原发性或继发性慢性肾脏疾病进行性发展引起肾小球滤过率下降和肾功能损害的临床综合征，可表现为代谢紊乱和全身各系统症状。我国成人慢性肾脏病的患病率约为10.8%，慢性肾衰竭的年发病率约为3‰，患病率约为1‰，且有逐年上升趋势，严重威胁人类健康。

【分期】

慢性肾衰竭按病情的进展和肾小球滤过率降低的程度，可分为以下四个阶段。

表5-1　慢性肾衰竭的分期

分期	肌酐清除率（ml/min）	血肌酐（μmol/L）	临床表现
肾功能代偿期	50～80	133～177	无临床症状
肾功能失代偿期	25～50	178～450	无明显症状，可有轻度贫血、多尿或夜尿增多
肾功能衰竭期（尿毒症前期）	10～25	451～707	贫血较明显、夜尿增多、电解质紊乱、心血管、消化道及中枢神经系统症状等
尿毒症期	＜10	≥707	全身各系统症状明显

【病因和发病机制】

1. 病因　慢性肾衰的主要病因有慢性肾小球肾炎、糖尿病肾病、高血压肾小动脉硬化、肾小管间质病变、遗传性肾病（如多囊肾）等。在我国，慢性肾小球肾炎是引起慢性肾衰竭最常见的原因。慢性肾衰竭患者还会因为血容量不足、肾脏毒性药物的使用等因素而使得病情急性加重。

2. 发病机制

（1）血液动力学紊乱　血流动力学紊乱可使肾小球处于高滤过、高灌注、高压力状态。长期发展会引起肾小球硬化，严重损害肾脏功能，引发肾功能衰竭。

（2）矫枉失衡　在治疗肾脏疾病过程中，一种平衡的纠正治疗会导致新的不平衡，如针对血磷增高的治疗会引起尿毒素的增高，造成矫枉失衡。

（3）尿毒症毒素　尿毒症毒素主要包括尿素氮、尿酸、肌酐等。在肾功能受损的情况下，毒素不能排出体外，在体内堆积，造成体内代谢紊乱。目前认为尿毒症毒素也是造成慢性肾功能衰竭的重要原因之一。

【临床表现】

慢性肾衰竭早期，患者可无任何症状或症状轻微，病情逐渐发展至尿毒症期，出现代谢产物潴留以及全身各系统症状，最终甚至危及生命。

1. 水、电解质紊乱和酸碱平衡失调　包括高钠或低钠血症、水肿或脱水、代谢性碱中毒、高钾或低钾血症、低钙和高磷血症等，以代谢性酸中毒和水钠平衡紊乱最为常见。

2. 代谢紊乱　表现为蛋白质代谢产物蓄积（氮质血症）、血清白蛋白下降、必需氨基酸缺乏、糖耐量降低和低血糖症、高脂血症，以及维生素 A 增多、维生素 B_6和叶酸缺乏等。

3. 心血管系统表现　心血管病变是慢性肾衰竭患者最常见的死因。①高血压和左心室肥厚：可有不同程度的高血压，多因水钠潴留、肾素活性增高或某些舒张血管的因子不足所致。贫血和血液透析用的内瘘，会加重左心室负荷和左心室肥厚。②心力衰竭：是尿毒症患者最常见的死亡原因，在尿毒症期其发生率可达65%~70%，其原因多与水钠潴留、高血压及尿毒症心肌病变有关。表现为心悸、气喘、端坐呼吸、颈静脉怒张、肝大和水肿等，重者表现为急性肺水肿。③心包病变：心包积液相当常见，由尿毒症毒素蓄积、低蛋白血症、心力衰竭等因素引起，少数可能与感染、出血等有关。轻者无症状，重者则可有心音低钝、遥远等。④血管钙化和动脉粥样硬化：由于高磷血症、钙分布异常和“血管保护性蛋白”缺乏，引起血管钙化，患者常有高甘油三酯及胆固醇轻度升高，故动脉硬化发展迅速。

4. 呼吸系统症状　体液过多、心功能不全可引起肺水肿或胸腔积液。尿毒症毒素可导致“尿毒症肺水肿”，表现为肺充血，肺部 X 线检查出现“蝴蝶翼征”。

5. 胃肠道症状　食欲不振是早期的常见症状，还可表现为恶心、呕吐、腹胀、呃逆、口腔有尿味等，甚至出现消化道出血。其产生与体内潴留的毒性代谢产物刺激胃肠黏膜有关。

6. 血液系统表现　主要表现为贫血和出血倾向。大多数患者常有轻、中度贫血，主要由肾脏分泌的红细胞生成素缺乏所致，缺铁、营养不良、出血等因素可加重贫血。晚期有出血倾向（皮下、黏膜及胃肠道出血等），多与血小板功能低下和凝血因子Ⅷ缺乏有关。

7. 皮肤症状　患者面色较深而萎黄，皮肤干燥脱屑无光泽、弹性差，尿素随汗液排出沉积于皮肤，形成尿素霜，可引起顽固性皮肤瘙痒。

8. 神经肌肉系统症状　早期症状有疲乏、失眠、注意力不集中等，后期可表现为性格改变、抑郁、记忆力减退、谵妄、昏迷等。周围神经病变以肢端袜套样分布的感觉丧失最常见，患者还可出现肌肉震颤、肌无力等。

9. 骨骼病变　肾性骨营养不良（即肾性骨病）相当常见，包括纤维囊性骨炎、骨软化症、骨生成不良及骨质疏松症。患者出现症状的相当少见，故早期诊断要靠骨活检。

10. 内分泌紊乱和免疫功能障碍　内分泌紊乱可出现甲状腺功能低下、小儿生长发育迟缓、成人性功能障碍等。免疫功能障碍主要与各种免疫球蛋白降低、白细胞功能异常等因素有关。机体抵抗力差，易合并呼吸、泌尿系统和皮肤感染。感染是该病主要死亡原因之一。

【实验室及其他检查】

1. 血液检查　血红蛋白多在80g/L以下，白细胞与血小板计数可升高或降低；血浆清蛋白降低、血钙降低、血磷升高、血钠和血钾可升高或降低。

2. 尿液检查　可见红细胞、白细胞、颗粒管型及蜡样管型等；夜尿多，尿比重降低。尿沉渣中有管型，蜡样管型对诊断有意义。

3. 肾功能检查　内生肌酐清除率下降是肾衰竭的敏感指标，血肌酐及尿素氮升高。

4. 其他检查　B超及CT提示双肾缩小。

【诊断要点】

根据病史、临床表现，以及肾小球滤过率（glomerular filtration rate，GFR）、血肌酐、血尿素氮等检查结果，结合影像学表现可确诊。

【治疗要点】

1. 治疗引起慢性肾衰竭的原发病和去除加重慢性肾衰竭的诱发因素是关键。

（1）对已有的肾脏疾病或可能引起肾损害的疾病进行及时有效的治疗，防止CRF的发生。

（2）防治水电解质紊乱、感染、尿路梗阻、心力衰竭等。

2. 对症治疗

（1）及时、有效地控制高血压　可选择血管紧张素转化酶抑制剂（ACEI）和血管紧张素Ⅱ受体拮抗剂（ARB）。

（2）饮食治疗　给予优质低蛋白、低磷饮食。每日液体入量为前一天出量和不显性失水加500ml。

（3）纠正酸中毒和水、电解质紊乱及酸碱平衡失调。

（4）贫血的治疗　重组人红细胞生成素（rHuEPO）是纠正肾性贫血的首选药物。

（5）防治感染　预防各种感染，避免使用有肾毒性的抗生素。

3. 尿毒症的替代治疗

（1）透析疗法　是替代肾功能的治疗方法。尿毒症患者药物治疗无效时须透析治疗。根据病情选择血液透析或腹膜透析。

（2）肾移植　是治疗慢性肾衰竭的有效手段。

【常见护理诊断/问题】

1. 营养失调：低于机体需要量　与长期限制蛋白质摄入、消化吸收功能紊乱等因素有关。

2. 体液过多　与肾小球的滤过功能降低、心功能不全等因素有关。

3. 活动无耐力　与心血管并发症、贫血、水、电解质紊乱和酸碱平衡失调等有关。

4. 绝望　与病情危重及预后差有关。

5. 有感染的危险　与机体免疫功能低下、白细胞功能异常、透析等有关。

【护理措施】

1. 休息与体位　病室定期通风并作空气消毒。限制探视人员，尽量避免出入公共场所，防止交叉感染。保证患者充分休息，减轻肾脏负担。适当运动，活动以不感到劳累为宜。保护水肿部位皮肤，预防感染。尿素霜沉积皮肤瘙痒者，避免用力搔抓，遵医嘱使用止痒剂。加强口腔护理，每日早晚刷牙，经常漱口。重者绝对卧床，且定期翻身，防止压疮和肌肉萎缩。

2. 饮食护理　饮食护理非常重要。合理膳食不仅能减少体内氮代谢产物的积聚及蛋白质的分解，维持氮平衡，而且能保证营养，增强机体抵抗力，延缓病情进展，提高生存质量。

（1）蛋白质　给予优质低蛋白饮食，以满足机体代谢的基本需要，而又不加重氮质血症，并根据患者的 GFR 来调整蛋白质的摄入量。对非透析治疗的 CRF 患者，当 GFR＜50ml/min 时应限制蛋白质摄入，且至少有 60% 应是优质蛋白，如鸡蛋、牛奶、瘦肉等。当 GFR＜5ml/min，蛋白摄入量为 0.3g/(kg·d)，同时给予必需氨基酸；当 GFR 在 5～10ml/min 时，摄入蛋白量为 0.4g/(kg·d)；当 GFR 在 10～20ml/min 时，摄入蛋白量为 0.6g/(kg·d)；当 GFR＞20ml/min，摄入蛋白量为 0.7g/(kg·d)。

（2）热量　供给足够的热量，以促进氮平衡，一般为 125.6～146.5kJ/(kg·d)。主要由碳水化合物和脂肪（植物油）供给，对伴有高分解代谢或长期热量摄入不足的患者，可经胃肠道外补充热量。

（3）钠水的摄入　对于水肿患者，应严格控制入液量，为前一天尿量的总和加 500ml；限制钠盐的摄入。如长期应用利尿剂以及呕吐、腹泻致脱水时，常伴有低钠血症，饮食中则不宜过严限制钠盐。

（4）其他　饮食宜清淡、易消化，食物应富含维生素 B 族、维生素 C、叶酸和钙质等，以满足机体需要。予低磷饮食，患者磷摄入量一般为＜600～800mg/d。尽量不进含磷高的食物，如向日葵子、热奶油、啤酒、巧克力等。根据患者的病情，适当增加活动量，注意调整食物色、香、味，少量多餐，同时注意进食的环境要清洁、舒适，以改善患者的食欲。

3. 病情观察　严密监测患者的生命体征和意识状态，准确记录 24 小时出入水量。定期监测患者血清白蛋白和血红蛋白等，了解其营养状况；注意观察患者有无发热、寒战、咳嗽、尿路刺激征等感染征象；观察有无高血压脑、心衰等并发症的发生。监测血常规、肾功能、电解质等辅助检查结果的变化。如有异常，及时通知医生、配合治疗。

4. 对症护理

（1）胃肠道症状　应注意口腔护理和调节饮食

（2）神经系统症状　应注意安置患者在光线较暗的病室，做好安全护理，必要时使用镇静剂

（3）心血管系统症状　应密切观察，做好协助抢救的护理。

（4）造血系统症状　观察患者有无出血表现，积极协助医生做好处理，以避免患者出血，必要时可输血。

（5）少尿、高钾血症　①密切观察水电解质检查报告；②采集血钾标本时，无菌注射器要干燥，采血部位忌包扎过紧；③避免摄入高钾食物或药物；④禁忌输入库存血。

? 想一想

患者，男，55 岁。近 1 个月来厌食，皮肤瘙痒。实验室检查：尿蛋白（+++），血 Scr 820μmol/L，诊断为慢性肾衰竭尿毒症期。护士对其皮肤瘙痒的护理措施有哪些？

答案解析

5. 药物护理　CRF 治疗药物的种类较多，应注意观察其疗效和不良反应。如红细胞生成素的常见不良反应有头痛、高血压、癫痫发作等。

6. 心理护理　护士多与患者沟通交流，了解患者的心理状态，向患者及家属说明本病虽然预后较差，但只要坚持积极治疗，就可以延缓病情进展，提高生命质量，帮助其树立战胜疾病的信心，使患者情绪稳定，能更好地积极配合治疗与护理。

【健康指导】

1. 疾病知识指导　向患者和家属讲解 CRF 的病因、临床表现、治疗方案等慢性肾衰竭的基本知识，使患者能按照医疗方案的要求，消除或避免加重病情的各种因素，从而延缓病情进展。

2. 生活指导　患者注意饮食治疗、劳逸结合，对能起床活动的患者鼓励其进行适当活动，改善活动耐力。同时注意清洁卫生，预防感染的发生 。

3. 用药指导　告诉患者常用药物的作用、服用方法及不良反应，并学会观察，为医生调整用药提

供依据。避免应用有肾脏毒性的药物（如氨基苷类抗生素等）。

4. 出院指导　坚持治疗，定期到门诊复查。

二、急性肾衰竭患者的护理

急性肾衰竭（acute renal failure，ARF）是由各种原因引起的肾功能在短时间内（数小时或数日）急剧下降的临床综合征。临床表现主要为血肌酐和尿素氮迅速升高，水电解质紊乱和酸碱平衡失调，少尿或无尿及尿毒症症状。

【病因与发病机制】

1. 病因

（1）肾前性 ARF　包括急性血容量不足、心血管疾病和肾血管阻力增加等。

（2）肾性 ARF　包括急性肾小管坏死（ATN）、急性肾毒性物质、肾小球疾病等，其中急性肾小管坏死是最常见的急性肾衰竭类型。

（3）肾后性 ARF　主要是急性尿路梗阻，梗阻可发生在从肾盂到尿道的任一位置。

2. 发病机制　ATN 的发病机制尚未明了，可能与肾血流动力学改变、肾毒素等有关。

【临床表现】

急性肾衰竭临床病程可分为三期，即少尿期、多尿期、恢复期。

1. 少尿期　典型的为 7～14 天，也可短至几天，长至 4～6 周。

（1）少尿或无尿　持续 7～14 天。少尿是尿量 <400ml/d，无尿是尿量 <100ml/d。尿色深而浑浊，尿内有蛋白、红细胞、白细胞、上皮细胞和颗粒管型等。

（2）进行性氮质血症。

（3）水电解质紊乱和酸碱平衡失调　如代谢性酸中毒、高钾血症、低钠血症、低氯血症、高磷血症、低钙血症等。最常见的是高钾血症和代谢性酸中毒。其中，高钾血症可以诱发各种心律失常；高钾血症是急性肾衰竭最严重的并发症，是患者最常见的死亡原因。

（4）急性肾衰竭的全身并发症　①消化系统症状：食欲下降、恶心、呕吐、腹胀、腹泻等，严重者可发生消化道出血。②呼吸系统症状：除感染外，可有呼吸困难、咳嗽、憋气、胸痛等。③循环系统症状：多因尿少和未控制饮水，以致体液过多，出现高血压、心力衰竭及肺水肿的表现等。其中心力衰竭是本病的主要死因之一。

2. 多尿期　5～7 天左右到达多尿高峰。每日尿量可 >3000～5000ml 或更多。此期是肾功能开始恢复的标志。

3. 恢复期　肾小管细胞再生、修复，肾小管完整性恢复。肾小球滤过率逐渐恢复正常。与肾小球滤过率相比，肾小管上皮细胞功能的恢复相对延迟，通常需数月才能恢复。

【实验室及其他检查】

1. 血液检查　可有轻至中度贫血；血尿素氮和血肌酐进行性升高；血清钾升高（>5.5mmol/L），血钠、血钙降低，血磷升高。

2. 尿液检查　尿蛋白多为（+～++）；尿沉渣可见肾小管上皮细胞、上皮细胞管型和颗粒管型等；尿比重降低，常 <1.015。

【诊断要点】

根据原发病因、肾功能减退速度和程度，结合临床表现和实验室检查，可进行初步诊断。

【治疗要点】

积极治疗原发病，去除病因。

1. 少尿期

（1）维持体液平衡　量出为入，每日大致的进液量，可按前一日尿量加500ml计算。

（2）饮食　高糖、适量脂肪及限制蛋白饮食。

（3）处理高钾血症　严密监测血钾，当血钾超过6.5mmol/L，心电图表现为T波高尖、QRS波增宽明显时，应予以钙剂注射、5%碳酸氢钠静脉滴注、50%葡萄糖溶液50～100ml加普通胰岛素6～12U缓慢地静注及口服离子交换树脂。以上措施无效时，采用最有效的透析治疗。

（4）其他　纠正水、电解质紊乱和酸碱平衡失调，积极预防和治疗感染。

2. 多尿期的治疗　因肾小球滤过率尚未恢复，肾小管的浓缩功能较差，治疗仍维持水、电解质和酸碱平衡，控制氮质血症和防止各种并发症。对实施透析的患者，应继续透析。

3. 恢复期的治疗　一般无需特殊处理，定期随访肾功能，避免肾毒性药物的应用。

【常见护理诊断/问题】

1. 体液过多　与急性肾衰竭所致肾小球滤过率下降等因素有关。

2. 营养失调：低于机体需要量　与患者食欲下降、限制蛋白质摄入、透析等有关。

3. 有感染的危险　与机体防御能力降低及透析有关。

4. 潜在并发症　高血压脑病、急性左心衰竭、心包炎等。

【护理措施】

1. 休息与体位　患者应卧床休息，减轻肾脏负担；因患者肾小管功能的恢复时间达1～2年，应注意休息，避免劳累；注意患者的清洁卫生。

2. 饮食护理　补充营养维持机体的营养状况和正常代谢，有助于损伤细胞的修复和再生，提高存活率。①热量：应给予147kJ/(kg·d)，主要由碳水化合物和脂肪提供。②限制蛋白质：摄入量应限制为0.8g/(kg·d)，应给予优质蛋白，对有高分解代谢或营养不良以及接受透析的患者蛋白质摄入量可放宽。③减少钠、钾、氯的摄入。④中、重度水肿者应严格控制水的摄入，并给予低盐饮食。

3. 病情观察　严密监测患者的生命体征和体重，详细记录患者24小时的出入量，特别是尿量变化。监测肾功能、尿常规、电解质和血气分析的变化。密切注意有无高血钾、低血钠或代谢性酸中毒的发生。定期监测反映患者营养状况的指标，如血清蛋白等。

4. 药物护理　发现高血钾时，应配合医生紧急处理：①立即建立静脉通路；②静脉注射5%碳酸氢钠100～200ml，或者缓慢静脉注射10%葡萄糖酸钙10ml。

5. 防止感染　注意无菌操作，尽量安置患者在单人房间，减少探视等。

6. 心理护理　多与患者沟通，了解患者的心理变化，针对患者出现的心境进行指导，多关心、体贴及鼓励患者，积极配合治疗，促进疾病的康复。

【健康指导】

1. 疾病知识指导　让患者及家属了解肾的解剖和生理，ARF的发病机制与进展和尿毒症症状的关系，肾功能检查结果与病情的关系。

2. 生活指导　恢复期患者应注意饮食的合理搭配，加强营养，适当锻炼，增强体质；注意个人清洁卫生、保暖，防止感冒受凉。

3. 用药指导　告知患者药物治疗的重要性，说明药物的疗效与不良反应监测的方法。应慎用氨基糖苷类抗生素，避免大剂量应用造影剂、肾血管收缩的药物。

4. 出院指导　定期门诊随访，监测肾功能及尿量。

附一　血液透析

血液透析（hemodialysis，HD）简称血透，是指利用体外循环的血泵将患者的血液从体内引出，通过人工肾（透析器）半透膜清除血液中的小分子代谢废物（如尿素氮、肌酐）和多余的水分，再回输入体内的方法。血透是最常用的血液净化方法之一，其工作原理为弥散和超滤作用。

【适应证与相对禁忌证】

1. 适应证

（1）急性肾衰竭　透析指征为：①心包炎和严重脑病；②高钾血症；③严重代谢性酸中毒等。

（2）慢性肾衰竭　内生肌酐清除率≤10ml/min、血肌酐高于707μmol/L，并开始出现尿毒症症状，可尽早开始透析。如发生严重的代谢性酸中毒、高钾血症、左心衰、心包炎及严重的贫血时，应立即给予透析治疗。

（3）急性药物或毒物中毒　凡是分子量小、水溶性高、与组织蛋白结合率低、能通过透析膜的药物或毒物所致的中毒，均可采取血液透析治疗。

（4）其他疾病　顽固性心衰、水电解质紊乱及酸碱失衡，肝性昏迷难以纠正者。

2. 相对禁忌证　血透无绝对禁忌证，其相对禁忌证包括休克或低血压、心肌梗死、心律失常、心力衰竭、严重出血或感染、晚期恶性肿瘤、极度衰竭患者及精神病不合作者。

【操作前准备及护理】

1. 透析设备与物品准备

（1）透析设备准备　①透析机：是保证透析正常运行的关键之一。理想的透析机既要保证患者的安全，又要便于医务人员监控和操作。②供水系统：主要是水处理系统。目前最好的透析用水是反渗水，无离子、无有机物、无细菌，用于稀释浓缩透析液，并能减少透析患者的远期并发症。③透析器：又称“人工肾”，是血液透析溶质交换的场所，由半透膜和支撑材料构成。目前最常用的为中空纤维型透析器。④透析液：透析液含 Na^+、K^+、Cl^-、Ca^+、Mg^+、碱基及葡萄糖等，其渗透压与细胞外液相似。透析液分为醋酸盐透析液和碳酸氢盐透析液，现多用碳酸氢盐透析液。

（2）物品准备　包括穿刺针、无菌包、透析用药（肝素、5%碳酸氢钠、0.9%氯化钠）、高渗葡萄糖注射液、10%葡萄糖酸钙等。

2. 血液通路　又称血管通路，指血液从人体内引出经透析器透析后再返回到体内的通路，是保证透析能否进行和充分的关键性技术措施，常被患者和透析工作者称为“生命线”。血管通路分临时性和永久性两类，前者包括中心静脉留置导管、动－静脉外瘘和直接穿刺，后者主要是动－静脉内瘘。

（1）动－静脉外瘘　指将两条硅胶管分别插入表浅毗邻的动、静脉，常用前臂的桡动脉和头静脉，在皮肤外将两者用接管连接成“U”字型，形成动－静脉体外分流。外瘘在术后可立即使用，不需穿刺，血流量大而稳定；缺点是外瘘导管易滑脱，长期留置易发生感染和血栓。

（2）动－静脉内瘘　是维持性血透患者最常用的血管通路。经外科手术将表浅毗邻的动静脉远端结扎，近心端直接吻合，使静脉血管血流量增加、管壁动脉化，形成皮下动－静脉内瘘。常用的血管为桡动脉与头静脉。内瘘在术后3～4周后可以使用，可长期使用。

3. 患者的准备及护理

（1）心理护理　对首次透析者，向患者及家属介绍和解释使其了解血透的必要性、方法及注意事项，消除患者的恐惧和紧张心理，取得其配合。

（2）饮食护理　加强患者的饮食和水分的控制管理。透析患者应注意补充蛋白质，其摄入量为1.2g/(kg·d)，50%以上为优质蛋白；给予足够的能量；控制液体摄入，两次透析间期体重增长不能超过2～3kg；给予低盐饮食，避免食含钾、含磷高的食物。

（3）生化检查　测量生命体征、体重，留取血标本检查肾功能和电解质。

【操作过程及护理】

1. 操作过程　首先检查血透机的电源，将透析液、血管通路、透析器正确连接在相应位置；然后用生理盐水及肝素液冲洗血管通路及透析器备用；再用内瘘针分别穿刺动静脉或内瘘，将血管通路的动脉端连接动脉穿刺针，静脉端连接静脉穿刺针，形成体外循环进行血液透析。透析时间为3～5小时，根据病情可适当增减。

2. 操作中的护理　穿刺时严格无菌操作，动作熟练、轻、稳，尽量减少患者的疼痛。透析过程中严密监测患者的生命体征；观察血流量、血路的动静脉压力、空气报警器、透析液的流量、温度浓度等各项指标的变化；准确记录透析时间、超滤量（脱水量）及肝素量；注意观察血透机的运转情况，发现问题及时报告处理。

【操作后护理】

常见并发症的预防及处理如下。

1. 低血压　是最常见的并发症之一。多由于超滤过多过快致急性低血容量和透析时血浆胶体渗透压的下降所致。处理应立即降低血流量，减慢超滤，患者取头低足高仰卧位，予氧气吸入；静脉输注高渗糖、生理盐水、林格液或鲜血等。

2. 失衡综合征　易发生于高尿素氮血症患者开始透析时，血清中的尿素和渗透压下降的速度比脑脊液中的快，促使水向脑细胞内转移而导致颅内高压。其表现为头痛、视物模糊、恶心和呕吐、肌肉收缩、意识障碍，甚至昏迷等。因此首次透析者，应缩短透析时间、降低血流量，发生失衡综合征时，予静注高渗糖、高渗钠，应用镇静剂，如地西泮。

3. 致热原反应　由于内毒素进入体内引起，表现为寒战、发热，常在透析开始1小时左右发生。预防与处理措施是严格无菌操作，注意透析管路和透析器处理消毒等。若发生致热原反应，可以用退热药、抗组胺药（异丙嗪等）或地塞米松等改善症状。

4. 出血　多因肝素应用不当、血小板功能不良、高血压等所致。表现为牙龈出血、消化道出血，甚至颅内出血。应注意调整肝素的用量，发现出血并及时处理。

5. 其他　如出现过敏性反应、心律失常、心肌梗死、栓塞、溶血等，需给予相应的处理。

透析结束时测量生命体征、留取血标本监测生化指标等。术后注意穿刺处的压迫止血，压迫时间充分，压力适当，以达到止血目的。透析结束后称体重，与患者约定下次透析时间。

附二　腹膜透析

腹膜透析简称腹透，是将腹膜作为透析膜，向腹腔内输入透析液，使体内潴留的水、电解质与代谢废物进入腹腔，而透析液中某些对人体有益的物质经毛细血管进入血液循环，以达到清除体内代谢产物、毒性物质，纠正水、电解质平衡紊乱的目的。

腹膜透析具有操作简单，不需特殊设备、血管通路及抗凝剂，可持续24小时，平稳、缓慢、温和地清除毒素和水分，对心血管系统的干扰较少，大大改善患者的预后，因此，有较好的应用前景。

【适应证与相对禁忌证】

1. 适应证　同血液透析。

2. 禁忌证　腹膜透析有绝对禁忌证和相对禁忌证。

（1）绝对禁忌证　①腹膜感染或肿瘤导致的腹膜广泛粘连或纤维化；②腹壁广泛感染或严重烧伤或其他皮肤病。

（2）相对禁忌证　①腹部有创伤或手术后3日内；②肠梗阻、肠麻痹、严重肠胀气、妊娠晚期或腹内巨大肿瘤；③膈肌缺损；④局限性腹膜炎及腹腔脓肿，肠造瘘或腹部引流；⑤严重呼吸功能障碍；⑥精神病患者或不合作者。

【操作前准备及护理】

1. 物品准备　腹透装置（包括腹膜透析管、连接装置等）、透析液、常规消毒物品、无菌巾及纱布等。透析用药、急救药物。

2. 患者准备　向患者介绍腹膜透析的有关知识，使其了解腹膜透析的过程、术中的配合及术后的注意事项，保证情绪稳定。术前下腹部及会阴部进行备皮。术前禁食、排空膀胱。

【操作中的护理】

1. 操作过程

（1）接通透析机的电源。

（2）连接透析液。

（3）当透析液的温度（37℃）、电导度正常时，将血管通路、透析器、无菌生理盐水（或肝素生理盐水）及连接冲洗血路约20分钟。

（4）打开无菌内瘘穿刺包，用两根内瘘穿刺针分别穿刺动脉与静脉（或内瘘的动脉端、静脉端），静脉推注肝素首量。

（5）上机，将血管通路的动、静脉端分别与内瘘穿刺针的动、静端连接，将血泵的血流量调至100ml（如有心功能不全者将血流量降至80ml），根据患者病情设置治疗参数（如透析时间、脱水量、肝素追加量、透析液温度、电导度及流量），当患者适应后逐渐将血流量增加到200～250ml。

2. 操作中的护理　分离和连接各种导管前要注意消毒和严格无菌操作；监测生命体征；观察透析液的颜色、流速是否适当，并准确记录腹腔内进出透析液的时间、液量，监测患者的水、电解质平衡情况。

【操作后护理】

1. 常见并发症的观察及护理

（1）透析液引流不畅或腹膜透析管堵塞　为常见并发症，可影响腹膜透析的正常进行。多因导管移位、受压、扭曲、纤维蛋白堵塞、大网膜包裹等造成。应改变患者体位；排空膀胱；应用导泻剂或灌肠，增加患者的肠蠕动；在腹膜透析管内注入肝素、尿激酶、生理盐水以溶解纤维块，通畅阻塞透析管；可在X线透视下调整透析管的位置或手术重新置管。

（2）腹膜透析液渗漏　由于腹膜切口过大或荷包缝合不当所致。手术结束时应确认腹膜透析液灌入无渗漏方可关腹。

（3）腹痛腹腔脏器损伤（如肠梗阻、膀胱损伤等）　多见于临时腹膜透析管穿刺法时，当膀胱充盈或肠粘连时易发生，术前应排空膀胱，有阻力感时避免硬插，防止损伤发生。

（4）其他并发症　腹痛、低血压、脱水、血性腹腔积液等。

2. 观察　透析管出口处皮肤有无渗血、漏液和红肿等。定期送引流液做各种检查，测量体重及生命体征。患者沐浴时注意保护透析管用防水的胶布包好并固定，防止污染。

3. 饮食护理　蛋白质的摄入量为1.2～1.5g/(k·d)，其中50%以上为优质蛋白，能量为125.5kg/

(kg·d)。根据尿量及超滤量决定水的摄入量，如患者出量大于1500ml，且无明显高血压、水肿等，可正常饮水。同时注意补充锌、铁及维生素等，以维持营养平衡。透析液中不含钾，因此患者饮食不必限钾。

附三　肾移植

肾移植是将健康者的肾脏移植给有肾脏病变且丧失肾脏功能的患者，是治疗慢性肾衰竭的一项有效手段。肾移植按其供肾来源不同分为自体肾移植、同种肾移植和异种肾移植，习惯把同种肾移植简称为肾移植。

【适应证与禁忌证】

1. 适应证

(1) 患者年龄以12~65岁为宜，若患者的年龄大于65岁，如心脏、肺脏及肝脏器官功能正常，血压平稳，精神状态良好者，也可考虑作肾移植术。

(2) 慢性肾炎终末期或其他肾脏疾病而致的不可逆转的肾功能衰竭。

(3) 经过血透或腹透治疗后，一般情况好，体内无潜在感染病灶，能耐受肾移植手术者。

(4) 无活动性溃疡、肿瘤、肝炎及结核病病史，也无精神、神经系统病史。

(5) 与供肾者的组织配型良好者。

2. 禁忌证　慢性呼吸功能衰竭、严重心血管疾病、严重泌尿系统先天畸形、肝功能异常、转移性恶性肿瘤、精神病和精神状态不稳定者、淋巴细胞毒抗体或群体反应性抗体强阳性及活动性感染，如肺结核、支气管扩张、活动性肝炎等。

【操作前准备及护理】

1. 患者准备

(1) 心理准备　多数患者对肾移植有恐惧心理，且担心预后，因此对移植手术既抱有极大期望又存在各种担忧。术前应对患者进行心理干预，及时准确地回答患者的各种问题，介绍肾移植的相关知识和肾移植成功的例子，使其消除顾虑，以良好的心态准备手术。

(2) 饮食护理　术前要加强营养，给予清淡、易消化、富营养、低盐的饮食，保证患者摄入足够的热量，术前1天给少渣饮食，术晨禁食。

(3) 抗排斥准备　术前给予免疫抑制剂，如硫唑嘌呤、吗替麦考酚酯等，以防止排斥反应。

(4) 防感染准备　术前使用抗生素，术前1~2天对患者进行保护隔离，以预防感染。

(5) 其他准备　术前除常规检查外，还应做好肾、心、肺、肝功能检查，神经系统功能和免疫学检查。观察患者生命体征变化，备皮、做好皮肤准备。

2. 病室环境准备　术前一日和手术当日用0.5%过氧乙酸擦拭室内一切物品和墙窗地面，用乳酸或甲醛进行空气消毒。备齐所需药物，如免疫抑制剂、抗生素、肝素、止血药、抢救药品等。准备监护仪。

【操作过程及护理】

1. 操作过程　将供肾者的肾脏取出并经处理后，移植到患者身上。

2. 操作中的护理

(1) 手术室护士必须了解患者因尿毒症所致的病理变化、术前病情、手术方式及术中可能出现的问题，配合时才能做到心中有数，有条不紊。

（2）加强输液管理 严格控制葡萄液体的输入，对电解质溶液的补充不过于限制。及时补充失血，确保患者手术中的安全。

（3）保持体温，促进移植肾尽早泌尿 低温不仅影响患者病情稳定，还直接影响至移植肾功能的顺利恢复，术中应加强对患者体温的监测。

【操作后护理】

（1）按一般外科护理常规，特级护理及麻醉后常规护理。

（2）病情监测 术后 2 天内每小时测体温、脉搏、呼吸、血压、尿量及颜色各 1 次，平稳后每 2 小时测量 1 次，准确记录 24 小时出入水量，每日早、晚各测体重 1 次。

（3）术后患者取平卧位，移植侧下肢屈曲 15°～25°，减少切面疼痛与手术血管吻合处张力，有利于切口愈合；同时移植侧下肢应避免过度屈曲，并禁止静脉注射。

（4）饮食护理。术后肠蠕动恢复或肛门排气后，给高热量、高蛋白、高维生素、易消化的软食，鼓励患者多饮水。

（5）观察切口渗血及外科并发症（切口出血、血肿、尿瘘、淋巴瘘、肾破裂等），发现问题及时报告医师，并协助处理。

（6）移植后 1 个月内，应重点观察有无急性排斥的发生。防止感染发生，严格执行无菌操作及病室消毒隔离制度，注意口腔及皮肤的清洁卫生，加强生活护理。

（7）术后并发症的护理

1）排斥反应 是指受体对移植器官抗原的特异性免疫应答，是肾移植失败的主要原因。急性排斥反应是临床上最常见的一种以细胞免疫反应为主的排斥反应，多数情况可以逆转，以植入肾肿大、发热及血压增高、尿量减少和关节酸痛等症状为主。慢性排斥反应多发生在肾移植术后数月或数年，以慢性肾功能损害为主要表现。为了早期发现排斥反应，护士应经常注意患者的尿量、主诉及各项检查结果。

2）水肿 患者首先表现为球结膜水肿，其次为下肢水肿。这时要控制输液速度，让出量大于入量，必要时可应用强心剂。

3）感染 肾移植术后感染是患者致死最常见的原因，病死率较高。近年来由于组织配型的进展，减少了免疫抑制药物剂量，预防性应用抗生素，以及对反复发生的严重排斥反应者积极采取了摘肾保命原则，使感染引起的死亡率明显下降。

4）出血 是最早出现的并发症之一。可有渗血、移植肾自发性破裂及移植肾血管破裂。原因是多方面的，临床主要表现为突感移植肾区剧痛、膀胱刺激征、失血性休克、移植肾区隆起、局部压痛与反跳痛等症状体征。因此要严密观察上述症状体征，发现问题及时报告医生处理。

护爱生命

器官捐献，是指自然人生前自愿表示在死亡后，由其执行人将遗体的部分捐献给医学科学事业。或生前未表示是否捐献意愿的自然人死亡后，由其直系亲属将遗体的全部或部分捐献给医学科学事业的行为。

截至 2021 年 4 月，全国累计器官捐献志愿登记人数已超过 315 万人，完成公民逝世后器官捐献 3.3 万余例，捐献器官 9.9 万余个，成功挽救了近 10 万器官衰竭患者的生命。

目标检测

答案解析

单项选择题

1. 肾脏不分泌以下哪种激素（　）
   A. 肾素　　B. 促红细胞生成素
   C. 激肽释放酶　　D. 前列腺素
   E. 血管升压素
2. 肾病综合征最常见的并发症为（　）
   A. 呼吸道感染　　B. 低钾、低钠、低钙血症
   C. 高凝状态及血栓形成　　D. 低血容量性休克
   E. 急性肾功能不全
3. 尿毒症最早出现的症状是（　）
   A. 厌食、恶心、呕吐　　B. 嗜睡、定向力障碍
   C. 咳嗽、胸痛　　D. 皮肤黏膜出血
   E. 血压升高
4. 患者，男，28 岁。农民，无文化，急性肾炎发作后未及时医治，迁延不愈。近期明显水肿，伴有血尿，BUN 显著升高。关于慢性肾炎的病因和预后叙述，下列错误的是（　）
   A. 绝大多数慢性肾炎的确切病因尚不明确
   B. 多数由急性肾炎迁延不愈发展而来
   C. 如血压控制不好，肾功能恶化较快，预后较差
   D. 最终发展为慢性肾衰竭
   E. 非免疫性因素在慢性肾炎的发生与发展中也可能起重要作用
5. 患者，女，26 岁。以慢性肾小球肾炎入院，入院时明显水肿。住院 1 个月后症状基本消失。慢性肾小球肾炎是属于哪种炎症疾病（　）
   A. 细胞介导性　　B. 免疫介导性
   C. 活性酶介导性　　D. 内毒素介导性
   E. 外毒素介导性
6. 患者，女。患慢性肾小球肾炎两年余，近 1 个月出现双下肢水肿。尿少，实验室检查尿蛋白（+++）。该患者的护理，不妥的是（　）
   A. 定时测量血压并注意观察有无发热
   B. 给予优质低蛋白、低磷、低钠饮食
   C. 减少人员探视，防止交叉感染
   D. 记录出入水量
   E. 立即给予抗生素滴注
7. 患者，男，50 岁。3 个月来出现大量蛋白尿（++++），伴有全身水肿，以原发性肾病综合征入院治疗。原发性肾病综合征患者首选的治疗药物是（　）
   A. 糖皮质激素　　B. 环磷酰胺
   C. 环孢素 A　　D. 霉酚酸酯

E. 苯丁酸氮芥

8. 患者，男性，16 岁。两周前突发化脓性扁桃体炎。近两天出现血尿，晨起颜面部明显水肿。检查：内生肌酐清除率明显下降，以急性肾炎收入院，请问与急性肾炎发病有关的细菌是（　）

A. 金黄色葡萄球菌　　B. 大肠埃希菌

C. 链球菌　　D. 肺炎双球菌

E. 流感嗜血杆菌

9. 患者，男，57 岁。有慢性肾衰竭病史，治疗中出现高钾血症。请问对此患者的处理方法，不妥的是（　）

A. 50% $NaHCO_3$ 静脉滴注　　B. 葡萄糖液及胰岛素静脉滴注

C. 口服阳离子交换树脂　　D. 10% 葡萄糖酸钙缓慢静脉推注

E. 血液透析疗法

10. 患者，男，67 岁。有慢性肾衰竭病史，当病情累及心血管系统时，其心血管系统受损害的表现没有（　）

A. 高血压　　B. 低血压

C. 动脉粥样硬化　　D. 尿毒症性心包炎

E. 心力衰竭

11. 患者，男，慢性肾衰竭，住院时出现四肢肌无力、肠胀气、心律不齐，应考虑出现（　）

A. 高血钾　B. 低血钾　C. 低血钙　D. 高血钙　E. 高血磷

12. 患者，女性，60 岁。1 个月前患者自觉恶心、疲乏无力、头晕，门诊入院。查体：血压 110/70mmHg，尿量 400ml/d，尿素氮明显升高，诊断为慢性肾衰竭。请问促使肾功能不同程度恢复的关键是（　）

A. 纠正水、电解质紊乱和酸碱平衡失调　　B. 血液透析

C. 积极治疗原发病　　D. 进行肾移植

E. 给予高营养食品

13. 患者，男，70 岁。慢性肾功能不全合并肾性骨病、肾性高血压。推测其电解质检查结果特点可能为（　）

A. 正常血钙、血磷　　B. 低血钙、高血磷

C. 低血钙、低血磷　　D. 高血钙、高血磷

E. 高血钙、低血磷

14. 某急性肾衰竭患者，男，60 岁。治疗期间尿量减少，尿色深而浑浊。实验室检查血 BUN 23mmol/L，请问急性肾衰竭少尿期电解质紊乱。下列正确的是（　）

A. 高钾血症、高磷血症、高镁血症、低钠血症、低钙血症

B. 高钾血症、高钠血症、高镁血症、低磷血症、低钙血症

C. 低钾血症、低磷血症、高镁血症、低钠血症、低钙血症

D. 高钾血症、高磷血症、低镁血症、高钠血症、低钙血症

E. 高钾血症、低镁血症、高钠血症、低磷血症、低钙血症

15. 患者，女，69 岁。糖尿病患者。患者出现高热伴有尿频、腰痛，尿常规见白细胞管型。疑为肾盂肾炎，肾盂肾炎最常见的感染途径是（　）

A. 上行感染　B. 血行感染　C. 淋巴管感染　D. 直接感染　E. 接触感染

（16～18 题共用题干）

患者，女，68 岁。因尿量减少 1 周，350～450ml/d，全身高度水肿。查体：血压 180/110mmHg。实验室检查：血肌酐 707μmol/L，尿素氮 35.8μmol/L，血钾 6.9mmol/L，红细胞计数 21.5×10^{12}/L，血红蛋白 65g/L。初步诊断为肾衰竭收住入院。

16. 该患者高血压的最主要原因是（　）

A. 肾素活性增高　　B. 血液黏稠

C. 使用环孢素等药物　　D. 水钠潴留

E. 动脉弹性减低

17. 该患者尽量避免吃（　）

A. 苹果　　B. 芋头　　C. 梨　　D. 草莓　　E. 橘子

18. 该患者每天摄入的液体量应为（　）

A. 不应超过 1000ml　　B. 前 1 天的尿量加上 500ml

C. 前 1 天的尿量减去 100ml　　D. 前 1 天的尿量加上 300ml

E. 一般不需严格限水，但不可过多饮水

（19～20 题共用题干）

患者，女，25 岁。近 3 天发热、腰痛，伴尿急、尿频、尿痛。尿镜检见白细胞增多，达 25 个/HP。

19. 考虑该患者为（　）

A. 急性肾盂肾炎　　B. 急性肾小球肾炎

C. 肾病综合征　　D. 急性肾衰竭

E. 慢性肾小球肾炎

20. 该病的主要病因为（　）

A. 免疫缺陷　　B. 细菌感染

C. 遗传因素　　D. 过敏

E. 营养过剩

书网融合……

重点回顾　　微课 1　　微课 2　　微课 3

微课 4　　微课 5　　习题

项目五　血液系统疾病患者的护理

学习目标

知识目标：

1. **掌握**　常见血液系统疾病的临床表现和护理措施。
2. **熟悉**　常见血液系统疾病的辅助检查方法和意义、治疗要点。
3. **了解**　常见血液系统疾病的病因和病变机制。

技能目标：

能按照护理程序为患者提供整体护理和健康教育。

素质目标：

对待患者耐心、细心、精心；对无偿献血、捐献造血干细胞行为具有崇敬、敬畏之心。

导学情景

情境描述：患者，男性，52岁。因“不明原因皮肤淤青伴头晕、乏力1个月，鼻出血3天”收住入院。骨髓检查报告提示急性早幼粒细胞白血病。住院期间予以维甲酸及三氧化二砷诱导分化治疗。第10天患者突然出现大量鼻出血，牙龈出血，随后诉头痛、喷射状呕吐、视物模糊、烦躁不安。身体评估：体温37.5℃，脉搏90次/分，呼吸16次/分，血压160/85mmHg；全身皮肤见大片瘀斑，球结膜出血。血常规：红细胞2.8×10^{12}/L，血红蛋白52g/L，白细胞2.0×10^{9}/L，血小板12×10^{9}/L。

情境分析：该患者被确诊为急性早幼粒细胞白血病。化疗以后出现鼻出血，牙龈出血，头痛、呕吐、视物模糊等症状，实验室检查三系均减少。

讨论：1. 该患者最可能发生了什么并发症？

2. 应采取哪些护理措施？

学前导语：急性白血病是造血干细胞的恶性克隆性疾病，发病时骨髓中异常的原始及幼稚细胞大量增殖并广泛浸润肝、脾、淋巴结等脏器，抑制正常造血。临床上以进行性贫血、持续发热、出血和组织器官的浸润等为主要表现，该患者有贫血、出血的表现，使用化疗药以后，出血加重，有颅内压增高的表现，考虑出现了并发症。

任务一　概　述

PPT

血液系统疾病是指原发或主要累及血液、造血器官和组织的疾病，简称血液病。血液病的种类较多，主要包括各类红细胞疾病、白细胞疾病以及出血性疾病。其共同特点多表现为外周血中有形成分（红细胞、白细胞及血小板）和血浆成分的病理性改变，机体免疫功能低下以及出、凝血机制的功能紊乱，还可出现肝、脾、淋巴结、骨髓等造血组织和器官的结构及功能异常。临床确诊有赖于实验室检查。血液系统疾病的常见致病原因有化学、物理、遗传、免疫等因素。随着现代工业化进程的加快、环境污染的加重，血液系统疾病的发生率有逐年增高的趋势。

近年来，随着基础医学研究的不断深入、发展和应用，血液病在发病机制的阐明、诊断的确立、治疗手段的选择、药物疗效的观察与评价、病情监测与预后判断等方面均得到了进一步的发展，也对血液病专科护理提出了更高要求，包括饮食营养指导、心理护理、症状护理、各种化疗及特殊治疗药物的配制与应用、成分输血的护理，特殊治疗导管与设备的应用与维护等。 微课1

血液系统常见的症状体征包括：贫血、出血与出血倾向、继发感染。

练一练5-1

患者，特发性血小板减少性紫癜，下面预防和减少皮肤黏膜出血的护理措施中，错误的一项是（ ）

A. 剪短指甲，避免搔抓皮肤

B. 软毛牙刷刷牙，不用牙签剔牙

C. 鼻腔血痂要及时挖出

D. 药物一般口服，尽量减少注射

E. 发生牙龈出血和鼻出血时，局部用肾上腺素棉球贴敷和填塞

答案解析

一、贫血

贫血（anemia）是指单位容积外周血液中血红蛋白浓度（Hb）、红细胞计数（RBC）和血细胞比容（HCT）低于同年龄、性别和地区正常低限的一种常见临床表现。贫血不是一种独立的疾病，各系统疾病均可引起程度不同的贫血。其中血红蛋白浓度是诊断贫血和判断贫血严重程度最可靠的依据。在评估贫血时，应注意血液稀释时血红蛋白值的降低和血液浓缩时血红蛋白值的相对增高。一般认为，成年人贫血的诊断要点如表5-1所示。

表5-1 贫血的实验室诊断要点

性别	Hb（g/L）	RBC（/L）	HCT
男	<120	$<4.5\times10^{12}$	0.42
女	<110	$<4.0\times10^{12}$	0.37
孕妇	<100	$<3.5\times10^{12}$	0.30

【分类】

基于不同的临床特点，贫血有不同的分类方法。综合了解与使用贫血分类方法，既有利于病因、病情的评估，也有助于指导临床治疗、预防和护理。

1. 按病因与发病机制分类 可将贫血分为红细胞生成减少性贫血、红细胞破坏过多性贫血和失血性贫血三类（表5-2）。

2. 按血红蛋白的浓度分类 可将贫血按严重程度分为四个等级（表5-3）。

3. 按红细胞形态特点分类 根据平均红细胞体积（mean corpuscular volume，MCV）、平均红细胞血红蛋白浓度（mean corpuscular hemoglobin concentration，MCHC），可将贫血分为三类（表5-4）。

表5-2 贫血的病因分类

类型	病因及机制	常见疾病
红细胞生成减少	造血细胞异常	再生障碍性贫血、白血病
	造血调节异常	白血病、淋巴瘤、多发性骨髓瘤、慢性病性贫血
	造血原料不足或利用障碍	缺铁性贫血、巨幼细胞贫血

续表

类型	病因及机制	常见疾病
红细胞破坏过多	红细胞内在缺陷	葡萄糖-6-磷酸脱氢酶缺乏、地中海贫血
	红细胞外在缺陷	自身免疫性溶血性贫血、脾功能亢进
失血性贫血	出血性疾病	特发性血小板减少性紫癜、血友病
	非出血性疾病	消化性溃疡、痔疮、功能性子宫出血

表5-3　贫血严重程度的划分标准

贫血程度	血红蛋白浓度（g/L）	临床表现
轻度	>90	症状轻微
中度	60~90	活动后感心悸、气促
重度	30~59	静息状态下仍感心悸、气促
极重度	<30	常并发贫血性心脏病

表5-4　贫血的细胞形态学分类

类型	MCV（fl）	MCHC（%）	临床类型
大细胞性贫血	>100	32~35	巨幼细胞贫血
正常细胞性贫血	80~100	32~35	再生障碍性贫血、急性失血性贫血、溶血性贫血
小细胞低色素性贫血	<80	<32	缺铁性贫血

【临床表现】

血红蛋白含量减少，血液携氧能力下降，引起全身各组织和器官缺氧与功能障碍，是导致贫血患者一系列临床表现的病理生理基础。贫血的临床表现与贫血的严重程度、贫血发生发展速度、个体的代偿能力及其对缺氧的耐受性有关。尽管贫血的病因机制各不相同，但都有着共同的临床表现，主要包括以下几个方面。

1. 皮肤黏膜　皮肤黏膜苍白是贫血最突出的体征，常为患者就诊的主要原因。在贫血状态下，机体为保证重要器官的供血供氧，通过神经-体液因素的调节，使血液重新再分配，皮肤黏膜供血相对减少。睑结膜、口唇与口腔黏膜、甲床及手掌等部位的皮肤黏膜颜色检查结果较可靠。

2. 骨骼肌肉系统　疲乏、无力为贫血最常见和出现最早的症状，与骨骼肌氧的供应不足有关，但对贫血的诊断缺乏特异性。

3. 神经系统　由于脑组织的缺血、缺氧，患者常可出现头晕、头痛、耳鸣、眼花、失眠、多梦、记忆力下降及注意力不集中等症状。严重贫血者可出现晕厥，老年患者尚可出现神志模糊及精神异常的表现，儿童患者会出现躁动、智力发育低下。

4. 循环系统　心悸、气促，活动后明显加重，是贫血患者心血管系统的主要表现。轻度贫血多无明显表现，仅活动后出现心悸、气促，贫血愈重，活动量愈大，症状愈明显。长期严重贫血，心脏超负荷工作且供氧不足，会导致贫血性心脏病。此时不仅有心率变化，还可有心律失常、心脏扩大，甚至出现全心衰竭，平静状态也可出现心悸、气促甚至端坐呼吸等。

5. 呼吸系统　多见于中度以上贫血的患者。主要表现为呼吸加快及程度不同的呼吸困难。初期症状主要与机体对缺氧的代偿反应有关，后期若并发心衰导致肺淤血，患者呼吸困难会进一步加重并可出现咳嗽、咳痰等。

6. 消化系统　凡能引起贫血的消化系统疾病，在贫血前或贫血后同时有原发病的表现。贫血本身可影响消化系统，使消化腺分泌减少甚至腺体萎缩，进而导致消化功能减低、消化不良，出现腹部胀满、食欲减低和便秘等。

7. 其他系统 慢性重症贫血者可出现夜尿增多、低比重尿和轻度蛋白尿；急性重症贫血，尤其是失血性贫血可因有效循环血容量不足导致肾血流量减少而出现少尿、无尿。由于长期的贫血影响睾酮的分泌，可减弱男性特征；因性激素的合成与分泌减少可导致女性出现月经量增多或继发性闭经；男女均有性欲减退。长期贫血还可致机体内分泌腺体如甲状腺、性腺、肾上腺的功能减退及激素分泌异常。

【实验室及其他检查】

1. 血液检查 血红蛋白及红细胞计数是确定患者有无贫血及其严重程度的基本检查项目，网织红细胞计数有助于贫血的鉴别诊断及疗效的观察与评价。

2. 骨髓检查 骨髓检查是贫血病因诊断的必查项目之一，可反映骨髓细胞的增生程度、造血组织的结构及细胞成分、形态变化等。

3. 与贫血发病机制有关的检查 如铁代谢、叶酸和维生素 B_{12} 水平测定、红细胞膜、酶、珠蛋白、自身抗体、同种抗体、造血细胞质异常有关的染色体、细胞调控，以及造血系统肿瘤性疾病和其他继发性贫血的原发病检查。

【常见护理诊断/问题】

活动无耐力　与各种因素引起的贫血有关。

【护理措施】

1. 休息与活动 指导患者合理休息与活动，减少机体的耗氧量。应根据贫血的程度、发展的速度及原发疾病等，与患者一起制订休息与活动计划，逐步提高患者的活动耐力水平。轻度贫血者，无须太多限制，但要注意休息，避免过度疲劳。中度贫血者，增加卧床休息时间，若病情允许，应鼓励患者生活自理，活动量应以不加重症状为度；并指导患者于活动中进行自我监控，若活动中自测脉搏≥100 次/分或出现明显心悸、气促，应停止活动；重度贫血者多伴有贫血性心脏病，缺氧症状明显，应给予舒适体位（如半坐卧位）卧床休息，缓解患者的呼吸困难或缺氧症状。待病情好转后可逐渐增加活动量。在患者活动时给予协助，防止跌倒。

2. 给氧 严重贫血患者应予常规氧气吸入，以改善组织缺氧。

3. 饮食护理 一般给予高蛋白、高维生素、易消化食物，多食富含所缺营养素的食品。详见以下对各种贫血的护理。

4. 输血或成分输血的护理 遵医嘱输血或浓缩红细胞以减轻贫血和缓解机体的缺氧症状。输注前必须认真做好查对工作；输血时应注意控制输注速度，防止心脏负荷过重而诱发心力衰竭，同时应密切观察患者的病情变化，及时发现和处理输血反应。

5. 预防感染 重症患者，尤其是伴有白细胞减少者，应注意预防感染。

二、出血与出血倾向

出血或出血倾向是指止血和凝血功能障碍而引起自发性出血或轻微创伤后出血不止的一种表现。是血液系统疾病最常见的体征之一。发生原因包括：①血小板数量或功能异常：如特发性血小板减少性紫癜、血小板无力症、再生障碍性贫血。②血管壁异常：如遗传性出血性毛细血管扩张症、过敏性紫癜。③凝血功能障碍：如血友病、弥散性血管内凝血、严重肝病。

【临床表现】

出血部位可遍布全身，轻度出血主要发生在皮肤黏膜、牙龈及鼻黏膜，表现为出血点、瘀斑或血肿，还可发生关节腔、肌肉和眼底出血，内脏出血（呕血、便血、血尿、月经过多等）多为重症，严重者可发生颅内出血，表现为剧烈头痛、恶心、呕吐、视物模糊等。e 微课 2

【实验室及其他检查】

有无血小板计数减少、凝血时间延长、束臂试验阳性、凝血因子缺乏等异常变化。

【常见护理诊断/问题】

有受伤的危险：出血 与血小板减少、凝血因子缺乏、血管壁异常有关。

【护理措施】

1. 一般护理　为了避免增加出血的危险或加重出血，应做好患者的休息与饮食指导，保持大小便通畅。若出血仅局限于皮肤黏膜，无须太多限制；若血小板计数 $<50\times10^9/L$，应减少活动，增加卧床休息时间；严重出血或血小板计数 $<20\times10^9/L$ 者，必须绝对卧床休息，协助做好各种生活护理。鼓励患者进食高蛋白、高维生素、易消化的软食或半流质，禁食过硬、粗糙及辛辣刺激性食物。便秘者可酌情使用开塞露或缓泻药，以免排便时过于用力、腹压骤增而诱发内脏出血。

2. 病情观察　密切观察生命体征和意识状态的改变，观察出血部位、表现形式、发展或消退情况；及时发现新的出血、重症出血及其先兆，并应结合患者的基础疾病及相关实验室或其他辅助检查结果，做出正确的临床判断，以利于及时护理与抢救配合。

3. 对症护理

（1）皮肤出血的预防与护理　定期检查皮肤出血部位及范围，剪短指甲，避免搔抓皮肤，避免肢体碰撞及外伤。使用刺激性小的沐浴露，保持皮肤清洁，水温不可过高，擦洗时不可以用力；保持床单平整，衣服柔软。各项护理操作动作轻柔；尽量减少注射次数；静脉穿刺时，止血带结扎不宜过紧和过久，避免用力拍打皮肤；注射或穿刺部位拔针后需适当延长按压时间。长期输液者宜经常更换注射部位。高热患者禁用酒精或温水擦浴降温。

（2）鼻出血的预防与护理　保持空气湿度为55%～65%，防止鼻黏膜干燥出血，自觉干燥时，局部使用液状石蜡油滴鼻。嘱患者不要用手挖鼻痂，避免用力擤鼻。少量出血时，用消毒棉球或0.1%肾上腺素棉球填塞鼻腔止血，并局部冷敷，或将冰袋放在后颈部，促进血管收缩止血；若出血不止，协助医生用凡士林油纱条行后鼻腔填塞术，术后定时用无菌液状石蜡油滴入，保持鼻腔黏膜湿润，3天后去除油纱条；若仍有出血，需更换油纱条再填塞。

（3）口腔出血的预防与护理　保持口腔清洁，嘱患者用软毛牙刷刷牙，忌用牙签剔牙，少吃煎炸、带刺或含骨头的食物，带壳的坚果类食品以及过硬的水果（如甘蔗）等。牙龈渗血时，局部用肾上腺素棉片或明胶海绵贴敷止血，及时用生理盐水或1%过氧化氢漱口，清除口腔内陈旧血块，保持口腔清洁舒适。

（4）颅内出血的预防与护理　保证充分的睡眠，避免情绪激动、剧烈咳嗽和屏气用力等。如突然出现头痛、视物模糊、喷射性呕吐甚至昏迷，双侧瞳孔不等大、对光反射迟钝等，提示颅内出血发生，及时联系医生，做好抢救配合：①立即头偏向一侧，保持呼吸道通畅。②给予2～4L/min吸氧。③建立两条静脉通道，遵医嘱给予脱水药物，如20%甘露醇、50%葡萄糖液、呋塞米等降低颅内压，必要时进行输血或成分输血。④观察并记录患者的病情变化，如生命体征、意识状态、瞳孔、尿量等。⑤对颅内压增高导致躁动不安者，应做好安全防护，防止摔伤、碰撞。

（5）成分输血或输注血浆制品的护理　出血明显者，遵医嘱输注浓缩血小板悬液、新鲜血浆或抗血友病球蛋白浓缩剂等。输注前必须认真核对；血小板取回后，应尽快输入；新鲜血浆最好于采集后6小时内输完；抗血友病球蛋白浓缩剂用生理盐水稀释时，应沿瓶壁缓缓注入生理盐水，勿剧烈冲击或振荡，以免泡沫形成而影响注射。输注过程要注意观察患者有无输血反应，如溶血反应、过敏反应等。

4. 心理护理 加强与患者及其家属的沟通，及时了解患者及其家属的需求与忧虑，并能给予必要的解释与疏导。如扼要解释出血的成因、如何减轻或避免加重出血、目前治疗与护理的主要措施及其配合要求等。还可通过介绍治疗效果较好的成功例子，增强患者战胜疾病的信心，减轻恐惧感。注意营造良好的住院环境，促进病友与家属间的相互支持与帮助。当患者出血突然加重时，护士应保持镇静，迅速通知医生并配合做好止血等救治工作，及时清除血迹，以免对患者产生不良刺激。

三、继发感染

血液病患者由于白细胞减少和（或）功能缺陷、免疫抑制剂的使用以及贫血、营养不良等导致机体抵抗力下降，从而继发各种感染。发热是继发感染的典型表现，具有持续时间长、热型不一、一般抗生素治疗效果不理想等特点。

【临床表现】

感染主要表现为发热，且不易控制。通常以口腔、牙龈、咽峡部最常见，其次是肺部、皮肤和皮下软组织化脓性感染、肛周脓肿等，女性还容易发生尿路感染。①口咽部表现：局部小溃疡或糜烂、咽部充血、扁桃体肿大及脓性分泌物。②呼吸系统表现：气管炎和肺炎，出现咳嗽、咳痰、胸痛、气促等。③皮肤感染表现：皮肤红肿、溃烂，注意有无脓性分泌物；肛周感染表现为局部红肿、疼痛、出血，局部波动感。④尿路感染表现：尿频、尿急、尿痛及血尿，以女性多见。

【实验室及其他检查】

血尿常规检查、X 线检查、血培养等。

【常见护理诊断/问题】

体温过高 与感染、肿瘤细胞释放内源性致热因子有关。

【护理措施】

1. 休息 卧床休息，采取舒适的体位，减少机体的消耗，必要时可吸氧。维持室温在 20 ~ 24℃、湿度 55%~60%，并经常通风换气。患者宜穿透气、棉质衣服，若有寒战应给予有效保暖。

2. 饮食护理 鼓励患者进食高热量、高维生素、营养丰富的半流饮食或软食，以补充机体基本需要和因发热所造成的额外消耗。指导患者摄取足够的水分以防止脱水，每天至少 2000ml 以上，必要时可遵医嘱静脉补液，维持水和电解质平衡。若为重症贫血、并发慢性心力衰竭的患者，则需限制液体摄入量并严格控制补液速度，以免诱发急性左心衰。

3. 降温 高热患者可先给予物理降温，如冰敷前额及大血管经过的部位（颈部、腋窝和腹股沟）；有出血倾向者禁用酒精或温水拭浴，以防局部血管扩张而进一步加重出血。必要时，遵医嘱给予药物降温。降温过程中，要密切监测患者生命体征的变化及出汗情况，及时更换衣物，保持皮肤清洁、干燥，防受凉，并观察患者降温后的反应，避免发生虚脱。

4. 病情观察 配合定期监测体温并记录；同时还应注意观察感染灶的症状、体征及其变化情况；协助医生做好各种检验标本的采集及送检工作；遵医嘱正确配制和输注抗生素等药物，并注意其疗效与不良反应的观察和预防。

任务二 缺铁性贫血患者的护理

PPT

缺铁性贫血（iron deficiency anemia，IDA）是贫血中最常见的类型，是体内贮存铁缺乏，导致血红蛋白合成减少而引起的一种小细胞低色素性贫血。机体铁的缺乏可分为三个阶段，即贮存铁耗尽、红细胞内铁缺乏和缺铁性贫血。缺铁性贫血是机体铁缺乏症的最终阶段，生长发育期的儿童和育龄妇女发病率较高。全球有 6 ~ 7 亿人患有缺铁性贫血，在多数发展中国家，约 2/3 的儿童和育龄妇女缺铁，其中 1/3 患缺铁性贫血。在发达国家约 20% 的育龄妇女及 40% 的孕妇患缺铁性贫血，儿童的发病率高达 50%，而成年男性为 10%。

【铁的代谢】

正常人每天用于造血的铁主要来自衰老破坏的红细胞，但食物中的铁也是重要来源。为维持体内铁平衡，成人每天需从食物中摄入铁 1 ~ 2mg。铁的吸收部位主要在十二指肠及空肠上段，动物食品铁吸收率高（可达 20%），植物食品铁吸收率低（1% ~ 7%），而乳类含铁量最低。食物铁状态（二价亚铁易吸收、三价铁不易吸收）、胃肠功能（酸碱度等）、体内铁贮量、骨髓造血状态和某些药物（如维生素 C 及其他还原剂能使高铁还原成亚铁而利于吸收）都会影响铁的吸收。多余的铁以铁蛋白和含铁血黄素形式贮存于肝、脾、骨髓等器官的单核 - 巨噬细胞系统，在机体铁需要量增加时动用。机体每天的排铁量不超过 1mg，主要通过肠黏膜脱落细胞随粪便排出，少量通过尿、汗液排出，哺乳妇女还通过乳汁排出。

【病因与发病机制】

1. 病因

（1）需要量增加而铁摄入不足　婴幼儿、青少年、妊娠和哺乳期妇女需铁量较大，若饮食中含铁不足，易造成缺铁；人工喂养的婴儿，若以含铁量较低的牛乳、谷类为主要饮食，又不及时补充含铁丰富的辅食，也可造成缺铁性贫血。青少年的挑食和偏食也是导致缺铁的重要原因。

（2）铁吸收障碍　胃大部切除术及胃空肠吻合术后，因吸收部位减少，可影响铁的吸收，胃酸缺乏、肠道功能紊乱、服用抗酸药以及 H_2受体拮抗剂等，均可影响铁的吸收。

（3）铁丢失过多　慢性失血是成人缺铁性贫血最常见和最重要的原因。反复多次或持续少量的失血，如消化性溃疡、胃肠道肿瘤、肠息肉、痔疮、钩虫病、月经过多等；此外，反复发作的阵发性睡眠性血红蛋白尿、反复血液透析等，也可导致缺铁。

2. 机制　当体内贮存铁减少到不足以补偿功能状态的铁时，铁蛋白、血清铁和转铁蛋白饱和度降低，总铁结合力会升高，组织缺铁、红细胞内缺铁。进而产生以下影响。①影响红细胞的生成：血红素合成障碍，大量的原卟啉不能与铁结合成血红素，血红蛋白生成减少，红细胞内胞质少，体积小，发生小细胞低色素性贫血。严重时，粒细胞、血小板的生成也受影响。②影响组织细胞代谢：当细胞中含铁酶和铁依赖酶的活性降低时，影响患者的精神、行为、体力、免疫功能和儿童的生长发育、智力等；还可引起黏膜组织病变和外胚叶组织营养障碍。

【临床表现】

1. 缺铁原发病的表现　如消化性溃疡、慢性胃炎、溃疡性结肠炎、克罗恩病、功能性子宫出血等疾病相应的临床表现。

2. 一般贫血的表现　如面色苍白、乏力、易倦、头晕、头痛、心悸、气短、耳鸣等。疲乏无力是贫血最常见和最早出现的症状。皮肤黏膜苍白是贫血的主要体征。一般以观察甲床、口腔黏膜和睑结膜较为可靠。

3. 缺铁性贫血的特殊表现　①精神行为异常：如烦躁易怒、注意力不集中、生长发育迟缓、体力下降等。少数患者有异食癖（喜食生米、泥土、石子等）。②组织缺铁表现：皮肤干燥皱缩、毛发干枯易脱落；指（趾）甲无光泽、脆薄易裂、重者指（趾）甲变平、甚至凹下呈勺状（匙状甲）。黏膜损害表现为口角炎、舌炎、舌乳头萎缩，严重者可发生吞咽困难等。

【实验室及其他检查】

1. 血象　呈小细胞低色素性贫血。红细胞体积小、中央淡染区扩大。网织红细胞计数正常或轻度增高。白细胞和血小板计数可正常或减低。

2. 骨髓象 增生活跃或明显活跃；以红系增生为主，尤以中、晚幼红细胞为主，体积小、核染色质致密、胞质少，边缘不整齐，血红蛋白形成不良，呈“核老浆幼”现象。粒系和巨核系无明显异常。

3. 铁代谢 血清铁蛋白 < 12μg/L，是早期诊断贮存铁缺乏的一个常用指标。血清铁低于 8.95μmol/L；总铁结合力升高，>64.44μmol/L；转铁蛋白饱和度小于15%。骨髓铁染色反映单核 - 巨噬细胞系统中的贮存铁，因此可作为诊断缺铁的金指标。

4. 红细胞内卟啉代谢 红细胞内游离原卟啉（FEP）浓度增高 >0.9μmol/L，FEP/Hb >4.5μg/L。

【诊断要点】

根据患者存在导致缺铁性贫血的原因，结合患者的临床表现以及相关的实验室检查结果，可以做出初步的临床诊断，必要时可采用诊断性治疗，以进一步明确诊断。

【治疗要点】

1. 病因治疗 是根治缺铁性贫血的关键所在。积极治疗原发病，如慢性胃炎、消化性溃疡、功能性子宫出血、子宫肌瘤等。婴幼儿、青少年、妊娠妇女营养不足引起的 IDA，应增加含铁丰富的食物。

2. 补铁治疗 症状明显者需要补充铁剂，是纠正缺铁性贫血的有效措施。

（1）口服铁剂 首选口服铁剂。常用铁剂有琥珀酸亚铁、富马酸亚铁、硫酸亚铁等。口服铁剂有效的表现是用药后 1 周左右网织红细胞开始上升，5 ~ 10 天达高峰，2 周左右血红蛋白浓度上升，1 ~ 2 个月恢复正常。为进一步补充体内贮存铁，在血红蛋白恢复正常后继续服用铁剂 3 ~ 6 个月，或待铁蛋白正常后停药。

（2）注射铁剂 若口服铁剂胃肠道反应严重而不能耐受、消化道疾病导致铁吸收障碍、病情要求迅速纠正贫血（如妊娠后期、急性大出血）的患者，可选用注射铁剂治疗。常用右旋糖酐铁，首次给药必须做过敏试验。

练一练5-2

患者，女，21 岁。面色苍白，皮肤干燥，毛发干枯。化验结果：血象呈小细胞低色素性，血红蛋白 88g/L。医嘱给予患者补充铁剂。护士介绍的服药注意事项中，正确的是（ ）

答案解析

A. 服铁剂时可同时饮浓茶、牛奶、咖啡
B. 口服液体铁剂宜直接饮用
C. 口服铁剂可加用维生素 C
D. 口服铁剂宜空腹时服用
E. 注射铁剂时建议在皮肤暴露部位注射

【常见护理诊断/问题】

1. 营养失调：低于机体需要 与铁摄入不足、吸收不良、需要量增加或丢失过多有关。

2. 活动无耐力 与贫血引起全身组织缺氧有关。

3. 潜在并发症 贫血性心脏病。

【护理措施】

1. 休息与活动 护理措施参见本节“概述”。

2. 饮食护理

（1）纠正不良的饮食习惯 指导患者保持均衡饮食，避免偏食或挑食；养成良好的进食习惯，定时、定量，细嚼慢咽，必要时少吃多餐；尽可能减少刺激性过强食物的摄取。

（2）摄取含铁丰富的食物　鼓励患者摄入含铁丰富且吸收率较高的食物，如动物肉类、肝脏、血、蛋黄、海带、黑木耳等。

（3）促进食物铁的吸收　避免含铁食物与牛奶、浓茶、咖啡同服，牛奶会改变胃内的酸性环境，浓茶与咖啡中的鞣酸可与食物铁结合而妨碍食物中铁的吸收。因此增加富含维生素 C 的食物，如小白菜、苋菜、芹菜、橘子、橙子、猕猴桃等，也可加服维生素 C，以促进铁吸收。

3. 病情观察　观察患者原发病及贫血的症状、体征，特别是自觉症状有无加重或减轻；观察患者饮食疗法的依从性和服药情况；监测红细胞计数、血红蛋白浓度、网织红细胞以及铁代谢的有关实验室指标的变化。

4. 药物护理

（1）口服铁剂　向患者说明服用铁剂的目的，并给予必要的指导：①口服铁剂常有胃肠道不良反应，如恶心、呕吐及胃部不适，应避免空腹服用，可在饭后或餐中服药以减少不良反应，如不能耐受可从小剂量开始。②可同时服用维生素 C、乳酸等酸性药物或食物，增加铁的吸收。谷类、牛奶、茶、咖啡及抗酸药、H_2受体拮抗剂等可影响铁的吸收，避免同时服用。③液体铁剂可使牙齿染黑，应使用吸管，再饮温开水并漱口。④口服铁剂期间，告知患者大便可呈黑色，此为铁剂与肠内硫化氢作用生成黑色的硫化铁所致，消除患者顾虑。⑤强调按剂量、按疗程服药。铁剂治疗在血红蛋白恢复正常后，仍需服用铁剂 3 ~6 个月，以补足体内贮存铁。

（2）注射铁剂　①采用深部肌内注射，并经常更换注射部位，以促进吸收，减少或避免局部疼痛与硬结形成。②为避免药液溢出引起皮肤染色，不在皮肤暴露部位注射；抽取药液后更换针头后再注射；采用“Z”形注射或留空气注射法。③其不良反应除局部疼痛外，还可出现面部潮红、头痛、肌肉关节疼痛、荨麻疹等，严重者可发生过敏性休克，故首次注射前应做过敏试验，用 0.5ml 的试验剂量深部肌内注射，注射时应备好肾上腺素，做好急救的准备。若 1 小时后无过敏反应即可按医嘱给予常规剂量治疗。

5. 心理护理　将缺铁性贫血的诊断和病因告诉患者和家属，并告知缺铁性贫血可以治愈，且痊愈后对身体无不良影响，以解除患者的心理障碍，使其精神得到安慰。

【健康指导】

1. 疾病知识指导　提高患者及其家属对疾病的认识，如缺铁性贫血的病因、临床表现、治疗护理等相关知识，让患者及其家属主动参与疾病的治疗与康复。及时治疗慢性胃炎、消化性溃疡、长期腹泻、月经过多等相关疾病。

2. 生活指导　对家庭中有潜在缺铁因素者，如育龄妇女尤其是妊娠妇女和哺乳期妇女，婴幼儿和儿童，应给予含铁丰富的食物。提倡均衡饮食，荤素结合，以保证足够热量、蛋白质、维生素及相关营养素的摄入。家庭烹饪建议使用铁制器皿，可得到一定量的无机铁。

3. 病情监测指导　监测内容主要包括自觉症状（包括原发病的症状、贫血的一般症状及缺铁性贫血的特殊表现等），静息状态下呼吸与心率变化、能否平卧、有无水肿及尿量变化等。一旦出现自觉症状加重，静息状态下呼吸和心率加快、不能平卧、下肢水肿或尿量减少，多提示病情加重、重症贫血或并发贫血性心脏病，应及时就医。

任务三　再生障碍性贫血患者的护理

PPT

再生障碍性贫血（aplastic anemia，AA）简称再障，是一种由多种原因引起的骨髓造血功能衰竭症。主要表现为骨髓造血功能低下，可见全血细胞减少和贫血、出血、感染。流行病学资料显示，我国再障发病率为7.4/100万人口，欧美为（4.7～13.7）/100万人口，日本为（14.7～24.0）/100万人口，可发生于各年龄段，老年人发病率较高，男、女发病率无明显差别。根据患者的病情、血象、骨髓象及预后，通常将该病分为重型再障（SAA）和非重型再障（NSAA）。微课3

【病因与发病机制】

1. 病因

（1）药物及化学物质　最常见的原因。已知具有高度危险性的药物有氯霉素、磺胺类药物、抗肿瘤药物、苯巴比妥、阿司匹林等，其中以氯霉素最多见。但近年来随着氯霉素应用的减少，其在再障发病中的意义已不突出。化学物质以苯及其衍生物最为常见，如油漆、涂料、塑料、染料、杀虫剂、化肥、皮革制品粘合剂等。氯霉素、磺胺药、杀虫剂是否引起再障，与人体的敏感性有关，而其他药物与化学物质对骨髓的抑制与剂量有关。

（2）物理因素　电离辐射、核辐射、放射线等可影响DNA的复制，抑制细胞的有丝分裂，干扰骨髓细胞生成，使造血干细胞减少。

（3）病毒感染　肝炎病毒、微小病毒B19、巨细胞病毒等均可引起再障。其中病毒性肝炎与再障的关系较明确，主要与丙型肝炎有关，其次是乙型肝炎，临床上又称为病毒性肝炎相关性再障，预后较差。

（4）其他　临床资料显示，某些再障对免疫抑制剂治疗效果较好，提示再障可能与遗传因素有关；各种未经治疗的慢性肾衰竭、系统性红斑狼疮、阵发性睡眠性血红蛋白尿等疾病可演变成再障。

2. 机制　机制尚未完全明确，传统学说认为，在一定遗传背景下，通过三种机制发病，即造血干细胞（种子）缺陷、造血微环境（土壤）及免疫（虫子）异常。近年来认为再障的主要发病机制是免疫异常。

（1）造血干细胞缺陷　包括造血干细胞质的异常和量的减少。造血祖细胞数量减少是各型再障的必有表现。

（2）造血微环境异常　再障患者骨髓活检发现除了造血细胞减少外，还有骨髓“脂肪化”、静脉窦壁水肿、出血、毛细血管坏死。骨髓基质细胞的受损是再障患者造血干细胞移植不成功的原因。但研究数据提示，再障患者的造血微环境并非发病的决定因素。

（3）免疫异常　再障患者外周血及骨髓淋巴细胞比例增高，T细胞亚群失衡。T细胞分泌的造血负调控因子（IFN－γ、TNF）明显增多，髓系细胞凋亡亢进。多数患者用免疫抑制治疗有效。

【临床表现】

再障的临床表现与全血细胞减少有关，主要为进行性贫血、出血、感染，但多无肝、脾、淋巴结肿大。重型再障和非重型再障的鉴别见表5－5。

表5－5　重型再障和非重型再障的鉴别

判断指标	重型再障	非重型再障
首发症状	感染、出血	贫血为主、偶有出血
起病与病情进展	起病急，进展快，病情重	起病缓，进展慢，病情较轻
外周血象		
中性粒细胞计数	$<0.5\times10^9/L$	$>0.5\times10^9/L$
血小板计数	$<20\times10^9/L$	$>20\times10^9/L$
网织红细胞绝对值	$<15\times10^9/L$	$>15\times10^9/L$
骨髓象	多部位增生极度低下	增生减低或活跃，可有增生灶
预后	不良，多在6～12个月内死亡	较好，经治疗多数可长期存活，少数死亡

1. 重型再障（SAA） 起病急，进展快，病情重；少数可由非重型再障进展而来。

（1）贫血 苍白、乏力、头晕、心悸和气促等症状进行性加重。

（2）出血 皮肤可有出血点或大片瘀斑，口腔黏膜有血泡，有鼻出血、牙龈出血、眼结膜出血等。深部脏器出血时可见呕血、咯血、便血、血尿、阴道出血、眼底出血和颅内出血，后者常危及患者的生命。

（3）感染 多数患者有发热，体温在39℃以上，个别患者自发病到死亡均处于难以控制的高热之中。以呼吸道感染最常见，感染菌种以革兰阴性杆菌、金黄色葡萄球菌和真菌为主，常合并败血症。

2. 非重型再障（NSAA） 起病和进展较缓慢，贫血、出血和感染的程度较重型再障轻，也较易控制。久治无效者可发生颅内出血。

【实验室及其他检查】

1. 血象 全血细胞减少，但三系细胞减少的程度不同，少数病例可呈双系或单系细胞减少；淋巴细胞比例相对增高；网织红细胞绝对值低于正常。

2. 骨髓象 诊断再障的主要依据。重型再障：多部位骨髓增生重度减低；粒、红系明显减少，常无巨核细胞；淋巴细胞及非造血细胞比例明显增高，骨髓小粒皆空虚。非重型再障：多部位骨髓增生减低，可见较多的脂肪滴；三系不同程度减少；淋巴细胞相对增多。骨髓活检显示造血组织均匀减少。

【诊断要点】

通过询问病史，并依据以下临床特征作出诊断。①进行性贫血、出血、感染，无肝、脾、淋巴结肿大。②全血细胞减少，网织红细胞百分数 <0.01，淋巴细胞比例增高。③骨髓多部位增生低下或极度低下，三系减少，淋巴细胞及非造血细胞比例增高。④一般抗贫血治疗无效。⑤除外引起全血细胞减少的其他疾病，如PNH、Fanconi贫血。

【治疗要点】

1. 病因治疗 去除一切可能导致骨髓损伤或抑制的因素，如避免再次接触放射性物质、苯及其衍生物，停药或禁用对骨髓有抑制作用的药物。

2. 对症治疗

（1）纠正贫血 血红蛋白低于60g/L伴明显缺氧者，可输注浓缩红细胞。但多次输血会影响日后造血干细胞移植的效果，增加移植排斥的概率，因此要严格掌握输血指征。

（2）控制出血 根据病情选用不同的止血方法或药物。合并血浆纤溶酶活性增高者，用抗纤溶药，如氨基己酸；子宫出血可用丙酸睾丸酮。颅内出血、消化道出血或血尿者，输注浓缩血小板、新鲜冰冻血浆。

（3）防治感染 对于感染性高热的患者，应进行血液、分泌物和排泄物的细菌培养和药物敏感试验，根据结果选用敏感的抗生素。注意长期应用广谱抗生素可诱发真菌感染和肠道菌群失调，必要时输注白细胞混悬液。

3. 针对发病机制的治疗

（1）免疫抑制治疗 抗胸腺细胞球蛋白（ATG）和抗淋巴细胞球蛋白（ALG）能够抑制T淋巴细胞或非特异性自身免疫反应，是治疗重型再障的主要药物。环孢素（CsA）选择性作用于T淋巴细胞，解除骨髓抑制，用于各型再障，疗程长于1年。

（2）促造血治疗 雄激素为非重症再障的首选药物，其机制是刺激肾脏产生促红细胞生成素，直接作用于骨髓促进红细胞生成，长期使用还可促进粒细胞系统和巨核细胞系统的增生，常用药物有丙酸睾酮。造血细胞因子适用于重型再障，常用药物有粒-单系集落刺激因子（GM-CSF）或粒系集落刺激因子（G-CSF）。

（3）造血干细胞移植　40岁以下、无感染及其他并发症、有合适供体的重型再障者，可考虑造血干细胞移植，包括骨髓移植、外周血干细胞移植和脐血干细胞移植。

【常见护理诊断/问题】

1. 有感染的危险　与粒细胞减少有关。

2. 活动无耐力　与贫血所致机体组织的缺氧有关。

3. 潜在并发症　颅内出血。

【护理措施】

1. 休息与活动　根据贫血的程度和发生速度、血小板计数等情况，与患者共同制定休息、睡眠及活动计划。血小板计数 $<50\times10^9/L$ 时，应减少活动，增加休息时间；出现严重出血症状或血小板计数 $<20\times10^9/L$ 时，为防止颅内出血，必须绝对卧床休息，协助做好日常生活护理。

2. 饮食护理　鼓励患者进食高热量、高蛋白、富含维生素、易消化的软食或半流质饮食，禁食过硬、粗糙及辛辣刺激性食物。保持大便通畅，避免用力排便诱发内脏出血或颅内出血，便秘时可使用开塞露或缓泻剂。必要时遵医嘱静脉补充营养素，以满足机体需要，提高患者的抗病能力。对已有感染或发热的患者，若病情许可应鼓励其多饮水，补充机体丢失的水分，有助于促进细菌毒素的排出。

3. 病情观察　监测生命体征，观察体温升高等感染表现，及时找出病原菌，正确采集细菌培养和药物敏感试验标本；观察皮肤、黏膜出血点的变化，以及颅内出血的先兆表现；监测血象及其他实验室检查指标，评估药物疗效。

4. 预防感染

（1）呼吸道感染的预防　保持病室内空气新鲜，物品清洁，定期使用消毒液擦拭室内家具、地面，并用紫外线或臭氧照射消毒，每周2~3次，每次20~30分钟。秋冬季节注意保暖，防止受凉。限制探视人数和次数，避免到人群聚集的地方或与上呼吸道感染的患者接触。严格执行无菌操作。中性粒细胞绝对值 $\leq0.5\times10^9/L$ 者，应给予保护性隔离，并向患者家属解释其必要性，使其自觉配合。

（2）口腔感染的预防　督促患者养成进餐前后、睡前、晨起用生理盐水、氯己定或复发硼砂含漱液交替漱口的习惯。若口腔黏膜已发生溃疡，可增加漱口次数，并局部用维生素E或溃疡散等涂敷。若并发真菌感染，宜加用2.5%制霉菌素或碳酸氢钠液含漱。

（3）皮肤感染的预防　保持皮肤清洁、干燥，勤沐浴、更衣和更换床上用品。勤剪指甲，避免抓伤皮肤。肌内、静脉内等各种注射时，严格无菌操作。女患者尤其要注意会阴部的清洁卫生，适当增加局部皮肤的清洗。

（4）肛周感染的预防　睡前、便后用1∶5000高锰酸钾溶液坐浴，每次15~20分钟。保持大便通畅，避免用力排便诱发肛裂，增加局部感染的概率。

5. 药物护理

（1）免疫抑制剂　ATG和ALG均为异种蛋白，治疗过程中可出现超敏反应、出血加重和血清病等不良反应，用药前应做皮肤过敏试验，用药期间遵医嘱联合应用糖皮质激素，注意保护性隔离，预防出血和感染。

（2）环孢素　监测血药浓度及不良反应，常见多毛症及皮肤色素沉着，其次牙龈增生，可在停药后自行消退；少数患者转氨酶及肌酐值升高，减量后可恢复，长期使用者应监测肝肾功能。

（3）雄激素　丙酸睾酮是油剂，不易吸收，局部注射可形成硬结，故需采取深部、缓慢、分层肌内注射，注意注射部位的轮换。一旦发现硬结及时给予理疗，以促进吸收。嘱患者经常用温热水洗脸，避免用手抓痤疮，以防感染。长期应用雄激素类药物可对肝脏造成损害，应定期检查肝功能。

一般情况下，治疗6个月内可见药物治疗的效果。1个月左右网织红细胞开始上升，随着血红蛋白升高，经3个月后红细胞开始上升，而血小板上升则需要较长时间，因此治疗期间应配合医生定期复查血象。

6. 心理护理　再障患者常可出现焦虑的负性情绪，影响患者康复的信心以及配合诊疗和护理的态度和行为，因此，需指导患者学会自我调整，学会倾诉；鼓励患者积极争取社会支持系统的帮助，减少孤独感，增强康复的信心；向患者说明疾病可能出现的神经精神症状，以及服用雄激素后导致的不良反应，如面部痤疮、毛发增多、声音变粗、乳房缩小等，但经过积极治疗、减药或停药后可逐渐消失，解除其心理顾虑。

【健康指导】

1. 疾病知识指导　向患者介绍有关再障的病因，临床表现及主要的诊疗方法。尽可能避免与周围环境中可能导致骨髓损害的理化因素接触，因职业必须接触骨髓抑制毒物或放射性物质者，应调换工种。避免服用对造血系统有损害的药物，如氯霉素、磺胺药、安乃近、阿司匹林等。

2. 活动指导　根据病情参加户外活动，如散步、打太极拳，注意劳逸结合；注意保暖、避免受凉；避免外伤，学会防治出血的简单方法。

3. 药物指导　向患者及家属详细介绍药物的名称、用量、用法、疗程及其不良反应，叮嘱其在医生指导下按时、按量、按疗程用药，不得自行更改或停用药物，定期复查血象。

4. 病情监测指导　主要是贫血、出血、感染的症状体征和药物不良反应的自我监测。包括头晕、头痛、心悸、气促等症状，生命体征、皮肤黏膜（苍白与出血）、常见感染灶的症状（咽痛、咳嗽、咳痰、尿路刺激征等）、内脏出血（黑便、血尿、阴道出血等）。若有上述症状体征出现或加重，提示病情恶化的可能，应及时向医护人员汇报或及时就医。

PPT

任务四　巨幼细胞贫血患者的护理

巨幼细胞贫血（megaloblastic anemia，NMA）是由于维生素 B_{12} 和（或）叶酸及维生素C缺乏所致的一种大细胞性贫血。多数患者以单纯的膳食习惯异常发病，膳食质量差及生理需要增加为引起维生素 B_{12} 和（或）叶酸缺乏的主要原因。常见于6～18个月龄儿，2岁以上少见。主要临床特点为贫血、神经精神症状、红细胞胞体变大、骨髓中出现巨幼红细胞，用维生素 B_{12} 和（或）叶酸治疗有效。

【病因】 微课4

1. 储存不足　胎儿可从母体获得维生素 B_{12}，并储存于肝内供生后利用。如孕母缺乏维生素 B_{12}，可致婴儿维生素 B_{12} 储存不足。

2. 摄入维生素 B_{12} 和（或）叶酸、维生素C不足　绿色新鲜蔬菜、水果、酵母、谷类和动物肝、肾等含丰富叶酸，但经加热易被分解破坏。母乳中维生素 B_{12} 及叶酸不足可导致乳儿维生素 B_{12} 及叶酸缺乏：母乳喂养未及时添加富含维生素 B_{12} 的婴儿，或者奶粉、羊乳养儿，年长儿偏食、挑食及长期素食易致维生素 B_{12} 缺乏。

3. 需要量增加　婴幼儿生长发育较快，尤其是早产儿，对维生素 B_{12} 和叶酸的需要量也增加，如不及时添加辅食易造成缺乏。

4. 疾病影响　维生素C缺乏、严重感染均可使维生素 B_{12} 消耗增加，如供给不足可致缺乏；严重营养不良、胃肠疾病、慢性腹泻或吸收不良综合征等使维生素 B_{12}、叶酸吸收减少。其他肝脏疾病可致维生素 B_{12} 代谢障碍。

5. 药物作用 长期应用广谱抗生素可抑制肠道细菌结肠合成叶酸；抗叶酸代谢药物（如甲氨蝶呤、巯嘌呤等）抑制了叶酸代谢；长期服用抗癫痫药（如苯妥英钠、苯巴比妥等）也可导致叶酸缺乏。

6. 代谢障碍 遗传性叶酸代谢障碍、某些参与叶酸代谢的酶缺陷可致叶酸缺乏。

【发病机制】

维生素 B_{12}和叶酸缺乏时，DNA 合成障碍，造血细胞内 DNA 减少使红细胞的分裂延迟，细胞核的发育落后于胞浆发育，使红细胞胞体变大，骨髓中巨幼红细胞增生而出现巨幼细胞贫血。粒细胞核也因 DNA 不足而致成熟障碍，胞体增大，出现巨大幼稚粒细胞和中性粒细胞分叶过多现象。DNA 不足也使巨核细胞核发育障碍而致核分叶过多。维生素 B_{12}缺乏时还可致中枢和外周神经髓鞘受损，出现神经精神症状；维生素 B_{12}还可使中性粒细胞和巨噬细胞作用减退而易感染。叶酸缺乏主要引起情感改变，偶见深感觉障碍，其机制不清。

看一看

儿童对叶酸和维生素 B_{12}的需求

人体不能自己合成叶酸，必须依靠消化吸收食物中的叶酸，在十二指肠及近端空肠被吸收。绿色新鲜蔬菜、水果、酵母、谷类和动物肝、肾等含丰富叶酸，但经加热易被分解破坏。婴儿每天叶酸需要量为 40 ~ 60μg，儿童 100μg。正常人体干细胞的储存量仅 5 ~ 20mg，约供身体 4 个月之需，因此营养性巨幼细胞贫血主要由叶酸缺乏引起需要量增加而补充量不足引起叶酸缺乏。

人体维生素 B_{12}主要来自于动物的肝、肾、心、肌肉组织及蛋类、乳制品。维生素 B_{12}每天需要量婴儿期为 0.3μg，儿童和青春期为 0.5 ~ 1.0μg，正常人体内贮存量可供 3 ~ 5 年用，因此单纯食物中含量不足而致维生素 B 缺乏者罕见。

【临床表现】

发病年龄以 6 个月 ~2 岁多见，起病缓慢。

1. 一般表现 呈现虚胖成颜面部水肿，毛发纤细、稀疏、发黄，严重者可有皮肤出血点或瘀斑。

2. 贫血表现 皮肤常呈蜡黄色，睑结膜、口唇、指甲等处苍白，偶有轻度黄疸；疲乏无力，常有肝、脾大；重症者心脏扩大或心力衰竭。

3. 精神神经症状 患儿可出现烦躁不安、易怒等症状。维生素 B_{12}缺乏者还可出现表情呆滞、目光发直、嗜睡，对外界反应迟钝，少哭不笑，智力及动作发育落后，甚至倒退。重症病例可出现肢体、躯干、头部和全身震颤、手足无意识运动，甚至抽搐、感觉异常、共济失调、巴宾斯基征阳性等，叶酸缺乏者不发生神经系统症状，但可导致神经精神异常。

4. 消化道症状 出现较早，常有厌食、恶心、呕吐、腹泻、舌炎、口腔及舌下溃疡等。

【实验室及其他检查】

1. 血常规 典型血象呈大细胞性贫血，红细胞数、血红蛋白量均低于正常，红细胞数减少比血红蛋白量减少更明显。血涂片可见红细胞大小不等，以大细胞为多，中央淡染区不明显，中性粒细胞呈分叶过多。

2. 骨髓检查 增生明显活跃，以红系增生为主，粒、红系均巨幼变，胞体变大，胞核发育滞后于胞浆，称“核幼浆老”现象。中性粒细胞的胞浆空泡形成，核分叶过多。巨核细胞的核有过度分叶现象。

3. 血清维生素 B_{12}和叶酸测定 血清维生素 B_{12} < 74pmol/L，血清叶酸 < 6.8nmol/L。

【诊断要点】

根据患者存在导致叶酸、维生素 B_{12}缺乏的基础疾病或者用药史，有一般贫血及巨幼细胞贫血特殊的表现及典型的血象、骨髓象特点，可作出初步的临床诊断。血清叶酸、维生素 B_{12}浓度降低，则有助于进一步明确是单纯性叶酸缺乏或维生素 B_{12}缺乏。

【治疗要点】

1. 一般治疗 加强营养，及时添加辅食；防治感染。

2. 去除病因 去除导致维生素 B_{12}和叶酸缺乏的病因。

3. 药物替代治疗

（1）叶酸缺乏 口服叶酸，每次 5 ~ 10mg，每日 3 次。用至贫血表现完全消失；若无原发病，不需维持治疗；如同时有维生素 B_{12}缺乏，则需同时注射维生素 B_{12}，否则可加重神经系统损伤。

（2）维生素 B_{12}缺乏 肌注维生素 B_{12}，每次 500μg，每周 2 次。无维生素 B_{12}吸收障碍者可口服维生素 B_{12}片剂 500μg，每日 1 次，直至血象恢复正常。若有神经系统表现，治疗维持半年到 1 年；恶性贫血患者，治疗维持终生。

4. 补钾、补铁 严重巨幼细胞贫血患儿在治疗开始 48 小时后，血钾可突然下降，加之心肌因慢性贫血缺氧，可发生突然死亡，治疗时同时加用氯化钾 0.25 ~ 0.5g，每天 3 次，以防低血钾致患儿猝死。恢复期需要大量的铁，要适当加服铁剂以供造血细胞所需。

练一练5-3

下列符合巨幼细胞贫血的血象特征的是（ ）

A. 白细胞异常增多　　B. 呈小细胞低色素性

C. 网织红细胞数增加　　D. 红细胞中央淡染区扩大

E. 贫血红细胞大小不等，以大细胞为主

答案解析

【常见护理诊断/问题】

1. 活动无耐力 与贫血致组织缺氧有关。

2. 营养失调：低于机体的需要量 与维生素 B_{12}和（或）叶酸摄入不足、吸收不良、代谢障碍等有关。

3. 有发展迟缓的危险 与贫血及维生素 B_{12}缺乏影响生长发育有关。

【护理措施】

1. 休息与活动 根据患儿的活动耐受情况，安排休息与活动。一般不需严格卧床休息，严重贫血者适当限制活动，协助满足其日常生活需要。烦躁、震颤、抽搐者遵医嘱用镇静剂，防止外伤。

2. 饮食护理 改善哺乳母亲营养，及时添加富含维生素 B_{12}的食物，如肝、肾肉类、蛋类、海产品等；添加富含叶酸的食物，如绿色新鲜蔬菜、水果、酵母、谷类和动物肝、肾等。注意饮食均衡，合理搭配。对年长儿要防止偏食、挑食，养成良好的饮食习惯；对年幼儿要贴心，少量多餐，注意食物的色、香、味、形的调配，以引起患儿食欲。对严重不能吞咽者可改用鼻饲。

3. 用药护理 遵医嘱补充维生素 B_{12}和（或）叶酸，一般 2 ~ 4 天后患儿精神症状好转、食欲增加，随即网织红细胞上升，6 ~ 7 天达高峰，2 周后降至正常。2 ~ 6 周红细胞和血红蛋白恢复正常，但神经精神症状恢复较慢。维生素 C 有助于叶酸的吸收，同时服用可提高疗效；恢复期应加用铁剂，防止红细胞增加过快时出现缺铁。

4. 促进生长发育 部分患儿可有体格、动作、智能发育落后和倒退现象，需进行监测，并加强护理、耐心教育和训练。如指导患儿及家长做被动体操，逐渐训练坐、立、行等运动功能，并尽早给予药物治疗，以促进动作和智能发育。

5. 防止受伤 由于维生素 B_{12}缺乏的患儿可出现全身震颤、抽搐、感觉异常、共济失调等，应严密观察患儿病情的进展。震颤严重者应按医嘱给予镇静剂；上下门齿之间可垫缠有纱布的压舌板，以防咬破口唇、舌尖；限制活动防止发生外伤。

【健康指导】

（1）向家长介绍本病的发病原因、表现特点、治疗方法及预后，提供有关营养方面的知识，说明本病的预防要点就是要按时添加辅食，饮食要多样化，特别要注意动物性食物的摄入。

（2）较大儿童要耐心说服他们克服不良饮食习惯，必要时协助家长制订合适的食谱。

（3）积极治疗和去除影响维生素 B_{12}和叶酸吸收的因素，合理用药。

任务五　溶血性贫血患者的护理

PPT

溶血性贫血（hemolytic anemia，HA）指红细胞遭到破坏、寿命缩短，超过骨髓造血代偿能力时发生的一组贫血。临床主要表现为贫血、黄疸、脾大、网织红细胞增高及骨髓红系造血细胞代偿性增生。骨髓具有正常造血能力 6～8 倍的代偿潜力。当红细胞破坏增加而骨髓造血能力足以代偿时，可以不出现贫血，称为溶血状态。我国溶血性贫血的发病率约占贫血的 10%～15%，个别类型的溶血性贫血具有较强的民族或区域性分布的特点。 微课 5

【临床分类】

溶血性贫血按红细胞被破坏的原因可分为遗传性和获得性两大类；按溶血发生的场所可分为血管外溶血和血管内溶血；按发病机制可分为红细胞内结构异常或缺陷的溶血与红细胞外环境异常所致的溶血，前者主要与遗传因素有关，后者多由获得性因素引起，此分类体系在临床上较常用。此外，按临床表现还可分为急性溶血和慢性溶血。

【病因与发病机制】

1. 病因 正常红细胞的平均寿命为 120 天。特殊的双凹圆盘形态及结构特点使其具有可塑变形性、悬浮稳定性与渗透脆性的生理特征，能够抵御一定的外力作用、低渗环境的影响或在通过小的微循环管道时不受破坏。红细胞膜异常、遗传性红细胞酶缺乏、遗传性珠蛋白生成障碍、血红素异常等原因导致红细胞内结构异常或缺陷，免疫、生物、理化因素等导致红细胞外环境异常，这些原因均有可能影响红细胞的生理特性与功能，使红细胞寿命缩短、易于被破坏或直接遭受破坏而发生溶血。

2. 发病机制 不同病因导致的 HA 其红细胞破坏的机制不同，但红细胞被破坏的部位或为血管内或为血管外，并产生相应的临床表现和实验室改变。

（1）血管外溶血　指红细胞在单核－巨噬细胞系统内（主要是脾脏内）被破坏而发生的溶血。以慢性溶血为主。见于遗传性球形红细胞增多症、温抗体自身免疫性溶血性贫血等。血管外溶血时，红细胞破坏后释出的血红蛋白可分解为珠蛋白、血红素（铁和卟啉）。珠蛋白和铁可进一步分解或为机体再利用，卟啉则降解为游离胆红素，为肝细胞摄取后生成结合胆红素，随胆汁排入肠道，结合胆红素还原成尿胆原，大部分氧化为尿胆素随粪便排出，使粪便颜色加深；小部分通过“胆红素的肠肝循环”重新入血，其中部分经肾小球滤过，以尿胆原的形式随尿排出。

（2）血管内溶血　指红细胞在血液循环中于血管内被破坏，血红蛋白释出后即形成血红蛋白血症。

以急性溶血为主。见于血型不合输血后溶血、阵发性睡眠性血红蛋白尿、输注低渗溶液以及感染等所致的溶血。血管内溶血所释出的血红蛋白可经肾小球滤过而形成血红蛋白尿。急性溶血的产物可阻塞肾小管，引起肾小管上皮细胞坏死而导致急性肾损伤。

（3）机体造血器官或组织的造血功能代偿性增强　随着溶血导致循环血液中红细胞数目的减少，机体造血器官或组织造血功能代偿性增强，外周血中网织红细胞比例明显增加，甚至出现有核红细胞；骨髓红系造血代偿性增生，红细胞生成可为正常的10倍以上。慢性溶血的重症患者还会出现长骨干骺端黄骨髓重新转换为红骨髓参与造血。儿童患者则可出现髓外造血，表现为肝、脾大等。

【临床表现】

1. 急性溶血　多为血管内溶血。起病急骤，突发寒战，随后出现高热、腰背与四肢酸痛头痛、呕吐、酱油样尿（血红蛋白尿）和黄疸等。严重者还可发生周围循环衰竭、急性肾损伤。

2. 慢性溶血　多为血管外溶血。起病缓慢，症状较轻，以贫血、黄疸、脾大为特征。重症患者可因骨骼变形而出现特殊的面容，少数患者可出现慢性、复发性及难以治愈的双小腿中下部及外踝的皮肤溃疡。在慢性溶血过程中，可因某些诱因，如感染（尤其是微小病毒B19感染）等导致急性骨髓造血功能衰竭，主要表现为短期内贫血急剧加重，网织红细胞由明显增高转变为极度减少或缺如，并伴有不同程度的白细胞及血小板减少，骨髓增生低下，称为一过性再生障碍危象。本病预后良好，多数患者可于1~2周内自行恢复。

【实验室及其他检查】

1. 一般实验室检查

（1）血常规　红细胞计数和血红蛋白浓度有不同程度下降；网织红细胞比例明显增加，甚至可见有核红细胞。

（2）尿液检查　急性溶血的尿液颜色加深，可呈浓茶样或酱油样色。尿胆原呈强阳性而尿胆素呈阴性，这是溶血性黄疸的特殊表现。血管内溶血的潜血试验可为阳性，甚至强阳性，但镜下红细胞呈阴性。

（3）血清胆红素测定　总胆红素水平增高；游离胆红素含量增高，结合胆红素/总胆红素<20%。

（4）骨髓象　骨髓增生活跃或极度活跃，以红系增生为主，可见大量幼稚红细胞，以中幼和晚幼细胞为主，形态多正常。

2. 溶血性贫血的筛查检测

（1）血浆游离血红蛋白检测　有助于血管内与血管外溶血的鉴别。前者血浆游离血红蛋白含量明显增高，后者多正常。

（2）含铁血黄素尿试验　阳性多见于慢性血管内溶血，若为急性血管内溶血，需经几天后含铁血黄素尿测定才阳性，并可持续一段时间。

（3）血清结合珠蛋白检测　血清结合珠蛋白是血液中的一组糖蛋白，在肝脏中产生。血管内溶血时，结合珠蛋白与游离血红蛋白结合，使血清中结合珠蛋白降低。

（4）红细胞寿命测定　用放射性核素^{51}Cr标记红细胞来检测其半衰期，是诊断溶血的最可靠指标。正常值为25~32天，溶血性贫血患者常<15d。

3. 红细胞内在缺陷的检测有助于贫血原因及类型的判断　红细胞脆性试验、抗人球蛋白试验、酸溶血试验、血红蛋白电泳、高铁血红蛋白还原试验、G-6-PD活性测定。

【诊断要点】

根据贫血、黄疸、脾大或血红蛋白尿等溶血的临床表现，实验室检查提示有红细胞破坏，骨髓中幼红细胞代偿性增生及红细胞寿命缩短的证据，可做出初步诊断。询问病史有无引起溶血的病因，红细胞内在缺陷的检测，可进一步明确溶血性贫血的原因和类型。

【治疗要点】

1. 病因治疗 尽快去除诱因与病因，积极治疗原发病。如为异型输血所致，应立即停止输血；若为药物引起者，停药后病情可能很快缓解；感染所致溶血性贫血在控制感染后，溶血即可终止。

2. 糖皮质激素及免疫抑制剂 主要用于免疫性溶血性贫血，常用的糖皮质激素有泼尼松、氢化可的松；免疫抑制剂有环磷酰胺、硫唑嘌呤、甲氨蝶呤和环孢素等。因这类药物不良反应多，应严格掌握适应证，避免滥用。

3. 脾切除 适用于血管外溶血。对遗传性球形红细胞增多症效果较好，贫血可能永久改善。对需要大剂量激素维持的自身免疫性溶血性贫血、丙酮酸激酶缺乏症及部分地中海贫血者，也可考虑使用。

4. 对症治疗 输血可暂时改善患者的一般情况，是起效最快的缓解症状的治疗方法。重症地中海贫血的患者需长期依赖输血，但多次输血可导致血色病。因此，宜输注浓缩红细胞，并可使用铁螯合剂去铁胺，以促进铁的排泄。

5. 其他 适当增加各种造血物质的补充，以满足机体造血功能代偿性增强的需求，如铁、叶酸、蛋白质等。

练一练5-4

下面有关溶血性贫血的护理措施，错误的是（　）

A. 溶血发作期间减少活动或卧床休息

B. 尽量减少饮水，减轻水肿

C. 如需输血，血液取回后立即输注，不宜加温输入

D. 观察尿量、尿色、记录24小时出入量

E. 应用糖皮质激素者注意预防感染

答案解析

【常见护理诊断/问题】

1. 活动无耐力 与贫血引起全身组缺氧有关。

2. 潜在并发症 急性肾损伤。

3. 疼痛 与急性溶血及慢性溶血引起肝、脾大不适有关。

【护理措施】

1. 病情监测 密切观察患者的生命体征、神志，自觉症状的变化，注意贫血、黄疸有无加重，尿量、尿色有无改变，记录24小时出入量。及时了解实验室检查的结果，如血红蛋白浓度、网织红细胞计数、血清胆红素浓度等。一旦出现少尿甚至无尿，要及时通知医生，并做好相应的救治准备与配合。

2. 饮食护理 避免进食一切可能加重溶血的食物成药物，鼓励患者多喝水，勤排尿，促进溶血后所产生的毒性物质排泄，同时也有助于减轻药物引起的不良反应，如环磷酰胺引起出血性膀胱炎。

3. 用药护理 遵医正确用药，并注意药物不良反应的观察与预防，如应用糖皮质激素者应注意预防感染；应用环孢素者则应定期检查肝、肾功能等。

4. 输液和输血的护理 遵医嘱静脉输液，以稀释血液中因溶血而产生的毒物，增加尿量毒物迅速排出体外。若需输血，血液取回后应立即输注，不宜久置或加温输入。输血前，应认真核对配血单床号、姓名、疾病、血型、Rh因子、血量及与血液成分，以及其他输血前的普查项目如血常规等。输血时，必须严格执行操作规程；严密观察病情，及时发现各种不良反应，并协助医生处理。

【健康指导】

1. 疾病预防指导　对相关疾病的高发区或好发人群、有相关遗传性疾病家族史者，应加强宣传相关知识，做好疾病预防。如已明确为化学毒物或药物引起的溶血，应避免再次接触或服用。阵发性睡眠性血红蛋白尿患者忌食酸性食物和药物，如维生素 C、阿司匹林、苯巴比妥、磺胺等，还应避免精神紧张、感染、妊娠、输血及外科手术等诱发因素。有遗传性溶血性贫血或发病倾向者在婚前、婚后应进行与遗传学相关的婚育咨询，以避免或减少死胎及溶血性疾病患儿的出生。

2. 生活指导　适宜的体育锻炼有助于增强体质和抗病能力，但活动量以不感觉疲劳为度，保证充足的休息和睡眠。溶血发作期间应减少活动或卧床休息；注意保暖，避免受凉；多饮水、勤排尿。对伴有脾功能亢进和白细胞减少者应注意个人卫生，预防各种感染。

3. 病情监测指导　主要是贫血、溶血及其相关症状或体征和药物不良反应的自我监测等。包括头晕、头痛、心悸、气促等症状、生命体征，皮肤黏膜有无苍白与黄染，有无尿量减少、浓茶样或酱油样尿。上述症状或体征的出现或加重，均提示有溶血发生或加重的可能，要留取尿液标本送检，及时就诊。

任务六　特发性血小板减少性紫癜患者的护理

PPT

特发性血小板减少性紫癜（idiopathic thrombocytopenic purpura，ITP）是由免疫因素介导的血小板破坏所致的出血性疾病，又称原发免疫性血小板减少性紫癜，以广泛皮肤黏膜及内脏出血、血小板减少、骨髓巨核细胞发育成熟障碍、血小板生存时间缩短及抗血小板自身抗体等为特征。ITP 是最常见的血小板减少疾病，临床分为急性型和慢性型，前者以儿童多见，后者以 40 岁以下成年女性多见，男女之比约为 1∶4。

【病因与发病机制】

病因不明，可能与以下因素有关。

1. 感染　细菌或病毒感染与 ITP 的发病有密切的关系。约 80% 急性 ITP 患者发病前 2 周左右有上呼吸道感染史，慢性 ITP 患者常因感染而加重病情。

2. 免疫因素　免疫因素是 ITP 发病的重要原因，目前认为 ITP 发病的主要机制是自身抗体致敏的血小板被单核－巨噬细胞系统过度吞噬破坏。患者血中抗血小板相关抗体（PAIg），与血小板直接作用导致血小板破坏，间接作用导致血小板构型发生变化，易被单核－巨噬细胞系统清除。感染可增强单核－巨噬细胞系统的吞噬功能，加快血小板的破坏速度。

3. 肝、脾因素　肝、脾不仅是自身抗体产生的主要部位，而且是血小板破坏的主要场所。其中以脾脏最为重要。人体约 1/3 的血小板储存于脾脏，且脾内相关抗体的水平最高。

4. 其他因素　慢性型常见于女性，可能与雌激素水平增高有关。雌激素抑制血小板生成、促进单核－巨噬细胞对与抗体结合血小板的吞噬作用。此外，有研究表明 ITP 的发生可能与基因调控有关。

【临床表现】

1. 症状、体征

（1）急性型　多见于儿童，起病急，约 80% 以上的患者发病前有明显的上呼吸道感染史，尤其是病毒感染史，常有畏寒、发热，随后出现广泛的全身皮肤瘀点、紫癜、瘀斑，严重者可出现血疱或血肿，首先出现于四肢，下肢较多见。鼻出血、牙龈出血、口腔出血常见，当血小板减少低于 $20 \times 10^9/L$ 时，可出现内脏出血，如呕血、便血、咯血、尿血、阴道出血等，颅内出血可表现为剧烈头痛、意识障碍、瘫痪、抽搐，是致死的主要原因。

（2）慢性型　青年女性多见，起病缓慢，出血症状相对较轻，多为反复发生的皮肤、黏膜瘀点和瘀斑，月经过多甚常见，部分患者以此为唯一的临床症状。严重的内脏出血较少见。病程长、出血多者可有贫血体征，反复发作超过6个月者常有轻度脾肿大。

2. 并发症　ITP患者最严重的并发症是颅内出血、失血性休克。

【实验室及其他检查】

1. 血小板计数　急性型血小板多在$20\times10^9/L$以下，慢性型常为（30～80）$\times10^9/L$；血小板平均体积偏大，血涂片常见大型血小板；出血时间延长，血块收缩不良；血小板的功能多正常；白细胞多正常。

2. 骨髓象　急性型骨髓巨核细胞数量轻度增加或正常，巨核细胞发育成熟障碍尤为明显，表现为巨核细胞体积变小，胞浆内颗粒减少，幼稚巨核细胞增加；慢性型骨髓象中巨核细胞显著增加，形态基本正常。有血小板形成的巨核细胞显著减少（<30%）。红系、粒系、单核系正常。

3. 其他　束臂试验阳性、出血时间延长、血块收缩不良；血小板相关抗体（PAIg）和血小板相关补体（PAC3）增高，血小板生成时间缩短。

【诊断要点】

ITP的诊断要点包括：广泛皮肤、黏膜及内脏出血症状；血小板计数减少；脾不大或轻度大；骨髓巨核细胞增多或正常，有成熟障碍；泼尼松或脾切除治疗有效；排除其他继发性血小板减少症。

【治疗要点】

1. 一般治疗　血小板低于$20\times10^9/L$者应严格卧床休息，避免外伤出血。应用普通止血药及时止血，减少血小板破坏及提高血小板数量。

2. 糖皮质激素　目前首选糖皮质激素治疗，糖皮质激素可减少自身抗体生成及减轻抗原抗体反应，阻止单核-巨噬细胞对血小板的破坏，改善毛细血管通透性，刺激骨髓造血及血小板向外周释放，常用药物为泼尼松口服，病情严重者可用地塞米松或甲泼尼松龙静脉滴注。

3. 脾切除　激素治疗3～6个月无效或疗效差者可考虑，但不作为首选。

4. 免疫抑制剂　不作首选，糖皮质激素或脾切除疗效不佳，可与糖皮质激素合用，以提高疗效、减少糖皮质激素用量。常用药物有长春新碱、环磷酰胺、环孢素。

5. 其他　急症患者可输注血小板、静脉注射丙种球蛋白或进行血浆置换。也可采用中医中药治疗。

想一想

患者，女，35岁。近1年来反复出现双下肢瘀斑，月经量增多。血红蛋白90g/L，红细胞$3.0\times10^{12}/L$，血小板$50\times10^9/L$，初步诊断为“特发性血小板减少性紫癜”。治疗时应首选的治疗是什么？

答案解析

【常见护理诊断/问题】

1. 组织完整性受损：出血　与血小板生成减少、寿命缩短有关。

2. 有感染的危险　与糖皮质激素治疗有关。

3. 焦虑　与反复发生出血及患者缺乏疾病知识有关。

4. 潜在并发症　颅内出血。

【护理措施】

1. 一般护理

（1）休息与活动 注意休息，避免剧烈活动及外伤，急性出血期时应绝对卧床休息。慢性型患者可适当活动，避免外伤，当血小板低于 $20\times10^9/L$ 时应严格卧床休息，减少活动，以免诱发出血。

（2）饮食护理 给予高蛋白、高维生素、高热量、低盐饮食，食物应少渣软食，避免粗糙坚硬食物，多吃新鲜的水果和蔬菜，保持大便通畅，禁食刺激性食物。

2. 病情观察 观察皮肤黏膜的出血情况，如口腔黏膜有血泡，提示血小板显著减少，是严重出血的征兆。严密观察生命体征、神志、大便与尿液的颜色变化，警惕内脏出血及颅内出血征兆。严密监测血小板计数、出血时间等。若患者突然出现头痛、视物模糊、喷射性呕吐、双侧瞳孔不等大、对光反射迟钝则提示颅内出血；若出现腹痛、呕血、黑便则提示消化道出血，若出现腰痛、血尿则提示肾脏出血。

3. 用药护理

（1）糖皮质激素 长期使用可出现类肾上腺皮质功能亢进症、高血压、糖尿病、消化道出血、继发感染等不良反应；用药期间注意观察血压、血糖、生命体征、大便颜色及皮肤的变化；告知患者坚持合理用药的重要性，待血小板正常或接近正常后遵医嘱逐渐减量，小剂量维持3～6个月，不可擅自增减或骤停药物。

（2）免疫抑制剂 长春新碱可引起骨髓抑制、末梢神经炎；环磷酰胺可致出血性膀胱炎，应嘱患者在用药期间多喝水，注意尿量和尿色的改变。注意观察药物的疗效和不良反应，定期检查血压、尿糖、白细胞计数及分类等，发现异常应及时报告医生，并配合处理。

4. 预防出血

（1）皮肤出血 保持床单平整，避免皮肤摩擦及肢体受压；剪短指甲，避免抓伤；避免跌倒、碰撞等；尽量避免肌内注射及各种穿刺等人为损伤，必须注射时，拔针后压迫时间延长，静脉注射时尽量缩短压脉带的使用时间。

（2）鼻出血 禁止用力擤鼻涕、挖鼻孔、外力撞击鼻部及人为去除鼻腔内血痂，鼻腔干燥时用液体石蜡湿润鼻腔，防止鼻出血。如果鼻腔小量出血时，可用0.1%肾上腺素棉球局部冷敷止血；如鼻腔大量出血时，遵医嘱用碘仿纱条作后鼻腔填塞术。

（3）牙龈及口腔出血 指导患者保持口腔清洁，用软毛牙刷刷牙；禁用牙签剔牙；忌食油煎、带刺食物，避免坚果类食品。牙龈出血可用0.1%肾上腺素棉球、明胶海绵片贴敷牙龈或局部压迫止血，并用生理盐水或1%的过氧化氢清除口腔陈旧血块，以免口臭影响患者食欲。

（4）内脏出血 避免用力咳嗽、用力排便、屏气及情绪激动等可能引起内脏出血的因素；消化道出血参见“上消化道出血患者护理”。

（5）颅内出血 患者血小板 $<20\times10^9/L$ 时绝对卧床休息，避免用力咳嗽、用力排便、屏气、情绪激动等颅内压升高因素，保持大便通畅。如患者突然出现视力模糊、头痛、呕吐、昏迷等提示颅内出血，一旦发生立即去枕平卧，头偏向一侧，保持呼吸道通畅，吸氧，遵医嘱静脉推注20%甘露醇，头部用冰袋冷敷，严密观察并记录瞳孔、神志及生命体征的变化。

5. 心理护理 耐心解释患者及家属提出的有关疾病方面的问题，消除其紧张焦虑情绪。日常护理工作熟练，尤其当患者出现严重出血时，护士应冷静沉着，给予恰当的处理，给患者以心理安慰，减轻患者心理负担。

【健康指导】

1. 疾病知识介绍 向患者讲述疾病的相关知识，使其能正确认识疾病，避免情绪紧张，保持乐观态度，积极配合治疗。

2. 生活指导 注意休息和营养，增强体质。注意保暖，预防感染。血小板在 50×10^{9}/L 以下时，不做较强体力活动。

3. 用药指导 不滥用药物，禁用可引起血小板减少或抑制其功能的药物，如阿司匹林、双嘧达莫、吲哚美辛、保泰松、右旋糖酐等。长期服用糖皮质激素者应遵医嘱用药，不能自行减量或突然停药。定期门诊复查，出现出血征象时应及时就医。

任务七 弥散性血管内凝血患者的护理

PPT

弥散性血管内凝血（disseminated intravascular coagulation，DIC）是在许多疾病基础上，致病因素损伤微血管体系，导致凝血活化，全身微血管血栓形成，凝血因子大量消耗并继发纤溶亢进，引起以出血、栓塞及微循环衰竭为特征的临床综合征。DIC 不是一个独立的疾病，而是多种疾病在发展过程中的病理状态。

【病因与发病机制】

1. 病因

（1）感染性疾病 最多见。常见有败血症、斑疹伤寒、流行性出血热、内毒素血症、重症肝炎、休克型肺炎、中毒性菌痢、流脑、麻疹和脑型疟疾等

（2）恶性肿瘤 常见急性白血病、淋巴瘤、前列腺癌、胰腺癌、肝癌、绒毛膜上皮癌、肾癌、肺癌及脑肿瘤等。

（3）组织损伤 如大面积烧伤、严重创伤、毒蛇咬伤、广泛性手术（如脑、前列腺、胰腺、子宫及胎盘等富含组织因子器官的手术）。

（4）病理产科 如胎盘早剥、羊水栓塞、感染性流产、死胎滞留、重症妊娠高血压疾病等。

（5）全身各系统疾病 如肺心病、恶性高血压、急性胰腺炎、中暑、移植物抗宿主病等。

2. 发病机制 DIC 的发展过程分为高凝血期、消耗性低凝血期、继发性纤溶亢进期。

（1）高凝血期 各种病因可使血管内皮释放组织因子进入血液循环，激活外源性凝血系统；血管内皮损伤及革兰阳性细菌内毒素可激活内源性凝血系统。

（2）消耗性低凝血期 内外源性凝血系统激活后，产生大量凝血酶，使血液呈高凝状态，形成广泛的微血栓，又消耗了大量血小板和凝血因子，使血液处于消耗性低凝状态。

（3）继发性纤溶亢进期 纤溶酶激活，导致继发性纤溶亢进。

【临床表现】

DIC 常见的临床表现有出血、栓塞、微循环衰竭、溶血和原发病的表现，可因原发 DIC 病期不同而有较大差异。

1. 出血 是 DIC 最常见的早期症状之一。出血多突然发生，为广泛的自发性出血，部位可遍及全身，以皮肤黏膜多见，呈大片状融合性瘀斑，伤口及注射部位持续渗血。严重者可有内脏出血，如呕血、便血、咯血、阴道出血及血尿，甚至颅内出血。

2. 栓塞 微循环栓塞可使受损部位缺血、缺氧和功能障碍，长时间的栓塞可出现器官衰竭，甚至出现组织坏死。内脏栓塞常见于肺、脑、肝、肾和胃肠等，出现相应的症状或体征。如肺栓塞表现为突发胸痛、呼吸困难、咯血；脑栓塞引起头痛、偏瘫、抽搐、昏迷等；肾栓塞引起腰痛、血尿、少尿或无尿，甚至急性肾衰竭；皮肤栓塞可出现手指、足趾、耳部发绀等。

3. 微循环衰竭 为一过性或持续性血压下降，常表现为皮肤湿冷、发绀、少尿、呼吸困难及神志

改变等症状。顽固性休克常是 DIC 预后不良的征兆。

4. 微血管病性溶血　溶血一般较轻微，可表现为进行性贫血，贫血程度与出血量不成比例，偶见皮肤和巩膜黄染。

【诊断要点】

1. 存在易引起 DIC 的基础疾病。

2. 有下列一项以上临床表现　①多发性出血倾向；②不易用原发病解释的微循环衰竭或休克；③多发性微血管栓塞的症状、体征，如皮肤、皮下、黏膜栓塞性坏死及早期出现的肺、肾、脑等脏器衰竭。

3. 实验检查指标　同时有下列 3 项以上异常：①血小板 $<100\times10^9/L$ 或进行性下降，肝病、白血病患者血小板 $<50\times10^9/L$。②血浆纤维蛋白原含量 <1.5g/L，或进行性下降，或 >4g/L。白血病及其他恶性肿瘤 <1.8g/L，肝病 <1.0/L。③3P 试验阳性或血浆 FDP >20mg/L，肝病、白血病 FDP >60mg/L，或 D－二聚体水平升高或阳性。④PT 缩短或延长 3 秒以上，肝病、白血病延长 5 秒以上，或 APTT 缩短或延长 10 秒以上。

【治疗要点】

1. 治疗基础疾病及去除诱因　是控制 DIC 最根本的措施。如积极控制感染性疾病，治疗肿瘤、处理产科及外伤、防治休克、纠正酸中毒及电解质紊乱等。

2. 抗凝疗法　是终止 DIC 病理过程、减轻器官功能损伤、重建凝血－抗凝血功能平衡的重要措施。应在有效治疗基础疾病的前提下，与补充凝血因子同时进行。

（1）肝素　与普通肝素相比，低分子肝素由于出血并发症较少、半衰期较长、用药安全方便，成为目前临床上 DIC 首选的抗凝药物。

（2）其他抗凝及抗血小板聚集药物　如复方丹参注射、AT－Ⅲ、双嘧达莫、阿司匹林、低分子右旋糖酐和噻氯匹定等药物有辅助治疗价值。

（3）补充凝血因子和血小板　适用于血小板及凝血因子减少，且已进行基础疾病及抗凝治疗，但 DIC 仍未能有效控制者。通常选用新鲜血浆、纤维蛋白原、因子Ⅷ浓缩剂、凝血酶原复合物、血小板悬液。

（4）抗纤溶治疗　仅适用于继发性纤溶亢进为主的 DIC 晚期。常用药有 6－氨基己酸，氨甲苯酸等。

（5）溶栓治疗　仅在纤溶不足而有广泛栓塞时应用。常用尿激酶或 t－PA。

（6）糖皮质激素治疗　不作常规应用。

【常见护理诊断/问题】

1. 有受伤的危险：出血　与 DIC 所致的凝血因子被消耗、继发性纤溶亢进、肝素的应用有关。

2. 气体交换受损　与肺栓塞有关。

3. 潜在并发症　休克、多发性微循环栓塞、多器官功能障碍综合征。

【护理措施】

1. 一般护理

（1）休息与活动　患者以绝对卧床休息为主，发生休克取中凹位，呼吸困难取半坐卧位；病室定期消毒，预防交叉感染；注意保暖，必要时给予吸氧。

（2）饮食护理　给予营养丰富易消化的流质或半流质饮食。有消化道出血者应进温凉流质饮食或禁食。不能进食者予鼻饲或静脉营养。

2. 病情观察

（1）密切监测患者生命体征、意识状态、尿量变化，记录24小时出入量，及时发现休克或重要脏器衰竭；及时发现皮肤黏膜和内脏栓塞（如肺、脑、肝、肾和胃肠等）相应的症状或体征，一旦出现立即通知医生给予处理。

（2）观察出血的临床表现：注意出血的部位、范围及其严重度，如出现持续、多部位的出血或渗血，应高度警惕DIC。如患者出现剧烈头痛、呕吐、血压升高等脑出血症状时，应立即报告医生，抬高床头15°~30°，遵医嘱给予降颅压、止血等药物。

（3）监测实验室检查结果：是救治DIC的重要环节。护士应及时采集各类标本并送检，协助医生做好诊治。

3. 用药护理

（1）迅速建立两条静脉通道，遵医嘱给予肝素抗凝和预防低血压的药物。

（2）使用抗凝药物时注意观察有无出血倾向，使用抗纤溶解药物时静脉给药速度不宜过快，以免加重缺血坏死。

（3）监测凝血时间或凝血酶原时间（PT）或部分凝血活酶时间（APTT）。目前最常用为APTT，较正常时间延长60%~100%为最佳剂量。若肝素过量甚至伴有明显出血的，应立即静脉注射鱼精蛋白硫酸盐对抗，鱼精蛋白1mg可中和肝素1mg。

（4）成分输血的护理　密切观察各种输血反应，如高热、寒战、溶血等；为预防过敏反应，可使用抗组胺药物，必要时注射肾上腺素；输血前严格配型，仔细核对。

4. 预防出血　出血的具体护理措施参见本项目“任务一 概述”。

5. 心理护理　护士应针对患者的不良心理进行积极沟通和疏导，通过列举成功病例使患者增强战胜疾病的信心，同时应征得家属的全力配合，共同挽救患者的生命。

【健康指导】

1. 疾病知识指导　告诉患者与家属必须彻底治疗诱发DIC的疾病，并有效去除诱发因素如感染、酸中毒、缺氧和休克等；教会患者识别出血、栓塞、微循环衰竭的临床表现；介绍预防出血的相关知识。

2. 生活指导　患者病情缓解后应指导其进食营养丰富、易于消化的流质或半流质饮食，避免生、冷、油炸及具有刺激性的食物。协助患者循序渐进地进行康复锻炼，加强机体抵抗力。

任务八　白血病患者的护理

PPT

白血病（leukemia）是一类起源于造血（或淋巴）干细胞的恶性克隆性疾病，克隆的白血病细胞因自我更新增强、增殖失控、分化障碍、凋亡受阻而停滞在细胞发育的不同阶段。在骨髓和其他造血组织中白血病细胞大量增生，使正常造血受抑制，并浸润其他器官和组织。临床主要表现为贫血、出血、发热和组织器官浸润等。我国白血病的发病率约为2.76/10万。白血病约占癌症总发病率的5%，儿童及青少年白血病占恶性肿瘤首位。我国急性白血病（AL）比慢性白血病（CL）多见（约5.5∶1），成人急性白血病中以急性粒细胞白血病（AML）多见，儿童以急淋白血病（ALL）多见。

【分类】

1. 按白血病细胞的成熟程度和自然病程，分为急性白血病和慢性白血病两类。急性白血病起病急，病情发展迅速，自然病程仅为数月，骨髓和外周血中多为原始细胞及早期幼稚细胞，慢性白血病起病缓，病情发展慢，自然病程为数年，骨髓和外周血中多为较成熟幼稚细胞及成熟细胞。

2. 按主要受累的细胞系列分类　根据形态学和细胞化学特点，目前国际通用FAB（法、美、英白血病协作组）分类法。

（1）急性白血病（AL）　分为急性淋巴细胞白血病（ALL，简称急淋白血病或急淋）和急性非淋巴细胞白血病（AML，简称急非淋）。急性淋巴细胞白血病又分成3种亚型：L_1型，原始和幼稚淋巴细胞以小细胞（直径≤12μm）为主；L_2型，原始和幼稚淋巴细胞以大细胞（直径>12μm）为主，L_3型原始和幼稚淋巴细胞以大细胞为主，大小较一致，细胞内有明显空泡，胞质嗜碱性。急性非淋巴细胞白血病又分成8种亚型：急性髓细胞白血病微分化型（M_0）、急性粒细胞白血病未分化型（M_1）、急性粒细胞性白血病部分分化型（M_2）、急性早幼粒细胞白血病（M_3）、急性粒-单核细胞白血病（M_4）、急性单核细胞性白血病（M_5）、急性红白血病（M_6）、急性巨核细胞白血病（M_7）。

（2）慢性白血病（CL）　分为慢性粒细胞白血病，（简称慢粒白血病或慢粒CML）、慢性淋巴细胞白血病（简称慢淋白血病或慢淋CLL）及少见类型的白血病如毛细胞白血病（HCL）、幼淋巴细胞白血病（PLL）等。

【病因与发病机制】

1. 病因　白血病的病因尚不完全清楚，可能与下列因素有关。

（1）生物因素　成人T细胞白血病/淋巴瘤（ATL）是由人类T淋巴细胞病毒Ⅰ型（HTLV-Ⅰ）所致，HTLV-Ⅰ是一种C型逆转录RNA病毒，可由母亲向胎儿垂直传播，也可通过哺乳、性生活及输血而传播。此外，EB病毒、HIV病毒与淋巴系统恶性肿瘤的关系也已被认识。

（2）物理因素　包括X射线、γ射线及电离辐射等均有致白血病作用，其作用与放射剂量的大小及放射部位有关，1次大剂量或多次小剂量照射均可引起白血病，小剂量的辐射能否引起白血病仍不确定。日本广岛、长崎发生原子弹爆炸后，幸存者白血病的发生率是未受辐射人群的17~30倍。

（3）化学因素　有些化学物质和药物均有致白血病的作用，如苯及其衍生物、保泰松、氯霉素、抗肿瘤药物中的烷化剂等。

（4）遗传因素　家族性白血病约占白血病的7‰，单卵双胞胎其中一人发病，则另一人发病率高达20%，而双卵双胞胎则为1.25‰。某些遗传性疾病如唐氏综合征中白血病的发病率较正常儿童高15~20倍，此外先天性再生障碍性贫血、先天性血管扩张红斑病等白血病的发病率均较高。

（5）其他血液病　某些血液病如骨髓增生异常综合征、淋巴瘤、多发性骨髓瘤等最终可能发展为白血病。

2. 发病机制　白血病的发病机制较复杂，上述各种因素均可促发遗传基因突变或染色体畸变，使白血病细胞株形成，同时人体免疫功能缺陷，使已形成的肿瘤细胞不断增殖，最终导致白血病的发生。

一、急性白血病患者的护理

急性白血病（acute leukemia，AL）是造血干细胞的恶性克隆性疾病，起病时骨髓中异常的原始细胞及幼稚细胞（白血病细胞）大量增殖并浸润各器官、组织，使正常造血受抑制。主要表现为肝脾和淋巴结肿大、贫血、出血及继发感染。

【临床表现】

1. 症状体征　起病急缓不一，急性者多为高热，严重出血；慢者常为面色苍白、疲乏或轻度出血。少数患者因皮肤瘀点瘀斑、月经过多或拔牙后出血不止就医后被发现。本病的主要表现为贫血、发热、出血、白血病细胞浸润。

（1）贫血　常为首发症状，呈进行性加重，半数患者就诊时已是重度贫血。部分患者因病程短，可无贫血。贫血的主要原因是骨髓中白血病细胞极度增生，使正常红细胞生成减少所致。

（2）发热　发热为常见早期症状，主要为成熟粒细胞减少所致的继发感染或白血病本身引起的发热。后者体温一般不超过38℃。继发感染是白血病患者最常见的死亡原因之一，主要表现为持续高热，可伴畏寒、寒战及出汗等。感染最常见的部位是口腔炎、牙龈炎、咽峡炎，肺部感染、肛周炎、肛旁脓肿也常见，严重时可致败血症。感染最常见的致病菌为革兰阴性杆菌，如肺炎克雷伯菌、铜绿假单胞菌、大肠埃希菌等；但革兰阳性球菌感染者有所上升，如金黄色葡萄球菌、粪链球菌、肠球菌等；长期应用抗生素者可出现真菌感染，如念珠菌、曲霉菌、隐球菌等。

（3）出血　几乎所有的急性白血病患者在病程中都有不同程度的出血，近半数以出血为早期表现，主要与血小板生成减少、凝血异常有关。出血可发生在全身各部位，以皮肤黏膜瘀点、瘀斑、鼻出血、牙龈出血及女性患者月经过多较常见。眼底出血可致视力障碍，严重者发生颅内出血，是导致死亡的主要原因之一。

（4）白血病细胞浸润器官和组织表现

1）肝、脾、淋巴结肿大：急性白血病可有轻、中度肝、脾大，表面光滑，主要与白血病细胞浸润及新陈代谢增高有关。淋巴结轻到中度肿大，无压痛和粘连，以急性淋巴细胞性白血病多见。

2）骨骼和关节疼痛：胸骨下段局部压痛较为常见，为骨髓腔内白血病细胞过度增生所致，对白血病的诊断有一定的价值。白血病细胞浸润骨、骨膜和关节可出现骨痛、关节疼痛，尤以儿童多见。

3）皮肤黏膜浸润：白血病细胞浸润可使牙龈增生、肿胀，皮肤出现弥漫性斑丘疹、皮下结节、多形红斑及结节性红斑等。

4）中枢神经系统白血病（CNSL）：常发生在化疗后缓解期，是由于化疗药物不能通过血－脑屏障，使隐藏在中枢神经系统的白血病细胞不能被杀灭，此为白血病髓外复发的主要根源。CNSL以急性淋巴细胞白血病多见，儿童患者尤甚，表现为头痛、头晕、呕吐、视物模糊、颈项强直，甚至出现抽搐、昏迷。

5）其他部位：急性粒细胞白血病浸润眼眶、骨膜可形成粒细胞肉瘤（绿色瘤），以眼眶部位最常见，可引起眼球突出、复视或者失明。睾丸浸润表现为一侧睾丸无痛性肿大，多见于急性淋巴细胞性白血病化疗缓解期后的幼儿和青年，是仅次于CNSL的白血病髓外复发根源。

看一看

绿色瘤

见于髓性白血病，白血病细胞在骨膜下或软组织内所形成的一种局限性浸润，因其颜色淡绿（瘤细胞原浆骨存在淡绿色色素），肿块呈圆形隆起似瘤，瘤块切面呈现绿色而得名，确切的名称应该为粒细胞性肉瘤。可早于白血病出现，也可与白血病同时或之后发生。患者多为外观健康的儿童，男性较女性多见。

病变位置多位于眶外上部，临床上可合并眼睑皮下，结膜或眼底出血，可有肝、脾、淋巴结肿大。

眼眶肿块常与眶缘及眼睑皮肤粘连，可伴眼睑及结膜水肿，酷似炎症，并可侵犯鼻旁窦及颅腔。如颞骨被累及，则颞骨肿胀可能产生绿色面，称青蛙面。

绿色瘤应及时内科化学治疗，忌做活检或手术切除，以免引起不能控制的大出血。

2. 并发症　白血病可出现出血、感染、CNSL等，由于白血病细胞大量破坏，可发生尿酸性肾病。

【实验室及其他检查】

1. 血象　白细胞计数多数在（10～50）$\times10^9$/L，少数患者$<5\times10^9$/L或$>100\times10^9$/L，白细胞过高或过低者预后较差。血涂片检查可见原始和早幼细胞增多达30%～90%，常有不同程度的正常细胞性贫血，半数患者血小板低于 60×10^9/L，晚期血小板往往极度减少。

2. 骨髓象　骨髓穿刺检查是确诊白血病及类型的重要依据。多数患者骨髓象增生明显活跃或极度活跃，以原始细胞和（或）早幼白细胞为主，缺少较成熟的中间阶段的细胞，并残留少量的成熟细胞，形成“裂孔”现象。若原始细胞占全部骨髓有核细胞的30%以上，可诊断为急性白血病。正常巨核细胞和幼红细胞减少。此外，少数患者的骨髓增生低下。奥尔（Auer）小体仅见于急非淋白血病，有独立诊断意义。

3. 血液生化检查　血、尿尿酸浓度增高；化疗期间尿酸排泄增加可出现尿酸结晶，主要因为大量白血病细胞破坏致尿酸生成增加。

4. 其他检查　细胞化学、免疫学、染色体及基因检查，有助于白血病类型的鉴别；出现中枢神经系统白血病时，脑脊液压力升高，白细胞计数增加，蛋白质增多，而糖定量减少，涂片中可找到白血病细胞。

【诊断要点】

临床上根据患者临床表现、血象和髓象特点可诊断为白血病。

【治疗要点】

1. 对症支持治疗

（1）防治感染　是保证急性白血病患者争取有效化疗或进行骨髓移植、降低死亡率的关键措施之一。患者宜住层流病房、用粒细胞集落刺激因子（G－CSF）等措施预防，如发热应查找原因并用抗生素治疗。

（2）改善贫血　严重贫血患者可吸氧、输注浓缩红细胞或全血，维持血红蛋白 >80g/L。但有白细胞瘀滞症时不宜立即输注红细胞，以免增加血液黏稠度。

（3）防治出血　血小板计数过低者可输注浓缩血小板悬液，保持血小板计数 $>20\times10^9$/L。

（4）紧急处理高白细胞血症　循环血液中白细胞计数 $>200\times10^9$/L 时可发生白细胞瘀滞症，表现为呼吸窘迫、低氧血症、言语不清、反应迟钝、颅内出血等。因此当血中白细胞计数 $>100\times10^9$/L 时应紧急使用血细胞分离机，以清除过高的白细胞，同时给予化疗药物和水化，并预防高尿酸血症、酸中毒、电解质紊乱等并发症。

2. 化学药物治疗　化学药物治疗的关键是早期、联合、足量、间歇、个体化，分为诱导缓解和缓解后治疗两个阶段。

（1）诱导缓解治疗　通过联合化疗迅速大量杀灭白血病细胞，恢复机体正常造血，使患者迅速获得完全缓解，常用化疗方案：长春新碱加泼尼松组成的 VP 方案是急淋诱导缓解的基本治疗方案，VP 加蒽环类药物（如柔红霉素，DNR）组成 DVP 方案，DVP 再加左旋门冬酰胺酶（L－ASP）即为 DVLP 方案，儿童急淋首选 VP 方案，成人急淋推荐 DVLP 方案。急非淋白血病的“标准”方案为柔红霉素加阿糖胞苷组成的 DA 方案，急性早幼粒细胞性白血病采用全反式维甲酸口服治疗到完全缓解。

（2）缓解后治疗　其目的是进一步杀灭体内残存的白血病细胞，防止复发，延长缓解和无病生存期，争取治愈。急淋白血病早期可用原诱导缓解方案 2～4 个疗程，以后每月强化治疗 1 次，维持治疗 3～4 年。急非淋白血病用原诱导缓解方案 4～6 个疗程，以后每 1～2 月强化治疗 1 次，共 1～2 年。

3. 中枢神经系统白血病防治　防治中枢神经系统白血病是减少复发的关键。常在缓解后鞘内注射甲氨蝶呤，为了减轻药物刺激所引起的蛛网膜炎，可同时用地塞米松。

4. 造血干细胞移植　急性白血病应在第一次完全缓解时进行造血干细胞移植，自体、异体移植均可采用，移植成功者可长期生存或治愈。详见“造血干细胞移植患者的护理”。

【常见护理诊断/问题】

1. 有感染的危险 与成熟粒细胞减少及化疗有关。

2. 有受伤的危险 与血小板减少、白血病细胞浸润有关。

3. 活动无耐力 与贫血、发热及化疗反应有关。

4. 潜在并发症 中枢神经系统白血病、化疗药物不良反应。

5. 预感性悲哀 与白血病治疗效果差、死亡率高有关。

【护理措施】

1. 一般护理

（1）休息与活动 有严重贫血、感染、明显出血倾向及化疗患者应绝对卧床休息，协助洗漱、进餐、大小便等日常生活护理；缓解期患者根据病情适当活动，注意观察活动后心率、心律、呼吸等，如有异常应卧床休息。

（2）饮食护理 给予高热量、高蛋白、高维生素、清淡、易消化食物，少量多餐；尽量满足患者的饮食习惯及对食物的要求，以增加食欲，注意饮食卫生，食品应消毒，水果洗净去皮；避免在化疗前后 1 ~2 小时进食，鼓励患者多饮水，每天饮水量在 2000ml 以上，以预防尿酸性肾病。

2. 病情观察 密切观察病情变化，定时监测生命体征、尿量、心电图、心率及心律等，记录 24 小时尿量；观察并记录体温变化及热型，有无感染病灶出现；观察患者全身皮肤有无瘀点、瘀斑以及有无内脏出血、颅内出血征象，如出现神志改变、血压升高、脉搏减慢、瞳孔两侧不等大、肢体瘫痪，则提示颅内出血。

3. 用药护理

（1）静脉炎及组织坏死的防治

1）合理使用静脉：有计划地从四肢远端向近心端选择静脉，左右交替使用避免反复穿刺同一静脉；注射刺激性强、剂量过大的药物时，选择弹性好、血管直、宜固定的非关节处大血管；反复多次化疗患者，最好采用中心静脉或深静脉留置导管注射；静脉注射前先用生理盐水输注，确保穿刺针头在血管内再注入药物；药物输注结束后用少量生理盐水冲洗血管，然后拔针；联合化疗时先输注对血管刺激性小的药物，后输注刺激性大的药物。

2）外渗、外漏的预防和护理：给药前和给药过程中应严密观察输液是否通畅、局部有无肿胀和疼痛。一旦发生化疗药物外渗外漏立即停止输注，抽回 2 ~3ml 血液或外漏药液后拔出针头；外渗局部立即用生理盐水加地塞米松作多处皮下注射，或遵医嘱用药；局部可行冷敷、硫酸镁湿敷、紫外线理疗等，但切忌热敷，以防组织损伤加重，同时可抬高肢体以促进血液循环。

3）静脉炎的护理：发生静脉炎的血管禁止静脉注射，同时避免患处受压，局部可用多磺酸黏多糖乳膏，并鼓励患者多做肢体运动，以促进血液循环。

（2）消化道反应的预防及护理 化疗药物常有恶心、呕吐、食欲减退等消化道反应，为患者提供清淡、易消化的饮食，避免油腻或刺激性食物，治疗前和治疗后 2 小时内避免进餐，进食后取坐位或半卧位，以减少呕吐；注意控制给药速度，不可过快，以减轻胃肠道反应，或遵医嘱给予甲氧氯普氨口服或肌内注射。

（3）骨髓抑制的预防及护理 骨髓抑制是化疗最严重的不良反应，多数化疗药物骨髓抑制作用最强的时间是化疗后第 7 ~14 天。化疗期间应遵医嘱定期检查血常规，当白细胞计数 $<3\times10^9/L$ 时需暂停化疗，并给予升白细胞药，当成熟白细胞计数 $<1\times10^9/L$ 或成熟粒细胞绝对值 $<0.5\times10^9/L$ 时，应对患者进行保护性隔离，如出现骨髓抑制，需加强贫血、出血、感染的预防。

（4）鞘内注射化疗药物的护理 协助患者采取头低抱膝侧卧位，协助医生做好穿刺点的定位和局部的消毒与麻醉，推注药物速度宜缓慢，注射完毕后嘱患者去枕平卧4～6小时，注意观察患者有无头痛、发热等症状。

（5）防止尿酸性肾病　在化疗期间白血病细胞大量破坏，血中和尿中尿酸浓度增高，应鼓励患者每天饮水2000～3000ml，使每天尿量达1500ml以上，并遵医嘱服用碳酸氢钠碱化尿液、服用别嘌醇抑制尿素的合成，以防尿酸性肾病。

（6）其他护理　红霉素、三尖杉酯碱等药物可引起心肌损害及心脏传导阻滞，用药前后注意监测患者的心率、心律、血压；注意输液速度不宜过快，以每分钟不超过40滴为宜。长春新碱能引起末梢神经炎，可遵医嘱服用维生素B_1；环磷酰胺可引起出血性膀胱炎，用药期间应观察有无血尿，并嘱患者每日饮水在4000ml以上，防止出血性膀胱炎的发生。

4. 对症护理

（1）贫血护理　轻度贫血适当活动，重度贫血患者应卧床休息，吸氧，输注浓缩红细胞或全血，护士应协助生活护理，减少患者体力消耗。

（2）出血护理　参见“特发性血小板减少性紫癜出血预防护理”。

（3）感染护理　对成熟粒细胞绝对值$\leq 0.5\times10^9/L$者，应予保护性隔离，住无菌层流室或单人病房，减少探视，避免交叉感染。保持良好的个人卫生习惯，每日进餐前后、睡前漱口，以防口腔感染。一般情况下选择生理盐水、朵贝液、氯己定等交替漱口，如为厌氧菌感染可选择1%～3%过氧化氢溶液；如为真菌感染可选择1%～4%碳酸氢钠溶液漱口。口腔黏膜溃疡可涂擦碘甘油、锡类散、溃疡贴膜等。定期洗澡更衣，勤剪指甲，避免抓伤皮肤。肌内注射、静脉注射时，局部皮肤应严格消毒。女性患者每天清洗会阴2次，月经期可增加清洗次数。睡前、便后用1：5000高锰酸钾溶液坐浴，每次15～20分钟，保持大便通畅，防止肛裂。一旦感染，应遵医嘱用抗生素控制感染。

5. 心理护理　鼓励患者表达内心感受，提出所关心的话题，如对病情的认识、对治疗效果及预后的担心，并给予耐心、细致的解释。积极寻求来自患者家属（亲友）的支持和鼓励，指导患者进行自我心理调节，采取放松疗法，使患者能保持积极、稳定的情绪状态，积极配合治疗。

【健康指导】

1. 疾病知识指导　指导患者避免长期接触电离辐射和化学毒性物质，因为职业关系需要接触者应严格遵守劳动保护制度。

2. 日常生活指导　进食营养丰富、清淡、易消化饮食，避免辛辣刺激性的食物，多饮水，多食蔬菜、水果，以保持大便通畅。保证充足的休息和睡眠，适当锻炼，如散步、打太极拳等，以提高机体的免疫力。

3. 预防感染和出血指导　保持居住环境清洁、通风，尽量少去公共场所，注意个人卫生，保持皮肤、口腔、肛周清洁，经常检查口腔、咽部有无感染，教会患者自测体温。避免剧烈活动和创伤；剪短指甲，勿用牙签剔牙，用软牙刷刷牙，勿用手挖鼻孔，勿服用影响血小板功能的药物。

4. 用药指导　告知患者治疗方案、用药疗程和药物不良反应，向患者说明缓解后坚持巩固治疗的重要性，指导患者按医嘱按疗程用药，并定期进行复查，以预防或减少不良反应发生，延长患者的缓解期和生存期。

5. 复查就诊指导　定期检查血常规及骨髓象，以观察疗效和骨髓抑制情况，定期复查肝肾功能，出现发热、出血及骨与关节疼痛等表现时应及时就医。

二、慢性白血病患者的护理

慢性白血病（chronic leukemia，CL）按细胞类型主要分为慢性粒细胞白血病、慢性淋巴细胞白血病、慢性单核细胞白血病3型。我国以慢性粒细胞性白血病多见，慢性淋巴细胞性白血病较少见，而慢性单核细胞白血病罕见。

（一）慢性粒细胞白血病

慢性粒细胞白血病（chronic myeloid leukemia，CML）简称慢粒，是一种发生在多能造血干细胞上的恶性骨髓增生性疾病，起病缓慢，为外周血粒细胞明显增多并出现不成熟粒细胞、脾脏明显肿大，自然病程可经历慢性期、加速期和急变期，大多因急性变而死亡。本病任何年龄都可发病，以中年最多见。

【临床表现】

1. 慢性期 起病缓慢，早期无自觉症状，随着病情发展可出现乏力、低热、多汗、消瘦等表现。脾脏肿大为最突出体征，可达脐部甚至盆腔，脾脏质地坚实、平滑、无压痛（脾梗死者压痛明显）；多数患者胸骨下段有压痛；半数患者肝脏中度肿大。浅表淋巴结多无肿大。本期一般持续1～4年。

2. 加速期 70%患者在起病后1～4年进入加速期，可维持几个月到数年。主要表现为原因不明的发热、进行性体重下降、骨骼疼痛，脾持续或进行性肿大，逐渐出现贫血和出血，原来治疗有效的药物对患者无效。

3. 急变期 为慢性粒细胞白血病的终末期，其临床表现与急性白血病类似，急性变预后很差，患者往往数月内死亡。

【实验室及其他检查】

1. 血常规 外周血中白细胞计数早期常超过$20\times10^9/L$，晚期超过$100\times10^9/L$；中性粒细胞显著增多，以中性中幼、晚幼和杆状核为主，原始细胞不超过10%；晚期血红蛋白和血小板均可明显减少。

2. 骨髓象 骨髓增生明显或极度活跃，以粒细胞为主，其中中性中幼、晚幼和杆状核粒细胞显著增多，原粒细胞不超过10%；红系细胞相对减少；巨核细胞正常或增多，晚期减少。

3. 染色体检查 90%以上慢性粒细胞白血病患者血细胞中出现pH染色体，对诊断有一定价值，并发现有特异性基因易位、融合。

4. 血液生化检查 可有血清及尿中尿酸浓度增高。

【治疗要点】

1. 化学治疗 羟基脲是目前首选药，其次是白消安，其他药物有Ara－C、高三尖杉酯碱、靛玉红、异靛甲等。α－干扰素与羟基脲或小剂量阿糖胞苷联合应用，可以提高疗效。

2. 甲磺酸伊马替尼 作为酪氨酸激酶抑制剂，是目前治疗慢粒的首选药物，疗效可达95%～98%。

3. 造血干细胞移植 是根治慢性粒细胞白血病的标准治疗，宜在慢性期待血常规及体征控制后尽早进行。

4. 慢性粒细胞白血病急性变的治疗 同“急性白血病”的治疗方法。

【主要护理诊断/问题】

1. 疼痛：脾脏胀痛 与脾大、脾梗死有关。

2. 潜在并发症 感染、尿酸性肾病。

3. 活动无耐力 与贫血有关。

【护理措施】

1. 一般护理

（1）休息与体位 慢性期病情稳定后适当活动，但不宜过度劳累，生活宜有规律，休息和睡眠充足；急变期及加速期参照急性白血病护理措施，脾大明显患者，建议取左侧卧位，以减轻不适感，同时尽量避免弯腰和碰撞腹部，以防发生脾脏破裂。

（2）饮食护理　给予高热量、高蛋白、高维生素、易消化吸收的食物，以保证机体的营养供给，多饮水，预防尿酸性肾病。

2. 病情观察　观察生命体征变化，有无感染、出血征象，有无关节疼痛等，每天测量脾脏大小、质地并做好记录，如患者突然出现脾区疼痛、发热、多汗、休克，脾脏进行性肿大、脾区拒按、脾区触痛明显，则提示发生脾脏栓塞或脾脏破裂，应及时报告医生并协助处理。

3. 对症护理　参见“急性白血病”相关内容。

4. 用药护理　羟基脲和白消安的主要不良反应是骨髓抑制、皮肤色素沉着，用药期间应定期复查血常规。α-干扰素常见不良反应为畏寒、发热、头痛、厌食、恶心、肌肉及骨骼疼痛等流感样症状，也可有骨髓抑制、肝肾功能损害，故用药期间应定期查血常规及肝肾功能。甲磺酸伊马替尼常见的非血液学不良反应包括水肿、肌痉挛、腹泻、恶心、肌肉骨骼痛、皮疹、腹痛、疲劳、关节痛和头痛等。

5. 心理护理　参见“急性白血病”相关内容。

【健康指导】

1. 疾病知识指导　向患者及家属介绍疾病的有关知识，如病情的演变过程、治疗方案，鼓励患者主动配合治疗；生活规律，保证充足的营养、休息和睡眠，病情稳定后可工作和学习但不可过劳。

2. 用药指导　告知患者药物治疗的作用、注意事项、常见不良反应，指导患者遵医嘱服药，并严密观察不良反应。

3. 自我监测指导　定期门诊复查血常规、骨髓象、肝肾功能，指导患者出现发热、贫血加重、腹部剧烈疼痛、脾脏肿大时应立即就医。

（二）慢性淋巴细胞白血病

慢性淋巴细胞白血病（chronic lymphoblastic leukemia，CLL）简称慢淋，是一种单克隆性小淋巴细胞性疾病，细胞以正常或高于正常的速率复制增殖，大量积聚在骨髓、血液、淋巴结和其他器官，最后导致正常造血功能衰竭的低度恶性疾病。本病在欧美国家较多见，我国较少见。

【临床表现】

本病起病缓慢，多无自觉症状。早期可有疲乏无力，随后出现发热、食欲减退、消瘦、盗汗等症状，晚期骨髓造血功能受损，导致红细胞、血小板和粒细胞减少，出现贫血、出血、感染等表现。淋巴结肿大常为就诊的首要原因，以颈部、锁骨上窝、腋下、腹股沟淋巴结为主，肿大的淋巴结质地较硬、无压痛、可移动，50%~70%的患者可有轻至中度脾大，轻度肝大，但胸骨压痛少见。

【实验室及其他检查】

1. 血常规　白细胞计数 $>10\times10^9/L$，淋巴细胞占50%以上，晚期可达90%，以小淋巴细胞为主；晚期血红蛋白、血小板均减少。

2. 骨髓象　骨髓有核细胞增生明显活跃或极度活跃，淋巴细胞≥40%，以成熟的淋巴细胞为主，也可见幼稚淋巴细胞或不典型的淋巴细胞，红系、粒系、巨核细胞均减少。

3. 免疫学检查　多数患者的淋巴细胞为B淋巴细胞，20%患者抗人球蛋白试验阳性，晚期T细胞功能障碍。

4. 其他检查　部分患者有基因突变、染色体异常。

【治疗要点】

1. 化学治疗　常用药物为氟达拉滨和苯丁酸氮芥。前者比后者效果更好。

2. 免疫治疗 常用单克隆抗体、α－干扰素等。

3. 并发症的治疗 并发免疫性溶血性贫血或血小板减少可用肾上腺糖皮质激素，反复感染者可注射丙种球蛋白。

4. 造血干细胞移植 在缓解期行自体干细胞移植治疗效果优于传统化疗，但随访至4年时50%复发，异基因造血干细胞移植治疗可使部分患者长期存活至治愈。

【常见护理诊断/问题】

参见“慢性粒细胞白血病”相关内容。

【护理措施】

1. 一般护理 参见“慢性粒细胞白血病”相关内容。

2. 病情观察 监测白细胞计数，观察体温、脉搏、呼吸的变化。经常询问患者有无咽痛、咳嗽、尿路刺激征及出血等表现。

3. 对症护理 参见“急性白血病”相关内容。

4. 用药护理 氟达拉滨的主要不良反应为神经毒性、骨髓抑制及自身免疫现象，苯丁酸氮芥主要不良反应是骨髓抑制和胃肠道反应，用药期间定期检查血常规并观察患者有无其他不良反应。

5. 心理护理 参见“急性白血病”相关内容。

【健康指导】

1. 疾病知识指导 向患者和家属介绍本病相关知识，指导患者养成良好的生活习惯，保证充足的睡眠和休息，进行适当锻炼，但应避免剧烈活动。

2. 用药指导 向患者说明遵医嘱坚持正规治疗的必要性，指导患者遵医嘱用药，并注意观察不良反应。

3. 随访指导 指导患者定期复查血常规，出现发热、出血或有感染的征象应及时就医。

附一 骨髓穿刺术

骨髓穿刺术（bone marrow puncture）是采取骨髓液的一种常用诊疗技术。检查内容主要是细胞形态学检查，其次是寄生虫和细菌学检查，以协助诊断血液病、传染病和某些寄生虫病；了解骨髓造血情况，为化疗和免疫抑制剂应用提供参考，还可经骨髓给药或骨髓移植。

【适应证】

1. 诊断血液系统疾病 如白血病、各种贫血、多发性骨髓瘤、淋巴瘤的骨髓浸润、原发性血小板减少性紫癜等，也常通过复查骨髓象来评价疗效或判断预后。

2. 诊断某些疾病 如疟疾、黑热病、伤寒等。

3. 协助治疗 通过骨髓穿刺进行骨髓腔输液、注射药物或进行骨髓移植，协助某些疾病的治疗。

【禁忌证】

血友病等有明显出血倾向患者、穿刺局部有感染者等禁止骨髓穿刺。

【术前准备】

1. 解释 向患者说明骨髓穿刺目的、意义和穿刺过程，取得合作，并请患者或家属签字同意。

2. 患者准备 骨髓穿刺前了解穿刺部位皮肤的完整性；检查血小板、出血时间及凝血时间等；用普鲁卡因作局部麻醉者，需做普鲁卡因皮试。

3. 用物准备 治疗盘、骨髓穿刺包（含骨髓穿刺针、2ml 和 20ml 注射器、7 号针头、纱布、洞巾等）、无菌手套、棉签、玻片、2% 利多卡因、培养基、酒精灯、火柴及胶布等。

【术中配合】

1. 选择穿刺部位与合适的体位 骨髓穿刺常见穿刺点有髂后上棘穿刺点、髂前上棘穿刺点、胸骨穿刺点等；选胸骨、髂前上棘作穿刺点者取仰卧位，前者还需用枕头垫于背后，以使胸部稍突出；选髂后上棘穿刺者取侧卧位或俯卧位。

2. 常规消毒穿刺部位皮肤 术者戴无菌手套，铺巾，用 2% 利多卡因作局部皮肤、皮下及骨膜麻醉。

3. 吸取骨髓液 穿刺针进入骨髓腔后拔出针芯，接上干燥的 10ml 或 20ml 注射器，用适当力量抽吸骨髓液 0.1 ~ 0.2ml 滴于载玻片上，然后立即制成均匀薄片；如需做细菌培养、染色体检查等，可再抽取骨髓液 1 ~ 2ml 送检。

4. 固定 重新插入针芯，用无菌纱布置于针孔处，拔出穿刺针，按压 1 ~ 2 分钟后，用胶布固定纱布。

【术后护理】

（1）嘱患者平卧休息 4 小时，观察穿刺部位有无出血、感染情况。

（2）整理用物，将制成的骨髓片和骨髓培养标本及时送检。

（3）保持穿刺局部干燥，若纱布被血液或浸湿，需及时更换；穿刺后 3 小时内禁止沐浴，以免污染创口，如果穿刺部位出现触痛和发红，则可能是感染的征象，应及时处理。

【注意事项】

（1）严格执行无菌操作，以免发生感染。

（2）抽吸骨髓液不可过多，否则会使骨髓液稀释而影响结果的判断。

（3）吸出骨髓液应立即涂片，以免发生凝固。

（4）穿刺时应注意观察患者面色、血压、脉搏，如发现患者精神紧张、大汗淋漓、脉搏快等症状时，应立停止穿刺，积极协助医生处理。

附二 造血干细胞移植术

造血干细胞移植（hematopoietic stem cell transplantation，HSCT）是指对患者进行化疗、放疗和免疫抑制预处理后，将供者或自体的造血干细胞（HSC）经血管输注给患者，使其重建正常造血和免疫功能的治疗方法。

【分类】

1. HSCT 按供者类型分为异体移植和自体移植，异体移植又分为异基因移植和同基因移植，后者指遗传基因完全相同的同卵孪生间的移植，供受者间不存在移植物被排斥和移植物抗宿主病（GVHD）等免疫学问题。

2. 按 HSC 取自不同部位，又分别分为骨髓移植（BMT）、外周血干细胞移植（PBSCT）和脐血移植（CBT）。其中 PBSCT 采集 HSC 较为简便，供者无须住院且痛苦少，受者 HSC 植入率高，重建造血快，为目前临床上最常用的方法之一。

3. 按供受者有无血缘关系分为血缘移植（RDT）和无血缘移植（UDT）。

4. 按人白细胞抗原（HLA）配型相合的程度，分为 HLA 相合、部分相合和单倍型相合移植。

【适应证】

1. 急性白血病 50岁以下急性白血病只要有HLA匹配的同胞供髓者一般应在第一次缓解期内进行异基因移植，但儿童低危组急性淋巴细胞白血病因化疗效果较好，可在第二次或第三次缓解后进行移植。

2. 慢性粒细胞白血病 异体骨髓移植是目前治疗慢性粒细胞白血病较好的方法，最好在慢性期缓解后进行移植。

3. 恶性淋巴瘤 55岁以下、重要器官功能正常、属中高度恶性，或缓解期短、治疗困难、易复发的淋巴瘤患者。

4. 其他 如再生障碍性贫血、多发性骨髓瘤、慢性淋巴细胞白血病、乳腺癌、神经母细胞瘤、小细胞肺癌、骨髓异常增生综合征等，条件适宜时可做造血干细胞移植。

【移植前护理】

1. 供者选择

（1）自体造血干细胞移植 供者为受者自己，能承受大剂量化疗、放疗，能动员采集到未被肿瘤细胞污染的足量的造血干细胞。

（2）异基因造血干细胞移植 供体选择原则是与受者的人类白细胞抗原（HLA）配型相合，首选HLA相合有血缘关系的同胞，次选HLA相合无血缘供体，若有多个HLA相合者，则选择年轻、健康、男性、巨细胞病毒阴性、红细胞血型相合者。

2. 供者准备 供者在做全面体格检查，包括血常规、肝肾功能、B超、心电图、X线胸片、血糖、骨髓穿刺、巨细胞病毒、艾滋病病毒、乙型肝炎病毒等检查；供受者抽血作组织配型、混合淋巴细胞培养等；移植前2周对供者进行循环采血，并保存其自身血液，以便于在移植手术中回输给供者，避免在手术中发生失血性休克。

3. 无菌层流病房准备 100级无菌层流病房应用是有效预防造血干细胞移植术后患者继发感染的重要保障之一。室内一切用物及空间均需严格清洁、消毒及灭菌处理，并在室内不同空间采样行空气细菌学监测，完全合格后方可进驻患者。

4. 患者准备

（1）心理准备 详细介绍造血干细胞移植的重要性、方法、过程及可能出现的并发症，无菌层流室的基本环境和规章制度；说明造血干细胞采集对供者或受者均不会造成身体危害，从而降低或消除患者疑虑、恐惧心理，使其处于最佳生理、心理状态接受移植。

（2）全面体检和检查 移植前做好身体全面检查，如心、肺、肝、肾等功能、人类巨细胞病毒、骨髓检查、ABO血型配型、组织配型等检查；进行痰液、尿液、粪便、皮肤、耳、鼻、咽拭子的细菌和真菌培养检查；如有感染病灶，彻底治疗。

（3）严格消毒隔离和预防感染

1）患者入住无菌室前护理：入层流室的所有物品均需消毒处理，以预防外源性感染。入层流室前3天开始服用肠道不吸收的抗生素，进食消毒饮食；每天庆大霉素或卡那霉素眼药水滴眼；0.2%氯己定溶液擦拭外耳道、鼻前庭，每天2次；使用复方硼酸液或0.2%氯己定溶液漱口；便后用0.5%氯己定溶液坐浴并涂擦抗生素软膏；入层流室前1天剪指（趾）甲、剃毛发（头发、腋毛、阴毛），彻底洗涤，尤其是肚脐、腋下、会阴等皮肤皱褶处，入层流室当天清洁灌肠，淋浴后用0.05%氯己定溶液药浴30～40分钟，再给予眼、外耳道、口腔、脐部清洁后，更换无菌衣裤、鞋袜入层流室。

2）患者入住无菌室后护理

①工作人员要求：严格控制入室人员，呼吸道感染者严禁入内；入室前必须用氯己定漱口，清洁

鼻腔、外耳道、淋浴、更衣，洗手后用 0.05% 氯己定液泡手 5 分钟，穿无菌手术衣裤，戴无菌帽子、口罩，更换无菌拖鞋进入风淋室，经风淋 1～2 分钟后进入无菌层流室；接触患者前，再次消毒双手，戴无菌手套，加套无菌隔离衣与袜套；所有操作严格无菌。

层流室环境要求：室内桌面、墙壁、地面、天花板、所有物品表面每天均用消毒液擦拭 2 次，室内臭氧消毒，每日 3 次，每次 30 分钟；床单、被褥、衣裤、毛巾应高压蒸汽消毒；进入无菌室的所有物品均需消毒灭菌；无菌包均用双层包布，需要时打开外层，按无菌方法递入室内；口罩、帽子、隔离衣用后立即更换；定期物体表面细菌监测、空气采样培养，每周进行 1 次。

患者要求：饮食须经微波炉或高压蒸汽消毒，水果经 0.5% 的氯己定浸泡消毒 15min 后削皮食用；每天口腔护理 3～4 次，用 0.05% 的氯己定、3% 的碳酸氢钠溶液、3% 的硼酸溶液于进食前后交替漱口；0.05% 的氯己定或 0.05% 碘伏擦拭外耳道、鼻前庭；0.5% 的庆大霉素或卡那霉素、0.1% 的利福平、无环鸟苷眼药水交替滴眼，每天 2～3 次；睡前、便后用 1% 的氯己定或 1∶5000 的高锰酸钾溶液坐浴；女性患者月经期间增加外阴冲洗次数，保持外阴清洁；用煮沸后的开水配制 0.05% 氯己定液沐浴或全身擦拭每天 2 次。

（4）移植前预处理　预处理主要采用全身照射、细胞毒药物和免疫抑制 256 剂，目的是为杀灭肿瘤细胞或白血病细胞，减少移植后疾病的复发，同时杀灭受者体内的免疫细胞，使之失去排斥外来细胞的能力，容许供者的造血干细胞植入而重建造血功能。

（5）准备输注通路　移植前 1 天行颈外静脉或锁骨下静脉置管术备用。

【移植中护理】

1. 造血干细胞采集护理

（1）骨髓造血干细胞采集　在严格无菌操作下采用硬膜外麻醉对供者进行骨髓采集。自髂前或髂后上棘 1 个或多个部位抽取骨髓，采集骨髓血经无菌不锈钢网或尼龙网过滤后装入血袋，并加肝素抗凝，按受者体重采集的骨髓血中单个核细胞（MNC）数为（2～4）$\times 10^8$/kg 为一般采集目标值。采集骨髓过程中需要不断监测血压、呼吸、心率，采集过程不宜过快，在采集骨髓 400ml 时，应开始回输事先保存的供者自体血液，以防休克。

（2）外周血造血干细胞采集　外周血 HSC 含量较少，仅有骨髓的 1%，一般在干细胞采集之前 4～5 天开始应用粒系集落刺激因子进行动员，以进一步扩增外周血中造血干细胞数量，再用血细胞分离机经多次采集外周血造血干细胞，一般自体外周血造血干细胞移植采集量为 MNC 数达 2×10^8/kg（受者体重），异基因造血干细胞移植采集量为 MNC 数达 5×10^8/kg（受者体重）。

（3）脐带血造血干细胞的采集　健康产妇在胎儿娩出后迅速结扎脐带，于无菌条件下，以采血针穿刺脐静脉收集残留于脐带和胎盘内的血液，每份脐血量为 60～150ml。采集的脐带血需经冷冻处理后保存在 196℃ 液氮中，要求 MNC 数达 2×10^8/kg（受者体重）。

2. 造血干细胞输注护理　造血干细胞输注在无菌层流室进行，移植前受者准备就绪并休息 1 天，输注前可遵医嘱给予地塞米松 5mg 静脉注射，以减少输注反应。

（1）骨髓输注　①异体骨髓输注：供者和受者 ABO 血型相合，骨髓采集后即可输入，如果 ABO 血型不合要待处理后方可输入。输注前应将骨髓袋倒置 15～30 分钟，遵医嘱给予抗过敏药物如地塞米松 5mg、非那根 25mg，给予呋塞米 20mg，以利尿预防肺水肿。输注时用无滤网的输液器经中心静脉导管输入，开始速度要慢，观察 15～20 分钟后无反应再调整滴速为 100 滴/分左右，一般要求 300ml 骨髓在 30 分钟内输完，最后 5～10ml 骨髓弃去，以防发生脂肪栓塞。在骨髓输注的同时，经另外一条通路输入适量鱼精蛋白，以中和骨髓中的肝素，速度不能太快，以免出现低血压、心动过速及呼吸困难。输注骨髓过程中密切观察生命体征和各种反应。②自体骨髓输注：自体骨髓在采集 72 小时内，待预处理后回输，回输前在室温下放置0.5～1小时，其他方法同异体骨髓输注。

（2）外周血干细胞输注 ①自体外周血干细胞输注：自体外周血干细胞回输前15～20分钟遵医嘱给抗过敏药，冰冻保存的造血干细胞需在床旁用38.5～40℃恒温水复温后立即用无滤网输液器从静脉导管输入，同时另一条静脉通路输注鱼精蛋白以中和肝素。回输过程中，同时给予5%的碳酸氢钠、生理盐水、呋塞米和甘露醇，以维持足够的尿量，防止外周血干细胞中混有红细胞而引起血红蛋白尿。在患者能够耐受的情况下，1袋外周血干细胞应在15分钟内回输完，2袋之间需用生理盐水冲管，以清洗输血管道。②异体外周血干细胞输注：异体外周血干细胞输注前将50～100ml外周血干细胞加生理盐水稀释到200ml，其余同自体外周血干细胞回输。

（3）脐带血造血干细胞输注 深低温保存的脐血干细胞置于40℃水中迅速解冻后输注，由于脐带血量少，一般为100ml左右，可采用手推或微量泵推注。推注过程中注意防止漏液现象，并注意观察心率变化，随时调整推注速度。

【移植后护理】

1. 一般护理

（1）饮食 给予高蛋白、高维生素、无渣、清淡、易消化饮食增加营养，增强机体免疫力。食物必须经微波炉消毒后才可食用，水果洗净后用1∶5000高锰酸钾液浸泡30分钟，用无菌刀削皮后食用。

（2）休息与活动 早期患者绝对卧床休息，随血小板回升后，指导或协助患者进行生活护理及适当的活动适当，防止损伤及出血。

（3）维持体液平衡 保证热量、维生素、微量元素、复方氨基酸等营养成分的供给。一切药物、液体均要经静脉置管通道进入，输液时要注意调节滴速，合理安排各组液体。

（4）静脉置管护理 静脉置管使用前应检查局部伤口情况，检查导管有无裂隙、进气或接头滑脱；使用时应严格执行导管使用原则和无菌操作，防止导管堵塞和脱落；用肝素或生理盐水封管；置管局部应每日消毒换药，同时向患者说明维持静脉置管的重要性，指导患者切忌用手触摸伤口表面，以防感染；导管一般在迁出无菌室前3～5天拔出。

2. 心理护理 由于无菌层流室与外界基本隔绝，加之对移植并发症的担忧，患者易出现孤独、恐惧等不良心理。护理人员多与患者交流沟通，耐心倾听患者的诉说，鼓励说出自己的想法和感受，关心、安慰、体贴患者，传递家属信息，及时进行疏导和鼓励，消除其焦虑、恐惧等不良心理，坚定移植成功的信心，有利于疾病早日康复。

3. 并发症的预防及护理

（1）感染 感染是最常见的并发症之一，也是移植成败的关键。全血细胞减少、粒细胞缺乏、留置导管、黏膜屏障受损及免疫功能低下等因素均可导致感染发生。移植早期是感染的危险期，感染率为60%～80%，以细菌感染尤其是革兰阴性杆菌多见，真菌感染亦可发生；移植中期主要为病毒感染，常见单纯疱疹病毒Ⅰ型和Ⅱ型感染，尤以巨细胞病毒引起的间质性肺炎最严重；恢复后期的感染与移植物抗宿主病有关，以病毒性肺炎多见。感染的预防措施包括：住无菌层流室、进行保护性隔离、无菌饮食、胃肠道除菌、免疫球蛋白定期输注及医护人员消毒隔离等，每天询问患者主诉，监测体温变化及精神状态，观察有无局部感染灶的存在，必要时作血、尿、便以及分泌物的细菌学培养和药敏试验，以利于有效抗生素的选择。

（2）移植物抗宿主病（GVHD） ①GVHD表现：移植物抗宿主病是异基因造血干细胞移植后最严重的并发症，由供者造血干细胞含有免疫活性，与患者的白细胞或组织细胞发生免疫反应导致组织损伤。临床有急、慢性两种，急性GVHD发生于移植后3个月内。在移植后1～2周内发生的称为超急性（GVHD），表现为皮肤红斑和斑丘疹、厌食、腹泻、肝功能异常等；3个月后出现的称之为慢性

GVHD，表现为系统性硬化病、皮肌炎、面部皮疹、干燥综合征、关节炎、吸收不良等。②预防措施：急性GVHD治疗效果不理想，预防GVHD的发生尤为重要，包括遵医嘱正确使用各种药物如环孢素、甲氨蝶呤、糖皮质激素等，注意观察用药反应；密切观察病情变化，定期检查肝、肾功能并监测血压和尿量；全血及血制品需经^{60}Co照射后才能输注，以免带入免疫活性细胞，此外尽可能输注去白细胞的成分血。

（3）肝脏损害　①肝静脉闭塞病（VOD）：发病率约为10%，一般发生在移植后7～12天，主要原因为移植前超大剂量化疗药的应用损伤肝细胞、肝血管内皮细胞并在局部呈现高凝状态，使肝静脉受阻，主要表现为体重增加、黄疸、右上腹痛、肝大及腹腔积液，移植后1周注意观察患者有无上述表现，协助医生进行相关检查，确诊需做肝活检。VOD以支持治疗为主，轻、中型VOD可自行缓解且无后遗症。②输血后肝炎：加强血液及血液制品管理，对输血及应用血液制品后的患者，应定期检测肝功能及肝炎病毒标记物，以减少肝脏损害。

（4）间质性肺炎　间质性肺炎是异基因骨髓移植的严重并发症。主要与感染、全身照射及GVHD等有关。一般发生在移植后5～15周，起病急，进展快，表现为突发呼吸困难、发绀、低氧血症等，X线胸片呈弥漫性间质性改变。

（5）出血　每天监测血小板计数，观察皮肤黏膜出血、内脏出血及颅内出血等表现，一旦发生出血除一般止血措施外，可输注经白细胞过滤器滤过后的血小板止血。

【健康指导】

1. 饮食指导　指导进食营养丰富、清淡易消化食物，注意饮食卫生，多食新鲜蔬菜、水果，多饮水，注意维持饮食平衡，保证足够营养。

2. 活动指导　保证充足的休息、睡眠，每日睡眠应保证在8～10小时以上，进行适宜的活动和锻炼，保持乐观和良好的情绪状态。

3. 预防感染指导　避免去人多的公共场所；注意保暖，防止感冒；注意口腔和皮肤护理，勤洗澡，勤更衣，保持大便通畅，每次便后用1∶5 000高锰酸钾坐浴。

4. 用药指导　指导患者遵医嘱用药，如环孢素、抗病毒药等，用药期间指导患者观察药物不良反应。

目标检测

答案解析

单项选择题

1. 正常人体每天生成新鲜红细胞所需的铁主要来源于（　）
   A. 食物　　B. 体内的组织铁
   C. 肝、脾　　D. 肌红蛋白
   E. 体内衰老红细胞破坏后释放的铁
2. 富含维生素B_{12}的食物不包括（　）
   A. 绿叶蔬菜　　B. 鱼类　　C. 动物肝脏　　D. 蛋类　　E. 瘦肉
3. 再生障碍性贫血最主要的诊断依据是
   A. 感染、出血、贫血　　B. 网织红细胞减低
   C. 无肝脾大　　D. 骨髓增生低下
   E. 全血红胞减少

4. 关于造血特点的描述，错误的是（　）
   A. 肝脾是髓外造血的主要场所
   B. 骨髓是人体最主要的造血器官
   C. 红骨髓仅限于四肢长骨的骨骺端
   D. 红骨髓为造血组织，黄骨髓为脂肪组织
   E. 婴儿期所有骨髓均为红骨髓，造血功能活跃
5. 弥散性血管内凝血最常见的病因是（　）
   A. 羊水栓塞　B. 输血反应　C. 恶性肿瘤　D. 严重感染　E. 手术及创伤
6. 与白血病发病无关的是（　）
   A. 化学因素　B. 物理因素　C. 病毒因素　D. 遗传因素　E. 免疫功能亢进
7. 患儿，男，10个月。牛乳喂养，未加辅食，因皮肤、黏膜苍白就诊。初诊为缺铁性贫血，护士对家长健康指导最重要的是（　）
   A. 防止外伤　B. 多晒太阳　C. 限制活动　D. 预防感染　E. 补充含铁辅食
8. 患者，女，患“缺铁性贫血”。病因及经口服铁剂治疗后，血红蛋白恢复至正常水平。为补足体内贮存铁，需继续服用铁剂（　）
   A. 1个月　B. 2个月　C. 3~6个月　D. 12个月　E. 24个月
9. 患者，女，24岁。长时间月经过多，出现软弱无力、头晕、心慌、记忆力减退等表现，诊断为贫血。下列表现最突出的体征是（　）
   A. 低热　B. 脉搏加快
   C. 心尖部收缩期杂音　D. 皮肤黏膜苍白
   E. 呼吸急促
10. 患者，男，28岁。四肢紫癜，鼻出血2天入院。下列关于鼻出血的处理措施，不妥的是（　）
    A. 出血不止可用油纱条做后鼻道填塞
    B. 嘱患者及时将鼻痂挖出，以免引起感染
    C. 少量出血，可用干棉球填塞压迫止血
    D. 油纱条填塞后要定时向鼻孔内滴注无菌液状石蜡
    E. 少量出血，前额冷敷也可帮助止血
11. 患者，男，43岁。再生障碍性贫血1个月，今晚突然头痛，伴恶心、呕吐，视物模糊。该患者可能出现了（　）
    A. 颅内出血　B. 继发感染
    C. 上消化道出血　D. 脑血栓形成
    E. 癫痫发作
12. 患者，男，34岁。因急性白血病入院治疗，在化疗期间的对症护理不妥的是（　）
    A. 出现呕吐时应暂缓或停止进食
    B. 减少水的摄入，保证药物疗效
    C. 口腔溃疡者含漱口液
    D. 对脱发者说明化疗结束后头发会再生
    E. 观察患者有无黄疸，定期监测肝功能
13. 患者，女，32岁。患特发性血小板减少性紫癜收入院，此病最常见的出血部位为（　）
    A. 皮肤黏膜　B. 消化道　C. 泌尿道　D. 生殖道　E. 呼吸道

14. 患者，女，23 岁。诊断为急性淋巴细胞白血病。下列是白血病细胞浸润所致的体征是（ ）

A. 口腔血疱
B. 扁桃体充血、肿大
C. 皮肤黏膜苍白
D. 皮肤紫癜
E. 胸骨下段压痛

15. 患者，女，41 岁。诊断为特发性血小板减少性紫癜，出院健康指导告知患者禁用的药物是（ ）

A. 泼尼松 B. 红霉素 C. 阿司匹林 D. 阿莫西林 E. 地西泮

16. 患者，男，27 岁。因非重型再生障碍性贫血入院治疗，护士对雄激素的用药解释错误的是（ ）

A. 此药不易吸收，须做深部肌内注射
B. 早期疗效判断指标为红细胞升高
C. 需治疗 3 ~6 个月，才能判断疗效
D. 作用机制是刺激肾脏产生促红细胞生成素
E. 长期使用可出现痤疮、水肿、体质量增加等不良反应

17. 患者，女，28 岁。月经量增多 3 个月，1 周来鼻出血，下肢皮肤散在瘀斑，自觉气促、疲乏无力，来院就诊。实验室检查：Hb 60g/L，WBC 4.2×10^9/L，PLT 30×10^9/L，诊断为特发性血小板减少性紫癜。患者目前首优的护理诊断/问题是（ ）

A. 气体交换受损
B. 有感染的危险
C. 潜在并发症：脑出血
D. 有受伤的危险：出血
E. 恐惧

（18 ~20 题共用题干）

患者，女，15 岁。急性淋巴细胞性白血病，遵医嘱予以甲氨蝶呤鞘内注射。

18. 鞘内注射完后嘱患者应取（ ）

A. 坐位 B. 半卧位 C. 去枕平卧位 D. 俯卧位 E. 中凹位

19. 患者取上述体位应维持（ ）

A. 30 分钟 B. 1 ~2 小时 C. 4 ~6 小时 D. 6 ~8 小时 E. 10 小时

20. 患者对本医嘱不解，护士的正确回答是（ ）

A. 防治中枢神经系统性白血病
B. 进一步诱导缓解
C. 预防颅内出血
D. 预防感染
E. 巩固化疗

书网融合……

重点回顾 微课 1 微课 2 微课 3

微课 4 微课 5 习题

项目六　内分泌及代谢性疾病患者的护理

学习目标

知识目标：

1. **掌握**　内分泌及代谢性疾病的临床表现和护理措施。
2. **熟悉**　内分泌及代谢性疾病的相关检查和治疗要点。
3. **了解**　内分泌及代谢性疾病的病因病机。

技能目标：

具有对内分泌及代谢性疾病患者按照护理程序开展整体护理的能力。

素质目标：

树立“以人的健康为中心”的护理理念。具有良好的学习、工作态度；能够运用护理程序对患者进行整体护理，为服务对象提供减轻痛苦、促进康复、预防疾病、保持健康的服务。

导学情景

情景描述：患者，女，67岁。消瘦十余年，近1年来每日主食由300克增至500克，每日饮水量达4000ml，伴尿量增多，近6个月体重下降5kg，逐渐出现视物模糊。眼科检查诊断为“轻度白内障，视网膜有新生血管”。门诊查血糖12.5mmol/L，尿糖（++++），服用降糖药物治疗好转。大便正常，睡眠差。查体：T 36℃，P 78次/分，R 18次/分，BP 160/100mmHg，无皮疹，浅表淋巴结未触及，巩膜无黄染。腹平软，肝脾未触及，双下肢可凹陷性水肿，感觉减退，膝腱反射消失，Babinski征（－）。实验室检查：血Hb 123g/L，WBC 6.5×10^9/L，N 65%，L 35%，Plt 235×10^9/L，尿蛋白（+），尿糖（+++），WBC 0~3个/高倍视野，血糖13mmol/L，BUN 7.0mmol/L。

诊断为：

1. 2型糖尿病：白内障，糖尿病周围神经病变，糖尿病肾病。
2. 高血压2级：极高危。

情景分析：根据患者的表现、实验室检查指标以及既往病史，可以确定患者为糖尿病。糖尿病是一种慢性内分泌代谢性疾病，合理控制血糖可以有效减少并发症的进展、恶化。

讨论：1. 该患者的表现应与哪些疾病鉴别？

2. 为明确诊断应进一步做哪些检查？

3. 你还知道哪些内分泌和代谢性疾病？请举例。

学前导语：糖尿病是一种慢性内分泌代谢性疾病，典型症状为多饮、多尿、多食、消瘦。典型的临床表现结合血糖值过高即可确诊，及时合理地控制血糖可以有效减少糖尿病周围神经、血管病变等并发症。

PPT

任务一　概　述

人体的内分泌腺主要有垂体、肾上腺、甲状腺、甲状旁腺、性腺和胰岛。内分泌组织和细胞分布在心血管、胃肠、下丘脑、肾脏等脏器。内分泌系统主要功能是分泌合成各种激素，与免疫系统和神经系统共同调节人体的新陈代谢、脏器功能、生长发育、生殖和衰老等生命活动，适应不断变化的外环境，保持机体内环境的相对稳定。内分泌代谢疾病大多为慢性病程，对患者的生长发育、营养代谢和神经调节有明显影响，常出现水电解质紊乱、营养失调和外貌体态改变，甚至出现精神异常等表现。有些患者需终生服药，容易产生诸多心理问题，因而心理疏导、健康指导及细致有效的日常生活护理在内分泌及代谢性疾病患者的护理中具有特别重要的意义。

内分泌及代谢性疾病患者常见症状有身体外形改变、消瘦和肥胖等。

一、身体外形改变

身体外形改变多与内分泌及代谢性疾病有关，包括面容、体型、体态、毛发、皮肤及黏膜色素沉着等，是影响患者生理和心理状态的一组临床征象。发生改变多与脑垂体、甲状腺、甲状旁腺、肾上腺部位疾病或者部分代谢疾病有关。

【临床表现】

包括面容变化、体形变化、毛发质地及分布、皮肤黏膜色素沉着等。

1. 面容变化　皮质醇增多症患者可表现为“满月面容”，如皮肤发红、面圆如满月且常伴痤疮和小须等；肢端肥大症患者可表现为“肢端肥大症面容”，如颧骨突出、下颌增大、面部变长、唇舌肥厚、耳鼻增大等粗陋面貌；甲状腺功能亢进症患者可表现为“甲状腺功能亢进面容”，如眼球凸出、眼裂增宽、面容惊愕、目光炯炯有神等；甲状腺功能减退症患者表现为“黏液性水肿面容”，如头发稀疏、目光呆滞、颜面水肿、面色苍白、反应迟钝等。

2. 体形变化　身材过高或矮小。身材过高则见于肢端肥大症、巨人症。巨人症多指成年男性身高超过2m，成年女性身高超过1.8m；矮小者见于侏儒症、呆小症；库欣综合征患者可出现特殊体态，如向心性肥胖、水牛背等。体重变化主要表现为消瘦及肥胖，消瘦常见于甲状腺功能亢进症、内分泌腺的恶性肿瘤、希恩综合征及1型与2型糖尿病（非肥胖型）等患者；肥胖常见于下丘脑疾病、库欣综合征、胰岛素瘤、2型糖尿病（肥胖型）、甲状腺功能减退症等。

3. 毛发变化　甲状腺功能亢进症患者可出现头发稀疏、干燥、脆弱，眉毛及睫毛脱落（尤以眉梢为甚），男性患者胡须生长缓慢。皮质醇增多症患者因雄性激素分泌增多，导致面部和躯体毛发增多。

4. 皮肤黏膜色素沉着　表皮基底层黑色素增多导致皮肤颜色加深，如原发性慢性肾上腺皮质功能减退症患者可出现皮肤、黏膜色素沉着，尤以掌纹、乳晕、摩擦处和瘢痕处比较明显；紫纹是库欣综合征的特征之一；病理性痤疮多见于先天性肾上腺皮质增多症、库欣综合征等。特殊的身体外形改变可导致患者产生自卑、焦虑、易怒、抑郁及精神紧张等心理改变。

【常见护理诊断/问题】

身体形象紊乱　与疾病引起身体外形的改变有关。

【护理措施】

1. 心理指导　向患者提供有关疾病方面的资料及患有相同疾病并已成功治疗的病例，并向患者耐心讲解，使其对治疗效果和病情转归有明确的了解，消除紧张情绪，树立战胜疾病的自信心。

2. 鼓励社交活动 鼓励患者参加社区的团体活动，指导患者家属及周围群众不歧视患者，应主动和患者沟通，避免伤害其自尊心，关注患者的行为举止，避免自杀行为的发生。护理实施过程中，要在经济和心理上给予患者最大可能的支持和关心。

3. 改善营养状况 身体外形改变的患者若存在营养失调，应根据患者的具体情况，适当调节摄入的营养成分，制定营养计划，尽快改善患者的营养状态。

4. 修饰指导 帮助患者接受身体外观的改变，教会患者采取适当的方法进行自我修饰，以增加患者心理的舒适感和美感。如毛发稀疏的患者外出可戴帽子、发套、假发等；颈部增粗者可围丝巾；巨人症、侏儒症和肥胖症患者可选择合体的衣着；甲状腺功能亢进症突眼的患者外出可戴深色眼镜，既增加美感，又保护眼睛免受刺激。

二、消瘦

消瘦是指摄入的营养低于机体需要量，体重低于理想体重的10%以上。主要由于蛋白质和热量缺乏使皮下脂肪减少，肌肉、骨骼逐渐萎缩，主要表现为皮下脂肪减少、体重减轻、皮肤弹性差、皮下静脉显露，严重者呈恶病质状态。

【临床表现】

轻度消瘦者有精力、体力不足，可出现精神萎靡、记忆力减退、食欲减退、贫血及血压下降等；重度消瘦者表现为反应迟钝、淡漠、劳动能力丧失、对周围事物不感兴趣甚至嗜睡，也可出现低血糖、体位性晕厥，皮肤黏膜色素沉着，女性患者可出现月经失调或闭经、不孕等。

【常见护理诊断/问题】

营养失调：低于机体需要量 与各种原因引起的营养摄入不足或消耗过多有关。

看一看

体格测量评价常用指标

理想体重简易计算公式：理想体重（kg）= 身高（cm）－105

理想体重指数计算公式：体重指数（BMI）= 体重（kg）/［身高（m）］^{2}

【护理措施】

1. 心理护理 向患者阐明维持正常体重对健康的重要性，并解释消瘦对机体的影响，纠正患者对消瘦的错误认识。对过度节食的患者、神经性厌食的患者，应帮助其解除精神上、心理上的障碍，建立正确的进食行为。

2. 饮食护理 向患者提供合理的膳食，补充适当的营养，给予患者高热量、高蛋白、易消化的饮食。开始宜少量多餐，以后逐渐增加进食的量并减少进食的次数，最终过渡到正常饮食。增加水果、新鲜蔬菜的摄入，以增加维生素的补充。同时提高烹饪技巧，以在口味上尽量适合患者的胃口。对消化功能差的患者采用要素饮食，对不能经口进食的患者采用鼻饲，对于极度消瘦的患者可遵医嘱静脉补充营养液，如氨基酸、脂肪乳等，但不能长期依靠静脉输液来维持营养。

3. 皮肤护理 对极度消瘦者应注意皮肤护理，防止骨骼突出部位的碰伤或压疮的发生。

三、肥胖

肥胖是体内脂肪堆积过多和（或）分布异常、体重增加，是一种由遗传和环境等因素相互作用引起的慢性代谢性疾病。根据病因不同，可分为单纯性和继发性肥胖。单纯性肥胖多由摄食过多或运动过少引起，并有一定遗传倾向；继发性肥胖与某些内分泌疾病有关，如高胰岛素血症、肾上腺皮质功能亢进等。肥胖是遗传因素和环境因素共同作用的结果。此外，女性肥胖可能与雌激素有一定关系。

【临床表现】

1. 单纯性肥胖脂肪分布均匀。幼年发病的患者，脂肪细胞数量增加，常引起终身性肥胖，有时可有外生殖器发育迟缓；成年后发病的患者，脂肪细胞数量不变，但细胞体肥大，治疗效果较前者为佳。

2. 继发性肥胖脂肪分布有显著特征，如下丘脑病变导致的肥胖性生殖无能综合征，表现为大量脂肪积聚于面部、腹部、臀部和大腿；性器官及第二性征发育不全；肾上腺皮质功能亢进表现为向心性肥胖，于面部、肩背部、腰部等部位最为显著。

【常见护理诊断/问题】

营养失调：高于机体需要量　与遗传、不良饮食习惯、活动量少及体内激素调节紊乱等有关。

【护理措施】

1. 饮食护理　合理饮食是控制体重的主要措施之一。与患者商讨、制定合适的饮食计划，指导患者合理选择食物，根据患者工作、生活情况测算并控制摄入总热量，自觉地节制饮食，并控制脂肪和含糖高的食物。重度肥胖者以低热量、低盐、低脂、低糖和高纤维素、高维生素、适量优质蛋白的饮食为宜。有剧烈饥饿感时可食用黄瓜、西红柿、芹菜、冬瓜等低热量蔬菜增加饱腹感。

2. 运动护理　鼓励患者在医学营养治疗基础上，选择适合自己的运动方式进行有氧运动，如慢跑、快走、游泳、跳舞、骑自行车等，并注意循序渐进，长期坚持。

PPT

任务二　腺垂体功能减退症患者的护理

腺垂体功能减退症是指各种原因引起的腺垂体激素分泌减少，可以是单种激素减少如生长激素（GH）或多种促激素同时缺乏如促性腺激素（Gn）、促甲状腺激素（TSH）、促肾上腺皮质激素（ACTH）同时缺乏。本病临床症状变化较大，易误诊或漏诊，但给予缺乏的激素后可迅速缓解。

【病因与发病机制】

1. 先天遗传性腺垂体合成障碍　可有基因遗传缺陷，如垂体先天发育缺陷、胼胝体及前联合发生异常、漏斗部缺失。

2. 垂体瘤　成人最常见的病因。腺瘤可分为功能性和无功能性，大多属于良性肿瘤。腺瘤肿大压迫正常组织，使其功能减退或功能亢进，与腺垂体功能减退症合并存在。

3. 下丘脑病变　肿瘤、炎症、肉芽肿、浸润性病变（淋巴瘤、白血病）等，可直接破坏下丘脑神经分泌细胞，使释放激素分泌减少。

4. 垂体缺血性坏死　妊娠期腺垂体增生肥大，血供丰富。若围生期因某种原因引起大出血、血栓形成、休克，使垂体大部分缺血坏死和纤维化，导致垂体功能低下，称希恩综合征。糖尿病血管病变使垂体供血障碍也可致垂体缺血性坏死。

5. 蝶鞍区手术、创伤或放射性损伤　头部严重损伤可导致颅底骨折、毁损垂体柄及垂体门静脉血供。垂体瘤切除可损伤正常垂体组织，术后放疗更加重垂体损伤。鼻咽癌放疗可损坏垂体及下丘脑，导致腺垂体功能减退。

【临床表现】

腺垂体功能减退主要表现为各靶腺（甲状腺、肾上腺、性腺）功能减退。

1. 甲状腺功能减退患者表现精神淡漠、思维迟钝、畏寒和嗜睡，皮肤干燥、少汗、变粗，心率减慢、食欲减退、便秘等。严重者可有精神失常、黏液性水肿面容等。

2. 肾上腺皮质功能减退患者表现为极度疲乏、恶心、呕吐、食欲减退、体重减轻和血压偏低等。本病黑色素细胞刺激素减少导致皮肤色素减退、面色苍白、乳晕色素变浅等改变。

3. 性腺功能减退常为最早出现的症状。成年男子胡须、腋毛、阴毛稀少，睾丸松软缩小，性欲减退、阳痿等。女性有产后大出血、休克及昏迷病史，表现为产后无乳、长期闭经与不孕、性功能减退、毛发脱落、阴道分泌物减少等。

4. 垂体危象在全垂体功能减退的基础上，患者在应激状态下，如感染、败血症、急性心肌梗死、外伤、手术、使用镇静剂、麻醉药物等可诱发垂体危象。突出表现为神经、精神、循环系统、消化系统等方面的症状，如神志不清、谵妄、抽搐、昏迷、头痛、恶心、呕吐、高热、休克及循环衰竭等严重状态。

5. 并发症　垂体危象。

【实验室及其他检查】

1. 甲状腺功能测定　血清总 T_4、游离 T_4 均降低，而总 T_3、游离 T_3 可正常或降低。

2. 肾上腺皮质功能测定　24 小时尿 17－羟皮质类固醇和游离皮质醇排出量减少，血浆皮质醇浓度降低，但分泌节律正常。

3. 性腺功能测定　男性有血睾酮水平降低，女性可有雌二醇水平降低。基础体温、阴道涂片及精液检查等可反映卵巢和睾丸的功能。

4. 腺垂体功能　AGTH、GH、LH、FSH、TSH、PRI 血浆水平均低于正常。

5. 影像学检查　X 线、CT、MRI 可了解病变的大小、部位、性质及其对邻近组织的侵犯程度，也可用于判断原发性疾病的病因。

【诊断要点】

典型的临床表现以及辅助检查相应指标，可以明确诊断。

【治疗要点】

治疗措施主要包括病因治疗和激素替代治疗。

1. 病因治疗　多种病因可引起腺垂体功能减退，应针对病因进行治疗，包括垂体瘤手术切除、化疗或放疗等。

2. 激素替代治疗　针对靶腺功能减退采用相应的靶腺激素替代治疗，有的患者需要长期甚至终生维持治疗。

【常见护理诊断/问题】

1. 活动无耐力　与甲状腺功能及肾上腺皮质功能降低有关。

2. 焦虑　与家庭生活和社交活动受到影响有关。

3. 性功能障碍　与促性腺激素分泌缺乏有关。

4. 知识缺乏　对本病的治疗和预防保健知识缺乏。

5. 潜在并发症　垂体危象。

【护理措施】

1. 一般护理　患者应养成良好的生活习惯，作息规律，避免过度劳累，但鼓励其进行适量的体育活动。护理过程中应关心、爱护、体贴患者，鼓励其说出心中烦恼及担忧。向患者及家属详细讲解病情，提供有关本病的知识及咨询服务，帮助患者树立战胜疾病的信心，消除不良心理状态。

2. 病情观察　密切观察患者病情变化，特别注意生命体征和意识状态的变化，注意有无低体温、低血压、低血糖等情况，观察瞳孔大小及对光反射等，以尽早发现垂体危象的征象。

3. 用药护理　性功能障碍及活动无耐力患者，多采用靶腺激素替代疗法，需要长期甚至终生治疗。①先补充糖皮质激素，再补充甲状腺激素。以防止肾上腺危象和循环衰竭的发生。②糖皮质激素的剂量应根据病情变化来调节，应激状态适当加量。③老年人、冠心病、骨密度低的患者，甲状腺素应从小剂量开始，缓慢增加，以免增加代谢而诱发心绞痛。④男性患者用丙酸睾酮治疗，可促进蛋白质合成，改善性功能，但不能生育，且可能诱发前列腺癌。⑤年轻女性患者雌激素使用需采用人工周期治疗，可维持性功能及第二性征，促进排卵和生育。

4. 垂体危象的抢救

（1）迅速建立静脉通道，50%葡萄糖 40～80ml 注射，纠正低血糖，然后滴注 5%葡萄糖盐水，纠正低血糖同时纠正失水。氢化可的松 200～300mg 或地塞米松 5～10mg 每日分次使用。

（2）吸氧，保持呼吸道通畅。注意保暖，使用肾上腺皮质激素后遵医嘱给予小剂量甲状腺激素；高热者给予降温处理。

（3）循环衰竭者抗休克治疗；感染、败血症者积极给予抗感染治疗；低体温者注意保暖。

（4）做好患者的口腔护理和皮肤护理，保持排尿通畅，防止尿路感染，对水中毒患者加强利尿，同时给予氢化可的松或泼尼松。

（5）禁用镇静剂、麻醉剂、降糖药或催眠药，以防诱发昏迷。

【健康指导】

1. 生活指导

（1）指导患者生活规律，保持积极、乐观的态度，避免过度劳累。

（2）要注意劳逸结合，更换体位应缓慢，以免发生晕厥。

（3）注意皮肤的清洁，冬天注意保暖。

（4）尽量少去公共场所或人多的地方，以防意外及呼吸道感染。

2. 饮食指导　患者宜进食高蛋白、高热量、高维生素及易消化的饮食，少量多餐，以增强机体抵抗力。血压较低者可适当补充钠盐，以利于血压稳定。便秘者可增加纤维素和豆制品的摄入。

3. 用药指导　患者应掌握所服药物的名称、剂量、用法和不良反应，如肾上腺皮质激素过量可有欣快感、失眠等；服用甲状腺激素时应注意体温、心率、心律及体重变化等；并告知患者随意停药的危险性，应遵医嘱按时按量服药，不要随意增减药物剂量。

4. 病情监测　指导患者外出应携带识别卡，注明姓名、家庭地址、联系电话、疾病性质等，一旦发生意外能及时得到救治。

任务三　甲状腺疾病患者的护理

PPT

一、单纯性甲状腺肿患者的护理

单纯性甲状腺肿是指非肿瘤、非炎症原因引起的不伴有临床甲状腺功能异常的甲状腺肿。甲状腺可呈多结节或弥漫性肿大。女性发病率是男性的 3～5 倍。本病可呈散发性分布，发病率约 5%，也可呈地方性分布，多因缺碘引起甲状腺激素合成不足所致，称地方性甲状腺肿，发病率多超过 10%。生理性甲状腺肿是指一些青春期、妊娠期或绝经期的妇女，对甲状腺激素的需要量暂时升高而引起的轻度弥漫性甲状腺肿。

看一看

甲状腺素的作用

甲状腺素是甲状腺激素之一，由碘和氨基酸组合而成。

甲状腺素的主要作用是促进物质与能量代谢，促进机体生长发育，也具有产热的作用，可以提高基础代谢率；促进小肠黏膜对糖的吸收，增强糖原的分解，抑制糖原的合成，加强肾上腺素、胰高血糖素、皮质醇和生长激素的升糖作用，也可以加强外周组织对糖的利用，降低血糖；促进脂肪酸氧化，增强儿茶酚胺对脂肪的分解作用；也可以促进胆固醇的降解或者合成。

【病因与发病机制】

单纯性甲状腺肿分为以下 3 类。

1. 地方性甲状腺肿 碘缺乏是引起本病的最常见原因，故又称碘缺乏性甲状腺肿，多见于偏僻山区和远离海洋的地区。食物、土、水源中含碘量很低，不能满足机体对碘的需求，导致甲状腺激素合成不足，反馈性刺激垂体分泌过多促甲状腺激素，刺激甲状腺增生肥大。

2. 散发性甲状腺肿 病因较为复杂，目前认为是由于患者体内产生的促甲状腺生长免疫球蛋白仅能刺激甲状腺细胞生长，但不引起甲状腺激素合成增加而出现单纯性甲状腺肿。内源性因素有先天性甲状腺激素合成障碍而引起甲状腺肿。外源性因素包括致甲状腺肿物质、药物和碘摄入过多等。

【临床表现】

甲状腺常呈轻、中度弥漫性肿大，表面光滑、质地较软，无压痛，一般无震颤和血管杂音。重度肿大的甲状腺可出现压迫症状，如压迫气管，可引起咳嗽、呼吸困难；压迫食管，可引起吞咽困难；压迫喉返神经引起声音嘶哑；胸骨后甲状腺肿压迫上腔静脉可出现面部青紫、水肿，颈部和胸部浅静脉扩张。地方性甲状腺肿流行的地区，如自幼碘缺乏严重，可出现地方性呆小症。患者摄入碘过多时，可诱发甲状腺功能亢进症的发生。肿大的甲状腺有可能压迫气管，引起呼吸困难，甚至窒息等并发症。

【实验室及其他检查】

1. 血液检查 血清 T_3、T_4检查正常，TT_4/TT_3常增高，血清 TSH 水平正常或偏高。血清甲状腺球蛋白水平增高，增高的程度与甲状腺肿的体积呈正相关。

2. 甲状腺摄^{131}I 率及 T_3抑制试验 摄^{131}I 率增高但无高峰前移，可被 T_3抑制。当甲状腺结节有自主功能时，可不被 T_3抑制。

3. 甲状腺扫描 可见弥漫性甲状腺肿，常呈均匀分布。

【诊断要点】

典型的临床表现以及辅助检查相应指标相结合可以明确诊断。

【治疗要点】

1. 补充碘制剂 因碘缺乏所致本病者，可补充碘制剂，但应避免大剂量碘治疗，以免诱发碘甲亢。WHO 推荐成年人每日碘摄入量为 150μg，妊娠及哺乳期妇女碘摄入量的标准为每日 250μg。在地方性甲状腺肿流行地区可采用碘化食盐治疗。由于摄入致甲状腺肿物质所致者，在停用后甲状腺肿一般可自行消失。

2. 甲状腺肿的治疗 一般不需要治疗。甲状腺肿大明显的患者，可用左甲状腺素或甲状腺干粉片口服。

3. 手术治疗 单纯性甲状腺肿一般不宜手术治疗。当出现压迫症状，药物治疗无好转或疑有甲状腺结节癌变时应积极采取手术治疗。

【常见护理诊断/问题】

1. 自我形象紊乱　与患者甲状腺肿大，颈部外形异常有关。

2. 知识缺乏　缺乏单纯性甲状腺肿的相关防治知识。

3. 潜在并发症　呼吸困难、声音嘶哑及吞咽困难等。

【护理措施】

1. 一般护理　患者可因颈部外形改变、增粗出现自卑感和挫折感，怀疑、担心肿瘤或癌变而出现焦虑或恐惧。应使患者了解甲状腺肿大的原因，使患者认识到甲状腺在及时补充碘后可逐渐缩小或消失，消除患者的紧张情绪。指导患者进行适当修饰，如尽量穿高领衣服、佩戴丝巾等，完善自我形象。

2. 病情观察　密切观察患者服用甲状腺药物后的治疗效果和不良反应。观察颈部增粗的进展，甲状腺肿大的程度、质地、压痛、有无结节以及有无甲状腺肿大引起的压迫症状。如果患者出现心动过速、呼吸急促、怕热多汗、食欲亢进及腹泻等甲状腺功能亢进的表现时，应及时报告医师并进行相应处理。

3. 用药情况　碘缺乏者，应补充碘制，但要注意适量，以免碘过量导致甲状腺功能亢进症和自身免疫性甲状腺炎。成年患者，特别是结节性甲状腺肿者应避免大剂量使用碘治疗，以免诱发碘甲亢。因摄入致甲状腺肿物质而致本病者，在停用致甲状腺肿物质后一般可自行消失。生理性甲状腺肿大多可自行消退。

4. 健康指导

（1）疾病自身指导　告诉患者本病的发病原因，指导患者按医嘱准确服药，不可随意增减药物剂量。教会患者观察药物的治疗效果和不良反应。必要时应监测碘营养水平及尿碘含量。应避免服用保泰松、碳酸锂、硫氰酸盐等阻碍甲状腺激素合成的药物。

（2）饮食指导　患者多食含碘丰富的海产品，如海米、鱼、紫菜、海带等，避免食用抑制甲状腺激素合成的食物，如白菜、黄豆、花生、菠菜、萝卜、卷心菜、核桃等。

（3）预防知识指导　我国自 1996 年就立法推行食盐碘化，防治碘缺乏病。该方法也是预防碘缺乏所致的地方性甲状腺肿最有效的方法。对青春发育期、妊娠及哺乳期、绝经期的单纯性甲状腺肿患者可适当增加碘的摄入量。

二、甲状腺功能亢进症患者的护理

甲状腺毒症是指血液循环中甲状腺激素过多，引起以神经、循环、消化等系统兴奋性增高和代谢亢进为主要表现的一组临床综合征。根据甲状腺的功能状态，甲状腺毒症可分为甲状腺功能亢进类型及非甲状腺功能亢进类型。甲状腺功能亢进症是指由甲状腺腺体本身产生过多的甲状腺激素（TH）而引起的甲状腺毒症。

【病因与发病机制】

甲亢的病因主要包括弥漫性毒性甲状腺肿（Graves 病，GD）、甲状腺自主高功能腺瘤（Plummer 病）和多结节性毒性甲状腺肿。其病因和发病机制现尚未完全明确。其中，最常见的病因是弥漫性毒性甲状腺肿（Graves 病），占 80%～85%。目前认为 Graves 病发生与自身免疫有关，是一种伴甲状腺激素分泌增多的器官特异性自身免疫病。普通人群发病率约 1%，发病年龄为 20～50 岁，女性发病显著高于男性，男女比例为 1∶（4～6）。

1. 遗传因素　本病有显著的遗传倾向，目前发现它与组织相容性复合体（MHC）基因相关。

2. 免疫因素　体液免疫在本病的发病中较明显。针对甲状腺细胞 TSH 受体的特异性自身抗体，即 TS 受体抗体（TRAb）与 TSH 受体结合，产生 TSH 的生物效应，甲状腺细胞增生，甲状腺激素的分泌及合成增加。

3. 环境因素 环境因素可能参与了本病的发生，如应激、创伤、细菌感染及性激素等对本病的发生和发展有影响。

想一想6-1

常见的诱因有哪些，如何避免？

答案解析

【临床表现】

1. 甲状腺毒症表现

（1）高代谢综合征　甲状腺激素分泌增多引起交感神经兴奋性增高及新陈代谢加速，患者多有皮肤潮湿、畏热多汗、疲乏无力、多食善饥和体重显著下降等。

（2）精神神经系统　紧张焦虑、焦躁易怒、多言好动、失眠不安、记忆力减退、思想不集中及手和眼睑震颤。

（3）心血管系统　可出现心动过速、心悸气短及第一心音亢进。还可有收缩压增高、舒张压降低，脉压增大。合并甲状腺功能亢进性心脏病（简称甲亢性心脏病）时，出现心脏增大、心动过速、心律失常及心力衰竭，以心房颤动等房性心律失常多见，偶见房室传导阻滞。

（4）消化系统　多有食欲亢进、稀便、排便次数增多。重者出现肝功能异常、肝大，偶有黄疸。

（5）肌肉骨骼系统　主要是甲状腺毒症性周期性瘫痪，青年男性好发，高碳水化合物饮食、剧烈运动、注射胰岛素等可诱发本病，病变主要累及下肢，有低钾血症。少数患者发生甲亢性肌病，肌无力多累及近心端的肩胛及骨盆带肌群。甲亢可影响骨骼脱钙而引起骨质疏松。

（6）其他　如周围血白细胞计数偏低，单核细胞增多，淋巴细胞比例增加等，男性可出现阳痿，女性常有月经减少或闭经。

2. 甲状腺肿大 患者可有程度不等的甲状腺肿大，多呈对称性、弥漫性，质地不等，无压痛，随吞咽动作上下移动。甲状腺上下极可触及震颤，闻及血管杂音。少数病例甲状腺可不肿大。

3. 眼征 可分为单纯性突眼、浸润性突眼两类。

（1）单纯性突眼　病因与甲状腺毒症引起的交感神经兴奋性增高有关，表现为轻度突眼（突眼度不超过18mm）、瞬目减少、炯炯发亮，上睑挛缩、睑裂增宽、眼球集合不良及双眼向上看时，前额皮肤不能皱起；眼向下看时，上睑不能随眼球下落，显露白色巩膜。

（2）浸润性突眼　病因与眶周组织的自身免疫炎症反应有关。超过眼球突度参考值上限3mm以上（中国人群突眼度，男18.6mm，女16mm），患者自述眼内异物感、胀痛、畏光、流泪、斜视、复视及视力下降，眼睑肿胀、结膜充血水肿，眼球活动受限，视野缩小，严重者眼球固定，眼睑闭合不全、角膜外露可引起角膜溃疡、全眼炎，甚至失明。

4. 特殊表现

（1）甲状腺毒症心脏病　常见于男性结节性甲状腺肿伴甲亢，以老年患者多见。主要表现为气促、心悸、心脏扩大、心房纤颤及心力衰竭等，常随甲亢控制而心功能恢复。

（2）胫前黏液性水肿　属于自身免疫病，约5%的Graves病患者伴发本症，多发于胫骨前1/3部位，也可见于踝关节、足背、手背，肩部或手术瘢痕处，偶见于面部，皮损多呈对称性。早期皮肤增厚、变粗，有广泛大小不等红褐色或棕红色或暗紫色突起斑块或结节，边界清楚，可伴感觉减退、过敏或痒感。后期皮肤粗厚，如树皮或橘皮样，下肢粗大似橡皮腿。

（3）甲状腺危象　亦称甲亢危象，是甲亢急性加重的一个综合征，发病原因可能系甲状腺激素水平增高引起。多发于较重甲亢未予治疗或治疗不充分的患者。常见病因有精神刺激、手术、创伤、感染等。临床表现有烦躁、焦虑不安、高热、大汗、心动过速（140 次/分以上）、恶心、呕吐、腹泻，严重者可有心力衰竭、休克及昏迷等。甲状腺危象病死率在 20% 以上。临床上有危象先兆者或高度疑似本症者应按甲状腺危象处理。

5. 并发症　甲亢性心脏病、甲亢性肢体麻痹、甲亢性高血压、甲亢性糖尿病、甲亢性精神病等，病情严重者可导致甲状腺危象，抢救不及时常可危及生命。

【实验室及其他检查】

1. 基础代谢率（BMR）　正常 BMR 为 -10% ~ +15%，本病约 95% 的患者增高。测定应在禁食 12 小时、睡眠 8 小时以上静卧空腹状态下进行。BMR 简易计算公式：BMR（%）= 脉压 + 脉率 - 111。

2. 甲状腺激素测定

（1）血清甲状腺激素测定　总三碘甲状腺原氨酸（TT_3）、血清总甲状腺素（TT_4）增高，为甲状腺功能基本筛选试验，不受外来碘干扰，甲亢时增高。血清游离 T_4、游离三碘甲腺原氨酸（FT_3）是具有生理活性的甲状腺激素，不受 TBG 影响是诊断临床甲亢的首选指标。

（2）促甲状腺激素（TSH）测定　为反映甲状腺功能的最敏感指标。96% 以上的甲亢患者血清 TSH 降低。

3. 甲状腺自身抗体测定　患者血清中 TSH 受体刺激抗体（TSAb）阳性，是 Graves 病诊断的重要指标之一。可用于判断病情的活动及复发。

4. 影像学检查

（1）甲状腺摄碘率　甲状腺功能亢进时总摄取量增高，高峰前移。

（2）其他影像学检查　CT、MRI、超声、放射性核素扫描等有助于甲状腺肿、异位甲状腺肿及球后病变性质的诊断。

【诊断要点】

具备下列三项可诊断：①高代谢症状和体征；②甲状腺肿伴或不伴血管杂音；③血清 FT_4 增高，TSH 减低。

【治疗要点】

消除病因，减少甲状腺激素的合成和分泌，纠正激素异常所引起的功能紊乱，防止复发，避免并发症的发生。治疗措施包括药物治疗、放射性碘治疗和手术治疗。

1. 一般治疗　保证休息及营养，避免情绪波动，可适当使用镇静催眠剂，还可给予 β 受体拮抗药等。

2. 抗甲状腺药物　目前常用药物分为硫脲类 PTU（甲硫氧嘧啶、丙硫氧嘧啶）及咪唑类 MMI（甲巯咪唑、卡比马唑），作用机制为抑制甲状腺过氧化物酶，阻断甲状腺激素合成，丙硫氧嘧啶可抑制碘离子转化为新生态碘或活性碘，具有在外周组织抑制 T_4 向 T_3 转换的独特作用。

3. 外科治疗　甲亢外科治疗的基本方法是甲状腺次全切除术，两侧各留 2 ~ 3g 甲状腺组织，复发率为 8%。

4. 放射性碘　利用 ^{131}I 释放的 β 射线破坏甲状腺腺泡上皮，减少甲状腺激素的合成与释放。适用于中度以上甲亢、25 岁以上、不能用药物或手术治疗，或复发者。禁用于妊娠哺乳妇女、25 岁以下、肝肾功能障碍、活动性结核等。此外，需要注意的是，放射性碘治疗可致永久性甲低。

5. 甲状腺危象的治疗

（1）一般护理　将患者安置在安静低温的环境中，密切观察生命体征。

（2）丙硫氧嘧啶　为首选药物，抑制甲状腺激素合成。

（3）碘化钠或卢格碘液　可抑制已合成的甲状腺激素释放入血。

（4）β受体拮抗药　如普萘洛尔，作用机制是阻断甲状腺激素对心脏的刺激作用和抑制外周组织T_4向T_3转换。

（5）糖皮质激素　如氢化可的松，防止肾上腺皮质功能低下。

（6）对症处理　①高热时可用药物或物理降温，必要时使用异丙嗪进行人工冬眠。禁用阿司匹林，因阿司匹林可与甲状腺结合球蛋白结合而释放游离甲状腺激素，使病情加重。②补充足量液体；③持续低流量给氧。④积极治疗感染、肺水肿等并发症。

练一练

患者，女，25岁。晨醒后脉率98次/分，血压120/72mmHg基础代谢率为（　）

A. 22%　　B. 26%　　C. 31%

D. 35%　　E. 48%

答案解析

【常见护理诊断/问题】

1. 活动无耐力　与甲亢性心脏病、肌无力、蛋白质分解增加等有关。

2. 营养失调：低于机体需要量　与消化吸收障碍、代谢率增高有关。

3. 有组织完整性受损的危险　与浸润性突眼有关。

4. 焦虑　与甲亢致全身不适和神经系统改变有关。

5. 潜在并发症　甲状腺危象。

【护理措施】

1. 一般护理　甲亢患者因畏热多汗，应安排在通风良好的环境，保持室温在18～22℃。环境宜安静、整洁、通风、舒适。护士应与患者一起制订日常活动计划，轻症患者可照常工作和学习，轻者可适当活动，以不感觉到疲劳为度，适当增加休息时间，维持充足的睡眠；病情重，有心力衰竭或严重感染的患者应严格卧床休息。患者易出汗，应勤洗澡更衣，保持清洁舒适。腹泻较重者，注意保护肛周皮肤。

2. 饮食护理　给予高热量、高蛋白、高脂肪、高维生素饮食，限制含纤维素高的食物，鼓励患者多饮水，每天饮水2000～3000ml。禁止摄入刺激性的食物及饮料，如浓茶咖啡等，以免引起患者精神兴奋，减少食物中粗纤维的摄入，以减少排便次数。食用无碘盐，忌食海带、紫菜等含碘丰富的食物。

3. 病情观察　观察本病对患者日常生活的影响，有无急躁易怒，甚至出现幻觉、狂躁等精神异常现象。观察患者体重、情绪及症状的发展变化，了解治疗效果。脉搏减慢、体重增加是治疗有效的标志。注意各种激素的监测结果，定时监测生命体征，评估意识状态的变化和心、肾功能受损情况，寻找和去除诱发甲状腺危象的各种因素，若有异常应立即报告医师并协助处理。

4. 用药护理

（1）遵医嘱用药，观察药物疗效及不良反应　丙硫氧嘧啶和甲巯咪唑较为常用，常见不良反应有：①粒细胞减少，严重者可致粒细胞缺乏症，主要发生在治疗开始后2～3个月内，需定期复查血常规，当白细胞低于$3.0\times10^9/L$，或中性粒细胞低于$1.5\times10^9/L$时应停药；②皮疹；③中毒性肝炎，用药前后要检查肝功能。

（2）放射性^{131}I治疗的护理　放射碘治疗主要是通过碘被甲状腺摄取后释放的射线来破坏甲状腺组织细胞。治疗前后1个月避免服用含碘的食物、药物。此外，β受体阻断剂如普萘洛尔，可改善患者的心悸、震颤等症状，用药过程中需观察心率，防止心动过缓，有哮喘病史者禁用。

5. 甲状腺危象的抢救配合

（1）休息与体位　患者应绝对卧床休息，安置在安静、室温偏低（15～17℃）的环境中，避免一切不良刺激。烦躁不安者遵医嘱给予适量镇静剂。呼吸困难时取半卧位，立即给予持续低流量吸氧。

（2）用药护理　首选丙硫氧嘧啶（PTU）500～1000mg，首次口服或经胃管注入，以后每次250mg、每4小时口服一次。复方碘口服溶液每次5滴，每6小时一次。服用PTU 1小时后开始服用，一般使用3～7天。普萘洛尔60～80mg/d，每4小时一次。氢化可的松300mg首次静滴，以后每次100mg每8小时一次。

（3）必要时选用腹膜透析、血液透析或血浆置换等措施迅速降低血浆甲状腺激素浓度。

（4）降温　高热者予物理降温，避免用乙酰水杨酸类药物。

（5）给予高热量、高蛋白、高维生素饮食及足够的液体。

【健康指导】

1. 生活指导　指导患者合理工作和休息，避免精神刺激和过度劳累，保持身心愉快，建立和谐的人际关系和良好的家庭关系，减轻精神压力，指导患者家属控制各种对患者造成不良刺激的信息，帮助患者建立舒畅愉快的生活氛围，减缓焦虑情绪。

2. 饮食指导　给予高热量、高蛋白、高维生素及矿物质丰富的饮食，避免进食辛辣的刺激性食物，避免食用含碘丰富的食物，如海带、紫菜等，禁用对中枢神经系统有兴奋作用的浓茶、咖啡等刺激性饮料。

3. 疾病知识指导　告知患者有关甲亢的疾病知识，教会患者自我监护和自我护理的方法，如上衣领宜宽松，避免压迫肿大的甲状腺，严禁用手挤压甲状腺，以免甲状腺激素分泌过多而加重病情。妊娠可加重病情，孕龄女性建议治愈后再妊娠。

4. 用药指导　坚持长期服药，并按时按量服用，不随意减量和停药。每隔1～2个月做甲状腺功能测定，每日清晨起床前自测脉搏，定期测量体重。若出现高热、恶心、呕吐、腹泻、突眼加重等，应警惕甲状腺危象的可能，及时就诊。

三、甲状腺功能减退症患者的护理

甲状腺功能减退症简称甲减，是由多种原因导致的低甲状腺激素血症或甲状腺激素抵抗而引起的全身性低代谢综合征。按起病年龄可分为三型，即起病于胎儿或新生儿者称呆小病，起病于儿童者称幼年型甲减，起病于成年者称成年型甲减。病理特征为黏液性水肿，病情严重时各型均可表现为黏液性水肿。本节主要介绍成年型甲减，女性多于男性。多数起病隐匿，病程较长。

【病因与发病机制】

甲减按病因和发病机制分两类。

1. 原发性甲减　占成人甲减的90%～95%以上，因甲状腺腺体本身病变引起。主要病因如下。①自身免疫损伤最常见的原因是自身免疫性甲状腺炎，包括桥本甲状腺炎、萎缩性甲状腺炎等。②甲状腺破坏包括甲状腺次全切除、放射性治疗等。③碘过量可引起具有潜在性甲状腺疾病者发生甲减，也可诱发和加重自身免疫性甲状腺炎。④抗甲状腺药物，如锂盐、硫脲类、咪唑类等可抑制甲状腺激素合成。

2. 中枢性甲减　由下丘脑和垂体病变引起的促甲状腺激素释放激素（TRH）或者促甲状腺激素

（TSH）产生和分泌减少所致。其中由下丘脑病变引起的甲减称为“三发性甲减”。

【临床表现】

1. 一般表现 易疲劳、畏寒、少汗、乏力、少言、体温偏低、动作缓慢、食欲减退而体重增加，体检可见典型黏液性水肿者呈现表情淡漠，眼睑水肿，面色苍白，唇厚舌大，皮肤干燥、增厚、粗糙、脱屑，毛发脱落，眉毛稀疏（外1/3脱落），少数患者指甲厚而脆，多裂纹，颜面、眼睑和手部呈非凹陷性水肿，由于高胡萝卜素血症，手足掌面呈姜黄色。

2. 肌肉与关节 肌肉软弱乏力，可有暂时性肌强直、痉挛、疼痛等，部分肌肉可出现进行性肌萎缩；部分患者可伴有关节病变，偶有关节腔积液。

3. 心血管系统 心肌黏液性水肿导致心肌收缩力损伤、心动过缓、心排血量下降久病者易并发冠心病。

4. 血液系统 可因甲状腺激素缺乏引起血红蛋白合成障碍或铁、叶酸、维生素 B_{12} 吸收障碍导致贫血。

5. 消化系统 患者有厌食、腹胀、便秘，严重者出现麻痹性肠梗阻或黏液水肿性巨结肠。

6. 内分泌生殖系统 表现为性欲减退，女性常月经过多、经期延长和不育、溢乳；男性可有性欲减退。

7. 神经精神方面 记忆力减退、智力低下、反应迟钝、嗜睡、精神抑郁、有神经质表现；有痴呆、木僵、昏睡或惊厥等表现；黏蛋白沉积可致小脑功能障碍，出现共济失调、眼球震颤等。

8. 黏液性水肿昏迷 见于病情严重的患者，常在冬季寒冷时发病。其诱因有寒冷、感染、手术、严重的全身性疾病、甲状腺激素替代治疗中断和使用麻醉、镇静剂等，临床表现为嗜睡、低体温（$<35℃$）、呼吸徐缓、心动过缓、血压下降，四肢肌肉松弛、反射减弱或消失，甚至昏迷、休克，心肾功能不全危及生命。

9. 并发症 黏液性水肿昏迷、低体温、CO_2 潴留和呼吸抑制等。

【实验室及其他检查】

1. 一般检查 血常规检查有轻、中度正细胞正色素性贫血；血生化检查胆固醇、三酰甘油常增高。

2. 血清甲状腺激素和 TSH 血清 TSH 增高，TT_4、FT_4 降低是诊断本病的必备指标。血 TT_4（或 FT_4）降低早于 TT_3（或 FT_3）；血 TT_3（或 FT_3）早期正常，晚期降低。甲状腺疾病的激素水平比较见表 6－1。

表 6－1 甲状腺疾病的激素水平比较

疾病	T_3	T_4	TSH
单纯性甲状腺肿	正常	正常	正常
甲状腺功能亢进症	增高	增高	降低
甲状腺功能减退症	降低	降低	增高

3. ^{131}I 摄取率 甲状腺摄 ^{131}I 降低。

4. TRH 刺激试验 主要用于原发性甲减与中枢性甲减的鉴别。原发性甲减者血 TSH 增高，下丘脑－垂体甲减者 TSH 常降低。静脉注射 TRH 后，血清 TSH 不增高者为垂体性甲减；延迟升高者为下丘脑甲减；血清 TSH 在增高的基值上进一步增高，提示为原发性甲减。

【诊断要点】

有甲减的症状和体征，结合血清 TSH、TT_4、FT_4 检查结果可进行诊断。再结合 TRH 刺激试验明确病因。

【治疗要点】

各种类型的甲状腺功能减退症患者均需用甲状腺激素替代治疗，配合对症处理，永久性甲减者需终身服用。首选左甲状腺素片（$L-T_4$），口服，初始剂量为每日25～50μg，长期维持量每日75～150μg。亦可用甲状腺片口服，对黏液性水肿昏迷患者应立即补充甲状腺激素，并保温、吸氧、应用糖皮质激素、补液、控制感染等。

【常见护理诊断/问题】

1. 体温过低　与机体基础代谢率降低有关。

2. 有皮肤完整性受损的危险　与黏多糖在皮下堆积致黏液性水肿有关。

3. 社交障碍　与精神情绪改变造成反应迟钝、冷漠有关。

4. 排便异常：便秘　与代谢率降低使胃肠蠕动减慢、体力活动减少等因素有关。

5. 潜在并发症　黏液性水肿昏迷。

【护理措施】

1. 一般护理

（1）加强保暖　室温在22～23℃之间，适当加穿衣服，睡眠时加盖被褥；冬天外出时，应戴手套穿棉鞋，以免四肢暴露在冷空气中。

（2）饮食护理　给予高蛋白、高维生素、低钠、低脂肪饮食，细嚼慢咽、少量多餐。多进食粗纤维食物，如蔬菜、水果或全麦制品，促进胃肠蠕动。鼓励患者每天摄入足够的水分，以防止脱水，保证大便通畅。桥本甲状腺炎所致甲状腺功能减退症者应避免摄取含碘食物和药物，以免诱发严重黏液性水肿。

（3）保持大便通畅　指导患者每日定时排便，并为卧床患者创造良好的排便环境。教会患者促进便意的技巧，如适当按摩腹部，或用手指进行肛周按摩，以促进胃肠蠕动引起便意。鼓励患者每日进行适度的运动，如散步、慢跑等。必要时根据医嘱给予缓泻剂。

（4）皮肤护理　协助患者按摩受压部位，保持皮肤清洁，经常翻身或下床活动，避免血液循环不良而造成压疮。皮肤干燥、粗糙时可局部涂抹乳液和润肤油以保护皮肤，洗澡时避免使用碱性较强的肥皂以及刺激性较强的洗涤剂。

2. 病情观察

（1）观察神志、生命体征的变化及全身黏液性水肿情况，每日记录患者体重。若患者出现体温低于35℃、呼吸浅慢、心动过缓、血压降低、嗜睡等表现，或出现口唇发绀、呼吸深长、喉头水肿症状，应及时报告医师，配合抢救。

（2）注意黏液性水肿变化，每日观察皮肤弹性与水肿情况，注意服药后有无改善。观察皮肤有无发红、发绀、起水泡或破损等。

（3）观察大便的次数、性质、量的改变，观察有无腹胀、腹痛等麻痹性肠梗阻的表现。

3. 用药护理　指导患者按时服用左甲状腺素片，治疗的剂量取决于患者的病情、年龄、体重。患缺血性心脏病者起始剂量宜小，调整剂量宜慢，防止诱发和加重心脏病。用药过程中注意观察药物疗效及有无服用过量的症状。治疗初期，宜每4～6周测定激素指标，然后根据检查结果调整$L-T_4$剂量，直到达到治疗的目标，治疗达标后需要每6～12个月复查一次激素指标。如出现多食消瘦、脉搏>100次/分、心律失常、体重减轻、发热、大汗、情绪激动等情况时，提示用药过量，应及时报告医师。同时服用利尿剂时，需记录24小时液体出入量。

4. 黏液水肿昏迷的抢救配合

（1）配合抢救　迅速建立静脉通路，按医嘱给予急救药物。

（2）病情监测　监测生命体征和动脉血气变化，记录 24 小时出入量。

（3）对症护理　保持呼吸道通畅，吸氧，必要时配合气管插管或气管切开；注意保暖，避免局部热敷，以免烫伤和加重循环不良。此外，注意控制感染，治疗原发疾病。

5. 心理护理　以真挚、诚恳的态度与患者沟通，关心患者；环境安静、安全；鼓励患者自己做简单的家务，多参与社交活动，多与患有相同疾病且病情已改善的病友交流，以降低社交障碍的危机；鼓励患者家属及亲友来探视患者，理解患者的行为，提供心理支持，使患者感到温暖和关怀，从而增强自信心。

【健康指导】

1. 疾病知识指导　告知患者发病原因及自我护理的注意事项，如地方性缺碘者可采用碘化盐，药物引起者应注意及时调整剂量。做好个人卫生，冬季要注意保暖，避免出入公共场所，避免皮肤破损、感染和创伤。慎用镇静、催眠、镇痛、麻醉等药物。

2. 用药指导　对需终身替代治疗者，向其解释终身坚持服药的重要性和必要性。不可随意停药或变更剂量，否则可能导致心血管疾病，如心肌缺血、梗死或充血性心力衰竭。告知患者甲状腺激素服用过量的症状，指导其自我监测。

3. 病情监测　给患者讲解黏液性水肿昏迷发生的原因及表现，使患者学会自我观察。若出现低血压、心动过缓、体温降低（体温 <35℃）等情况时，应及时就医。

PPT

任务四　库欣综合征患者的护理

皮质醇增多症又称 Cushing 综合征（库欣综合征），是由多种原因引起肾上腺皮质分泌过量的糖皮质激素（主要是皮质醇）所致病症的总称。其中最多见的临床类型是库欣综合征，即由垂体促肾上腺皮质激素（ACTH）分泌亢进所致，本病多见于成人，女性多于男性。

【病因与发病机制】

库欣综合征按病因可分为两大类。

1. 依赖 ACTH 的库欣综合征　①库欣病：约占库欣综合征的 70%，为最常见的类型。多因垂体有微腺瘤，分泌 ACTH 过多所致，常伴肾上腺皮质增生。②异位 ACTH 综合征：指垂体以外的恶性肿瘤产生大量 ACTH，促使肾上腺皮质分泌过量的皮质醇，以肺癌最常见。

2. 不依赖 ACTH 的库欣综合征　如肾上腺皮质腺瘤、肾上腺皮质癌等，可自主分泌皮质醇，不受垂体控制。

【临床表现】

本病的临床表现主要是由皮质醇分泌过多所致，典型表现如下。

1. 向心性肥胖、满月脸、多血质　患者面如满月呈暗红色、腹大似球形、水牛背，四肢显得相对瘦小。皮质醇刺激骨髓，红细胞数、血红蛋白含量增多且患者皮肤菲薄呈多血质。

2. 全身及神经系统表现　肌无力，下蹲后起立困难。常有不同程度的精神、情绪变化，如情绪不稳定、烦躁、失眠等，严重者精神失常。

3. 皮肤表现　皮肤轻微损伤即可引起瘀斑。下腹两侧、大腿外侧等处可出现典型的皮肤紫纹。手、脚、指（趾）甲、肛周常出现真菌感染。异位 ACTH 综合征和较重的库欣病患者皮肤色素沉着加深。

4. 心血管表现 高血压常见，伴有动脉硬化和肾小球动脉硬化。长期高血压可并发左心室肥大、心力衰竭和脑卒中。

5. 感染 长期皮质醇分泌增多使免疫功能减弱，肺部感染多见；化脓性细菌感染不容易局限化，可发展成蜂窝组织炎、菌血症、感染中毒症。而且患者感染后，炎症反应往往不显著，发热不明显。

6. 性功能异常 皮质醇对垂体促性腺激素的抑制作用使女性患者大多出现月经减少、不规则或停经等。男性患者出现性欲减退、阴茎缩小、睾丸变软等。

7. 代谢障碍 大量皮质醇抑制外周组织对葡萄糖的利用，促糖异生并有抗胰岛素降血糖的作用，使血糖升高，葡萄糖耐量减低，部分患者出现类固醇性糖尿病。大量皮质醇有潴钠、排钾作用，低血钾使患者乏力加重，部分患者因潴钠而出现轻度水肿。皮质醇排钙，病程长者骨质疏松。儿童患病后，生长发育受到抑制。

【实验室及其他检查】

1. 皮质醇测定 血浆皮质醇水平增高且昼夜节律消失，患者早晨血浆皮质醇浓度高于正常，24 小时尿中 17 - 羟皮质类固醇、游离皮质醇升高。

2. 地塞米松抑制试验 ①小剂量地塞米松抑制试验：尿 17 - 羟皮质类固醇不能被抑制到对照值的 50% 以下。②大剂量地塞米松抑制试验：能被抑制到对照值的 50% 以下者，病变大多为垂体性；不能被抑制者可能为原发性肾上腺皮质肿瘤或异位 ACTH 综合征。

3. ACTH 兴奋试验 垂体性库欣病和异位 ACTH 综合征者常有反应，原发性肾上腺皮质肿瘤者多数无皮质醇增多症反应，检查可见血浆皮质醇水平增高。

4. 影像学检查 肾上腺超声检查、蝶鞍区断层摄片、CT、MRI 等检查可显示病变部位的影像学改变。

【诊断要点】

依据典型临床表现，从外观即可作出诊断，但早期的及不典型病例易于漏诊。结合糖皮质激素分泌异常的检测即可确诊。

【治疗要点】

皮质醇增多症的治疗原则是尽可能恢复正常的血浆皮质醇水平。根据不同的病因作相应治疗。病因治疗前，对病情严重的患者，可先对症治疗以改善并发症。常用手术、放疗和药物治疗。经蝶窦切除垂体微腺瘤是治疗库欣病的首选方法，药物治疗主要使用米托坦、美替拉酮、氨鲁米特等肾上腺皮质激素合成阻滞药。

【常见护理诊断/问题】

1. 自我形象紊乱 与库欣综合征引起身体外观改变有关。

2. 体液过多 与糖皮质激素过多引起水钠潴留有关。

3. 有感染的危险 与皮质醇增多导致机体免疫功能减弱、抵抗力下降有关。

4. 有受伤的危险 与蛋白质代谢异常和钙吸收障碍有关。

【护理措施】

1. 一般护理 合理休息，避免加重水肿。宜平卧位，适当抬高双下肢，以利于静脉回流。给予低钠、高钾、高蛋白、低碳水化合物及低热量的食物，以纠正因代谢障碍所致机体负氮平衡和高钠、低钾血症。鼓励患者多食柑橘类、枇杷、香蕉、南瓜等含钾高的食物，适当摄取富含钙及维生素 D 的食物以预防骨质疏松。避免刺激性食物，禁烟酒。

2. 病情观察 观察体温变化，定期检查血常规，注意有无感染征象；观察血压、心率、心律的变化以便早期发现心力衰竭的征象；准确记录24小时液体出入量，每日测量体重，评估患者水肿情况；观察有无低钾血症的表现，如出现恶心、呕吐、腹胀、乏力、心律失常等表现，应及时配合医师测血钾和描记心电图等；观察患者有无关节痛或腰背痛等情况，及时报告医师；观察患者的进食量，注意有无糖尿病的表现，必要时做糖耐量试验或测定空腹血糖，以明确诊断。

3. 感染和外伤的预防和护理

（1）感染的预防和护理　①保持病室环境清洁，室内温度、湿度适宜，减少感染机会。②医护人员必要时戴手套和口罩，严格执行无菌操作技术，避免交叉感染，尽量减少侵入性治疗措施。③教导患者和家属预防感染的知识，如保持皮肤、外阴部、衣着、用具等清洁卫生，外出时注意保暖等。一旦发生感染应按医嘱及时治疗，以免扩散。

（2）外伤的预防和护理　①有广泛骨质疏松和骨痛的患者，应注意休息，避免过度劳累。②提供安全的环境，移去环境中不必要的家具或摆设，浴室应铺上防滑脚垫。③避免剧烈运动，变换体位时动作轻柔，防止因跌倒或碰撞引起骨折。④药物注射和护理操作时，动作应轻稳，避免碰击或擦伤患者皮肤，引起广泛性皮下出血。

4. 用药护理　使用肾上腺皮质激素合成阻滞药时，应注意观察疗效和不良反应。注意有无食欲减退、恶心、呕吐、嗜睡、眩晕、乏力等不良反应。患者因体态、外貌的改变，易产生困扰和悲观情绪，需给予耐心解释和疏导，同时鼓励家属给予心理支持。对有焦虑、抑郁的患者，向其宣教疾病的有关知识，

5. 心理护理　给予精神上的安慰和鼓励。

【健康指导】

1. 疾病知识指导　告知患者有关疾病的基本知识和治疗方法，指导患者正确用药，学会对药物疗效和不良反应的观察。使用皮质激素替代治疗的患者，让其了解有关注意事项。

2. 生活指导　教会患者自我护理，避免不适当的活动方式，预防感染；指导患者适当从事力所能及的生活活动，增强其自信心和自尊感。

任务五　糖尿病患者的护理

PPT

糖尿病（diabetes mellitus）是一组由遗传和环境因素相互作用引起的胰岛素分泌和（或）作用缺陷血液中葡萄糖（即血糖）水平增高为特征的代谢性疾病。本病除碳水化合物外，尚有脂肪、蛋白质代谢紊乱，久病可引起多系统损害，导致眼、肾、神经、心脏、血管等组织器官的慢性进行性病变、功能减退及衰竭。病情严重或应激时可发生酮症酸中毒、高渗性昏迷等急性代谢紊乱。糖尿病是常见病、多发病，随着人们生活水平的提高、人口老龄化、生活方式的改变，其患病率在迅速增加，呈逐渐增长的流行趋势。

【分类】

据WHO糖尿病专家委员会提出的病因学分型标准（1999）；将糖尿病分为1型糖尿病（T_1DM）、2型糖尿病（T_2DM）、其他特殊类型糖尿病（包括胰岛B细胞功能的基因缺陷、胰岛素作用的基因缺陷、胰腺外分泌疾病、内分泌病、感染等）和妊娠期糖尿病（GDM，妊娠期间发生的不同程度糖耐量异常）。

【病因与发病机制】

糖尿病病因与发病机制极为复杂，至今未完全阐明。总的来说，遗传因素和环境因素共同参与发

病过程。

1. T_1DM　绝大多数 T_1DM 是自身免疫性疾病，已发现90%新诊断的T1DM患者血清中存在针对β细胞的单株抗体；胰岛细胞抗体（ICA）、胰岛素抗体（IAA）和谷氨酸脱羧酶（GADA）抗体等。某些环境因素可启动胰岛B细胞的自身免疫反应，而病毒感染是最重要的环境因素之一，与 T_1DM 有关的病毒有柯萨奇病毒、腮腺炎病毒、风疹病毒、巨细胞病毒、脑炎心肌炎病毒等。病毒感染带有1型易感基因的机体后，可直接损伤胰岛细胞引起糖尿病，还可损伤胰岛组织后，诱发自身免疫反应，进一步损伤胰岛组织引起糖尿病。

2. T_2DM　具有更强的遗传倾向，由多基因变异引起。环境因素包括人口老龄化、都市化程度、营养因素、中心型肥胖（又称内脏型肥胖）、体力活动不足、子宫内环境以及应激、化学毒物等。胰岛素抵抗和胰岛素分泌缺陷，是 T_2DM 发病机制的两个要素。当B细胞功能有缺陷、对胰岛素抵抗无法代偿时，就发生2型糖尿病。

? 想一想6-2

胰岛素的作用是什么？

答案解析

【临床表现】

1型糖尿病多发生于30岁以前的青少年期，起病急，症状较明显。2型糖尿病多发生在40岁以上成年人和老年人。患者多肥胖，起病缓慢、症状相对较轻，不少患者因慢性并发症、伴发病或仅于健康检查时发现。糖尿病患者的典型症状为代谢紊乱综合征，当患者体内血糖升高后渗透性利尿会引起多尿，患者失水口渴而多饮；外周组织对葡萄糖利用障碍，脂肪、蛋白质的分解代谢增加，引起消瘦、疲乏无力；为补偿损失的糖，维持机体活动，患者常易饥、多食。上述症状常被称为“三多一少”，即多尿、多饮、多食和体重减轻。另外，由于高血糖及末梢神经病变导致皮肤干燥和感觉异常，患者常有皮肤瘙痒。女性患者可因尿糖刺激局部皮肤，出现外阴瘙痒。

【并发症】

1. 急性并发症

（1）糖尿病酮症酸中毒（DKA）　为最常见的糖尿病急症。酮体包括β-羟丁酸、乙酰乙酸和丙酮。糖尿病代谢紊乱加重时，脂肪分解增加，产生大量酮体。血清中酮体积聚超过正常水平时称为酮血症，尿酮排出增多称酮尿症，统称为酮症。β-羟丁酸和乙酰乙酸为酸性代谢产物大量消耗体内储备碱，若代谢紊乱进一步加剧，超过机体的处理能力时则发生代谢性酸中毒，称为糖尿病酮症酸中毒。

1）诱因　1型糖尿病患者有自发DKA倾向，2型糖尿病患者在一定诱因作用下也可发生DKA。常见的诱因有感染、胰岛素不适当减量或治疗中断、饮食不当、妊娠和分娩、创伤、手术等，有时可无明显诱因。

2）临床表现　多数患者在发生意识障碍前有糖尿病症状加重表现。早期表现为疲乏软弱、四肢无力、极度口渴、多尿、多饮。当出现酸中毒时，表现为食欲减退、恶心呕吐、头痛、嗜睡、烦躁、呼吸深快，呼气中有烂苹果味（丙酮）。病情进一步发展出现严重失水，尿量减少、眼眶下陷、皮肤黏膜干燥、弹性差、脉细速、血压下降。晚期各种反射迟钝、消失，昏迷。少数患者表现为腹痛，酷似急腹症。检查尿糖、尿酮体强阳性，血酮体升高，血糖多为16.7～33.3mmol/L（300～600mg/dl），血酮体>3.0mmol/L或血pH值<7.3，CO_2结合力降低。

（2）高渗性非酮症糖尿病昏迷（简称高渗性昏迷） 是糖尿病急性代谢紊乱的另一临床类型。多见于50～70岁的老人，原来无糖尿病病史或仅有轻度症状。常见诱因有感染、急性胃肠炎、胰腺炎、脑血管意外、严重肾疾病、血液或腹膜透析、静脉高营养疗法、水摄入不足或失水，以及某些药物，如糖皮质激素、免疫抑制剂、噻嗪类利尿剂的应用等。起病时先有多尿、多饮，但多食不明显或反而食欲减退、失水。随病程进展逐渐加重，出现神经精神症状，嗜睡、幻觉、定向力障碍、偏盲、偏瘫等，患者最后陷入昏迷。检查尿糖强阳性，无或有轻的酮症，血糖一般为33～36.6mmol/L（600－1200mg/dl），血钠可在155mmol/L，血浆渗透压显著升高达330～460mmol/L，感染性疾病及疖、痈等皮肤化脓性感染多见，可反复发生；足癣、体癣等皮肤真菌感染也较常见；女患者常合并真菌性阴道炎，多为白色念珠菌感染所致；糖尿病患者肺结核发生率高，病灶多呈干酪性改变，易扩展散播；肾盂肾炎和膀胱炎为泌尿系统最常见的感染，多见于女性。

2. 慢性并发症 糖尿病的慢性并发症可遍及全身各重要器官，各种并发症可单独出现或以不同组合同时或先后出现。其中，心血管疾病是糖尿病患者致死致残的主要原因。

（1）动脉粥样硬化性心血管疾病 糖尿病患者动脉粥样硬化的患病率较高，动脉粥样硬化主要侵犯主动脉、冠状动脉、脑动脉、肾动脉和肢体外周动脉等，引起冠心病、缺血性或出血性脑血管病、肾动脉硬化及肢体动脉硬化等。

（2）微血管病变 是糖尿病的特异性并发症，病变主要表现在肾、视网膜和心肌组织，尤以糖尿病肾病和视网膜病变突出，最终可导致尿毒症、失明。

（3）神经系统 可累及神经系统任何部分。病因复杂，可能涉及大血管和微血管病变、代谢因素、自身免疫机制以及生长因子不足等。

1）中枢神经系统并发症：缺血性脑卒中、脑老化加速及老年性痴呆等。

2）周围神经病变：常见的类型有①远端对称性多发性神经病变，是最常见的类型，以手足远端感觉运动神经受累最多见。通常为对称性，典型者呈手套或袜套式分布；下肢较上肢严重，先出现肢端感觉异常，可伴随痛觉过敏、疼痛；后期感觉丧失，可伴运动神经受累，手足小肌群萎缩，出现感觉性共济失调及神经性关节病（Charcot 关节）。腱反射早期亢进、后期减弱或消失，音叉震动感减弱或消失。电生理检查可早期发现感觉和运动神经传导速度减慢。②局灶性单神经病变：可累及任何颅神经或脊神经，以动眼、正中及腘神经最常见，一般起病急，表现为病变神经分布区域疼痛，常呈自限性。③非对称性的多发局灶性神经病变：指同时累及多个单神经的神经病变。④多发神经根病变（糖尿病肌萎缩）：最常见为腰段多发神经根病变，典型表现为初起股、髋和臀部疼痛，后骨盆近端肌群软弱、萎缩。

3）自主神经病变：一般认为有症状的自主神经病变预后不良。多影响胃肠、心血管、泌尿生殖系统等。临床表现为胃排空延迟（胃轻瘫）、腹泻（饭后或午夜）、便秘等；休息时心动过速、直立性低血压、寂静性心肌缺血、Q－T间期延长等，严重者心源性猝死；残尿量增加、尿失禁、尿潴留等；其他还有阳痿、瞳孔改变（缩小且不规则、光反射消失、调节反射存在）、排汗异常（无汗、少汗或多汗）等。

（4）糖尿病足 指与下肢远端神经异常和不同程度周围血管病变相关的足部溃疡、感染和（或）深层组织破坏。是糖尿病最严重的慢性并发症之一，是糖尿病非外伤性截肢的最主要原因。轻者足部畸形、皮肤干燥和发凉、胼胝（高危足）；重者足部溃疡、坏疽。

（5）其他 视网膜黄斑病变、白内障、青光眼、屈光改变等。

【实验室及其他检查】

1. 尿糖测定 尿糖阳性是诊断糖尿病的重要线索，但尿糖阴性不能排除糖尿病；同样，尿糖阳性也不能确诊糖尿病。

2. 血糖测定 血糖升高是诊断糖尿病的主要依据，血糖测定是判断糖尿病病情和控制效果的主要指标。静脉血浆测定，空腹血糖 3.9～6.0mmol/L（70～108mg/dl）正常，6.1～6.9mmol/L（110～125mg/dl）为空腹血糖调节受损（IFG），≥7mmol/L（126mg/dl）应考虑糖尿病。

3. 口服葡萄糖耐量试验（OGTT） 适用于血糖值高于正常范围而又未达到诊断指标者。OGTT 应在无摄入任何热量 8 小时后，清晨空腹进行。试验日清晨，成人将 75g 无水葡萄糖（儿童按 1.75g/kg 体重计算，总量不超过 75g），溶于 250～300ml 水中口服，5～10 分钟内饮完，空腹及开始饮葡萄糖水后 30 分钟、60 分钟、120 分钟、180 分钟取静脉血测葡萄糖。OGTT 2 小时血浆葡萄糖＜7.7mmol/L（139mg/dl）为正常糖耐量，7.8～11.0mmol/L（140～199mg/dl）为糖耐量减低（IGT）；≥11.1mmol/L（200mg/dl）应考虑糖尿病。糖代谢参考值见表 6－2。

表 6－2 糖代谢状态参考值

诊断	条件	参考数值（mmol/L）
正常血糖	空腹	＜6.1
	服糖后两小时	＜7.8
空腹血糖受损	空腹	6.1～6.9
	服糖后两小时	＜7.8
糖耐量减低	空腹	＜7.0
	服糖后两小时	7.8～11.1
糖尿病	空腹	≥7.0

4. 糖化血红蛋白 GHbA1c 和糖化血浆白蛋白测定 糖化血红蛋白 GHbA1c 测定可反映患者近 8～12 周平均血糖水平，为糖尿病控制情况的主要监测指标之一。糖化血浆白蛋白测定可反映患者近 2～3 周内平均血糖水平，为近期病情监测的指标。

5. 血浆胰岛素和 C 肽测定 了解胰岛细胞功能。C 肽测定不受血清中的胰岛素抗体和外源性胰岛素影响，故能较准确反映胰岛 B 细胞功能。

【诊断要点】

糖尿病的诊断要点为：糖尿病症状加任意时间血浆葡萄糖≥11.1mmol/(200mg/dl) 或空腹血浆葡萄糖（FBG）≥7.0mmol/L（126mg/dl），或 GTT 2 小时血浆葡萄糖（2hPG）≥ 11.1mmol/L（200mg/dl）。需重复一次确认，诊断才能成立。空腹是指至少 8 小时内无任何热量摄入，任意时间指一日内任何时间，不需考虑上一次进餐时间及食物摄入量。《中国 2 型糖尿病防治指南》（2020 版）中将糖化血红蛋白（HbA1c）诊断值 HbA1c≥6.5% 作为糖尿病的辅助诊断要点。

【治疗要点】

糖尿病的治疗原则强调早期、长期、综合治疗和个性化治疗。

1. 国际糖尿病联盟提出糖尿病治疗的五个要点，即医学营养治疗（饮食控制）、运动疗法、血糖监测、药物治疗和糖尿病教育。以医学营养治疗和适当的运动疗法为基础的治疗措施，根据病情还可选用口服降糖药和胰岛素进行治疗。

2. 糖尿病酮症酸中毒的治疗如下。①补液：补液是抢救 DKA 的关键环节。通常使用生理盐水，在 1～2 小时内输入 1000～2000ml，以后根据病情决定输液量和速度。第 1 个 24 小时输液总量为 4000～6000ml，严重失水者可达 6000～8000ml。当血糖下降至 13.9mmol/L（250mg/dl）时改输 5% 葡萄糖液或葡萄糖生理盐水（每 2～4g 糖加 1U 短效胰岛素）。②胰岛素治疗：小剂量短效胰岛素（每小时每千克体重0.1U）加入生理盐水中持续静脉滴注。根据病情调节胰岛素剂量或改为每4～6小时皮下注射普通胰岛素1次。③纠正水电解质紊乱及酸碱平衡失调，去除诱因和防治发症。

【常见护理诊断/问题】

1. 营养失调：低于或高于机体需要量 与胰岛素分泌或作用缺陷引起的代谢紊乱有关。

2. 有感染的危险 与血糖增高、脂代谢紊乱、营养不良、微循环障碍等因素有关。

3. 知识缺乏 缺乏糖尿病的预防和自我护理知识。

4. 潜在并发症 酮症酸中毒、高渗性昏迷、低血糖。

【护理措施】

1. 饮食护理

（1）制定总热量 首先根据患者性别、年龄、理想体重［理想体重(kg)＝身高(cm)－105］，再根据工作性质、生活习惯计算每日所需总热量。成年人休息状态下每天每公斤体重给予热量25～30kcal，轻体力劳动30～35kcal，中度体力劳动35～40kcal，重体力劳动40kcal以上。儿童、孕妇、乳母、营养不良和消瘦以及伴有消耗性疾病患者每天每公斤体重酌情增加5kcal，肥胖者酌情减少5kcal，使体重逐渐恢复至理想体重的±5%左右。

（2）碳水化合物、蛋白质和脂肪的分配 碳水化合物占饮食总热量的50%～60%，粗细搭配，食用一定量的粗质米、面和杂粮；蛋白质含量一般不超过总热量的15%，成人按照每日每千克理想体重0.8～1.2g进行补充，儿童、孕妇、乳母、营养不良和消瘦，以及伴有消耗性疾病者应酌情增加至1.5～2.0g；脂肪不超过总热量30%，且饱和脂肪酸不超过7%。

（3）合理分配 按食品成分将上述热量分配换算为食物重量，制订成食谱并根据患者生活习惯、病情和配合药物治疗的需要进行安排。可按每日三餐分配为1/5、2/5、2/5或各按1/3分配，也可按四餐分配为1/7、2/7、2/7、2/7。

（4）注意事项 ①医学营养治疗的关键在于控制总热量。在保持总热量不变的原则下，增加一种食物时应同时减去另一种食物，以保证饮食平衡。多进食低脂肪、低糖类、高蛋白、高微量营养素、适量纤维素的食物。当患者因控制饮食出现易饥的感觉时，可增加蔬菜、豆制品等副食。②按时进食，对于使用胰岛素或口服降糖药物的患者尤应注意。③建议我国成人膳食纤维的摄入量为25～30g/d，可降低餐后血糖高峰，防止便秘，有利于控制体重。④严格限制各种甜食，包括各种食糖、糖果、甜点心、饼干、冰淇淋、含糖饮料等。⑤体重过重者，忌吃油炸、油煎食物，炒菜宜用植物油。少食动物内脏、蟹黄、虾子、鱼子等含胆固醇高的食物。每日摄盐<5g，戒烟限酒。⑥每周测量体重。

2. 运动疗法

（1）运动的益处 适当的运动能促进脂肪分解，增加蛋白质合成，减轻体重，提高胰岛素敏感性等。进行有规律的合适运动，根据年龄、性别、体力、病情及有无并发症等，指导患者循序渐进、长期坚持。

（2）运动量的选择 合适的运动强度为活动时患者的心率达到个体60%的最大耗氧量（心率<170－年龄）。活动时间为每周至少150分钟，每次30～40分钟，包括运动前准备活动和运动结束整理运动时间，可根据患者具体情况逐渐延长。肥胖患者可适当增加活动次数。用胰岛素或口服降糖药者最好每天定时活动。

（3）注意事项 ①运动前评估糖尿病的控制情况，根据患者具体情况决定运动方式、时间以及运动量。最佳运动时间是餐后1小时（以进食开始计时）。运动方式宜选择散步、慢跑、骑自行车、做广播操、打太极拳等有氧运动。如无禁忌证，每周最好进行2次抗阻运动。若有心、脑血管疾病或严重微血管病变者，应按具体情况选择运动方式。②运动中需注意补充水分。③运动中若出现胸闷、胸痛、视物模糊等应立即停止运动，并及时处理。④运动后应做好运动日记，以便观察疗效和不良反应。⑤运动前后要加强血糖监测。当空腹血糖 >16.7mmol/L 时，应减少活动，增加休息。运动不宜在空腹时进行，防止低血糖发生。

（三）病情监测

定期监测血糖、血压、血脂、体重、糖化血红蛋白，了解心、肾、神经及眼底等情况，以正确判断病情；注意观察有无酮症酸中毒、高渗性昏迷、感染、低血糖等情况发生；每日检查双足一次，观察足部皮肤颜色、温度改变、感觉变化，及时发现糖尿病足，做好相应处理。

（四）口服降糖药物的护理

1. 促胰岛素分泌剂

（1）磺脲类　①作用机制：通过作用于胰岛 β 细胞表面的受体促进胰岛素释放，其降血糖作用的前提条件是机体尚保存一定数量有功能的胰岛 B 细胞。磺脲类药物应在饭前半小时口服。②常用药物：格列吡嗪、格列齐特、格列喹酮和格列美脲等。③不良反应：低血糖反应最常见，少见有肠道反应、皮肤瘙痒、胆汁淤滞性黄疸、肝功能损害等。④注意事项：从小剂量开始，早餐前半小时一次服用，剂量较大时改为早、晚餐前两次服药。

（2）格列奈类　作用机制与磺脲类相似，但降糖作用快而短，主要用于控制餐后高血糖；低血糖症发生率低、程度较轻而且限于餐后期间；药物有瑞格列奈和那格列奈。

2. 双胍类　是肥胖或超重的 2 型糖尿病患者的一线药物，与胰岛素合用可减少 1 型糖尿病患者的胰岛素用量和血糖波动。①作用机制：增加肌肉等外周组织对葡萄糖的摄取和利用，加速无氧效解，抑制肝葡萄糖输出，改善胰岛素敏感性，减轻胰岛素抵抗。②常用药物：二甲双胍。③不良反应：主要为消化道反应，严重时可发生乳酸性酸中毒，但较罕见。④注意事项：餐中或餐后服药或从小剂量开始可减轻消化道不良反应。

3. α－葡萄糖苷酶抑制剂（AGI）　适用于以碳水化合物为主要食物成分，空腹血糖正常而餐后血糖明显升高的 2 型糖尿病患者，1 型糖尿病患者在胰岛素治疗的基础上加用 AGI 有助于降低餐后高血糖。①作用机制：抑制小肠黏膜上皮细胞表面的 α－葡萄糖苷酶，以延迟碳水化合物吸收，降低餐后高血糖。②常用药物：阿卡波糖、伏格列波糖。③不良反应：腹胀、排气增多或腹泻。④注意事项：应与第一口淀粉类食物同时服用。

4. 噻唑烷二酮（TZD）　也称格列酮类，主要用于胰岛素抵抗明显的 2 型糖尿病肥胖患者。①作用机制：增强靶组织对胰岛素的敏感性，减轻胰岛素抵抗，故被视为胰岛素增敏剂。②常用药物：罗格列酮、吡格列酮。③不良反应：主要为水肿、体重增加，有心脏病、心力衰竭倾向或肝病者应注意观察。

5. DPP－4 抑制剂　①作用机制：通过抑制 DPP－4 活性而减少 GLP－1 失活，提高内源性 GLP－1 水平。单独使用不增加低血糖的风险，也不增加体重。②常用药物：西格列汀，沙格列汀。③不良反应：发生率低，可能出现头痛、超敏反应、上呼吸道感染、胰腺炎等，多可耐受。

6. 钠－葡萄糖共转运蛋白 2 抑制剂　①作用机制：抑制近端肾小管管腔侧细胞膜上的钠－葡萄糖共转运蛋白 2 的作用而抑制葡萄糖重吸收，降低肾糖阈，促进尿葡萄糖排泄，从而达到降低血糖的作用。②常用药物：达格列净、恩格列净。③不良反应：总体不良反应发生率低，可能出现生殖泌尿道感染。

（五）胰岛素治疗护理

1. 适应证　①T_1DM；②各种严重的糖尿病急性或慢性并发症；③手术、妊娠和分娩；④新发病且与T_1DM 鉴别困难的消瘦糖尿病患者；⑤新诊断的T_2DM 伴有明显高血糖；或在糖尿病病程中无明显诱因出现体重显著下降者；⑥T_2DM β 细胞功能明显减退者；⑦某些特殊类型糖尿病。

2. 胰岛素和胰岛素类似物的分类 根据来源和化学结构的不同，可分为动物胰岛素、人胰岛素和胰岛素类似物。按作用起效快慢和维持时间，胰岛素（包括人和动物）又可分为短效、中效、长效和预混胰岛素。胰岛素类似物分为速效、长效和预混胰岛素类似物。短效胰岛素皮下注射后作用快，持续时间短，可经静脉注射用于抢救 DKA；短效胰岛素和速效胰岛素类似物皮下注射主要控制餐后高血糖。中效胰岛素主要有低精蛋白胰岛素（neutral protamine Hagedorn，NPH，中性精蛋白胰岛素），用于提供基础胰岛素，可控制两餐饭后高血糖。长效制剂有精蛋白锌胰岛素射液（ protamine zinc insulin，PZI，鱼精蛋白锌胰岛素）和长效胰岛素类似物，长效胰岛素制剂无明显作用高峰，提供基础胰岛素。具体分类、起效时间、持续时间见表 6－3。

表 6－3 不同胰岛素及其类似物制剂的特点（皮下注射）

胰岛素制剂	起效时间	峰值时间	作用持续时间
胰岛素			
短效胰岛素（RI）	15～60min	2～4h	6～8h
中效胰岛素（NPH）	2.5～3h	5～7h	13～16h
长效胰岛素（PZI）	3～4h	8～10h	长达 20h
预混胰岛素（HI 30R）	0.5h	2～12h	14～24h
预混胰岛素（HI 50R）	0.5h	2～3h	10～24h
胰岛素类似物			
速效胰岛素类似物（门冬胰岛素）	10～15min	1～2h	4～6h
速效胰岛素类似物（赖脯胰岛素）	10～15min	1～1.5h	14～24h
长效胰岛素类似物（甘精胰岛素）	2～3h	无峰	长达 30h
长效胰岛素类似物（地特胰岛素）	3～4h	3～14h	长达 24h
预混胰岛素类似物（预混门冬胰岛素 30）	10～20min	1～4h	14～24h
预混胰岛素类似物（预混赖脯胰岛素 25）	15min	30～70min	16～24h
预混胰岛素类似物（预混门冬胰岛素 50）	15min	30～70min	16～24h

注：因受胰岛素剂量、吸收、降解等多种因素影响，且个体差异大，作用时间仅供参考。

（3）用药注意事项

1）准确用药：熟悉并掌握各种类型胰岛素的名称、剂型及作用特点。准确执行医嘱，按时注射。

2）药物抽取：皮下注射胰岛素时，必须使用专用注射器，抽吸时轻轻摇匀药物，避免剧烈晃动。长、短效或中、短效胰岛素混合使用时，先抽吸短效胰岛素，再抽吸长效胰岛素，然后混匀，切不可逆行操作，以免将长效胰岛素混入短效内，影响其速效性。

3）注射部位的选择与更换：皮下注射胰岛素宜选择皮肤疏松部位，如上臂三角肌、臀大肌、大腿前侧、腹部等，注射部位要经常更换，以导致注射部位皮下脂肪萎缩或增生，影响药物吸收及疗效。如在同一区域注射，必须与上一次注射部位相距 1cm 以上。

4）胰岛素保存：未开封的胰岛素放于冰箱 2～8℃冷藏保存，正在使用的胰岛素在常温下（不超过 28℃）可使用 28～30 天，无需放入冰箱，应避免过冷、太阳直射、剧烈晃动等，否则可因蛋白质凝固变性而失效。

5）观察及处理不良反应：①低血糖反应：是最主要的不良反应，与剂量过大或（和）饮食失调有关。表现为心悸、出汗、饥饿感、软弱无力等，严重时发生抽搐、昏迷。应及时检测血糖，轻症神志清醒者进食糖果、含糖饮料，病情重，神志不清者立即静注 50% 葡萄糖 40～60ml。②胰岛素过敏：表现为注射部位瘙痒、荨麻疹样皮疹。应立即更换胰岛素制剂类，使用抗组胺药、糖皮质激素及脱敏疗法等。需停止或暂时中断胰岛素治疗。③注射部位皮下脂肪萎缩或增生：停止注射后可缓慢自然恢复，应经常更换注射部位以防止其发生。④水肿：胰岛素治疗初期可因水钠潴留而发生轻度水肿，可自行缓解。⑤视物模糊：部分患者出现，多为晶状体屈光改变，常于数周内自然恢复。

（六）并发症的护理

1. 糖尿病酮症酸中毒的抢救配合

（1）一般护理　患者绝对卧床休息，注意保暖，吸氧。

（2）迅速建立两条静脉通路　一条用于快速补液，另一通路用于滴注胰岛素。准确执行医嘱，确保液体和胰岛素的输入。

（3）病情监测　严密观察和记录患者的生命体征、神志、24小时液体出入量等的变化。监测并记录血糖、尿糖、血酮、尿酮水平以及动脉血气分析和电解质变化，注意有无水、电解质及酸碱平衡紊乱。

（4）按时清洁口腔、皮肤，预防压疮和继发性感染。昏迷患者按照昏迷常规护理。

2. 足部护理　①促进足部血液循环：经常按摩足部、每日进行适度运动、冬天注意足部保暖，避免烫伤等。②保持足部清洁干燥：勤换鞋袜，每天用中性肥皂和温水清洁足部，趾间要洗干净，修剪指甲避免过短以免伤及甲沟。局部若出现红、肿、热、痛，应立即治疗。③避免足部受伤：选择轻巧柔软、前头宽大的鞋子，穿棉质袜；不赤脚走路，以防刺伤；外出不穿拖鞋，以防踢伤；及时治疗鸡眼、足癣等。

（七）心理护理

关心和理解患者，加强护患沟通，告知患者及家属糖尿病的基本知识和预后，帮助患者认识病情，说明不良情绪与病情加重密切相关，消除其焦虑、紧张、悲观心理，提高治疗的依从性；与患者家属共同商讨、制定饮食运动计划，鼓励家属主动与患者沟通，给予患者亲情和温暖，使其获得感情上的支持，鼓励患者多参加糖尿病教育活动，增加战胜疾病的信心。

【健康指导】

1. 疾病知识指导　通过多种方法如讲座、录像、发放宣传资料等使患者和家属了解有关糖尿病的基本知识和预后，强调糖尿病的可防可治性，使其自觉地配合各项治疗。

2. 饮食指导　告知患者及家属医学营养治疗的具体要求及调整原则和方法，使之学会自我饮食调节，长期坚持。

3. 运动指导　告知患者体育锻炼的具体方法及注意事项，运动时随身携带糖果等甜食及病情卡片以应备急需，运动中如感到头晕、无力、心悸等应立即停止运动。

4. 用药指导　告知患者口服降糖药的使用方法、给药时间及不良反应的观察；教会患者及其家属掌握胰岛素的给药时间、注射部位、注射方法，熟悉低血糖反应及处理方法。

5. 病情监测　教会患者尿糖测定方法、结果判断及便携式血糖仪的使用方法，并了解尿糖和血糖测定结果的意义。指导患者出院后定期复查与糖尿病控制有关的各项生化指标，如每3～6个月复查糖化血红蛋白，了解血糖总体控制情况，及时调整治疗方案；每年1～2次全面复查，了解血脂以及心、肾、神经、眼底的情况，以尽早发现慢性并发症，给予相应治疗。

6. 并发症预防　规律生活，戒烟、限酒。注意个人卫生，养成良好的卫生习惯。保持全身皮肤，尤其是口腔、足部和外阴的清洁，如有破损或感染应立即就医。告知患者避免引起酮症酸中毒及高渗性昏迷的诱发因素，熟悉其主要表现及应急处理措施。

护爱生命

工匠精神

吴孟超（1922年8月31日~2021年5月22日），男，福建省闽清县人，1949年毕业于同济大学医学院。是我国肝脏外科的开拓者和主要创始人、国际肝胆外科的著名专家，2005年度国家最高科学技术奖获得者，2011年度“感动中国”人物，中国科学院院士，一级教授，博士生导师，被誉为“中国肝胆外科之父”。为纪念他的伟大成就，2011年5月，中国将17606号小行星命名为“吴孟超星”。他曾经对学生说过，“孩子们，这世界上不缺乏专家，不缺乏权威，缺乏的是一个‘人’——一个肯把自己给出去的人。当你们帮助别人时，请记得医药是有时穷尽的，唯有不竭的爱能照亮一个受苦的灵魂。”“一个好医生，眼里看的是病，心里装的是人。如果一个医生对患者不负责任，那就失去了做医生的基本资格。”

附　末梢血糖检测技术 微课

【目的】

随时了解患者的血糖变化，及时发现低血糖或高血糖状态，为治疗提供依据。

【素质要求】

仪表、态度、规范洗手、戴口罩。

【用物准备】

准备采血工具、血糖仪和血糖试纸，严格按照血糖仪操作的说明书进行操作。血糖仪、专用试纸、一次性采血针、无菌棉签、酒精、锐器盒、污物桶等。

【解释】

向患者解释，取得合作，要注意语言温和，关心受测者的舒适度和饮食、生活状况，体现人文关怀。

【评估】

评估患者手指指腹两侧皮肤有无硬结、瘢痕及血运情况等。

【操作】

1. 打开血糖仪的开关按钮，检查屏幕显示是否正常；备好一次性采血针。

2. 核对血糖仪的代码型号是否与试纸瓶上的代码一致，如果不一致应更换密码卡或重新调整密码直至符合。检查试纸是否在有效期内，试纸是否变色等。

3. 一般选择环指、中指、示指指腹两侧部位，用75%乙醇棉球消毒采血部位，待干，试侧手臂下垂数秒（6~10s）。

4. 打开试纸瓶盖，取出试纸后立即盖紧瓶盖；

5. 按下一次性采血针的保护帽激发采血针，紧压被采血的手指两侧，按释放按钮，迅速将针头刺入消毒处，采血，轻轻揉挤手指，血珠0.3~0.5μl，与绿豆大小接近。将血滴一次性抹在测试区域。检测后应将试纸立即拔出，以免污染测试口。

6. 丢弃针头于锐器盒内。

【注意事项】

1. 检查试纸条贮存是否恰当，检查试纸条的有效期、条码，清洁血糖仪。

2. 某些情况会影响测定结果，如摄入大量维生素 C、谷胱甘肽等，会使血糖结果偏低；高脂血症血清呈油状者可使血糖测定值升高；高原或缺氧情况下测血糖会偏低；糖尿病患者贫血时指尖血糖偏高。对以上情况，要注意避免。

3. 输液患者测血糖时，禁在输液手臂同侧测量血糖，应选择未输液肢体的指端，以保证测得值的准确。

4. 指端采血属创伤性操作，患者会产生紧张心理，导致血糖上升。采血前要做好心理护理，消除其恐惧、紧张情绪。

5. 禁止取出试纸后暴露于空气中；手指不要接触试纸测试区；避免用力挤血和过分按摩，以免挤出的血液被组织液稀释，影响所测值。1 滴血不能完全覆盖测试区，不要再继续滴血，必须更换试纸重新测试。

6. 消毒液尽量使用 75% 乙醇，待干后再扎针。

7. 避免把血糖仪与心电监护仪或手机等电子仪器放置在一起，以免干扰血糖仪运作。

8. 如患者出现乏力、手抖、出冷汗等不适，应立即告知医生并进行救治。

任务六　痛风患者的护理

PPT

高尿酸血症（hyperuricemia）是属于代谢性疾病，主要由嘌呤代谢异常所致。部分患者发展为痛风（gout），出现高尿酸血症、反复发作的痛风性关节炎、痛风石、间质性肾炎，严重者呈关节畸形及功能障碍，常伴有尿酸性尿路结石。痛风包括原发性和继发性两大类，临床以原发性痛风占绝大多数。

【病因与发病机制】

原发性痛风属遗传性疾病，有家族史，为多基因遗传缺陷，确切原因不明，与先天性腺嘌呤代谢异常有关。继发性痛风可由肾病、血液病、药物及高嘌呤食物等多种原因引起。

尿酸是嘌呤代谢的最终产物，主要由细胞代谢分解的核酸和食物中的嘌呤经酶的分解而来。人体尿酸多为内源性嘌呤代谢，少部分来源于富含嘌呤或核酸蛋白食物。导致高尿酸血症的原因主要与尿酸生成过多、肾对尿酸排泄减少等因素有关。5%～15% 的高尿酸血症患者会发展为痛风。在酸性环境下或血尿酸浓度过高，尿酸可结晶，沉积在骨关节、肾脏和皮下组织等部位，造成组织病理学改变，出现痛风性关节炎、痛风肾和痛风石等。

【临床表现】

本病多见于 40 岁以上男性，女性多在更年期后发病。目前有发病年轻化趋势。

1. 无症状期　仅有高尿酸血症，从血尿酸增高至症状出现可长达数年至数十年，部分患者终身无症状。本病随年龄增长，痛风的患病率增加，并与高尿酸血症的水平和持续时间有关。

2. 急性痛风性关节炎期　单个、偶尔双侧或多个关节突然发生红肿热痛、功能障碍，常在午夜或清晨突然发作，呈撕裂样、刀割样或咬噬样疼痛，伴有关节腔积液及发热、白细胞增多等全身反应。最易受累部位是第一跖趾关节，其他依次为趾、踝、膝、腕、指、肘等关节。初发呈自限性，数天或 2 周内自行缓解。饮酒、劳累、关节受伤、感染、手术、寒冷、摄入高蛋白高嘌呤食物等为常见诱因。

3. 痛风石及慢性关节炎期　痛风石为痛风的特征性损害，由尿酸盐沉积所致。典型部位是发生在耳廓，也可见于发病关节周围以及鹰嘴、跟腱、髌骨滑囊等处。大小不一，初起质软，后期变硬如石，重者皮肤发亮、菲薄，破溃排出白色豆渣样尿酸盐结晶，造成关节骨质破坏，周围组织纤维化，继发退行性改变等。

4. 肾病变期 ①痛风性肾病：起病隐匿，尿浓缩功能下降，出现夜尿增多、低比重尿、白细胞尿等。晚期出现肾功能不全表现。少数患者表现为急性肾损伤。②尿酸性肾石病：10%～25%的患者有尿酸性尿路结石，呈泥沙样，较大者引起肾绞痛、血尿等。

【实验室及其他检查】

1. 血尿酸测定 血尿酸值动态波动。正常男性150～380μmol/L（2.5～6.4mg/dl）；正常女性为100～300μmo/L（1.6～5.0mg/dl），女性绝经期后接近男性。

2. 尿尿酸测定 限制嘌呤饮食5天后，小便中尿酸日排出量>357mmol（600ng），则提示尿酸生成增多。

3. 其他 滑囊液或痛风石检查可在偏振光显微镜下见针形尿酸盐结晶。X线检查、CT检查、关节镜检查有助于发现骨、关节病变或尿酸性尿路结石影。

【诊断要点】

结合实验室检查结果、临床表现可进行确诊，若诊断有困难者，可进行秋水仙碱试验性治疗。

【治疗要点】

本病的治疗是控制高尿酸血症，预防尿酸盐沉积，迅速控制急性关节炎发作，防止复发，防止尿酸结石形成和肾功能损害。

1. 一般治疗 控制饮食总热量，限制高嘌呤食物摄入，严禁饮酒，适当运动，控制体重；每日饮水量在2000ml以上，以利于尿酸排泄；避免接触各种诱发因素，积极治疗相关疾病。

2. 高尿酸血症的治疗 常用药物有排尿酸药（苯溴马隆、丙磺舒等）、抑制尿酸生成药物（别嘌醇）、碱性药物（碳酸氢钠）。

3. 急性痛风性关节炎期的治疗 非甾体抗炎药（NSAID）是急性痛风性关节炎的一线用药。常用药物有吲哚美辛、双氯芬酸、布洛芬、美洛昔康等。秋水仙碱是治疗痛风急性发作的传统药物，现已少用。糖皮质激素治疗急性痛风疗效明显，通常用于不能耐受NSAID或秋水仙碱或肾功能不全者。停药后易“反跳”。

4. 发作间歇期和慢性期的处理治疗 目标是控制尿酸，以减少或清除体内沉积的单钠尿酸盐晶体。排尿酸药和抑制尿酸生成药物应在急性发作缓解2周后从小剂量开始，逐渐加量，调整至最小有效剂量并长期维持。

【常见护理诊断/问题】

1. 疼痛：关节痛 与尿酸盐结晶沉积在关节引起炎症反应有关。

2. 躯体活动障碍 与关节受累、关节畸形有关。

3. 知识缺乏 缺乏与高尿酸血症和痛风有关的饮食知识。

【护理措施】

1. 一般护理 急性关节炎期卧床休息，在病床上安放支架支托盖被，抬高患肢，减少关节负重和防止受压。关节肿痛缓解72小时后，方可下床活动。

2. 饮食护理 每日进食总热量限制在1200～1500kcal。蛋白质控制在1g/(kg·d)。清淡饮食，避免进食高嘌呤食物（动物内脏、鱼虾类、蛤蟹、肉类、菠菜、蘑菇、黄豆、扁豆、豌豆、浓茶等）。忌辛辣和刺激性食物，严禁饮酒。多食碱性食物（牛奶、鸡蛋、马铃薯、各类蔬菜、柑橘类水果等），保持尿液pH在7.0或以上，以减少尿酸盐结晶沉积。

3. 病情观察　观察疼痛的部位、性质、发作时间、间隔时间。观察受累关节有无红肿和功能障碍。观察有无痛风石体征、伴随症状，观察患者体温变化，监测尿酸变化。

4. 对症护理　手、腕或肘关节受累时，可用夹板固定制动，也可冰敷或25%硫酸镁湿敷受累关节，以减轻关节肿痛。有痛风石发生皮肤溃疡的患者，应做好皮肤护理，防止感染。

6. 用药护理　秋水仙碱有胃肠道反应，一旦发生应立即停药。丙磺舒、磺吡酮、苯溴马隆可引起皮疹、发热、胃肠道反应，患者应多饮水，口服碳酸氢钠等碱性药。NSAID可引起活动性消化性溃疡或消化道出血。别嘌醇有皮疹、发热、胃肠道反应，还有肝损害、骨髓抑制等不良反应；肾功能不全者减半量应用。

7. 心理护理　疾病反复发作，患者思想负担重，护士应向其讲解本病的相关知识，并给予精神上的安慰和鼓励。

【健康指导】

1. 疾病知识指导　给患者和家属介绍本病基本知识，保持心情愉快，避免情绪紧张；生活规律，控制饮食，避免肥胖；防止受凉、劳累、感染、外伤等诱发因素。在服用排尿酸药时应多饮水，有助于尿酸排出。

2. 保护关节指导　避免长时间持续进行重体力劳动，必须劳动时，尽量使用大肌群，如能用肩关节，不用手关节，能用手臂，不用手指等，经常改变姿势，保持受累关节舒适。尽可能避免局部温热和肿胀关节的活动，若运动后诱发疼痛，持续时间超过1～2小时，应暂停运动。

3. 病情监测指导　定期监测耳轮及手足关节处，检查是否有痛风石发生。定期复查血尿酸，门诊随访。

目标检测

答案解析

单项选择题

1. 甲状腺功能亢进症属于（　）
   A. 代谢性疾病　B. 自身免疫性疾病　C. 遗传性疾病　D. 先天性疾病　E. 内分泌失调性疾病
2. 属于甲状腺功能亢进高代谢症群的症状是（　）
   A. 手指细颤　B. 畏热多汗　C. 多食消瘦　D. 周期性瘫痪　E. 激动易怒
3. 抗甲状腺药物的主要副作用是粒细胞减少，其主要表现是（　）
   A. 皮肤紫癜　B. 剥脱性皮炎　C. 中毒性肝炎　D. 发热、咽痛　E. 皮疹
4. 甲亢患者甲状腺肿大的特征是（　）
   A. 弥漫性对称性肿大　B. 质软、表面光滑　C. 质硬、表面有结节　D. 固定、不活动　E. 触及震颤和听到血管杂音
5. 1型与2型糖尿病的区别在于（　）
   A. 胰岛素基础分泌程度的不同　B. 发病年龄的不同　C. 发病诱因的不同　D. 血糖升高程度的不同　E. 首发症状的不同

6. 糖尿病常并发的急性并发症是（　）

A. 四肢麻木　B. 冠心病　C. 酮症酸中毒　D. 白内障　E. 尿潴留

7. 诊断糖尿病的主要依据是（　）

A. 尿糖阳性　B. 血糖升高

C. OGTT 糖耐量异常　D. 血浆胰岛素低于正常

E. 糖化血红蛋白含量增高

8. 应用胰岛素治疗糖尿病最常发生的不良反应是（　）

A. 低血糖反应　B. 过敏反应

C. 胃肠道反应　D. 注射部位脂肪萎陷

E. 酮症酸中毒

9. 糖尿病最基本的治疗措施是（　）

A. 饮食治疗　B. 口服降糖药物治疗

C. 胰岛素治疗　D. 合适的体育锻炼

E. 胰岛细胞移植

10. 患者，女，30 岁。因疲乏无力、多汗畏热，爱发脾气，体重减轻，诊断为甲状腺功能亢进。护士为其进行饮食指导时，应告诉患者避免食用（　）

A. 高热量、高蛋白食物　B. 含碘丰富的食物

C. 低纤维素食物　D. 富含钾、钙的食物

E. 豆腐、豆浆等豆制品

11. 患者，女，45 岁。患甲状腺功能亢进伴眼突 1 年。近 2 个月，突眼恶化，结膜充血、水肿明显。护士在做健康指导时，告诉患者保护眼睛的护理措施，但除外（　）

A. 外出时戴茶色眼镜　B. 常用眼药水湿润眼睛

C. 正常摄入水、钠　D. 睡眠时抬高头部

E. 眼睛不能闭合时睡前带眼罩

12. 患者，女，67 岁。患 2 型糖尿病 21 年。社区护士入户体检时发现下肢水肿，遂到门诊查尿蛋白（＋＋），尿糖（＋＋＋），血糖 13.1mmol/L，尿素氮和肌酐尚正常，提示患者可能已合并（　）

A. 肾小球血管硬化　B. 冠状动脉粥样硬化

C. 肾动脉粥样硬化　D. 周围神经病变

E. 自主神经病变

13. 患者，男，55 岁。诊断为 2 型糖尿病，身体一般状况尚好。护士进行评估后，建议其做有氧运动。为掌握好运动量，运动时适宜的心率应该是（　）

A. 110 次/分　B. 115 次/分　C. 120 次/分　D. 125 次/分　E. 130 次/分

14. 患者，男，35 岁。诊断患有甲亢。应用甲巯咪唑治疗 1 个月后症状好转，但甲状腺肿与突眼加重。此时应采取适宜的治疗措施是（　）

A. 加大甲巯咪唑剂量　B. 停用甲巯咪唑

C. 改用碘剂治疗　D. 加用小剂量甲状腺激素

E. 改用手术治疗

15. 患者，女，42 岁。主诉畏热多汗、多食消瘦、腹泻。甲状腺Ⅱ度肿大，双目炯炯有神。可明确甲状腺功能亢进症诊断的检查是（　）

A. 甲状腺摄碘率　　B. T_3、T_4

C. FT_3、T_4　　D. T_3 抑制试验

E. TRH 兴奋试验

16. 某甲状腺功能亢进症患者，体温 39.5℃，脉搏 150 次/分，出现恶心、呕吐、大汗淋漓、嗜睡等症状。初步判断为（　）

A. 抗甲状腺药物中毒　　B. 甲状腺功能减退

C. 甲状腺危象　　D. 恶性突眼

E. ^{131}I 治疗反应

17. 某糖尿病患者，口服格列苯脲治疗，护士须指导该患者此药服用的时间在（　）

A. 餐后半小时　B. 餐前半小时　C. 餐中服用　D. 餐前 5 分钟　E. 餐前 1 小时

18. 酮症酸中毒患者经治疗后，意识恢复时间内突然感到心悸、饥饿、出汗，随即又意识不清，应立即（　）

A. 加大胰岛素剂量　　B. 加用格列本脲

C. 静脉滴注碳酸氢钠　　D. 静脉注射 50% 葡萄糖

E. 应用呼吸兴奋剂

19. 1 型糖尿病患者，现使用正规胰岛素治疗，自并发肺炎后，出现食欲明显减退、发热及呕吐，除抗生素治疗外，对糖尿病本身的治疗应（　）

A. 停用胰岛素　　B. 增加正规胰岛素用量

C. 改用长效胰岛素　　D. 改用磺脲类药物

E. 改用双胍类药物

20. 糖尿病酮症酸中毒患者经注射胰岛素及静滴生理盐水后，血糖降低、失水纠正、尿量增多，此时应注意防止（　）

A. 低钠血症　B. 低钾血症　C. 低钙血症　D. 低血糖　E. 低血压

书网融合……

重点回顾　　微课　　习题

项目七　风湿性疾病患者的护理

学习目标

知识目标：

1. **掌握**　常见风湿性疾病的临床表现和护理措施。
2. **熟悉**　常见风湿性疾病的辅助检查的方法和意义、治疗要点。
3. **了解**　常见风湿性疾病的病因病机

技能目标：

能按照护理程序给患者提供整体护理和健康指导。

素质目标：

具有职业使命感、自豪感；待患如亲，珍爱生命；对待患者和工作耐心、细心。

PPT

任务一　概　述

风湿性疾病（rheumatic disease，简称风湿病），泛指病变累及骨、关节及其周围软组织如肌肉、肌腱、滑膜、筋膜等的一组疾病。属自身免疫病，与感染、代谢、免疫、内分泌、遗传、退行性病变、肿瘤、地理环境等因素有关，病因复杂，机制尚未明确。根据风湿病发病机制、病理及临床特点，将其分为弥漫性结缔组织病、脊柱关节病、退行性变、与代谢和内分泌相关的风湿病、与感染相关的风湿病、与肿瘤相关的风湿病等。

风湿性疾病多为慢性病程，常逐渐累及多个器官和系统，早期诊断和及时、合理治疗对患者预后发挥着至关重要的作用。其临床特点常具以下规律：①呈发作与缓解相交替的慢性病程。如系统性红斑狼疮、类风湿关节炎、痛风等，在漫长的病程中，多次反复发作，造成相应脏器和组织严重损害。②异质性，即同一疾病，在不同患者的临床表现、抗风湿药物应用耐受量及其疗效和不良反应、预后等方面差异很大。③免疫学异常或生化改变。风湿性疾病患者常见的症状和体征主要包括关节疼痛与肿胀、关节僵硬与活动受限及皮肤损害。

风湿性疾病常见症状体征有关节疼痛与肿胀、关节僵硬与活动受限、皮肤受损。

看一看

常见风湿病关节受累特点

关节	系统性红斑狼疮	类风湿关节炎	强直性脊柱炎	骨性关节炎	痛风
周围关节炎	有	有	有	有	有
起病	不定	缓	缓	缓	急聚
首发	手关节或其他部位	近侧指间关节、掌指关节、腕	膝、髋、踝	腰、膝、远端之间关节	第一跖趾关节
疼痛性质	不定	持续、休息后加重	休息后加重	活动后加重	剧烈痛、夜间重
肿胀性质	少见	软组织为主	软组织为主	骨性肥大	红肿热
畸形	偶见	常见	部分	小部分	少见

关节	系统性红斑狼疮	类风湿关节炎	强直性脊柱炎	骨性关节炎	痛风
演变		对称性多关节炎	不对称下肢大关节炎、少关节炎	负重关节症状明显	反复发作
脊柱炎和（或）骶髂关节病变	无	偶有	必有，功能受限	腰椎增生，唇样变	无

一、关节疼痛与肿胀

【病因与发病机制】

关节疼痛是关节受累最常见的首发症状，也是风湿病患者就诊的主要原因。疼痛的关节可有肿胀和压痛，多为关节腔积液或滑膜增生所致，是滑膜炎或周围组织炎的重要体征。

【临床表现】

不同疾病关节疼痛的部位和性质特点不同，如系统性红斑狼疮易侵犯四肢关节，多为对称性，一般不引起关节畸形；风湿热所致的关节痛多呈游走性，以大关节为主，关节局部出现红、肿、热、痛，并可见环形红斑；类风湿关节炎以小关节受累居多，呈对称性，重者关节畸形。

【实验室及其他检查】

进行自身抗体测定、滑液检查及关节 X 线检查，以明确导致关节疼痛的原因，对病变严重程度、是否处于活动期及预后等有重要意义。

【常见护理诊断/问题】

1. 疼痛：慢性关节疼痛　与炎性反应密切相关。

2. 躯体活动障碍　关节受累，功能异常。

【护理措施】

1. 生活护理　为患者营造舒适的环境，根据其全身情况和病变部位、性质等，选择不同的休息方式和体位。如急性期，关节肿胀伴体温升高、倦怠等症状，此时应协助患者取舒适体位卧床休息，尽量保持关节的功能位置，必要时给予石膏托、小夹板固定。鼓励患者适当活动，避免肌力减弱、关节挛缩、压疮等发生，活动量以患者耐受为宜。

2. 饮食护理　予以高蛋白、高热量、高纤维、营养丰富的易消化饮食，增强患者体质。

3. 病情观察　观察并记录疼痛部位、性质、持续时间及伴随症状等。

4. 对症护理

（1）疼痛的护理　合理应用非药物性止痛措施，帮助患者减轻疼痛。如松弛术、分散注意力、皮肤刺激疗法（冷敷、热敷、加压、震动）等；根据病情使用水疗、磁疗、超声波、红外线等物理治疗方法缓解疼痛；按摩肌肉、活动关节，防止肌肉挛缩或关节活动障碍。

（2）康复护理　向患者及家属讲解活动对恢复和维持关节功能的作用，鼓励缓解期的患者多参与各种力所能及的活动，鼓励患者生活自理，配合日常居家生活活动进行锻炼；根据受累关节的不同部位及病变特点，指导患者有规律地进行具有针对性的功能训练，运动的方式须循序渐进，以患者耐受为度。

5. 用药护理　遵医嘱用药，观察药物的疗效和不良反应。常用的非甾体抗炎药具有抗炎、解热、镇痛等作用，能迅速缓解疼痛症状，如布洛芬、普奈生、阿司匹林、吲哚美辛等，长期用药者注意监测肝、肾功能。

6. 心理护理 鼓励患者说出自身感受，分析患者焦虑原因并评估其焦虑程度，介绍成功病例及治疗进展，鼓励患者树立战胜疾病的信心；引导患者家属多给予关心，理解及心理支持，帮助患者及家属学会使用音乐疗法、放松训练、指导式想象、按摩等减轻焦虑的方法；密切观察患者精神状况，防止发生自伤或意外受伤。

二、关节僵硬与活动受限

【病因与发病机制】

关节僵硬为起床后自觉病变，关节僵硬如胶黏着样的感觉，难以达到平时关节活动的范围，日间长时间静止不动也可出现此征象。晨起时表现最为明显，故又称晨僵。晨僵持续时间与炎症严重程度相一致，是判断滑膜关节炎症活动性的客观指标，其持续时间久于1小时意义较大。

关节活动受限，早期主要由于关节肿胀或疼痛引起，晚期则主要由骨质破坏、纤维骨质粘连和关节半脱位所致，引起此时关节活动严重障碍，最终导致功能丧失。

【临床表现】

多见于某些风湿病后期或重症患者，如强直性脊柱炎后期，脊柱可自下而上发生强直；类风湿关节炎的晚期患者，可见关节强直与畸形，因滑膜炎的绒毛破坏软骨和软骨下的骨质结构而造成关节纤维性或骨性强直，又因关节周围的肌腱韧带受损，使关节不能保持在正常位置。

【实验室及其他检查】

可进行自身抗体测定、关节影像学和关节镜检查。

【常见护理诊断/问题】

躯体活动障碍 与关节疼痛、僵硬以及关节、肌肉功能障碍有关。

【护理措施】

1. 生活护理 根据患者活动受限的程度，协助其进行日常生活护理，如洗漱、进食、二便等，常用物品置于患者健侧触手可及之处，鼓励患者进行自我照顾，尽可能帮助其恢复生活自理能力。卧床患者，保持其肢体功能位置，协助翻身，防止压疮发生。

2. 饮食护理 予以高蛋白、高热量、高纤维、易消化饮食，保证营养摄入，增强患者体质。

3. 对症护理 注意对病变关节的夜间保暖，预防晨僵发生；恢复期，鼓励患者坚持关节活动及功能锻炼，循序渐进，逐步恢复受累关节功能；告知患者及家属活动及锻炼时的注意事项，锻炼初期应有人陪伴，防止受伤。

4. 病情观察及预防并发症 观察患者活动障碍肢体的情况，如僵硬关节的分布状况、活动受限的程度，注意有无关节畸形、功能障碍等；评估患者全身状况及精神状态；嘱患者坚持肢体按摩，防止肌肉萎缩的发生；卧床患者严禁发生压疮。

5. 心理护理 帮助患者接受目前的疾病状态，鼓励其坚持规范治疗及功能训练，疏导不良情绪；给予患者多的关心、理解和支持，帮助其树立战胜疾病的信心。

三、皮肤受损

【病因与发病机制】

风湿病常见皮肤受损多由血管炎性反应所致，可见皮疹、红斑、溃疡、水肿、皮下结节等。如系统性红斑狼疮、类风湿关节炎、皮肌炎等。

【临床表现】

疾病不同，皮肤受损情况不一，如系统性红斑狼疮见面部蝶形红斑、斑丘疹、盘状红斑、躯干皮疹等；类风湿关节炎见皮下结节，结节对称分布，大小不一，数量不等；皮肌炎见紫红色斑、丘疹、红色皮疹等。

【实验室及其他检查】

免疫学检查、皮肤狼疮带试验、肌肉活检等与原发病相关的系列检查。

【常见护理诊断/问题】

1. 皮肤完整性受损　与血管炎性反应及应用免疫抑制药物等因素密切相关。

2. 外周组织灌注不良　与肢端血管痉挛、舒缩功能障碍有关。

练一练7-1

风湿性疾病病因尚不明确，一般认为与之有关的因素是（　）

A. 精神性损伤因素　　B. 化学性损伤因素　　C. 物理性因素

D. 感染、代谢、免疫、内分泌等　　E. 生物因素

答案解析

【护理措施】

1. 生活护理　为患者营造安静、舒适的生活环境；阳光适宜，避免直射；作息规律，保证充足睡眠。嘱患者外出注意保暖，指导其佩戴口罩、帽子和手套等，切忌长时间冷空气暴露；宜温水洗涤。

2. 饮食护理　嘱患者摄入足量蛋白质、维生素和水分，维持正氮平衡，满足组织修复所需。远离烟酒、浓茶和咖啡，防止交感神经兴奋，致病变小血管痉挛，加重组织缺血、缺氧。

3. 病情观察　注意观察皮肤受损的变化，如部位、形态、面积、色泽、温度及演变特点等；皮下结节的质地、分布、活动度及是否存在压痛等；关注患者情绪变化，及时疏导，鼓励其保持良好心态，树立战胜疾病的决心。

4. 对症护理　做好常规皮肤清洁、护理，防止压疮发生。同时，保持皮肤干燥，忌用碱性肥皂；皮疹、红斑或光敏感者，谨防阳光直射，忌日光浴；避免接触染发剂、定型发胶、农药等刺激性物品。肢端血管痉挛疼痛时，可涂抹硝酸甘油膏，扩张血管，改善血液循环，缓解症状。

5. 用药护理　向患者强调遵医嘱用药的重要性，避免服用容易诱发风湿病症药物。使用非甾体抗炎药应严密观察不良反应的发生，定期监测肝肾功能；合理使用糖皮质激素，定期监测血糖及血压变化，做好皮肤及口腔黏膜护理；应用免疫抑制剂患者，育龄女性嘱其避孕，注意观察尿液颜色，及早发现出血性膀胱炎的发生。

任务二　系统性红斑狼疮患者的护理

PPT

系统性红斑狼疮（systemic lupus erythematosus，SLE）是一种具有多系统损害表现的慢性自身免疫病。患者血清内可产生以抗核抗体为代表的多种自身抗体，主要通过免疫复合物形式对组织、器官造成损害。本病反复发作，迁延难愈，多数患者呈现缓解与发作交替病程。多见于女性，年龄以20～40岁居多，我国患病率为（0.7～1）/1000，高于西方国家。

【病因与发病机制】

1. 本病病因尚未明确，可能与遗传、性激素和环境有关。

（1）遗传因素　本病具有家族聚集倾向；患者多具有 SLE 易感基因，如 HLA－DR_2、HLA－DR_3 等，研究证实，SLE 属多基因相关疾病。

（2）性激素　本病与雌激素有关。数据显示女性患病率明显高于男性；女性非性腺活动期（<13 岁或>55 岁），SLE 发病率较低且妊娠可诱发或加重本病；SLE 患者不论男女，均具有雌酮羟基化产物增高的特点。

（3）环境因素　日光、药物、食物、病原微生物及化学制剂等环境因素均与 SLE 有关。如日光中的紫外线（芹菜、无花果、香菜等可增强患者对紫外线的敏感性）、含联胺基团食物（烟熏食物、蘑菇）、异烟肼等药物及某些病毒感染都可诱发或加重 SLE。

2. 发病机制不明，可能为外来抗原（如病原体、药物等）引起人体 B 细胞活化，发生免疫异常，如致病性自身抗体形成、致病性免疫复合物形成、T 细胞和 NK 细胞功能失调等自身免疫反应持续发生，致使组织、器官损伤。

【临床表现】

SLE 临床表现多样，变化多端。起病可为爆发性、急性或隐匿性。早期表现不典型，易误诊，后期多器官受累，临床表现复杂多样。

1. 全身症状　活动期患者多有全身症状，可见发热、疲惫、乏力、体重减轻等。其中几乎均可见热型不一的发热，以长期低、中度发热为主，偶见高热。

2. 皮肤与黏膜　约 80% 的患者发生皮肤损害。如鼻梁和双颧颊部呈蝶形分布的蝶形红斑，是 SLE 最具特征性的皮肤改变；还可见斑丘疹、盘状红斑、指端缺血、面部及躯干皮疹等表现；约 40% 的患者日晒后出现光过敏现象，甚者诱发 SLE 急性发作；约 30% 的患者在急性期出现口腔溃疡，偶见于鼻黏膜。部分患者可见脱发和雷诺现象。

3. 肌肉骨骼　约 85% 的患者出现关节痛，以指、腕、膝关节多发。部分患者还可见肌痛、肌无力和肌炎。

4. 肾　SLE 患者肾活检几乎均可见肾受累征象。狼疮性肾炎是 SLE 最严重和常见的临床表现，以慢性肾炎和肾病综合征较常见，随病情进展见尿异常、水肿、高血压等。慢性肾衰竭是 SLE 死亡常见原因。

5. 心血管　可见心包炎、心肌炎、心内膜炎和心肌缺血等，以心包炎最为常见。

6. 肺与胸膜　多数患者在急性发作期可见单侧或双侧胸膜炎或胸腔积液，部分患者还可见狼疮性肺炎、肺间质性病变、弥漫性肺泡出血等病理改变。

7. 神经系统　发生神经精神狼疮，提示疾病处于活动期，病情严重且预后不佳，主要呈现为精神神经症状和脊髓损伤，可表现为偏头痛、性格改变、脑血管意外、意识障碍等。

8. 消化系统　可见食欲不振、腹痛、呕吐、腹泻等消化道症状；部分患者出现肝损害，患者血清转氨酶升高、肝大，多无黄疸；少数患者还可见胰腺炎、肠穿孔、肠梗阻等急腹症表现。

9. 血液系统　多数活动性 SLE 出现慢性贫血，可见白细胞减少、淋巴细胞绝对数减少、血小板减少等表现，部分患者还可见以颈部和腋窝为主的淋巴结肿大及脾大表现。

10. 眼　主要包括结膜炎、眼底病变、葡萄膜炎和视神经损害等。部分患者现眼底病变，如出血、视网膜渗出和视乳头水肿等，主要与视网膜血管炎性病变有关。

? 想一想

几乎所有系统性红斑狼疮患者均可出现病理改变的脏器是什么？

答案解析

【实验室及其他检查】

1. 一般检查　血象见全血细胞减少、单纯白细胞减少或血小板降低；尿异常；肝功能、肾功能异常等。

2. 免疫学检查

（1）抗核抗体谱　主要有抗核抗体（ANA）、抗双链 DNA（dsDNA）抗体和抗 ENA（可提取核抗原）抗体谱等。抗核抗体是目前 SLE 首选筛查项目，但特异性低，不能与其他结缔组织病鉴别；抗双链 DNA 抗体多出现在活动期，是诊断 SLE 的标记性抗体之一，抗体含量与疾病活动性和疾病预后有关；抗可提取核抗原抗体谱是一组临床意义不同的抗体，包括抗 Sm 抗体、抗 RNP 抗体、抗 SSA（Ro）及抗 SSB（La）抗体等。

（2）其他自身抗体　如抗磷脂抗体、抗神经元抗体、抗组织细胞抗体等。

（3）补体　常用的有总补体（CH50）、C3 和 C4 的检测。C3 低下常提示 SLE 活动；C4 低下提示 SLE 活动外，尚可能存在 SLE 易感性的表现。

（4）狼疮带试验　用免疫荧光法监测皮肤的真皮和表皮交界处是否有免疫球蛋白沉积带。其阳性代表 SLE 活动期。

3. 其他　肾活组织病理检查对诊断、治疗、预后等意义重大；CT、X 线等影像学检查利于发现器官损害。

【诊断要点】

目前多采用美国风湿病学会 1997 年推荐的 SLE 分类标准。如下表 7－1。

分类	标准
1. 颊部红斑	固定红斑，扁平或高起，在两颧突出部位
2. 盘状红斑	片状高起于皮肤的红斑，黏附有角质脱屑和毛囊栓；陈旧病变可发生萎缩性瘢痕
3. 光过敏	对日光有明显的反应，引起皮疹，从病史中得知或医生观察到
4. 口腔溃疡	经医生观察到的口腔或鼻咽部溃疡，一般为无痛性
5. 关节炎	非侵蚀性关节炎，累计 2 个或更多的外周关节，有压痛、红肿或积液
6. 浆膜炎	胸膜炎或心包炎
7. 肾脏病变	尿蛋白 >0.5g/24h 或 + + +，或管型（红细胞、血红蛋白、颗粒或混合管型）
8. 神经病变	癫痫发作或精神病，除外药物或已知的代谢紊乱
9. 血液学疾病	溶血性贫血，或白细胞减少，或淋巴细胞减少，或血小板减少
10. 免疫学异常	抗双链 DNA 抗体阳性，或抗 Sm 抗体阳性，或抗磷脂抗体阳性（包括抗心磷脂抗体，或狼疮抗凝物，或至少持续 6 个月的梅毒血清试验假阳性三者中具备 1 项阳性）
11. 抗核抗体	在任何时候和未用药物诱发“药物性狼疮”情况下，抗核抗体滴度异常

该分类标准的 11 项中，符合 4 项或 4 项以上者，除感染、肿瘤和其他结缔组织病后外，可诊断本病。

【治疗要点】

SLE 患者宜早诊断早治疗。本病治疗的目的在于控制病情及维持临床缓解。活动期病情较重者，以使用强有力药物控制为主；病情缓解后，予以维持性治疗。不同病情，在防治病因及一般治疗基础上，给予不同的治疗方案。

1. 糖皮质激素　是目前治疗本病的首选药物，可有效抑制炎症及抗原抗体反应。一般选用泼尼松或甲泼尼龙，鞘内注射患者使用地塞米松。病轻者，初始选用泼尼松 0.5～1mg/(kg · d)，晨起顿服，病情好转后 2 周或疗程 8 周内，开始以每 1～2 周减 10% 的速度缓慢减量，减至小于每天 0.5mg/kg，病情平稳后，维持剂量尽量小于每天10mg。急性暴发性危重SLE，可采用甲泼尼龙冲击疗法，即500～1000mg溶于5%葡萄糖250ml中，缓慢静滴1次/天，连续使用3天为一疗程，继而改用上述大剂量泼尼松治疗法。用药过程中，注意观察药物不良反应。

2. 非甾体抗炎药 用于无明显内脏及血液病变的发热、关节肌肉疼痛、关节炎等轻症患者。此类药物可致肝肾损伤，需定期监测肝肾功能。常用药物有吲哚美辛、布洛芬、阿司匹林等。

3. 免疫抑制剂 可更好的控制SLE活动，减少激素的用量。常用制剂环磷酰胺或硫唑嘌呤。

4. 其他 如抗疟药对皮疹、关节痛或轻型患者有效；雷公藤总苷对SLE有一定疗效，使用过程中注意不良反应的发生；生物制剂如抗CD20单抗和细胞毒T细胞相关抗原；血浆置换方法等。

练一练7-2

治疗系统性红斑狼疮患者首选药物是（　）

A. 糖皮质激素　　B. 抗生素　　C. 免疫抑制

D. 抗疟药　　E. 雷公藤多苷

答案解析

【常见护理诊断/问题】

1. 皮肤完整性受损 与疾病所致的血管炎症反应有关。

2. 疼痛 主要为慢性疼痛，如关节疼痛和肌肉酸痛等，多由自身免疫反应所致。

3. 口腔黏膜受损 与自身免疫反应及长期应用药物如激素等有关。

4. 潜在并发症 慢性肾衰竭、感染的风险等。

5. 焦虑 与病情迁延不愈，反复发作，面部皮损、皮疹，多器官功能受损及长期使用药物等有关。

【护理措施】

1. 生活护理 予以患者提安静舒适的生活环境；阳光适宜，避免直射；作息规律，保证充足睡眠。养成清洁口腔的好习惯，如每日晨起、睡前及进食前后及时漱口；已发生溃疡的患者可使用冰硼散或锡类散涂敷于患处促进愈合；发生感染者，遵医嘱使用抗生素治疗。急性活动期患者需卧床。

2. 饮食护理 注意患者营养均衡，鼓励患者进食高蛋白、高纤维素的温凉软食，养成少食多餐的习惯；禁油炸、烟熏、辛辣及硬质食物。肾功能不全者予以低盐、优质低蛋白饮食，限制水钠摄入；意识障碍者，鼻饲流质饮食；必要时遵医嘱静脉补充营养。

3. 用药护理 告知患者所使用药物可能会发生的副作用并予以护理，如非甾体抗炎药可引起胃肠道反应需饭后服用或结合胃黏膜保护剂；激素所致库欣综合征需低盐、高蛋白、高钾、高钙饮食，补充钙剂和维生素D；免疫抑制剂后若白细胞减少、肝肾功能损害等需鼓励患者多喝水，定期监测肝肾功能。

4. 病情监测 定时测量生命体征变化，监测血清电解质、血肌酐、尿素氮变化，检查尿常规，观察水肿的程度。

5. 心理护理 帮助患者树立战胜疾病的信心，鼓励患者表达自己的不良情绪，嘱家属予以更多关心、理解和支持。注意观察患者的精神状态变化，防止意外事件发生。

【健康指导】

1. 疾病知识指导 向患者及家属介绍本病积极正确治疗的重要性，可达长期缓解回归正常生活状态。告知其诱发或加重病情的因素，如日晒、手术、劳累、妊娠、口服避孕药等。家属的精神支持和生活照护可保持患者良好的心理状态，利于恢复。

2. 皮肤护理指导 保持个人卫生及皮损处清洁，不滥用药物及化妆品，严禁挤压和抓挠，避免感染和加重皮损。

3. 用药指导　严格遵医嘱用药，不可擅自改变药用计量或停药。告知患者药物使用方法及副作用，帮助其学会观察药物疗效及不良反应的发生。

4. 其他　无严重器官及中枢神经系统损害，病情缓解达6个月后，可安全妊娠；非缓解期患者应避孕；病情活动伴心、肺、肾功能不全者，属妊娠禁忌。指导患者定期复查。

任务三　类风湿关节炎患者的护理

PPT

类风湿关节炎（rheumatoid arthritis，RA），是慢性自身免疫性疾病，以侵蚀性、对称性多关节炎为主要特征。本病病程长，呈进展性，最终导致关节畸形和功能障碍、致残、劳动力丧失。本病全球性分布，我国患病率为0.32%~0.36%。 微课

【病因与发病机制】

病因不明，考虑与以下因素有关。

1. 环境因素　临床和实验研究表明，感染与RA关系密切。细菌、支原体、病毒、原虫等激活机体T、B淋巴细胞，分泌炎性因子，产生自身抗体，引起RA发病和病情进展。

2. 遗传因素　本病有家族聚集现象，类风湿患者直系血亲发病率明显高于普通人群，单卵双生子发病率高于双卵双生子。

免疫紊乱是本病主要的发病机制，活化的$CD4^+$T细胞和MHC－Ⅱ型阳性的抗原递呈细胞（APC）浸润滑膜关节，使滑膜关节组织出现慢性炎症反应，逐渐造成关节软骨和骨的损害。其病理改变主要是免疫因素引起滑膜炎和血管炎。滑膜炎是关节表现的基础，导致关节软骨和骨破坏，最终使关节畸形和关节功能丧失。血管炎是关节外表现的基础，也是类风湿关节炎预后不良的因素之一。

【临床表现】

本病可见于任何年龄，高发于35~50岁人群，女性发病率约为男性的3倍。多数患者起病缓慢而隐匿。可先有发热（多为低热）、乏力、身体不适、消瘦等全身症状，以后逐渐出现关节症状，少数患者急性起病。

1. 关节表现　典型表现是对称性多关节炎。侵犯关节以小关节为主，如腕关节、近端指间关节、掌指关节等，其次可见于足趾、膝、踝、肘、肩等关节。关节表现包括滑膜炎症状和关节结构破坏两种，前者可逆而后者难以逆转。

（1）晨僵　见于95%以上患者，是观察本病活动的指标之一。与关节炎症所致充血、水肿、渗液有关。表现为晨起关节肿胀、僵硬、疼痛，活动后减轻。日间长时间静止不动也有晨僵出现。晨僵可分三度：①起床活动后1小时内晨僵缓解或消失为轻度。②起床活动后1~6小时内晨僵缓解或消失为中度。③起床后晨僵持续6小时以上或终日晨僵为重度。

（2）关节痛与压痛　关节痛多为本病最早症状。具有游走性，常伴有压痛。表现为对称性、持续性、多关节炎，时轻时重。病变处皮肤可有褐色色素沉着。

（1）关节肿胀　多由关节腔内积液或关节周围软组织炎症引起，也可能与慢性炎症引起组织肥厚、肿胀有关。受累关节均可肿胀，多呈对称性，其中指间关节梭形肿胀是本病特征之一。

（2）关节畸形　见于本病晚期，与滑膜炎导致关节纤维性或骨性强直，关节周围肌肉萎缩、痉挛有关。最常见表现为腕和肘关节强直、掌指关节半脱位、手指向尺侧偏斜和呈“天鹅颈”样及“纽扣花”样畸形。严重者失去关节功能，生活不能自理。

（3）功能障碍　关节肿痛、结构被破坏和畸形会引起关节功能障碍。

2. 关节外表现

（1）类风湿结节　见于20%~30%的患者，类风湿结节是血管炎的一种表现，其存在提示病情活动。结节多位于关节隆突和经常受压部位，如枕、肘鹰嘴突附近、前臂伸面、膝关节周围、坐骨结节和跟腱等，结节对称性分布，直径从数毫米至数厘米不等，质硬、无压痛。

（2）类风湿血管炎　多见于指甲下或指端小血管炎，少数引起局部组织的缺血性坏死。眼部多累及巩膜，发生巩膜炎，甚至影响视力。但系统性血管炎少见。

（3）器官受累　呼吸系统以肺受累常见，循环系统以心包受累常见，神经系统以正中神经、尺神经、桡神经受累常见。

（4）其他　干燥综合征，表现为口干、眼干；正细胞或小细胞低色素性贫血；Felty综合征，表现为类风湿，脾大、中性粒细胞减少，甚至贫血和血小板减少。

看一看

特殊类型的类风湿关节炎

1. 缓和性血清阴性对称性关节滑膜炎伴凹陷性水肿综合征：RF阴性。病因不明，多见于老年男性，基本病理改变为滑膜炎。临床表现为对称性腕关节、屈肌腱鞘及手关节的急性炎症，手背部可见凹陷性水肿，肘、肩、髋、膝、踝及足关节均可受累。小剂量糖皮质激素治疗效果显著。

2. Felty综合征：临床特点为RA伴有肝脾及淋巴结肿大，红白细胞和血小板减少。本病少见。常发生于RA病程晚期。

3. 回纹型风湿症（复发性风湿症）：多累及膝、腕、肩、手等小关节，表现为反复发作的关节及其周围组织红、肿、热、痛，发作间期无症状。部分患者血沉升高、RF$^+$，滑膜液检查为非特异性急性炎症，无结晶。本病可自行缓解，亦可转为典型RA。

【实验室及其他检查】

1. 血液检查　轻至中度贫血。活动期则血小板计数增高、血沉增快、C反应蛋白增高。

2. 免疫学检查

（1）类风湿因子（rheumatoid factor，RF）　70%的患者RF阳性（IgM型），其滴度与疾病活动性和严重性成正比，但特异性较差。

（2）抗角蛋白抗体谱检查　包括抗核周因子（APF）抗体、抗角蛋白抗体（AKA）、抗聚角蛋白微丝蛋白抗体（AFA）和抗环瓜氨酸肽（CCP）抗体。其中，CCP敏感性和特异性最高。

（3）免疫复合物和补体　疾病活动期和急性期：70%的患者血清中检出不同类型的免疫复合物；补体多升高，少数降低。

3. 关节滑液检查　关节炎症时滑液增多，黏度下降，含糖量低于血糖，白细胞可达（2000~75000）$\times 10^6$/L，以中性粒细胞为主。

4. 影像学检查　是本病诊断、关节病变分期及病情监测的重要指标。X线检查示：Ⅰ期可见关节周围软组织肿胀阴影，关节端骨质疏松；Ⅱ期可见关节间隙变窄；Ⅲ期可见关节面呈虫蚀样改变；Ⅳ期可见关节半脱位和关节破坏后的纤维性和骨性强直。CT可见X线上看不出的骨破坏，MRI可显示软组织早期病变。

5. 类风湿结节活检　有助于诊断本病。

【诊断要点】

主要根据美国风湿病学会（ACR）1987年修订的分类标准。包括7个内容：①关节内或周围晨僵持续至少1小时。②至少同时有3个关节区软组织肿或积液。③腕、掌指、近端指间关节区中，至少1个关节区肿。④对称性关节炎。⑤有类风湿结节。⑥血清RF阳性（正常人群中不超过5%阳性）。⑦X线片改变（至少有骨质疏松和关节间隙狭窄）。以上7项中有4项（1～4项病程至少持续6周）符合可诊断为本病。

该标准可能遗漏早期或不典型病例，应结合本病临床表现及相关检查综合诊断。

【治疗要点】

本病治疗目的为缓解临床症状，延缓病情，改善患者生活质量。

1. 一般治疗 休息，急性期关节制动，恢复期关节功能锻炼及物理疗法等。

2. 药物治疗

（1）非甾体抗炎药（NSAID） 此类药物缓解症状，改善关节炎症，但不能控制病情，为非特异性对症药，如塞来昔布、美洛昔康、布洛芬和吲哚美辛等。临床治疗中应与DMARD同服。

（2）抗风湿药（DMARD） 此类药可改善和延缓病情进展，起效慢，多与NSAID联合应用。甲氨蝶呤为首选用药，此外，还可选用柳氮磺吡啶、环磷酰胺、环孢素、羟氯喹、来氟米特等。

（3）糖皮质激素 此类药使用应坚持小剂量、短疗程，不是本病首选药。应同时应用DMARD。

（4）生物制剂 目前治疗RA快速发展的治疗方法，疗效显著。如TNF－α拮抗药、IL－6拮抗药。

（5）中医药 常用药物有雷公藤多苷、青藤碱、白芍总苷等。

（6）外科手术治疗 滑膜切除术可缓解病情，联合DMARD药物治疗；关节置换术适用于疾病晚期有关节畸形并失去功能者。

【常见护理诊断/问题】

1. 疼痛：慢性关节疼痛 与关节炎性反应有关。

2. 有失用综合征的危险 与疼痛、畸形导致关节功能障碍有关。

3. 自理缺陷 与关节肿痛、功能障碍、畸形有关。

4. 焦虑 与关节功能障碍、生活质量降低和久治不愈有关。

【护理措施】

1. 生活护理 急性活动期，应卧床休息，以减少体力消耗，保护关节功能，限制受累关节活动，关节置于功能位。缓解期进行功能锻炼。

2. 饮食护理 予足量蛋白质、高钙、丰富维生素、易关节消化的饮食，避免辛辣刺激性食物。

3. 病情观察 观察病变关节疼痛、肿胀的部位、性质，活动受限的程度，有无晨僵、畸形、功能障碍等。观察有无关节外组织和器官受累的表现。及时发现、及时报告医生，尽早处理。

4. 对症护理

（1）晨僵护理 晨起后用温水洗浴或热水浸泡僵硬关节，然后活动关节。睡眠时戴弹力手套保暖，可减轻僵硬程度。避免长时间不活动或在关节僵硬时进行治疗或检查等。

（2）急性期卧床者关节功能位，避免失用 ①患者平卧于硬板床，不宜高枕屈颈。②肩两侧放置枕头，防止外旋。③双手可握小毛巾卷或小卷轴，维持指关节伸展。④髋关节两侧放靠枕，防止外旋。⑤平卧者膝下放小薄枕，保持膝关节伸直。⑥足下放置足板，定时给予按摩和被动运动，防止足下垂。

（3）缓解期积极开展功能锻炼 ①症状基本控制后应尽早活动，必要时借助辅助工具。②辅以理疗、按摩等改善血液循环，消肿、镇痛、改善功能。③加强日常生活锻炼，如摸高、伸腰、踢腿及全身伸展活动等，活络关节、松弛肌肉以防止关节失用。

5. 用药护理 甲氨蝶呤有胃肠道反应、骨髓抑制、肾功能损害、脱发、致畸、性腺抑制等不良反应。餐后服用可减少胃肠道反应、脱发者可戴假发以改善外在形象。NSAID 可增加心血管意外事件，引起胃肠道反应。糖皮质激素可引起感染、高血压、血糖增高等不良反应，使用激素时应注意补充钙剂和维生素 D。

6. 心理护理 本病患者常产生自卑、抑郁、恐惧、悲伤等不良情绪。护士应及时发现和疏导其负面情绪，尽量减少外界刺激。引导患者正确认识本病，树立治疗信心，多参与集体活动，协助建立社会支持体系。

【健康指导】

1. 疾病知识指导 介绍本病病因、病程及治疗、护理措施，使患者能够有效避免诱发因素，如疲劳、营养不良、寒冷、潮湿、感染、外伤、精神创伤等，注意保暖。

2. 休息与锻炼 指导患者养成良好的生活方式，适当休息，坚持功能锻炼，合理地进行室内或户外活动。

3. 病情监测和用药指导 指导患者正确用药，监测疗效和不良反应，不随意停药、换药、增量和减量。定期检测血尿常规及肝肾功能等，发生严重不良反应、病情进展时及时就医。

PPT

任务四　强直性脊柱炎患者的护理

强直性脊柱炎（ankylosing spondylitis，AS）是常见的脊柱关节炎临床类型，是一种以中轴关节受累为主的慢性自身炎症性疾病，可伴有关节外表现，严重者可发生脊柱畸形和关节强直。本病主要累及骶髂关节引起脊柱强直和纤维化，造成不同程度眼、肺、肌肉、骨骼病变。临床表现以骶髂关节和脊柱附着点炎症为主要表现。本病有家族聚集倾向，发病率有种族差异，我国患病率为 0.25% 左右。

【病因与发病机制】

病因病机不明。与遗传和免疫因素有关，为寡基因病，某些微生物（如泌尿生殖道沙眼衣原体、某些肠道病原菌）引起机体发生异常免疫应答，造成组织损伤而发病。

【病理】

基本病变为肌腱、韧带和关节囊等附着于骨关节部位的非特异性炎症、纤维化以至骨化。病理表现为滑膜炎，软骨变性、被破坏，软骨下骨板破坏和炎症细胞浸润。炎症反复发生导致附着点侵蚀、骨髓炎症、水肿、炎症修复和脂肪化生，受累部位新骨形成，关节消失。晚期出现椎体方形变、韧带钙化、脊柱“竹节样”变等。

【临床表现】

本病起病隐匿，发展缓慢，男性多见，多发于 20～30 岁。

1. 关节表现

（1）骶髂关节　是最早受累的关节之一。首发症状为下腰背痛伴晨僵、骶髂关节压痛；或为单侧、双侧或交替性臀部、腹股沟酸痛并向下肢放射。症状以晨起为甚，活动缓解，休息或静止可加重症状。夜间痛也是本病的突出特征之一，可影响睡眠，甚者痛醒。后期，腰椎生理弯曲消失，胸椎后凸畸形，枕墙距 >0，晚期脊柱活动受限、脊柱强直，若脊肋和横突关节受累可引起胸廓活动度降低。附着点炎症最常累及腰背部，此外，还可见于足跟、足掌部、膝关节、胸肋连接、脊椎骨突、髂嵴、大转子和坐骨结节等部位。

（2）外周关节　部分患者首发症状可为髋、膝和踝关节痛，疼痛为不对称性、反复发作与缓解，骨关节破坏较少见。髋关节受累者表现为局部或腹股沟处疼痛、活动受限，后期因关节强直致残。

2. 关节外症状　部分患者出现葡萄膜炎或虹膜炎、升主动脉根和主动脉瓣病变以及心律失常。肾功能异常、间质性肺炎、下肢麻木、感觉异常及肌肉萎缩和淀粉样变较少见。晚期骨质疏松、骨折。

【实验室及其他检查】

1. 血液检查　活动期可有血沉、C 反应蛋白、免疫球蛋白（尤其是 IgA）升高。大部分患者 HLA－B27 阳性。

2. 影像学检查　骶髂关节炎是诊断本病的关键依据。包括 X 线、CT 和 MRI 等检查。典型表现为：①骶髂关节炎：关节面模糊，软骨下骨密度增高，骨质破坏、囊性变，后期可出现关节间隙变窄甚至融合；②脊柱病变：受累椎体旁韧带钙化、椎体"方形"样变、椎小关节面模糊、脊柱"竹节样"变和脊柱生理曲度改变等。其中骶髂关节 X 线表现分级为：0 级为正常；Ⅰ级为可疑；Ⅱ级为轻度异常，可见局限性侵蚀、硬化，但关节间隙正常；Ⅲ级为明显异常，存在侵蚀、硬化、关节间隙增宽或狭窄、部分强直等 1 项或 1 项以上改变；Ⅳ级为严重异常，表现为完全性关节强直。

【诊断要点】

1984 年修订纽约分类标准，内容包括：

1. 临床标准　①腰背痛、晨僵 3 个月以上，活动改善，休息无改善；②腰椎额状面和矢状面活动受限；③胸廓活动度低于相应年龄、性别的正常人。

2. 放射学标准（骶髂关节炎分级同纽约标准）　X 线表现分级：双侧≥Ⅱ级或单侧Ⅲ～Ⅳ级。

符合放射学标准和 1 项（及以上）临床标准者可以确诊本病；若符合 3 项临床标准，或符合放射学标准而不伴任何临床标准者为可能 AS。

【治疗要点】

治疗目标是控制症状和炎症，提高生活质量，避免远期关节畸形，维持基本生活能力。

1. 非药物治疗　包括患者健康指导、功能锻炼及物理治疗。

2. 药物治疗

（1）非甾体抗炎药（NSAID）　缓解关节疼痛和晨僵。治疗效果不好、存在用药禁忌证和（或）不能耐受本药者，可应用对乙酰氨基酚和阿片类药物等镇痛药。

（2）抗风湿药（DMARD）　此类药对 AS 中轴病症治疗效果不确切；对外周关节炎患者可考虑应用柳氮磺吡啶。

（3）糖皮质激素　急性眼葡萄膜炎、肌肉关节炎症可予局部直接注射激素。

（4）其他　酌情使用抗肿瘤坏死因子、抗焦虑或抑郁类药物。

3. 外科治疗　髋关节难治性疼痛或关节残疾、关节结构破坏者进行髋关节置换术。脊柱严重畸形者进行脊柱矫形术。

【常见护理诊断/问题】

1. 躯体活动障碍　与骶髂关节及脊柱附着点炎症有关。

2. 疼痛：慢性关节疼痛　与骶髂关节炎上行累及腰椎及胸椎等有关。

3. 有失用综合征的危险　与关节疼痛、畸形及脊柱强直有关。

4. 自理缺陷　与关节功能障碍、疼痛、畸形有关。

【护理措施】

1. 生活护理　睡硬板床、低枕，避免过度负重和剧烈运动。鼓励患者根据病情进行适当的活动锻炼，注意要劳逸结合。

2. 饮食护理 食用大豆、黑豆、黄豆等含有丰富植物蛋白和微量元素的食物，利于病损修复。

3. 病情观察 评估患者晨僵及腰背痛等的程度及持续时间；评估活动受限的部位、范围；观察患者是否伴有发热、咳喘、呼吸困难等症状，及时发现脏器受累的表现。

4. 功能锻炼 除急性期剧烈疼痛者外，患者应坚持进行姿势矫正和关节功能锻炼，以保持脊柱及关节的活动度和功能，防止关节挛缩畸形。患者行、坐、站均应保持正确姿势。坚持进行深呼吸、扩胸和下蹲运动锻炼；进行颈椎、胸椎、腰椎及髋关节的活动锻炼。活动量以不引起症状加重为限，活动前先按摩松解关节旁肌肉，可减轻疼痛，防止肌肉损伤。

【健康指导】

1. 疾病知识指导 帮助患者正确认识本病，指导患者保持乐观心态，积极进行功能锻炼，掌握日常护理措施。避免各种诱发本病的因素，如疲劳、受寒、感染、过度负重和剧烈运动等，戒烟。

2. 运动指导 指导患者根据脊柱及关节受累情况选择适宜的运动方式，髋关节受累、足弓或足跟肌腱炎者应避免跑步、冲撞及足球、柔道等接触性运动。患者站、立、行、走均应保持正确姿势。

3. 用药指导 指导患者正确用药，掌握服药方法，观察药物不良反应，认识到遵医嘱用药、规范用药的重要性。能够自我监测病情，定期复查，发现异常，及时就诊。

护爱生命

屠呦呦，为中国中医科学院首席科学家，终身研究员兼首席研究员，青蒿素研究开发中心主任，博士生导师，共和国勋章获得者。历经 380 多次失败，在 1972 年成功提取出新物质，命名为青蒿素，继而在 1973 年，又合成了双氢青蒿素。2011 年 9 月，青蒿素研究成果获拉斯克临床医学奖，2015 年获得诺贝尔生理学或医学奖。屠呦呦在瑞典卡罗林斯卡医学院用中文发表了《青蒿素的发现：传统中医献给世界的礼物》的主题演讲。2016 年 1 月，青蒿素新适应证——红斑狼疮的研究取得新进展，为系统性红斑狼疮的治疗开发了新药。

屠呦呦坚守在研究一线，持之以恒，面对失败而不气馁，是中国精神的体现，用中国精神再一次向世人展示了中医药的魅力。

目标检测

答案解析

单项选择题

1. 系统性红斑狼疮患者关节受损的特点是（　）

A. 腕　B. 足　C. 近端指间　D. 膝　E. 无关节畸形

2. 系统性红斑狼疮患者饮食应注意忌食（　）

A. 芹菜、香菜　B. 高蛋白　C. 营养丰富　D. 易消化　E. 低盐

3. 早期强直性脊柱炎会出现（　）

A. 四肢关节畸形　B. 高烧　C. 低热　D. 脊柱侧弯　E. 关节肿痛

4. 患者，女，24 岁。患系统性红斑狼疮两次住院，本次住院面部蝶形红斑明显，关于该患者皮肤护理的内容，错误的是（　）

A. 用清水洗脸　B. 忌用碱性肥皂

C. 禁忌日光浴　D. 可适当使用化妆品

E. 红斑处用 40～50℃热水湿敷

5. 患者，女，24 岁。患红斑狼疮 5 年，半月前面部出现红斑、胸闷不适、全身关节酸痛，并伴有低热，疑 SLE 活动。患者治疗后病情控制可出院回家，患者对患者作如下指导，正确的是（ ）
   A. 不生育者可口服雌性避孕药避孕
   B. 自觉不适，自行增加激素用量，症状缓解后自行减药
   C. 长期用药，定期随访，不可擅自改变药物剂量或突然停药
   D. 一旦怀孕即停服激素并以免疫抑制药替代
   E. 怀孕后停服糖皮质激素以外的一切药物，并每天晒太阳 30min 以上
6. 患者，女，35 岁。因腕及掌关节肿痛、晨僵，伴双膝关节疼痛而入院。入院检查：血沉 72mm/h，白细胞 $4.05 \times 10^9/L$，红细胞为 $3.6 \times 10^{12}/L$，血红蛋白 110g/L。免疫学检查：RF（+），尿蛋白（-）。此期患者的护理措施，不妥的是（ ）
   A. 遵医嘱给予消炎镇痛剂
   B. 嘱患者定时定量服药，不可随意加减药量或停药
   C. 注意观察药物不良反应
   D. 卧床休息，并保持正确的体位
   E. 加强小关节功能锻炼

（7－8 题共用题干）

患者，女，43 岁，因腕及掌关节肿痛、晨僵，伴双膝关节疼痛而入院。血液学检查：血沉 72mm/h，白细胞 $4.5 \times 10^9/L$，红细胞为 $3.4 \times 10^{12}/L$，血红蛋白 105g/L。免疫学检查：RF（+），尿蛋白（-）。

7. 患者的医疗诊断为（ ）
   A. 风湿性关节炎 B. 类风湿关节炎
   C. 骨性关节炎 D. 干燥综合征
   E. 系统性红斑狼疮
8. 以下护理措施，不正确的是（ ）
   A. 遵医嘱给予消炎镇痛剂 B. 定时定量服药
   C. 保持关节功能体位 D. 可以进行冷水浴
   E. 加强小关节功能锻炼

书网融合……

重点回顾 微课 习题

项目八　神经系统疾病患者的护理

学习目标

知识目标：

1. **掌握**　常见神经系统疾病的临床表现和护理措施。
2. **熟悉**　常见神经系统疾病的辅助检查的方法和意义、治疗要点。
3. **了解**　常见神经系统疾病的病因及发病机制。

技能目标：

能按照护理程序给患者提供整体护理和健康指导。

素质目标：

具有职业使命感、自豪感；待患如亲，珍爱生命；对待患者和工作耐心、细心。

导学情景

情景描述： 患者，男，50岁。晨起起床时发现右肢活动乏力，表现为右上肢上抬不能，右下肢迈步困难，不能行走。伴有言语含糊不清。不伴有头痛及呕吐。发病3小时后症状持续不缓解，被家人急诊送至医院。头颅CT检查未见异常。患者既往有高血压病史20余年，糖尿病病史10余年，血压、血糖控制不理想。有抽烟史20余年，20支/日；有饮酒史20余年，300g/d。就诊后在医院卒中中心，医生诊断为急性脑梗死，给予静脉溶栓治疗，发病次日症状完全缓解。患者住院1周后出院，院外规律服用阿司匹林、阿托伐他汀钙等药物，未出现症状反复。

情景分析： 该患者确诊为脑梗死。其典型表现为一侧肢体偏瘫并言语欠清晰，症状持续不缓解，结合头颅CT未见异常，符合脑梗死诊断标准。

讨论：

1. 该患者存在哪些护理诊断？
2. 应采取哪些护理措施？
3. 该患者如何进行出院后健康宣教？

学前导语： 脑血管疾病是指由各种原因导致的急慢性脑血管病变。其中，脑梗死是指由于急性脑循环障碍所致的局限或全面性脑功能缺损综合征，或称急性脑血管病事件。该患者发病急，有神经功能缺损症状，既往合并多种导致脑卒中发病的危险因素。临床接诊这种患者，需要本着“时间就是大脑”的救治原则，快速准确地诊断及治疗，尽早疏通堵塞的脑血管，恢复濒临坏死的脑组织，才能将患者症状缓解，并降低致残率及病死率。

任务一　概　述

PPT

神经系统包括中枢神经系统和周围神经系统，前者由脑和脊髓组成，后者由脑神经、脊神经和自主神经组成。脑位于颅腔内，被颅骨、脑膜和脑脊液所保护。神经系统疾病是由多种病因引起的脑、脊髓、周围神经和骨骼肌的病变。常见病因包括血管病变、感染、中毒、肿瘤、外伤、变性、遗传、先天性发育异常、免疫反应、营养缺陷和代谢障碍等。以脑血管疾病、癫痫、脑炎、脑膜炎等疾病常见。神经系统疾病的特点是发病率、死亡率和致残率皆高，在我国城市居民主要死亡原因中脑血管疾病居第二位，仅次于恶性肿瘤。

神经系统疾病的常见症状有头痛、感觉障碍、运动障碍及意识障碍等。

一、头痛

头痛（headache）为临床常见的症状，通常指局限于头颅上半部，包括眉弓、耳轮上缘和枕外隆凸连线以上部位的疼痛。

【病因】

颅内外血管、神经、脑膜、骨膜、韧带等结构受挤压、牵拉、移位、炎症、血管的扩张与痉挛、肌肉的紧张性收缩等均可引起头痛。

【临床表现】

1. 高颅压性头痛 疼痛为持续性剧烈全头痛，伴喷射性呕吐、昏迷、视乳头水肿。常见高血压脑病、脑出血、脑肿瘤，蛛网膜下隙出血多为枕部头痛。

2. 低颅压性头痛 疼痛为体位性头痛，站立、坐位或活动时头痛加重，平卧时头痛减轻或消失。疼痛位于颞枕部，也可波及全头部或向颈肩放射，多为钝痛。见于腰穿术后、颅脑外伤、颅脑手术及不明原因者。

3. 偏头痛 常为单侧或双侧颞部搏动性剧烈头痛，可反复发作，伴恶心、呕吐、畏光、畏声。在暗处休息、睡眠或服用麦角胺等镇痛药可缓解，常有家族史。由颅内外血管舒缩功能障碍引起，

4. 五官疾病引起疼痛 ①眼源性头痛常位于眼眶、前额、颞部，多为胀痛、钝痛、刺痛，用眼过度会加重，眼疾治愈可缓解。常见于青光眼、屈光不正等。②耳源性头痛发生于病侧耳部，也可放射到颞部、顶部或半侧头部，疼痛较剧烈，呈搏动性、持续性。常见于化脓性中耳炎、乳突炎等。③鼻源性头痛以前额部位头痛多见（鼻窦炎引起），疼痛在上午 10 点后加重，夜间卧床后减轻，疼痛呈钝痛、胀痛或昏沉感。

5. 神经性头痛 包括紧张性头痛、功能性头痛及血管神经性头痛。疼痛发生于颞侧、后枕部、头顶部或全头部，疼痛性质为钝痛、胀痛、压迫感、麻木感和束带样紧箍感。

【实验室及其他检查】

神经影像学，如头颅 CT、头颅 MRI 或增强磁共振，也可以行腰穿脑脊液检查，为颅内器质性病变提供客观依据。

【常见护理诊断/问题】

疼痛：头痛 与颅内外血管舒缩功能障碍或脑部器质性病变等因素有关。

【护理措施】

1. 避免诱因 告知患者可能诱发或加重头痛的因素，如情绪紧张、进食某些食物、饮酒、月经来潮、用力性动作、频繁使用镇痛药物等；保持环境安静、舒适、光线柔和。

2. 指导减轻头痛的方法 如指导患者缓慢深呼吸，听轻音乐，练习气功，生物反馈治疗，引导式想象，冷、热敷以及理疗、按摩，采用指压止痛法等。

3. 心理疏导 长期反复发作的头痛，患者可能出现焦虑、紧张心理，要理解、同情患者的痛苦，耐心解释，适当诱导，解除其思想顾虑，训练身心放松，鼓励患者树立信心，积极配合治疗。

4. 用药护理 告知镇痛药物的作用与不良反应，让患者了解药物依赖性或成瘾性的特点，如大量

使用镇痛药，滥用麦角胺咖啡因可致药物依赖。指导患者遵医嘱正确服药。

二、感觉障碍

感觉障碍（sense disorders）指机体对各种形式的刺激（如痛、温度、触、压、位置、振动等）无感知、感知减退或异常的一组综合征。

【分类及临床表现】

感觉分为内脏感觉（由自主神经支配）、特殊感觉（包括视、听、嗅和味觉，由脑神经支配）和一般感觉。一般感觉又分为浅感觉（痛、温度及触觉）、深感觉（运动觉、位置觉和振动觉）和复合感觉（实体觉、图形觉及两点辨别觉等）。

1. 感觉障碍的临床表现 临床上将感觉障碍分为抑制性症状和刺激性症状两大类。

（1）抑制性症状 感觉传导通路受到破坏或功能受到抑制时，出现感觉缺失或感觉减退。在同一部位各种感觉都缺失，为完全性感觉缺失。若在同一部位仅有某种感觉障碍，而其他感觉保存者，称分离性感觉障碍。

（2）刺激性症状 感觉传导通路受刺激或兴奋性增高时出现刺激性症状。常见的刺激性症状有以下几种表现。①感觉过敏：指轻微刺激引起强烈的感觉。②感觉异常：没有外界任何刺激而出现的感觉，如麻木感、痒感、蚁行感、紧束感等。③感觉倒错：指热刺激引起冷觉感，非疼痛刺激引起疼痛感觉。④疼痛。

2. 感觉障碍的定位诊断 不同部位的损害产生不同类型的感觉障碍，典型感觉障碍的类型具有特殊的定位诊断价值。

（1）末梢型感觉障碍 表现为袜子或手套型痛觉、温度觉、触觉减退，见于多发性周围神经病。

（2）节段型感觉障碍 脊髓某些节段的神经根病变可产生受累节段的感觉缺失；脊髓空洞症导致的节段性痛觉缺失、触觉存在，称为分离性感觉障碍。

（3）传导束型感觉障碍 感觉传导束损害时出现受损以下部位的感觉障碍，其性质可为感觉缺失（内囊病变的偏身感觉缺失或减退，脊髓横贯性损害的截瘫型或四瘫型感觉缺失或减退）、感觉分离（脊髓半切综合征）。

（4）交叉型感觉障碍 脑干病变为交叉型感觉障碍，如延髓外侧或脑桥病变时，常出现病变同侧的面部和对侧肢体的感觉缺失或减退。

（5）皮质型感觉障碍 中央后回及旁中央小叶附近为大脑皮质的感觉中枢，受损时可以表现为病灶对侧的精细感觉障碍，或者单肢感觉减退或缺失。

（6）丘脑型感觉障碍 丘脑损害时出现对侧偏身（包括面部）完全性感觉缺失或减退。

（7）内囊型感觉障碍 为偏身型感觉障碍，即病灶对侧偏身（包括面部）感觉缺失或减退，常伴有偏瘫及偏盲，称三偏综合征，见于脑血管病。

【实验室及其他检查】

EMG、诱发电位、MRI、CT检查有无异常。

【常见护理诊断/问题】

感知觉紊乱 与脑、脊髓病变及周围神经受损有关。

【护理措施】

1. 日常生活护理 保持床单整洁、干燥、无渣屑，防止感觉障碍的身体部位受压或机械性刺激。避免高温或过冷刺激，慎用热水袋或冰袋，防止烫伤、冻伤。

2. 心理护理　感觉障碍常使患者缺乏正确的判断而产生紧张、恐惧心理或烦躁情绪，严重影响患者的运动能力和兴趣，应关心、体贴患者，主动协助日常生活活动。

3. 感觉训练　感觉训练包括在运动训练中，可进行肢体的拍打、按摩、理疗、针灸、被动运动和各种冷、热、电的刺激。

三、运动障碍

运动障碍是指运动系统的任何部位受损所导致的骨骼肌活动异常。可分为瘫痪、不自主运动及共济失调等。

【临床表现】

1. 瘫痪　瘫痪是指肌力下降或丧失而导致的运动障碍，系运动神经元损害所引起。按病变部位和瘫痪的性质可分为上运动神经元性瘫痪和下运动神经元性瘫痪；按瘫痪的程度分为完全性瘫痪（肌力完全丧失）和不完全性瘫痪（肌力减弱）；按瘫痪的分布可分为偏瘫、交叉性瘫、四肢瘫、截瘫、单瘫等。

（1）上运动神经元性瘫痪和下运动神经元性瘫痪　运动系统由两级运动神经元所组成。第一级运动神经元位于大脑皮质中央前回，第二级运动神经元位于脑干脑神经核和脊髓前角。第一级和第二级运动神经元的联系纤维被称为锥体束（包括皮质延髓束和皮质脊髓束）。凡是二级运动神经元以上部位的传导束或一级运动神经元病变所引起的瘫痪称为上运动神经元性瘫痪，又称痉挛性瘫痪、硬瘫或中枢性瘫痪；第二级运动神经元和该神经元发出的神经纤维病变所引起的瘫痪称为下运动神经元性瘫痪，又称弛缓性瘫痪、软瘫或周围性瘫痪。上、下运动神经元性瘫痪的区别见表8－1。

表8－1　上、下运动神经元性瘫痪的鉴别

体征	上运动神经元性瘫痪	下运动神经元性瘫痪
瘫痪分布	整个肢体为主	肌群为主
肌张力	增高，呈痉挛性瘫痪	减低，呈弛缓性瘫痪
腱反射	增强	减低或消失
病理反射	阳性	阴性
肌萎缩	无或轻度失用性萎缩	明显
肌束颤动	无	有
皮肤营养障碍	多无	常有
肌电图	神经传导正常，无失神经电位	神经传导异常，有失神经电位

（2）瘫痪的临床表现　临床常见的瘫痪表现为以下几种形式。肌力分级见表8－2。

表8－2　肌力的分级

分级	临床表现
0级	完全瘫痪，肌肉无收缩
1级	肌肉可轻微收缩，但不能产生动作
2级	肢体能在床面移动，但不能抵抗自身重力，即无力抬起
3级	肢体能抵抗重力离开床面，但不能抵抗阻力
4级	肢体能做抗阻力动作，但未达到正常
5级	正常肌力

1）单瘫：单个肢体的运动不能或运动无力，多为一个上肢或一个下肢。病变部位在大脑半球、脊

髓前角细胞、周围神经或肌肉等。

2）偏瘫：一侧面部和肢体瘫痪，常伴有瘫痪侧肌张力增高、腱反射亢进和病理征阳性等体征。多见于一侧大脑半球病变，如内囊出血、大脑半球肿瘤、脑梗死等。

3）交叉性瘫痪：指病变侧脑神经麻痹和对侧肢体瘫痪。中脑病变时表现为病灶侧动眼神经麻痹，对侧肢体瘫痪；脑桥病变时表现为病灶侧展神经、面神经麻痹和对侧肢体瘫痪；延脑病变时表现为病灶侧舌下神经麻痹和对侧肢体瘫痪。常见于脑干肿瘤、炎症和血管性病变。

4）截瘫：双下肢瘫痪称截瘫，多见于脊髓胸腰段的炎症、外伤、肿瘤等引起的脊髓横贯性损害。

5）四肢瘫痪：四肢不能运动或肌力减退。见于高颈段脊髓病变（如外伤、肿瘤、炎症等）和周围神经病变（如吉兰－巴雷综合征）。

想一想

某下肢瘫痪患者，经查肢体能在床面上滑动但不能自行抬起，此肌力应判为几级？

答案解析

【实验室及其他检查】

CT、MRI 可了解中枢神经系统有无病灶；肌电图检查可了解脊髓前角细胞、神经传导速度及肌肉有无异常；血液生化检查可检测血清铜蓝蛋白、抗链球菌溶血素 O、血沉、肌酶谱、血清钾有无异常；神经肌肉活检可鉴别各种肌病和周围神经病。

【常见护理诊断/问题】

躯体活动障碍 与大脑、小脑、脊髓病变及神经肌肉受损、肢体瘫痪或协调能力异常有关。

【护理措施】

1. 生活护理 卧床及瘫痪患者应保持床单位整洁、干燥，抬高患肢并协助被动运动，预防压疮和下肢静脉血栓形成。帮助患者建立舒适卧位，协助定时翻身、拍背；患者需在床上大、小便时，指导患者学会和配合使用便器，便盆置入与取出要动作轻柔，注意勿拖拉和用力过猛，以免损伤皮肤；养成定时排便的习惯，保持大便通畅；注意口腔卫生，每天口腔护理 2～3 次，保持口腔清洁。

2. 运动训练 运动训练应考虑患者的年龄、性别、体能、疾病性质及程度，选择合适的运动方式、持续时间、运动频度和进展速度。瘫痪患者肌力训练应从助力活动开始，鼓励主动活动。训练过程中应分步解释动作顺序与配合要求，并观察患者的一般情况，注意重要体征、皮温、颜色以及有无局部疼痛不适；同时应注意保护或辅助，并逐渐减少保护和辅助量。

3. 安全护理 护理运动障碍的患者重点要防止坠床和跌倒，确保安全。床铺高度适中，应有保护性床栏；呼叫器和经常使用的物品应置于床头患者伸手可及处；运动场所要宽敞、明亮，无障碍物阻挡，建立"无障碍通道"；行走不稳或步态不稳者，选用三角手杖等合适的辅助具，并有人陪伴，防止受伤。

4. 心理护理 关心、尊重患者，指导克服焦躁、悲观情绪；正确对待康复训练过程中患者所出现的注意力不集中、缺乏主动性、畏难、悲观及急于求成心理等现象，鼓励患者克服困难，摆脱对照顾者的依赖心理，增强自我照顾能力与自信心；营造和谐的亲情氛围和舒适的休养环境，建立医院、家庭、社区协助支持系统。

四、意识障碍

意识是指机体对自身和周围环境的刺激所做出应答反应的能力。意识障碍（disorders of consciousness）是指人对外界环境刺激缺乏反应的一种精神状态。

【病因】

任何病因引起的大脑皮质、皮质下结构、脑干上行网状激活系统等部位的损害或功能抑制，均可导致意识障碍。

【分类和临床表现】

意识障碍可表现为觉醒度下降和意识内容变化。

1. 以觉醒度改变为主的意识障碍

（1）嗜睡　是意识障碍的早期表现，患者表现为睡眠时间过长，但能被唤醒，醒后可勉强配合检查及回答简单问题，停止刺激后患者又继续入睡。

（2）昏睡　是较嗜睡重的意识障碍，患者处于沉睡状态，正常的外界刺激不能唤醒，需大声呼唤或较强烈的刺激才能使其觉醒，可做含糊、简单而不完全的答话，停止刺激后很快入睡。

（3）昏迷　为最严重的意识障碍，患者意识完全丧失，各种强刺激不能使其觉醒，无有意识的自主活动，不能自发睁眼。昏迷按严重程度可分为以下几类。

1）浅昏迷：意识完全丧失，可有较少的无意识自发动作。对周围事物及声、光刺激全无反应，对强烈的疼痛刺激可有回避动作及痛苦表情，但不能觉醒。吞咽反射、咳嗽反射、角膜反射及瞳孔对光反射存在，生命体征无明显改变。

2）中昏迷：对外界正常刺激均无反应，自发动作少。对强刺激的防御反射、角膜反射及瞳孔对光反射减弱，大小便潴留或失禁，生命体征发生变化。

3）深昏迷：对外界任何刺激均无反应，全身肌肉松弛，无任何自主运动，眼球固定，瞳孔散大，各种反射消失，大小便失禁。生命体征明显变化，如呼吸不规则，血压下降等。

2. 以意识内容改变为主的意识障碍

（1）意识模糊　情感反应淡漠，定向力障碍，活动减少，语言缺乏连贯性，对外界刺激可有反应，但低于正常水平。

（2）谵妄　是一种急性的脑高级功能障碍，患者对周围环境的认识及反应能力均下降，表现为认知、注意力、定向与记忆功能受损，思维推理迟钝，语言功能障碍，错觉、幻觉，睡眠觉醒周期紊乱等，可表现为紧张、恐惧和兴奋不安，甚至可有冲动和攻击行为。常见的神经系统疾病有脑炎、脑血管病、脑外伤及代谢性脑病等。高热、中毒、酸碱平衡紊乱、营养缺乏等也可导致。

3. 特殊类型的意识障碍

（1）去皮质综合征　双侧大脑皮质广泛损害而导致的皮质功能丧失，亦称为去皮层僵直。患者对外界刺激无反应，无自发性言语及有目的的动作，能无意识地睁眼、闭眼或做吞咽动作，瞳孔光反射和角膜反射以及睡眠觉醒周期存在。见于缺氧性脑病、脑炎、中毒和严重颅脑外伤。

（2）无动性缄默症　又称睁眼昏迷。为脑干上部和丘脑的网状激活系统损害所致，而大脑半球及其传导通路无损害。患者可以注视检查者和周围的人，貌似觉醒，但缄默不语，不能活动。四肢肌张力低，腱反射消失，肌肉松弛，大小便失禁，无病理征。对任何刺激无意识反应，睡眠觉醒周期存在，见于脑干梗死。

（3）植物状态　指大脑半球严重受损而脑干功能相对保留的一种状态。患者对自身和外界的认知功能全部丧失，呼之不应，有自发或反射性睁眼，存在吮吸、咀嚼和吞咽等原始反射，有觉醒睡眠周期，大小便失禁。颅脑外伤后植物状态 12 个月以上，其他原因持续 3 个月以上称持续植物状态。

【实验室及其他检查】

EEG 检查有无异常，血液生化检查血糖、血脂、电解质及血常规是否正常，头部 CT、磁共振检查有无异常发现。

【常见护理诊断/问题】

意识障碍 与脑组织受损、功能障碍有关。

【护理措施】

1. 生活护理 使用气垫床，加保护性床栏；保持床单整洁、干燥，减少对皮肤的机械性刺激。保持肢体功能位，定时给予翻身、拍背；大小便后保持外阴部皮肤清洁干燥；注意口腔卫生，不能经口进食者应每天口腔护理 2～3 次。

2. 饮食护理 应给予高维生素、高热量饮食，补充足够的水分；遵医嘱鼻饲流质者应定时喂食，保证足够的营养供给；进食时至进食后 30 分钟抬高床头，防止食物反流。

3. 保持呼吸道通畅 平卧头侧位或侧卧位，开放气道，取下活动性义齿，及时清除口鼻分泌物和吸痰，防止舌根后坠、窒息、误吸和肺部感染。

4. 病情监测 严密监测并记录生命体征及意识、瞳孔变化；观察有无恶心、呕吐及呕吐物的性状与量；观察皮肤弹性及有无脱水现象；观察有无消化道出血和脑疝的早期表现。

5. 预防并发症 预防压疮、尿路感染、口腔感染和肺部感染；谵妄躁动者给予适当约束并告知家属或照顾者，防止患者坠床、自伤或伤人；使用热水袋时及时更换部位，防止烫伤；长期卧床者注意被动活动和抬高肢体，预防下肢深静脉血栓形成。

任务二　周围神经疾病患者的护理

PPT

周围神经（peripheral nerve）是与脑和脊髓相连的神经，包括脑神经、脊神经和内脏神经。周围神经疾病是指原发于周围神经系统的结构或功能损害的疾病。周围神经疾病的病因复杂，可有营养代谢、炎症、药物、外伤或机械性压迫、遗传、免疫、中毒、肿瘤等。

周围神经疾病的病理改变有 4 种主要类型。①沃勒变性：任何外伤使轴索断裂后，由于无轴浆运输为胞体提供轴索合成的必要成分，断端远侧轴索和髓鞘迅速发生变性、解体。②轴索变性：由代谢、中毒性病因引起，胞体蛋白质合成障碍或轴浆运输阻滞使远端轴索得不到营养，由轴索远端向近端出现变性和脱髓鞘。③节段性脱髓鞘：由感染、中毒等原因引起的节段性髓鞘破坏而轴索保持相对完整。④神经元变性：是神经元胞体变性坏死继发轴索变性和髓鞘破坏，病变与轴索变性类似，但神经元损害坏死后，其轴索全长在短期内变性、解体。

周围神经疾病症状学特点主要有感觉障碍、运动障碍、自主神经障碍、腱反射减弱或消失等。

一、面神经炎患者的护理

面神经炎（facial neuritis）是由茎乳孔内面神经非特异性炎症所致的周围性面瘫，又称为特发性面神经麻痹（idiopathic facial palsy），或称贝尔（Bell）麻痹。

【病因与发病机制】

面神经炎的病因与发病机制尚未完全阐明。面部受冷风吹袭、病毒感染、中耳炎、茎乳孔周围水肿及面神经在面神经管出口处受压、缺血、水肿等均可引起发病，也有认为可能与免疫反应有关。早期病理改变主要是神经水肿和脱髓鞘，严重者可有轴索变性。

【临床表现】

1. 发病情况 本病任何年龄、任何季节均可发病，多见于 20～40 岁，男性多于女性。

2. 起病形式　一般为急性发病，常于数小时或1～3天内症状达高峰。

3. 临床症状与体征

（1）表情肌瘫痪　多见于单侧，主要表现为患侧面部表情肌瘫痪，额纹消失，不能皱额蹙眉；眼裂闭合不能或闭合不完全；患侧闭眼时双眼球向外上方转动，露出白色巩膜，称为贝尔征（Bell sign）；患侧鼻唇沟变浅，口角歪向健侧（露齿时更明显）；由于口轮匝肌瘫痪，会出现吹口哨、鼓腮漏气；由于颊肌瘫痪，食物易滞留于患侧齿龈，口水或汤水可从患侧口角漏出等。

（2）其他表现　部分患者起病前1～2天可出现患侧耳后持续性疼痛或乳突部压痛；面神经病变在中耳鼓室段者可出现说话时回响过度和病侧舌前2/3味觉缺失。膝状神经节受累时，除上述表现外，还出现患侧乳突部疼痛，耳郭与外耳道感觉减退，外耳道或鼓膜出现疱疹，称为Ramsay－Hunt综合征。

【实验室及其他检查】

1. 肌电图检查　面神经传导测定有助于判断面神经暂时性传导障碍或永久性失神经支配。

2. 影像学检查　当怀疑颅内器质性病变时，可行头部MRI或头部CT检查。但不作为常规检查项目。

【诊断要点】

根据急性起病、临床表现为周围性面瘫，面神经炎的诊断不难，但需注意与吉兰－巴雷综合征、耳源性面神经麻痹、后颅窝肿瘤、脑膜炎等继发引起的面神经麻痹鉴别。

【治疗原则】

改善局部血液循环，减轻面神经水肿，缓解神经受压，促使功能恢复是本病的治疗原则。

1. 药物治疗　急性期应尽早使用糖皮质激素，如口服泼尼松或地塞米松。也可使用维生素B_1、维生素B_{12}促进神经髓鞘恢复。Hunt综合征患者可口服阿昔洛韦抗病毒治疗。眼裂不能闭合者，可用眼膏、眼药水、眼罩等预防感染以保护角膜。

2. 理疗　急性期可在茎乳口附近行局部热敷或红外线照射等，有利于改善局部血液循环，减轻神经水肿。

3. 恢复期治疗　可进行面肌运动锻炼，或行碘离子透入疗法、针刺或电针治疗等。

【常见护理诊断/问题】

（1）口角歪斜与面神经麻痹所致有关。

（2）眼睛干涩、疼痛与眼睑闭合障碍有关。

（3）焦虑与病程较长有关。

【护理措施】

1. 一般护理　急性期注意保暖，面部防风防寒，避免直吹冷风，外出时可戴口罩、系围巾。患侧面部可用湿热毛巾外敷，自行按摩患侧，按摩应轻柔、适度、部位准确。

2. 饮食护理　饮食宜清淡，避免粗糙、干硬、辛辣食物，有味觉障碍的患者应注意食物的冷热度，以防烫伤口腔黏膜；指导患者饭后及时漱口，清除口腔患侧滞留食物，保持口腔清洁，预防口腔感染。

3. 心理护理　患者突然出现面部肌肉瘫痪，口角歪斜，容易出现焦虑、急躁情绪。应及时指导克服焦躁情绪和害羞心理，正确对待疾病，积极配合治疗；同时护士在与患者谈话时应语言柔和、态度和蔼，避免任何伤害患者自尊的言行。

4. 预防眼部并发症　眼睑不能闭合或闭合不全者应减少用眼动作，并给予眼罩、眼镜防护，或用眼药水预防感染，保护角膜。

5. 功能锻炼 指导患者尽早开始面肌的主动与被动运动，可对着镜子做皱眉、举额、闭眼、露齿、鼓腮和吹口哨等动作，鼓励每天多次练习。

【健康指导】

1. 疾病预防指导 病毒感染、自主神经功能失调等均可导致局部血管痉挛，神经缺血、水肿而发生本病。因此，应保持健康心态，生活有规律，避免面部长时间吹冷风、受凉或感冒。

2. 疾病知识指导 清淡软食；保持口腔清洁，预防口腔感染；保护角膜，防止溃疡；面瘫未完全恢复时注意用围巾或高领风衣适当遮挡、修饰。

3. 康复指导 遵医嘱理疗或针灸；保护面部，避免过冷刺激；掌握面肌功能训练的方法，坚持每天数次面部按摩和运动。

二、急性炎症性脱髓鞘性多发性神经病患者的护理

急性炎症性脱髓鞘性多发性神经病（acute inflammatory demyelinating polyneuropathies，AIDP）又称吉兰－巴雷综合征（Guillain－Barre syndrome，GBS），是一种自身免疫介导的周围神经病，主要损害多数脊神经根和周围神经，也常累及脑神经。临床表现为急性发作的对称性的肢体弛缓性瘫，常有脑脊液蛋白－细胞分离现象。

【病因与发病机制】

本病的病因及发病机制不明，但众多的证据提示为免疫介导的周围神经病。临床及流行病学资料显示发病可能与空肠弯曲菌感染有关，以腹泻为前驱症状的GBS空肠弯曲菌感染率高达85%，常在腹泻停止后发病。此外，可能与巨细胞病毒、EB病毒、水痘－带状疱疹病毒、肺炎支原体、HBV、HIV感染有关。分子模拟学说认为病原体某些成分与周围神经某些成分的结构相似，机体免疫系统发生识别错误，自身免疫细胞和自身抗体对正常的周围神经组分进行免疫攻击，导致周围神经脱髓鞘。

【临床表现】

1. 发病情况 任何年龄、任何季节均可发病，男性略多于女性。病前1～3周常有呼吸道或消化道感染症状或疫苗接种史。

2. 起病形式 多为急性起病，症状常于2周左右达高峰。多为单相病程，可有短暂波动。

3. 弛缓性瘫痪 首发症状常为四肢对称性迟缓性无力，可自远端向近端发展或相反，亦可远、近端同时受累，并可累及躯干，严重者可因累及肋间肌及膈肌而致呼吸麻痹。腱反射常减低或消失，少数正常或活跃。

4. 感觉障碍 发病时多有肢体感觉异常，如烧灼感、麻木、刺痛和不适感，感觉缺失或减退呈手套、袜子样分布，可先于或与运动症状同时出现。

5. 脑神经损害 以双侧周围性面瘫多见，尤其在成年人，部分患者以脑神经损害为首发症状。

6. 自主神经症状 有多汗、皮肤潮红、手足肿胀及营养障碍。严重病例可有心动过速、直立性低血压。直肠和膀胱括约肌功能多无影响。

【实验室及其他检查】

主要为腰椎穿刺脑脊液检查和肌电图检查。典型的脑脊液改变为细胞计数正常，而蛋白质含量明显增高（为神经根的广泛炎症反应所致），称蛋白－细胞分离现象，是本病重要特征。通常在病后2～4周最明显。肌电图早期可见F波或H反射延退，提示神经近端或神经根损害。

【诊断要点】

有前驱感染史，急性起病并呈进行性加重，四肢对称性弛缓性瘫痪，可有脑神经损害，常有脑脊

液蛋白－细胞分离现象，可诊断本病。

【治疗要点】

1. 病因治疗

（1）血浆置换 周围神经脱髓鞘时，由于体液免疫系统的作用，患者血液中存在与发病有关的抗体、补体及细胞因子等，采用血浆置换疗法可直接去除血浆中的致病因子，减轻临床症状，缩短使用呼吸机的时间，减少并发症。

（2）免疫球蛋白 在出现呼吸麻痹前尽早应用大剂量的免疫球蛋白静滴治疗，可获得与血浆置换治疗相接近的效果，且更安全。成人剂量0.4g/(kg·d)，连用5天。

（3）糖皮质激素 国内外对糖皮质激素治疗GBS仍有争议，但慢性GBS对激素仍有良好的反应。一般用地塞米松10mg/d静脉滴注，7～10天为1个疗程。

2. 辅助呼吸 呼吸肌麻痹是GBS的主要危险。呼吸肌麻痹发生后，患者多合并憋喘、紫绀，呼吸急促等表现。因此，应严密观察病情，有呼吸困难倾向者需及时行动脉血气分析，发现呼吸衰竭，针对有呼吸困难者及时进行气管插管、气管切开和人工辅助呼吸。呼吸肌麻痹抢救是增加本病的治愈率、降低病死率的关键。

3. 其他治疗 考虑有胃肠道空肠弯曲菌感染者，可用大环内酯类药物治疗。可选用B族维生素，如维生素B_1、B_{12}、B_6等营养神经。病情稳定后可早期进行正规的神经功能康复锻炼，包括主动或被动运动、理疗、针灸及按摩等。

【常见护理诊断/问题】

1. 躯体运动障碍 与四肢肌肉进行性瘫痪有关。

2. 呼吸功能下降 与周围神经损害、呼吸肌麻痹有关。

3. 恐惧 与呼吸困难、濒死感或害怕气管切开有关。

4. 吞咽障碍 与脑神经受损所致延髓麻痹，咀嚼肌无力及气管切开等有关。

5. 清理呼吸道无效 与肌麻痹致咳嗽无力、肺部感染致分泌物增多等有关。

6. 潜在并发症 深静脉血栓形成、营养失调。

【护理措施】

1. 生活护理、安全护理及康复护理 见本项目任务一中“运动障碍”的护理。

2. 饮食护理 指导进食高蛋白、高维生素、高热量且易消化的软食，多食水果、蔬菜，补充足够的水分。吞咽困难和气管切开、呼吸机辅助呼吸者应及时插胃管，给予鼻饲流质，以保证机体足够的营养供给，维持水、电解质平衡。留置胃管的患者强调在进食时到进食后30分钟抬高床头，防止食物反流引起窒息和吸入性肺炎。

3. 病情监测 动态监测生命体征，观察吞咽情况、运动障碍和感觉障碍的程度和分布。给予心电监测，动态观察血压、脉搏、呼吸、动脉血氧饱和度及情绪变化。询问患者有无胸闷、气短、呼吸费力等症状，注意呼吸困难的程度和血气分析的指标改变。当患者烦躁不安时，应区分是否为早期缺氧的表现；当出现呼吸费力、出汗、口唇发绀等缺氧症状时应立即报告医生，必要时使用呼吸机辅助呼吸。

4. 对症护理

（1）预防并发症 重症GBS因为瘫痪、气管切开和机械通气，往往卧床时间较长，机体抵抗力低下，除容易发生肺部感染、压疮、营养失调外，还可导致下肢静脉血栓形成、肢体挛缩和肌肉失用性萎缩、便秘、尿潴留等并发症。护士应指导和协助患者翻身、拍背、活动肢体、按摩腹部，必要时使用双下肢气压泵、穿医用弹力袜、灌肠、导尿等。

（2）保持呼吸道通畅　指导半坐卧位，鼓励患者深呼吸和有效咳嗽，协助翻身、拍背或体位引流，及时清除口、鼻腔和呼吸道分泌物，必要时吸痰。

（3）给氧　持续低流量给氧，并保持输氧管道的通畅和氧气的湿化。当患者动脉血氧饱和度下降时应加大氧流量。

（4）吞咽困难　使用吞咽评价量表“洼田试验”测评患者吞咽功能。存在吞咽功能障碍的患者，建议尽早鼻饲流质饮食，避免呛咳及误吸发生。早期启动吞咽功能康复锻炼。

（5）深静脉血栓的防治　尽早行双下肢深静脉彩超，血浆 D－二聚体等项目检测，评价深静脉血栓的形成风险，给予双下肢气压泵治疗，防治深静脉血栓。如果已经发生深静脉血栓，则启动抗凝治疗，并减少血栓形成患肢的被动锻炼，降低血栓脱落的风险。加强高热量营养摄入，提高自身免疫力，避免抵抗力下降。

5. 用药护理　护士应指导患者遵医嘱正确服药，告知药物的作用、不良反应、使用时间、方法及注意事项。如使用糖皮质激素治疗时可能出现应激性溃疡所致消化道出血，应观察有无胃部疼痛不适和柏油样大便等，留置鼻胃管的患者应定时回抽胃液，注意胃液的颜色、性质；使用免疫球蛋白治疗时常导致发热、面红，减慢输液速度可减轻症状；某些镇静安眠类药物可产生呼吸抑制，不能轻易使用，以免掩盖或加重病情。

6. 心理支持　本病起病急，进展快，患者常因呼吸费力而紧张、恐惧，害怕呼吸停止、害怕气管切开及恐惧死亡，常表现为躁动不安及依赖心理。护士应及时了解患者的心理状况，主动关心患者，耐心倾听患者的感受，使其情绪稳定、安心和放心休息。增强患者治疗的信心，取得充分信任和合作。

【健康指导】

1. 疾病知识指导　指导患者及家属了解本病的病因、进展、常见并发症及预后；保持情绪稳定和健康心态；加强营养，增强体质和机体抵抗力，避免淋雨、受凉、疲劳和创伤，防止复发。

2. 康复指导　加强肢体功能锻炼和日常生活活动训练，减少并发症，促进康复。肢体被动和主动运动均应保持关节的最大活动度；运动锻炼过程中应有家人陪同，防止跌倒、受伤。GBS 恢复过程长，需要数周或数月，家属应理解和关心患者，督促患者坚持运动锻炼。

3. 病情监测　指导患者及家属监测生命体征的变化，注意观察吞咽、运动及感觉方面的病情发展，当患者出现咳嗽、咳痰、发热、呼吸困难、烦躁、胃部不适、腹痛、柏油样大便、肢体肿胀疼痛等症状时，应及时就诊。

任务三　脊髓疾病患者的护理

PPT

脊髓是中枢神经系统的重要组成部分，在结构上属于脑干向下延伸的部分，上端在枕骨大孔水平与延髓相接，下端至第 1 腰椎下缘形成脊髓圆锥。脊髓自上而下分为 31 个节段发出 31 对脊神经，包括颈（C）神经 8 对，胸（T）神经 12 对，腰（L）神经 5 对、骶（S）神经 5 对、尾（Co）神经 1 对。脊髓呈前后稍扁的圆柱形，全长粗细不等，有颈膨大（C_5-T_2）和腰膨大（L_1-S_2）两个膨大部分，分别发出支配上肢及下肢的神经根。脊髓内部由灰质和白质组成，分别含有大量神经细胞核团和上下行传导束，为各种运动和感觉的初级中枢和重要的反射中枢。

一、急性脊髓炎患者的护理

急性脊髓炎（acute myelitis）为脊髓白质脱髓鞘或坏死所致的急性脊髓横贯性损害，也称为急性横贯性脊髓炎。常在感染后或疫苗接种后发病，特征性表现为病变水平以下肢体瘫痪、传导束性感觉障碍和尿便障碍。当病变迅速上升波及高颈段脊髓或延髓时，称为上升性脊髓炎；若脊髓内有两个以上散在病灶，称为播散性脊髓炎。

【病因与发病机制】

本病确切的病因未明，多数为病毒感染或接种疫苗后引起的机体自身免疫反应。脊髓血管缺血和病毒感染后，抗病毒抗体所形成的免疫复合物在脊髓血管内沉积也可能是本病的发病原因。脊髓全长均可累及，但以胸 3～5 节段最多见，因为此段脊髓供血较差而易发生。其次为颈段和腰段，骶段少见。

【临床表现】

1. 发病情况　任何年龄均可发病，以青壮年多见，无性别差异，一年四季散在发病。病前 1～2 周多有发热、上呼吸道感染、腹泻等症状，或有疫苗接种史。受凉、过劳、外伤等常为发病诱因。

2. 起病形式　急性起病，多数患者在 2～3 天内、部分患者在 1 周内发展为完全性截瘫。上升性脊髓炎起病急，病情发展迅速，可出现吞咽困难，构音障碍，呼吸肌麻痹，甚至死亡。

3. 临床症状与体征

（1）典型症状　双下肢麻木、无力为首发症状，典型表现为损害平面以下肢体瘫痪、感觉缺失和括约肌功能障碍。①早期常呈脊髓休克表现，截瘫肢体弛缓性瘫痪，肌张力低、腱反射消失、病理反射不能引出等，持续 2～4 周后进入恢复期，肌张力、腱反射逐渐增高，出现病理反射，肌力恢复常始于下肢远端，逐步上移。脊髓休克期长短取决于脊髓损害严重程度和有无发生肺部感染、尿路感染、压疮等并发症。休克期越长，预示脊髓损害越重，功能恢复越差。②病变节段以下所有感觉丧失，感觉缺失平面上缘可有感觉过敏或束带感。③可有自主神经功能障碍，如尿潴留、尿失禁、多汗或少汗，皮肤脱屑及水肿、指（趾）甲松脆和角化过度等。

（2）其他症状　由于受累脊髓的肿胀和脊膜受牵拉，常出现背痛、病变节段束带感。

看一看

脊髓休克期

脊髓休克时期的长短与脊髓损伤本身的各种因素有关外，与患者的年龄、是否感染（如压疮、尿路感染）、是否有严重贫血、营养不良等也有关，特别是压疮引起的蛋白质丧失，以及膀胱与直肠功能不全等，均可延长休克期限。通常为 3～4 天至 6～8 周，平均 2～4 周。

【实验室及其他检查】

急性期仅有外周血和脑脊液白细胞稍增高；少数脊髓水肿严重者，脊髓腔可出现梗阻，腰椎穿刺时压颈试验不通；下肢体感诱发电位和运动诱发电位异常；脊髓造影或磁共振显像可见病变部位脊髓肿胀及异常信号等改变。

【诊断要点】

根据急性起病，病前有感染或预防接种史，迅速出现脊髓横贯性损害的临床表现，结合脑脊液和 MRI 检查，可以确诊。

【治疗要点】

本病的治疗原则为：减轻症状，防治并发症，加强功能训练，促进康复。

1. 药物治疗　急性期以糖皮质激素为主，可减轻脊髓水肿，控制病情发展。常采用大剂量甲泼尼龙短程冲击疗法，500～1000mg 静脉滴注，1 次/天，连用 3～5 天；其后改用泼尼松片口服，40～60mg/d，以后逐渐减量至停用。也可应用大剂量的免疫球蛋白、B 族维生素等，促进神经功能恢复。根据病原学检查或药敏试验结果选用适当的抗生素或抗病毒药物，及时治疗呼吸道及泌尿道感染。

2. 康复治疗 早期宜进行被动运动、按摩、针灸、理疗等康复治疗。部分肌力恢复后，应鼓励主动运动。

【常见护理诊断/问题】

1. 低效性呼吸形态 与周围神经损害、呼吸肌麻痹有关。

2. 躯体移动障碍 与四肢肌肉进行性瘫痪有关。

3. 吞咽困难 与脑神经受损致延髓麻痹、咀嚼无力等因素有关

【护理措施】

1. 病情监测 评估患者运动和感觉障碍的平面是否上升；观察患者是否存在呼吸费力、吞咽困难和构音障碍，注意有无药物不良反应，如消化道出血等。

2. 饮食指导 给予高蛋白、高维生素且易消化的饮食，多吃瘦肉、豆制品、新鲜蔬菜、水果和含纤维素多的食物，供给足够的热量与水分，以刺激肠蠕动，减轻便秘和肠胀气。

3. 评估排尿情况 急性脊髓炎的患者早期有脊髓休克，常出现尿潴留，患者无膀胱充盈感，可出现充盈性尿失禁；进入恢复期后感觉障碍平面逐渐下降，膀胱容量开始缩小，尿液充盈到 300～400ml 时即自动排尿，称反射性神经源性膀胱。护士应观察排尿的方式、次数、频率、时间、尿量与颜色，了解排尿是否困难，有无尿路刺激征，检查膀胱是否膨隆，区分是尿潴留还是充盈性尿失禁。

4. 预防压疮 尿失禁者容易导致尿床和髓尾部压疮，应保持床单位整洁、干燥，勤换、勤洗，保护会阴部和臀部皮肤免受尿液刺激，必要时体外接尿或留置导尿管。

5. 留置尿管的护理 ①严格无菌操作，定期更换尿管和无菌接尿袋，每天进行尿道口的清洗、消毒，防止逆行感染。②观察尿的颜色、性质与量，注意有无血尿、脓尿或结晶尿。③每 4 小时开放尿管 1 次，以训练膀胱充盈与收缩功能。④鼓励患者多喝水，2500～3000ml/d，以稀释尿液，促进代谢产物的排泄。

【健康指导】

1. 疾病知识指导 本病恢复时间长，指导患者及家属掌握疾病康复知识和自我护理方法，帮助分析和去除对疾病治疗与康复不利的因素。合理饮食、加强营养，多食高蛋白、高纤维素食物，保持大便通畅；避免受凉、感染等诱因；鼓励患者树立信心，保持健康心态。

2. 康复指导

（1）肢体康复锻炼 急性期瘫痪肢体保持功能位，防止肢体、关节痉挛和关节挛缩。进行被动和局部肢体按摩，以促进肌力恢复。肌力开始恢复后，鼓励进行日常生活动作训练，尽量利用残存功能代偿，独立完成各种生活活动和做力所能及的家务。创造有利于患者康复与生活的家庭氛围与条件，避免意外。

（2）膀胱功能康复 当膀胱残余尿量少于 100ml 时一般不再导尿，以防膀胱挛缩。对于排尿困难或尿潴留的患者可给予膀胱区按摩、热敷或进行针灸、穴位封闭等治疗，促使膀胱肌收缩、排尿；进入康复期后鼓励患者多喝水，训练自行排尿；关心体贴患者，确保排尿时舒适而不受干扰。

3. 预防尿路感染 戴尿管出院者应向患者及照顾者讲授留置导尿的相关知识和操作注意事项，防止逆行感染。保持外阴部清洁，定时开放尿管，鼓励多喝水，以达到促进代谢产物排泄、冲洗膀胱的目的。告知膀胱充盈的指征与尿路感染的相关表现；如发现患者尿液引流量明显减少或无尿、下腹部

膨隆，尿液呈红色或混浊时应协助及时就诊。

二、脊髓压迫症患者的护理

脊髓压迫症（compressive myelopathy）是各种病变引起脊髓或供应脊髓的血管受压所出现的受累脊髓以下脊髓功能障碍的一组病症。病变逐渐发展，导致不同程度的脊髓横贯损害和椎管阻塞。

【病因与发病机制】

1. 病因

（1）肿瘤　约占病因的1/3以上，如神经鞘膜瘤、脊膜瘤、髓内恶性胶质瘤等。

（2）炎症　脊髓非特异性炎症、结核性脑脊髓膜炎、严重椎管狭窄、椎管内反复注药、椎间盘病变、反复手术和脊髓麻醉等，导致蛛网膜粘连或压迫血管影响血液供应，引起脊髓、神经根受损。

（3）其他　如脊柱外伤、脊柱退行性病变、先天性疾病（脊髓血管畸形、硬脊膜外或硬脊膜下血肿）。

2. 发病机制

（1）脊髓机械受压　脊柱骨折、肿瘤等硬性结构直接压迫脊髓或脊神经根，出现脊髓受压、移位和神经根刺激或麻痹等症状。

（2）浸润性改变　脊柱和脊髓的转移癌、脓肿、白血病等浸润脊膜、脊神经根和脊髓，引起脊髓充血、水肿、肿胀，出现脊髓受压。

（3）缺血性改变　脊髓的血管受肿瘤等占位性病变挤压引起脊髓缺血性改变，脊髓发生肿胀、坏死、软化等病理变化。

【临床表现】

脊髓压迫症临床表现与发病病因相关，个体差异较大。

1. 急性脊髓压迫症　发病快，进展迅速，脊髓功能在数小时至数日内完全丧失，以脊髓横贯性损害为多见，出现脊髓休克，病变以下呈弛缓性瘫痪或四肢瘫。

2. 慢性脊髓压迫症　病情进展缓慢，包括根痛期、脊髓部分受压期、脊髓完全受压期。根痛期出现神经根痛及脊膜刺激症状；脊髓部分受压期表现为脊髓半切综合征；脊髓完全受压期出现脊髓完全性横贯性损害。

（1）神经根症状　表现为根痛或局限性运动障碍。出现自发性疼痛，如电击、烧灼、刀割或撕裂样疼痛，咳嗽、排便时加剧疼痛，改变体位减轻或加重症状，有时出现节段束带感。症状可由一侧、间歇性逐渐加重转变为两侧、持续性。局部皮肤感觉过敏或痛觉减退。

（2）感觉障碍　脊髓丘脑束受损表现为对侧躯体痛温觉减退或缺失，晚期脊髓横贯性损害，病变水平以下各种感觉缺失。

（3）运动障碍　一侧锥体受压表现为病变以下对侧肢体痉挛性瘫痪，肌张力增高、腱反射亢进和出现病理征。脊髓前角及前根受压引起病变节段支配肌群弛缓性瘫痪，伴肌束震颤和肌萎缩。

【实验室及其他检查】

1. 脑脊液检查　梗阻越完全，脑脊液蛋白含量测定值越高，压颈试验可证实有无椎管梗阻。

2. 影像学检查　脊柱X线检查可发现脊柱骨折、脱位、错位、结核、骨质破坏及椎管狭窄。CT和MRI检查对脊髓压迫症的定位、定性诊断有参考价值。

【诊断要点】

根据临床表现结合腰椎穿刺、脑脊液检查、影像学检查等可诊断。

【治疗要点】

首先是尽快去除病因及尽早手术，如切除椎管内占位性病变、椎板减压术及硬脊膜囊切开术等。恶性肿瘤或转移瘤可酌情手术、放疗或化疗。急性脊髓压迫者，在发病6小时内减压。伴有脓肿者应紧急手术并给予足量抗生素。脊柱结核者在手术同时进行抗结核治疗。恢复期积极进行功能锻炼及预防并发症。

【常见护理诊断/问题】和【护理措施】见本节“急性脊髓炎患者的护理”。

任务四　脑血管疾病患者的护理

PPT

一、概述 微课1

脑血管疾病（cerebrovascular disease，CVD）是指由各种原因导致的急慢性脑血管病变。其中，脑卒中（stroke）是指由于急性脑循环障碍所致的局限或全面性脑功能缺损综合征或称急性脑血管病事件，由各种原因引起的脑血管疾病急性发作，造成脑供血动脉狭窄或闭塞，或非外伤性的脑实质出血，并引起相应临床症状及体征。多见于老年人，分缺血性脑卒中和出血性脑卒中，前者发病率高于后者。CVD作为神经系统的常见病及多发病，是目前导致人类死亡的三大主要疾病之一，并且存活者中50%～70%患者遗留有严重残疾，给社会和家庭带来沉重的负担。我国卒中发病率（120～180）/10万，患病率（400～700）/10万，每年新发病例>200万，每年死亡病例>150万。卒中发病率、患病率和死亡率随年龄增长而增加，脑卒中的发病率男性高于女性，男：女约为（1.3～1.7）：1。

【病因与发病机制】

各种原因如动脉硬化、血管炎、先天性血管病、外伤及各种栓子和血流动力学改变都可引起急性或慢性的脑血管疾病。根据解剖结构和发病机制，可将脑血管疾病的病因归为以下几类：

1. 血管壁病变　以高血压性动脉硬化和动脉粥样硬化所致的血管损害最常见，其次为结核、梅毒、结缔组织疾病等病因所致的动脉炎，再次为先天性血管病（如动脉瘤、血管畸形和先天性狭窄）和各种原因（外伤、颅脑手术等）所致的血管损伤，另外还有药物、毒物、恶性肿瘤等所致的血管病损伤等。

2. 心脏病和血流动力学改变　如高血压、低血压或血压的急骤波动，以及心功能障碍、传导阻滞、风湿性或非风湿性心瓣膜病、心肌病及心律失常，特别是心房颤动。

3. 血液成分和血液流变学改变　包括各种原因所致的高黏血症、凝血机制异常，特别是应用抗凝剂、避孕药物、弥散性血管内凝血和各种血液性疾病等。

4. 其他　包括空气、脂肪、癌细胞和寄生虫等栓子，脑血管受压、外伤、痉挛等。

【脑血管疾病的分类】

脑血管疾病有不同的分类方法：①依据症状持续时间分为短暂性脑缺血发作和脑卒中；②依据病理性质分为缺血性卒中和出血性卒中，前者包括脑血栓形成和脑栓塞，统称为脑梗死，后者包括脑出血和蛛网膜下隙出血；③依据发病急缓，分为急性脑血管疾病和慢性脑血管疾病，前者包括短暂性脑缺血发作、脑梗死、脑栓塞、脑出血、蛛网膜下隙出血，后者包括脑动脉硬化症和血管性痴呆。

【脑血管疾病的危险因素】

脑血管疾病的危险因素与脑血管病的发生和发展有直接关联，可分为可干预和不可干预两类，针对可干预因素采取措施，可减少脑血管疾病的发生。

1. 不可干预因素　包括年龄、性别、性格、种族、遗传等。55 岁以后发病率明显增加，年龄每增加 10 岁，发生率约增加 1 倍；男性卒中发病率高于女性；父母双方有脑卒中史的子女卒中风险增加。

2. 可干预因素　高血压、高血脂、心脏病、糖尿病、高同型半胱氨酸血症、吸烟、酗酒、体力活动少、高盐饮食、超重、感染等。

【脑血管疾病的预防】

循证医学证据表明，对脑卒中的危险因素进行早期干预，可显著降低脑卒中的发病风险。可干预因素是脑卒中一级预防主要针对的目标。

1. 一级预防　指发病前的预防。

（1）防治高血压　预防措施包括坚持长期口服降压药物、减轻体重、戒烟、限酒、保持乐观情绪、进行适当的体育锻炼等。

（2）防治心脏病　心房颤动、心脏瓣膜病、充血性心力衰竭等均为脑血管病的危险因素，其中以心房颤动最为重要，可引起栓塞性脑卒中。

（3）防治血脂异常　胆固醇、低密度脂蛋白、甘油三酯升高和高密度脂蛋白降低是动脉粥样硬化的危险因素。防治措施应强调以控制饮食和体育锻炼为主。

（4）防治糖尿病　高血糖是缺血性卒中发病的独立危险因素，应对糖尿病患者进行疾病的基础知识教育，使其合理饮食、进行适当的体育锻炼和应用药物治疗。

（5）戒烟限酒　吸烟是脑卒中的独立危险因素，应提倡戒烟、限酒。

（6）其他　将体重指数控制在 $<28kg/m^2$。

2. 二级预防　是针对发生过一次或多次脑卒中的患者，通过寻找卒中事件发生的原因，对所有可干预的危险因素进行治疗，以降低再次发生卒中的危险，减轻残疾程度。

（1）预防病因　对可干预的危险因素进行病因预防，包括一级预防中的所有措施。

（2）抗血小板聚集　对于发生过缺血性卒中的患者，建议应用抗血小板药物如阿司匹林、双嘧达莫、氯吡格雷等。

（3）治疗 TIA　反复发作 TIA 的患者发生完全性卒中的风险极大，应积极寻找病因并进行治疗。

二、短暂性脑缺血发作患者的护理

短暂性脑缺血发作（transient ischemic attack，TIA）是指由于局部脑组织或视网膜缺血引起的短暂性神经功能缺损，临床症状一般不超过 1 小时，最长不超过 24 小时，且无责任病灶的证据。

TIA 是脑卒中，尤其是缺血性脑卒中最重要的危险因素。我国 TIA 的年人群患病率为 180/10 万，男女之比约为 3∶1，发病率随年龄的增长而增高。

【病因与发病机制】

关于 TIA 的病因和发病机制的学说众多，主要有以下几个方面。

1. 血流动力学改变　在脑动脉粥样硬化或管腔狭窄的基础上，当发生低血压或血压波动时，病变血管的血流量减少，出现一过性脑缺血症状。

2. 微栓塞　来源于颈部和颅内大动脉，尤其是动脉分叉处的粥样硬化斑块和其他来源的微栓子，随血流进入颅内，引起相应动脉闭塞而产生临床症状。

3. 脑血管狭窄或痉挛　颅内外动脉因粥样硬化导致管腔狭窄，可引起一过性脑供血不足；供应脑部血流的动脉受压（如颈椎骨质增生）或受各种刺激发生痉挛，也可致一过性脑缺血。

4. 其他　颅内动脉炎、无名动脉和锁骨下动脉闭塞时，上肢活动可能引起锁骨下动脉盗血现象导致 TIA。

【临床表现】

1. 一般特点 TIA好发于中老年人（50～70岁），男性多于女性，患者多伴有高血压、动脉粥样硬化、糖尿病或高血脂等脑血管病的危险因素。发病突然，历时短暂。局灶性脑或视网膜功能障碍，恢复完全，不留后遗症状，反复发作，每次发作表现基本相似。

2. 颈内动脉系统 TIA临床表现与受累血管分布有关。大脑中动脉供血区的TIA可出现缺血对侧肢体的单瘫、轻偏瘫、面瘫和舌瘫，可伴有偏身感觉障碍和对侧同向偏盲，优势半球受损常出现失语和失用，非优势半球受损可出现空间定向障碍。

3. 椎－基底动脉系统 TIA最常见表现是眩晕、平衡障碍、眼球运动异常和复视。可有单侧或双侧面部、口周麻木，单独出现或伴有对侧肢体瘫痪、感觉障碍，呈现典型或不典型的脑干缺血综合征。

【实验室及其他检查】

CT或MRI检查大多正常，部分病例可见片状缺血灶。CTA、MRA及DSA检查可见血管狭窄、动脉粥样硬化斑。TCD检测可发现颅内动脉狭窄，并可进行血流状况评估和微栓子监测。血常规和生化检查也是必要的，神经心理学检查可发现轻微的脑功能损害。

【诊断要点】

绝大多数TIA患者就诊时症状和体征已经消失，而头颅CT或MRI检查无异常发现，故其诊断主要依靠病史。中老年人突然出现局灶性脑损害症状或体征并在24小时内完全恢复者，应考虑TIA的可能。

【治疗要点】

治疗目的是消除病因、减少及预防复发、保护脑功能。

1. 病因治疗 如控制高血压、高血糖、高脂血症。对颈动脉有明显动脉粥样硬化斑、狭窄（>70%）或血栓形成，影响脑内供血并有反复TIA者，可行颈动脉内膜剥离术、颅内外动脉吻合术或血管内介入治疗等。

2. 预防性药物治疗

（1）抗血小板聚集剂 可减少微栓子发生，减少TIA复发。①阿司匹林75～150mg/d，主要不良反应为胃肠道反应。②氯吡格雷，75mg/d，不良反应较阿司匹林明显减少，建议高危人群或对阿司匹林不能耐受者可以选用。

（2）抗凝药物 临床伴有房颤、频繁发作的TIA患者可以考虑应用。主要包括肝素、低分子肝素和华法林。

3. TIA的外科治疗 对有颈动脉或椎－基底动脉严重狭窄（>70%）的TIA患者，经抗血小板聚集治疗和（或）抗凝治疗效果不佳或病情有恶化趋势者，可酌情选择血管内介入治疗、动脉内膜切除术或动脉搭桥术治疗。

【常见护理诊断/问题】

有跌倒的危险 与突发眩晕、平衡失调和一过性失明有关。

【护理措施】

1. 安全护理 指导患者发作时卧床休息，仰头或头部转动时应缓慢且转动幅度不宜太大。频繁发作者避免重体力劳动，以防发生跌倒和外伤。

2. 用药护理 指导患者遵医嘱正确服药，不可自行调整、更换或停用药物。告知患者所用药物的机制和不良反应。阿司匹林、氯吡格雷或奥扎格雷等抗血小板药物，主要不良反应有恶心、腹痛、腹泻等消化道症状和皮疹，偶可致严重但可逆的粒细胞减少症，用药期间定期检查凝血常规。

3. 病情观察　对频繁发作的患者，应注意观察和记录每次发作的持续时间、间隔时间和伴随症状；观察患者肢体无力或麻木等症状有无减轻或加重，有无头痛、头晕或其他脑功能受损的表现，警惕完全性缺血性脑卒中的发生。

【健康指导】

1. 疾病预防指导　向患者和家属说明肥胖、吸烟、酗酒及不合理饮食与疾病发生的关系。忌食辛辣、油炸食物，避免暴饮暴食；戒烟、限酒。

2. 疾病知识指导　告知患者和家属本病为脑卒中的一种先兆表现或警示，未经正确治疗而任其自然发展，约 1/3 的患者在数年内会发展成为脑卒中。定期门诊复查，出现肢体麻木、无力、眩晕、复视等症状时及时就医。积极治疗高血压、高血脂、糖尿病、脑动脉硬化等。

三、脑梗死患者的护理

脑梗死（cerebral infection）又称缺血性脑卒中，指各种原因引起的脑部血液供应障碍，使局部脑组织发生不可逆性损害，导致脑组织缺血、缺氧性坏死。本节主要介绍脑血栓形成和脑栓塞患者的护理。

（一）脑血栓形成

脑血栓形成是脑梗死最常见的类型，约占全部脑梗死的 60%。是在各种原因引起的血管壁病变基础上，脑动脉主干或分支动脉管腔狭窄、闭塞或血栓形成，引起脑局部血流减少或供血中断，使脑组织缺血、缺氧性坏死，出现局灶性神经系统症状和体征。

【病因与发病机制】

1. 脑动脉粥样硬化　为脑血栓形成最常见和基本的病因，常伴高血压，且二者互为因果。糖尿病和高脂血症可加速脑动脉粥样硬化的进程。

2. 脑动脉炎　结缔组织疾病、细菌和钩端螺旋体等感染均可致脑动脉炎症，使管腔狭窄或闭塞。

3. 其他　真性红细胞增多症、血小板增多症、弥散性血管内凝血、脑淀粉样血管病、颅内外夹层动脉瘤等。尚有极少数病因不明者。

急性脑梗死病灶由缺血中心区及其周围的缺血半暗带组成。缺血中心区脑组织已发生不可逆性损害。缺血半暗带是指梗死灶中心坏死区周围可恢复的部分血流灌注区，因此区内有侧支循环存在而可获得部分血液供给，尚有大量可存活的神经元，如血流迅速恢复，神经细胞可存活并恢复功能；反之，中心坏死区则逐渐扩大。治疗时间窗是指脑梗死后最有效的治疗时间。包括：①再灌注时间窗：一般认为是发病后 3 ~4 小时以内，最多不超过 6 小时，进展性卒中可以相应延长；②神经细胞保护时间窗：指在时间窗内应用神经保护药物，可防止或减轻脑损伤，改善预后，可以延长至发病数小时后，甚至数日。

【临床表现】

1. 一般特点　动脉粥样硬化性脑梗死多见于中老年人，动脉炎性脑梗死以中青年多见。常在安静或睡眠中发病，部分病例有 TIA 前驱症状，如肢体麻木、无力等，局灶性体征多在发病后 10 多个小时或 1 ~2 日达到高峰，临床表现取决于梗死灶的大小和部位。患者一般意识清楚，当发生基底动脉血栓或大面积脑梗死时，可出现意识障碍，甚至危及生命。

2. 不同脑血管闭塞的临床特点

（1）颈内动脉闭塞的表现　严重程度差异性大，主要取决于侧支循环状况。当颈内动脉闭塞时，可以出现对侧偏瘫、偏身感觉障碍和（或）同向性偏盲等，优势半球受累可伴失语症，非优势半球受累可有体象障碍。体检可闻及颈动脉搏动减弱或闻及血管杂音。

（2）大脑中动脉闭塞的表现

1）主干闭塞：三偏症状，即病灶对侧偏瘫（包括中枢性面舌瘫和肢体瘫痪）、偏身感觉障碍及偏盲，伴头、眼向病灶侧凝视，优势半球受累出现完全性失语症，非优势半球受累出现体象障碍，患者可出现意识障碍。

2）皮质支闭塞：①上部分支闭塞导致病灶对侧面部、上下肢瘫痪和感觉缺失，但下肢瘫痪较上肢轻，而且足部不受累，头、眼向病灶侧凝视程度轻，伴 Broca 失语（优势半球）和体象障碍（非优势半球），通常不伴意识障碍；②下部分支闭塞，较少单独出现，导致对侧同向性上四分之一视野缺损，伴 Wernicke 失语（优势半球），急性意识模糊状态（非优势半球），无偏瘫。

（3）大脑前动脉闭塞的表现　可因对侧动脉的侧支循环代偿不出现症状，但当双侧动脉起源于同一个大脑前动脉主干时，就会造成双侧大脑半球的前、内侧梗死，导致截瘫、二便失禁、意志缺失、运动性失语综合征和额叶人格改变等。

（4）大脑后动脉闭塞的表现

1）单侧皮质支闭塞：引起对侧同向性偏盲。优势半球受累可出现失读（伴或不伴失写）、命名性失语、失认等。

2）双侧皮质支闭塞：可导致完全型皮质盲，有时伴有不成形的视幻觉、记忆受损（累及颞叶）等。

（5）椎－基底动脉闭塞的表现　血栓性闭塞多发生于基底动脉中部，栓塞性通常发生在基底动脉尖。基底动脉或双侧椎动脉闭塞是危及生命的严重脑血管事件，引起脑干梗死，出现眩晕、呕吐、四肢瘫痪、共济失调、肺水肿、消化道出血、昏迷和高热等。脑桥病变出现针尖样瞳孔。

【实验室及其他检查】

1. 血液检查　包括血常规、血流变、血糖、血脂、肾功能、凝血功能等。这些检查有助于发现脑梗死的危险因素并对病因进行鉴别。

2. 影像学检查　可直观显示脑梗死的部位、范围、血管分布、有无出血、陈旧和新鲜梗死灶等，帮助临床判断组织缺血后是否可逆、血管状况，以及血流动力学改变。帮助选择溶栓患者、评估继发出血的危险程度。

3. 神经影像学检查　可以直观显示脑梗死的范围、部位、血管分布、有无出血、病灶的新旧等。发病后应尽快进行 CT 检查，虽早期有时不能显示病灶，但对排除脑出血至关重要。多数病例发病 24 小时后逐渐显示低密度梗死灶，发病后 2～15 天可见均匀片状或楔形的明显低密度灶（图 8－1）。大面积脑梗死有脑水肿和占位效应，出血性梗死呈混杂密度。

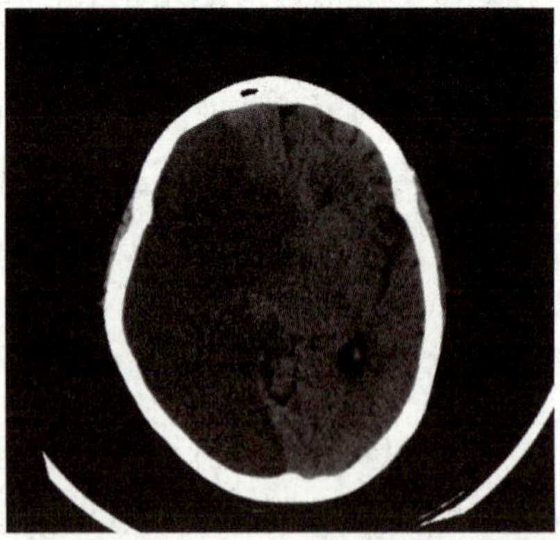

图 8－1　CT 扫描示低密度脑梗死病灶

4. MRI　可清晰显示早期缺血性梗死，脑干、小脑梗死，静脉窦血栓形成等，梗死灶 T_1 呈低信号、T_2 呈高信号（图 8－2），出血性梗死时 T_1 相有高信号混杂。MRI 弥散加权成像（DWI）可早期显示缺血病变（发病 2 小时内），为早期治疗提供重要信息。

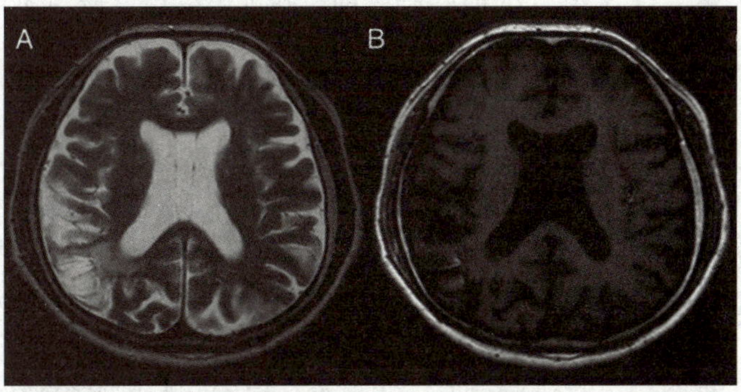

图 8-2　MRI 显示脑梗死（A. T_2 加权像 B. T_1 加权像）

5. 血管造影　DSA、CTA 和 MRA 可以发现血管狭窄、闭塞及其他血管病变，如动脉炎、脑底异常血管网病、动脉瘤和动静脉畸形等，可以为卒中的血管内治疗提供依据。其中 DSA 是脑血管病变检查的金标准，缺点为有创、费用高、技术条件要求高。

6. 经颅多普勒超声检查（TCD）　对评估颅内外血管狭窄、闭塞、血管痉挛或侧支循环建立的程度有帮助。用于溶栓治疗监测，对判断预后有参考意义。

【诊断要点】

根据以下临床特点可明确诊断：①中、老年患者，存在动脉粥样硬化、高血压、高血糖等脑卒中的危险因素；②静息状态下或睡眠中起病，病前有反复的 TIA 发作史；③偏瘫、失语、感觉障碍等局灶性神经功能缺损的症状和体征在数小时或数日内达高峰，多无意识障碍；④结合 CT 或 MR1 可明确诊断。应注意与脑栓塞和脑出血等疾病鉴别。

【治疗要点】

卒中患者应收入卒中单元。卒中单元（stroke unit，SU）是专为卒中患者提供药物治疗、肢体康复、语言训练、心理康复和健康康复的组织系统。

治疗应遵循超早期、个体化和整体化的原则。①超早期治疗：发病后力争于治疗时间窗内选用最佳治疗方案；②个体化治疗：根据患者年龄、病情严重程度、临床类型及基础疾病等采取最适当的治疗；③整体化治疗：采取病因治疗、对症治疗、支持治疗和康复治疗等综合措施，同时对高危因素进行预防性干预。重点是急性期的治疗。

1. 急性期治疗

（1）早期溶栓　在发病后 3～4h 内进行溶栓使血管再通，及时恢复血流和改善组织代谢，可以挽救梗死周围仅有功能改变的缺血半暗带组织。溶栓治疗是目前最重要的恢复血流措施。重组组织型纤溶酶原激活剂（recombinant tissue type plasminogen activator，rt－PA）和尿激酶（urokinase，UK）是我国目前使用的主要溶栓药物。rt－PA：与血栓中纤维蛋白结合成复合体，后者与纤溶酶原有高度亲和力，使之转变为纤溶酶，溶解新鲜的纤维蛋白。rt－PA 只引起局部溶栓，而不产生全身溶栓状态。剂量为 0.9mg/kg（最大剂量 90mg）静脉滴注，其中 10% 在最初 1 分钟内静脉推注，其余持续滴注 1 小时。应用溶栓药物期间应严密监护患者。

（2）调整血压　急性期应保证脑部灌注，防止梗死面积扩大，除非血压过高（收缩压 >220mmHg 或舒张压 >120mmHg），否则，不予应用降压药物。

（3）防治脑水肿　脑水肿常于发病后 3～5 天达高峰，多见于大面积梗死。严重脑水肿和颅内压增高是急性重症脑梗死的常见并发症和主要死亡原因。当患者出现剧烈头痛、喷射性呕吐、意识障碍等高颅压征象时，常用 20% 甘露醇、呋塞米、复方甘油、清蛋白等治疗。

（4）控制血糖　当血糖 > 11.1mmol/L 时，应立即予胰岛素治疗，控制血糖于 8.3mmol/L 以下；当血糖 < 2.8mmol/L 时，给予 10% ~ 20% 葡萄糖口服或静注。

（5）抗血小板聚集　未行溶栓治疗的患者应在发病后 48 小时内服用阿司匹林 100 ~ 325mg/d，但不主张在溶栓后 24 小时内应用，以免增加出血风险。

（6）抗凝治疗　常用药物包括肝素、低分子肝素和华法林。一般不推荐发病后急性期应用。心房颤动者可应用华法林治疗。

（7）脑保护治疗　应用自由基清除剂依达拉奉、脑蛋白水解物等药物和采用头部或全身亚低温治疗，可通过降低脑代谢，干预缺血引发细胞毒性机制而减轻缺血性脑损伤。

（8）中医中药治疗　丹参、川芎嗪、三七、葛根素、银杏叶制剂等可降低血小板聚集和血液黏稠度，改善脑循环。

（9）外科或介入治疗　对大脑半球的大面积梗死，可行开颅降压术和（或）部分脑组织切除术；伴有脑积水者可行脑室引流；颈动脉狭窄 > 70% 的患者可考虑颈动脉内膜切除术、血管成形术和血管内支架置入术。

（10）早期康复治疗　如果患者神经功能缺损的症状和体征不再加重，生命体征稳定，即可进行早期康复治疗，目的是减少并发症出现和纠正功能障碍，调控心理状态，为提高患者的生活质量打好基础。

恢复期继续稳定患者病情，高血压患者控制血压，高血脂患者控制血脂等。恢复期患者的患侧肢体由弛缓性瘫痪逐渐进入痉挛性瘫痪，康复治疗是重要的治疗手段。

【常见护理诊断/问题】

1. 躯体活动障碍　与运动中枢损害致肢体瘫痪有关。

2. 语言沟通障碍　与语言中枢损害有关。

3. 吞咽障碍　与意识障碍或延髓麻痹有关。

【护理措施】

1. 生活、安全及康复护理　详见本项目任务一中“运动障碍”的护理。

2. 饮食护理　①体位选择：能坐起的患者坐位下进食，头略前屈，不能坐起的患者取仰卧位下将床头摇起 30°，头下垫枕使头部前屈。②食物的选择：可将食物调成糊状，使食物易于形成食团便于吞咽。③对不能吞咽的患者，应予鼻饲饮食，加强留置胃管的护理。

3. 病情评估　观察患者能否经口进食及进食类型（固体、流质、半流质）、进食量和进食速度，饮水时有无呛咳；评估患者吞咽功能，有无营养障碍。

4. 对症护理　防止误吸、窒息；床旁备吸引装置，如果患者呛咳、误吸或呕吐，应立即指导其取头侧位，及时清理口、鼻腔内分泌物和呕吐物，保持呼吸道通畅，预防窒息和吸入性肺炎。

5. 用药护理　患者常联合应用溶栓、抗凝、脑代谢活化剂等多种药物治疗。护士应熟悉患者所用药物的药理作用、注意事项、不良反应等，遵医嘱正确用药。①溶栓和抗凝药物：应严格掌握药物剂量，监测出凝血时间和凝血酶原时间，观察有无黑便、牙龈出血、皮肤瘀点瘀斑等出血表现。②甘露醇：选择较粗大的静脉给药，注意观察用药后患者的尿量和尿液颜色，准确记录 24 小时出入量；定时复查尿常规、血生化和肾功能。

6. 心理护理　应关心、尊重患者，鼓励其表达自己的感受，避免任何刺激和伤害患者的言行。多与患者和家属沟通，耐心解答患者和家属提出的问题，解除患者思想顾虑。

【健康指导】

1. 疾病预防指导　对有发病危险因素或病史者，指导进食高蛋白、高维生素、低盐、低脂、低热量的清淡饮食，戒烟、限酒；应遵医嘱规则用药，控制血压、血糖、血脂和抗血小板聚集；改变不良生活方式。

2. 疾病知识指导 告知患者和家属疾病的基本病因和主要危险因素、早期症状和及时就诊的指征；指导患者遵医嘱正确使用降压、降糖和降脂药物，定期复查。

3. 康复指导 告知患者和家属康复治疗的知识和功能锻炼的方法，帮助分析和消除不利于疾病康复的因素，落实康复计划，根据康复情况及时调整康复训练方案。

4. 鼓励生活自理 鼓励患者从事力所能及的家务劳动，日常生活不过度依赖他人，树立战胜疾病的信心，增强自我照顾能力。

（二）脑栓塞

脑栓塞（cerebral embolism）是指血液中的各种栓子（如心脏内的附壁血栓、动脉粥样硬化的斑块、脂肪、肿瘤细胞、纤维软骨或空气等）随血流进入脑动脉而阻塞血管，当侧支循环不能代偿时，引起该动脉供血区脑组织缺血性坏死，出现局灶性神经功能缺损。脑栓塞占脑卒中的15%～20%。常见的栓塞为心源性脑栓塞，少见空气栓塞、脂肪栓塞、肿瘤细胞或寄生虫栓塞等。

【病因与发病机制】

根据栓子来源分为三类。

1. 心源性 为脑栓塞最常见病因，约75%的心源性栓子栓塞于脑部。引起脑栓塞常见的心脏疾病有：①心房颤动：是心源性脑栓塞中最常见的病因。心房颤动时产生附壁血栓，栓子脱落随血流到达颅内引起栓塞。②心脏瓣膜病：异常的血流动力学导致附壁血栓形成。③感染性心内膜炎：心瓣膜上的炎性赘生物脱落导致栓塞，并可引起颅内感染。④心肌梗死：面积较大或合并慢性心力衰竭，可致血液循环淤滞形成附壁血栓。⑤二尖瓣脱垂：心脏收缩时脱垂的二尖瓣突入左心房，引起严重的血液反流，易导致附壁血栓形成。

2. 非心源性 心脏以外的栓子随血流进入颅内引起栓塞。常见原因有：①动脉粥样硬化斑块脱落性栓塞；②脂肪栓塞；③空气栓塞；④癌栓塞；⑤感染性栓塞等。

3. 来源不明 部分患者栓子的来源不明。

【临床表现】

1. 任何年龄均可发病，风湿性心脏瓣膜病所致以青壮年为主，冠心病及大动脉粥样硬化所致以中老年多见。

2. 安静与活动时均可发病，但以活动中突然发病常见，发病前多无明显诱因和前驱症状。

3. 起病急，症状常在数秒至数分钟内达高峰，是所有急性脑血管病中发病速度最快者。

4. 以偏瘫、失语等局灶定位症状为主要表现，有无意识障碍及其程度取决于栓塞血管的大小和梗死的部位与面积，重者可表现为突发昏迷、全身抽搐、继发脑疝死亡。

5. 多有导致栓塞的原发病和同时并发的脑外栓塞的表现，如房颤的第一心音强弱不等、心律不规则、脉搏短细；心脏瓣膜病的心脏杂音；肺栓塞的气急、发绀、胸痛和咯血等症状。

【实验室及其他检查】

1. 头颅CT 可显示脑栓塞的部位和范围。CT检查在发病后24～48小时内病变部位呈低密度影像。发生出血性梗死时，在低密度梗死区可见1个或多个高密度影像。

2. 脑脊液检查 亚急性感染性心内膜炎所致脑脊液含细菌栓子，白细胞增高；脂肪栓塞所致脑脊液可见脂肪球。

3. 其他 常规进行心电图、胸部X线和超声心动图检查。疑为感染性心内膜炎时，应进行血常规和细菌培养等检查。心电图检查可协助诊断心律失常和心肌梗死；超声心动图检查有助于证实是否存在心源性栓子。

【诊断要点】

既往有风湿性心脏病、心房颤动及大动脉粥样硬化、严重骨折等病史，突发偏瘫、失语等局灶性神经功能缺损，症状在数秒至数分钟内达高峰，即可作出临床诊断。头颅CT和MRI检查可确定栓塞的部位、数目及是否伴发出血，有助于明确诊断。应注意与脑血栓形成、脑出血等鉴别。

【治疗要点】

包括脑栓塞和原发病的治疗。

1. 脑栓塞治疗与脑血栓形成的治疗基本相同 包括急性期的综合治疗，尽可能恢复脑部血液循环，进行物理治疗和康复治疗等。因本病易并发脑出血，溶栓治疗应严格掌握适应证。

2. 原发病治疗 如心脏瓣膜病的介入和手术治疗、感染性心内膜炎的抗生素治疗和控制心律失常等，可消除栓子来源，防止复发。

3. 抗凝和抗血小板聚集治疗 应用肝素、华法林、阿司匹林，能防止被栓塞的血管发生逆行性血栓形成和预防复发。

【常见护理诊断/问题】【护理措施】见“脑血栓形成”。

【健康指导】

告知患者和家属本病的常见病因和控制原发病的重要性；指导患者遵医嘱长期抗凝治疗，预防复发；在抗凝治疗中定期门诊复诊，监测凝血功能，及时在医护人员指导下调整药物剂量。其他详见“脑血栓形成”。

四、脑出血 微课2

脑出血（intra cerebral hemorrhage，ICH）又称自发性脑出血，是指原发性非外伤性脑实质内出血。该病占急性脑血管病的20%～30%。年发病率为（60～80）人/10万人，急性期病死率为30%～40%，是急性脑血管病中最高的。在脑出血中大脑半球出血约占80%，脑干和小脑出血约占20%。

【病因与发病机制】

1. 病因 最常见病因为高血压合并细、小动脉硬化，其他病因包括脑动脉粥样硬化、颅内动脉瘤和动，静脉畸形、脑动脉炎、血液病、梗死后出血、抗凝及溶栓治疗等。

2. 发病机制 高血压脑出血的发病部位以基底核区多见，是因为供应此处的豆纹动脉从大脑中动脉呈直角发出，承受压力较高的血流冲击，易导致血管破裂出血，又称为出血动脉。基底核区出血占全部脑出血的70%（以壳核出血最为常见）。因壳核、丘脑出血常累及内囊，并以内囊损害体征为突出表现，又称内囊区出血。脑出血后，出血形成的血肿和血肿周围脑组织水肿，引起颅内压升高，使脑组织受压移位，形成脑疝。脑疝是导致患者死亡的直接原因。

【临床表现】

临床表现的轻重主要取决于出血量和出血部位。

1. 临床特点 ①多见于50岁以上有高血压病史者，男性较女性多见，冬季发病率较高；②体力活动或情绪激动时发病，多无前驱症状；③起病较急，症状于数分钟至数小时达高峰；④有肢体瘫痪、失语等局灶定位症状和剧烈头痛、喷射性呕吐、意识障碍等全脑症状；⑤发病时血压明显升高。

2. 不同部位出血的表现。

【实验室及其他检查】

1. 头颅CT 是确诊脑出血的首选检查方法，可清晰、准确显示出血部位、出血量大小、血肿形态、脑水肿情况及是否破入脑室等。发病后即刻出现边界清楚的高密度影像。见图8－3。

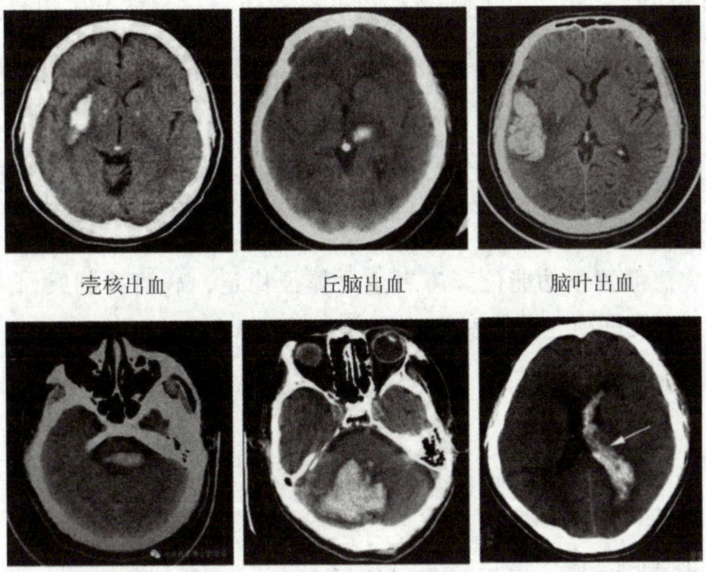

图 8－3　不同部位脑出血的 CT 表现

2. 头颅 MRI　对检出脑干、小脑的出血灶和监测脑出血的演变过程优于 CT，比 CT 更易发现脑血管畸形、肿瘤及血管瘤等病变。

3. 脑脊液检查　脑脊液压力增高，血液破入脑室者脑脊液呈血性。重症或颅内压增高，有脑疝倾向的患者不宜进行此项检查，以免诱发脑疝。

4. DSA　可显示脑血管的位置、形态及分布等，易于发现脑动脉瘤、脑血管畸形及脑底异常血管网病等脑出血的病因。

5. 其他检查　包括血常规、血生化、凝血功能、心电图等，有助于了解患者的全身状态。重症脑出血急性期白细胞、血糖和血尿素氮明显增高。

【诊断要点】

50 岁以上中老年患者，有长期高血压病史，情绪激动或体力活动时突然发病，迅速出现头痛、呕吐等颅内压增高的表现和偏瘫、失语等局灶性神经功能缺损的症状，血压明显升高，可伴有意识障碍，应高度怀疑脑出血。头颅 CT 检查有助于明确诊断。

【治疗要点】

治疗原则为脱水降颅压、调整血压、防止继续出血、减轻血肿所致继发性损害、促进神经功能恢复、防治并发症。

1. 一般治疗　卧床休息，密切观察生命体征，保持呼吸道通畅，吸氧，保持肢体的功能位，通过鼻饲维持营养供给，积极预防感染，维持水、电解质平衡等。

2. 脱水降颅压　脑出血后 48 小时脑水肿达高峰，可使颅内压增高，并致脑疝形成，是导致患者死亡的直接原因。积极控制脑水肿、降低颅内压是脑出血急性期治疗的重要环节。可选用 20% 甘露醇、呋塞米、甘油果糖脱水降颅压治疗。

3. 调控血压　脑出血急性期一般不予应用降压药物，而以脱水降颅压治疗为基础。但血压过高时，可增加再出血的风险，应及时控制血压。当血压≥200/110mmHg 时，应采取降压治疗。

4. 止血和凝血治疗　仅用于并发消化道出血或有凝血障碍时，对高血压性脑出血无效。常用 6－氨基己酸、氨甲环酸等。应激性溃疡导致消化道出血时，可用西咪替丁、奥美拉唑等药物。

5. 外科治疗 壳核出血量>30ml，小脑或丘脑出血>10ml，或颅内压明显增高内科治疗无效者，可考虑行开颅血肿清除、脑室穿刺引流、经皮钻孔血肿穿刺抽吸等手术治疗。一般认为手术应在发病后6~24小时内进行。

6. 亚低温疗法 局部亚低温治疗是脑出血的一种新的辅助治疗方法，可减轻脑水肿，减少自由基生成，促进神经功能缺损恢复，改善患者预后。可采用降温毯、降温仪等进行全身和头部局部降温，将温度控制在32~35℃。

7. 康复治疗 早期将患肢置于功能位。患者生命体征稳定、病情控制后，应尽早进行肢体、语言功能和心理的康复治疗，以促进神经功能恢复，提高生存质量。

【常见护理诊断/问题】

1. 意识障碍 与脑出血、脑水肿有关。

2. 潜在并发症 脑疝、上消化道出血。

【护理措施】

1. 生活护理 保持床单位清洁、干燥，定时给予翻身、拍背，预防压疮；保持外阴部皮肤清洁，预防尿路感染；注意口腔卫生，防止感染；谵妄躁动者加床栏，防止坠床和自伤、伤人。

2. 饮食护理 给予高维生素、高热量饮食，补充足够的水分；遵医嘱鼻饲流质者应定时喂食，保证足够的营养供给；进食时以及进食后30分钟内抬高床头防止食物反流。

3. 病情监测 严密监测并记录生命体征及意识、瞳孔变化，观察有无恶心、呕吐及呕吐物的性状与量，准确记录出入水量，预防消化道出血和脑疝发生。

4. 对症护理

（1）保持呼吸道通畅 平卧头侧位或侧卧位，开放气道，取下活动性义齿，及时清除口鼻分泌物和吸痰，防止舌根后坠、窒息、误吸或肺部感染。

（2）脑疝的护理 脑疝是脑出血患者最常见的直接死亡原因。应密切观察瞳孔、意识、呼吸、血压等生命体征，如患者出现剧烈头痛、喷射性呕吐、意识障碍进行性加重、双侧瞳孔不等大等脑疝的先兆表现时，应立即报告医生。一旦出现脑疝，应立即为患者吸氧并迅速建立静脉通道，遵医嘱快速静脉滴注甘露醇或静脉注射呋塞米，观察尿量和尿液颜色，定期复查电解质。

（3）上消化道出血的护理 上消化道出血是急性脑血管病的常见并发症，观察患者有无上消化道出血的表现，鼻饲者鼻饲前先抽吸胃液，如为咖啡色或血性，提示发生出血。遵医嘱禁食，出血停止后给予清淡、易消化、无刺激性、营养丰富的饮食，防止胃黏膜损伤及加重出血。遵医嘱应用雷尼替丁、奥美拉唑等，以减少胃酸分泌。

5. 药物护理 遵医嘱应用甘露醇降颅压治疗，注意监测尿量和电解质变化，防止低血钾和肾功能损害。

【健康指导】

1. 疾病预防指导 建立健康的生活方式，保证充足睡眠，适当运动，避免体力或脑力过度劳累和突然用力；低盐、低脂、高蛋白、高维生素饮食；戒烟酒；养成定时排便的习惯，保持大便通畅。

2. 用药指导与病情监测 告知患者和家属关于疾病的基本病因、主要危险因素和防治原则。

3. 康复指导 教会患者和家属自我护理的方法和康复训练技巧，如向健侧和患侧的翻身训练、桥式运动等肢体功能训练及语言和感觉功能训练的方法；使患者和家属认识到坚持主动或被动康复训练的意义。

五、蛛网膜下腔出血

蛛网膜下腔出血（subarachnoid hemorrhage，SAH）是指脑底部或脑表面血管破裂后，血液流入蛛网膜下隙引起相应临床症状。蛛网膜下隙出血占所有脑卒中的5%～10%，年发病率为（6～20）/10万。最常见的病因是颅内动脉瘤。

【病因与发病机制】

1. 病因　引起蛛网膜下隙出血的最常见病因为颅内动脉瘤，另外还有脑血管畸形、夹层动脉瘤、血管炎、颅内肿瘤、血液病等。颅内动脉瘤破裂出血的主要危险因素包括高血压、吸烟、饮酒过量、既往有动脉瘤破裂史、动脉瘤体积较大、多发性动脉瘤等。

2. 发病机制　动脉瘤好发于脑底 Willis 环的分支部位。随年龄增长，动脉壁弹性减弱，薄弱的管壁在血流冲击等因素影响下向外突出形成囊状动脉瘤，当脑动脉硬化时，在血流冲击下，动脉瘤的血管壁薄弱、易破裂，从而使血液进入蛛网膜下隙。

【临床表现】

SAH 临床特点：①可见于各年龄组，但以青壮年多见，女性多于男性。②多发生于情绪激动、剧烈运动、用力咳嗽及排便等情境中。③突发难以耐受的剧烈头痛或爆裂样疼痛，伴有呕吐、脑膜刺激征阳性（是最具特征性的体征，以颈项强直多见）。严重者可合并短暂意识障碍或烦躁、谵妄、幻觉等精神症状，少数出现部分性或全面性癫痫发作。严重头痛是动脉瘤性 SAH 的典型表现，可持续数日不变，2 周后逐渐减轻。

SAH 有以下几种并发症。

（1）再出血　是 SAH 严重的急性并发症，临床表现为再次出现剧烈头痛、恶心呕吐、意识障碍加深、抽搐或原有症状和体征加重，CT 和脑脊液检查提示新的出血。

（2）脑血管痉挛　20%～30%的 SAH 患者出现脑血管痉挛，引起迟发性缺血性损伤，继发脑梗死，出现局灶神经体征如轻偏瘫和失语等，是 SAH 患者死亡和伤残的重要原因。血管痉挛多于发生出血后3～5 天开始，5～14 天为高峰期，2～4 周后逐渐减少。痉挛严重程度与出血量相关。

（3）脑积水　因蛛网膜下腔和脑室内血凝块堵塞脑脊液循环通路，15%～20%的患者于出血后 1 周内发生急性梗阻性脑积水。轻者表现为嗜睡、思维缓慢和近记忆损害，重者出现头痛、呕吐、意识障碍等，多随出血被吸收而好转。亚急性脑积水发生于起病数周后，表现为隐匿出现的痴呆、步态异常和尿失禁。

【实验室及其他检查】

1. 头颅 CT　确诊 SAH 的首选检查方法，表现为蛛网膜下腔出现高密度影像。见图 8－4。

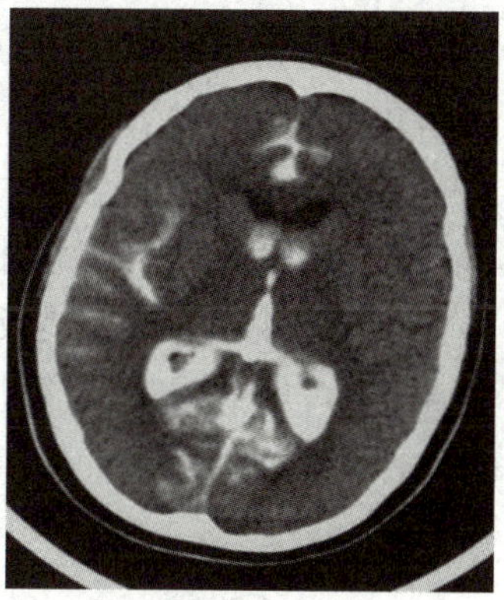

图 8－4　蛛网膜下腔出血的 CT 表现

2. DSA 检查　是确诊 SAH 病因，特别是颅内动脉瘤确诊的“金标准”。可清晰显示动脉瘤的位置、大小、与载瘤动脉的关系、有无血管痉挛等。

3. 脑脊液检查　腰椎穿刺进行脑脊液检查对确诊 SAH 最具诊断价值和特征性。该项检查应在颅内动脉瘤治疗后进行，否则有引起动脉瘤再破裂风险。肉眼观察脑脊液呈均匀一致血性，压力增高（>200mmH_2O），镜检可见大量红细胞。

【诊断要点】

患者于活动中或情绪激动时突发剧烈头痛、呕吐、脑膜刺激征阳性，无局灶性神经体征，头颅CT显示蛛网膜下隙和脑池高密度影像，或腰椎穿刺脑脊液呈均匀一致血性、压力增高，可确定诊断。

【治疗要点】

治疗目的是防治再出血、血管痉挛及脑积水等并发症，降低死亡率和致残率。一般治疗包括脱水降颅压、控制脑水肿、调整血压、维持水电解质和酸碱平衡、预防感染。

1. 防治再出血

（1）安静休息　绝对卧床4～6周，避免一切可引起血压和颅内压增高的因素，烦躁不安者适当应用地西泮、苯巴比妥等镇痛镇静药。

（2）调控血压　去除疼痛等诱因后，如平均动脉压>120mmHg或收缩压>180mmHg，可在密切监测血压下应用短效降压药物，保持血压稳定于正常或起病前水平。避免突然将血压降得过低。

2. 防治脑血管痉挛　应用钙通道阻滞药，如尼莫地平片40～60mg，每天4～6次，连用21天。必要时静脉应用。

3. 防治脑积水　严重脑积水可采取脑室穿刺脑脊液引流术。

4. 手术治疗　消除动脉瘤是防止动脉瘤性SAH再出血的最佳方法，可采用血管内介入治疗或动脉瘤切除术。

【常见护理诊断/问题】

1. 疼痛：头痛　与脑水肿、颅内高压、血液刺激脑膜或继发性脑血管痉挛有关。

2. 潜在并发症　再出血。

【护理措施】

1. 活动与休息　强调绝对卧床4～6周并抬高床头15°～20°，告知患者和家属绝对卧床休息的重要性，避免搬动和过早下床活动。保持病室安静、舒适，避免不良的声、光刺激，严格限制探视，治疗和护理活动集中进行。

2. 病情监测　SAH再出血发生率较高。颅内动脉瘤发病后24小时内再出血的风险最大，再出血的患者死亡率增加约1倍。应密切观察患者有无再次剧烈头痛、恶心、呕吐、意识障碍加重、原有局灶症状和体征重新出现等表现，发现异常及时报告医生处理。

3. 对症护理

（1）避免诱因　告知患者和家属避免血压和颅内压升高，进而诱发再出血的各种危险因素，如精神紧张、情绪激动、剧烈咳嗽、用力排便、屏气等，必要时遵医嘱应用镇静药、缓泻药。

（2）缓解疼痛　如缓慢深呼吸、听音乐、转移注意力等，必要时遵医嘱应用镇痛镇静药。详见本项目任务二中“头痛”的护理。

4. 用药护理　尼莫地平可致皮肤发红、多汗、心动过缓或过速、胃肠不适、血压下降等，应适当控制输液速度，密切观察有无不良反应发生。

5. 心理护理　告知患者和家属疾病的过程与预后，使患者和家属了解DSA检查的目的等相关知识。耐心向患者解释头痛发生的原因及可能持续的时间，使患者了解随着出血停止和血肿吸收，头痛会逐渐缓解。告知患者DSA检查可明确病因，以指导治疗，使患者消除紧张、恐惧和焦虑心理，主动配合。

【健康指导】

1. 预防再出血　告知患者情绪稳定对疾病恢复和减少复发的意义，使患者了解、遵照医嘱绝对卧床，并积极配合治疗和护理。指导家属关心、体贴患者，在精神和物质上对患者给予支持，减轻患者的焦虑、恐惧等不良心理反应。

2. 疾病知识指导　向患者和家属介绍疾病的病因、诱因、临床表现、应进行的相关检查、病程和预后、防治原则和自我护理的方法。SAH 患者一般在首次出血后 3 天内或 3 ~4 周后进行 DSA 检查，以避开脑血管痉挛和再出血的高峰期。应告知脑血管造影的相关知识，使患者和家属了解 DSA 检查的重要性，积极配合。

附　腰椎穿刺术

腰椎穿刺术（lumbar puncture）是自腰2 至骶1（以腰3 ~4 为主）椎间隙穿刺进入蛛网膜下隙，以获取脑脊液协助中枢神经系统疾病诊断和鉴别诊断，或以注入药物、行内外引流术等治疗性穿刺为目的技术。

【目的】

1. 诊断性穿刺

（1）检查脑脊液的成分，了解脑脊液常规、生化（糖、氯化物和蛋白质）、细胞学、免疫学变化以及病原学证据。

（2）测定脑脊液的压力。

（3）了解椎管有无梗阻。

2. 治疗性穿刺　主要是注入药物或放出炎性、血性脑脊液。

【适应证】

1. 诊断性穿刺

（1）脑血管病　观察颅内压高低，脑脊液是否血性，鉴别病变为出血性或缺血性，指导制定治疗方案。

（2）中枢神经系统炎症　各种脑膜炎、脑炎，如乙型脑炎、流行性脑膜炎、结核性脑膜炎、病毒性脑炎、真菌性脑膜炎等，可通过脑脊液检查加以确诊，并追踪治疗结果。

（3）脑肿瘤　脑脊液压力增高，细胞数增加，蛋白含量增多有助于诊断，查找癌细胞有助于转移性恶性肿瘤的诊断。

（4）脊髓病变　通过脑脊液动力学改变及常规、生化等检查，可了解脊髓病变的性质，鉴别出血、肿瘤或炎症。

（5）脑脊液循环障碍　如吸收障碍、脑脊液鼻漏等，可通过穿刺注入示踪剂，再行核医学检查，以确定循环障碍的部位。

2. 治疗性穿刺

（1）缓解症状和促进恢复　对颅内出血性疾病、炎症性病变和颅脑手术后的患者，通过腰穿引流出炎性或血性脑脊液。

（2）鞘内注射药物　如注入抗菌药物、注入地塞米松和 α - 糜蛋白酶等。

【禁忌证】

1. 穿刺部位皮肤和软组织有局灶性感染或有脊柱结核者。

2. 颅内病变伴有明显的高颅压或已有脑疝先兆者。

3. 开放性颅脑损伤或有脑脊液漏者。

4. 脊髓压迫症的脊髓功能处于即将丧失的临界状态。

5. 明显出血倾向或病情危重不宜搬动者。

【方法】

1. 体位 患者去枕侧卧，背齐床沿，屈颈抱膝，使脊柱尽量前屈（图8－5），以增加椎间隙宽度。

2. 选定穿刺点 腰椎穿刺一般选择第3～4或第4～5腰椎棘突间隙。两侧髂嵴最高点连线与脊柱中线相交处为第4腰椎棘突，其上为第3～4腰椎间隙，其下为第4～5腰椎间隙。

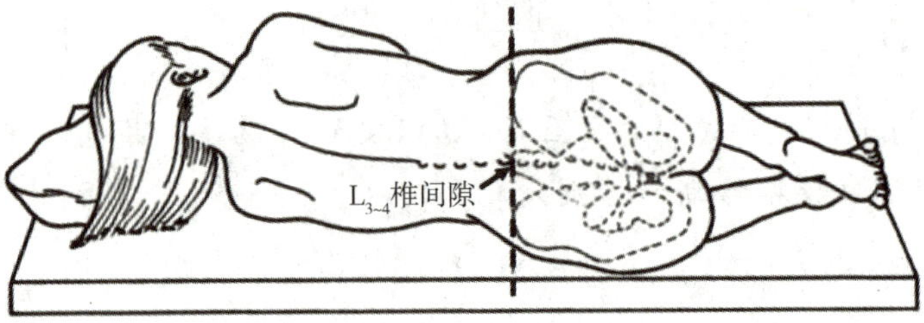

图8－5 腰椎穿刺体位（左侧卧位）

3. 穿刺部位严格消毒 以穿刺点为中心，呈螺旋式消毒，范围10cm×10cm，术者戴无菌手套，铺巾，以2%利多卡因1～2ml，在穿刺点做皮内、皮下至韧带的浸润麻醉。

4. 穿刺 将腰椎穿刺针（套上针芯）沿腰椎间隙垂直进针（针头斜面向上），推进4～6cm（儿童2～3cm）深度或感到阻力突然降低时，提示针尖已进入蛛网膜下腔，可拔出针芯，让脑脊液自动滴出，随后接上测压管先行测压。连接测压管后让患者放松身体，缓慢伸直头及下肢，脑脊液在压力管内随呼吸轻微波动，上升到一定高度而停止上升，此时的读值即为初压的数值，正常为80～180mmH_2O，超过200mmH_2O为颅内压升高，小于80mmH_2O为颅内压降低。如脑脊液压力显著高于正常（超过300mmH_2O），则一般不放脑脊液，防止发生脑疝。

5. 若需了解椎管内有无梗阻，可做压颈试验，但颅内压增高或疑有后颅窝肿瘤者，禁此试验，以免发生脑疝。

6. 取所需数量脑脊液于无菌试管中送检。

7. 术毕拔出穿刺针，穿刺处用碘酒消毒后覆盖无菌纱布，并稍加压迫防止出血，再用胶布固定。

【护理】

1. 术前护理

（1）评估患者的合作程度以及是否做过腰椎穿刺检查等；使患者了解腰椎穿刺的目的、特殊体位、过程与注意事项，消除患者的紧张、恐惧心理，征得患者和家属的同意并签字确认。

（2）备好穿刺包、压力表包、无菌手套、所需药物、氧气等。

（3）嘱患者排空大小便，在床上静卧15～30分钟。

（4）备好急救药物，以防发生意外。

2. 术中配合

（1）指导和协助患者保持腰椎穿刺的正确体位。

（2）穿刺过程中应密切观察患者意识、瞳孔、呼吸、脉搏、血压及面色变化，询问有无不适感。

（3）协助患者摆放术中测压体位，配合医生测压。连接测压管后，让患者双下肢慢慢伸直，嘱其全身放松，伸直头自然侧卧。

（4）协助医生留取所需的脑脊液标本，督促标本送检。

3. 术后护理

（1）指导患者去枕平卧4～6小时，24小时内勿下床活动，告知卧床期间不可抬高头部，但可适当转动身体。

（2）观察患者有无头痛、腰背痛、脑疝及感染等穿刺后并发症。头痛最常见，也可有头晕、恶心或呕吐症状，直立和行走后加重，多发生在穿刺后1～7天，可能为脑脊液放出较多或持续CSF外漏所致颅内压降低所致。应指导多进饮料、多饮水，延长卧床休息时间至24小时，遵医嘱静滴生理盐水等。

（3）颅内压高者不宜多饮水，严格卧床，密切观察意识、瞳孔及生命体征变化。

（4）保持穿刺部位的纱布干燥，观察有无渗液、渗血，24小时内不宜淋浴。

PPT

任务五　帕金森病患者的护理

帕金森病（Parkinson disease，PD），又名震颤麻痹，是一种常见于中老年的神经系统变性疾病，临床上以静止性震颤、运动迟缓、肌强直和姿势平衡障碍为主要特征。主要病理改变为黑质多巴胺能神经元变性坏死。微课3

【病因与发病机制】

本病的病因未明。目前认为PD为多因素共同参与所致，可能与以下因素有关。

1. 神经系统老化　本病多见于中老年人，患病率随年龄增长而升高，多在60岁以后发病，40岁以前发病者甚少，提示神经系统老化可能与发病有关，是PD的促发因素。

2. 环境因素　有研究报告嗜神经毒1－甲基－4－苯基－1,2,3,6－四氢吡啶（MPTP）可导致多巴胺能神经元变性死亡，某些杀虫剂、除草剂或工业化学品与MPTP化学结构相似，长期接触可能是本病发病的危险因素。

3. 遗传因素　绝大多数患者为散发性，10%左右的PD患者有家族史，包括常染色体显性遗传或常染色体隐性遗传。

PD患者黑质多巴胺能神经元发生变性坏死，输送到纹状体的多巴胺减少，使纹状体多巴胺递质水平显著降低，减少70%～80%以上时则出现临床症状，多巴胺递质降低的程度与患者症状的严重程度呈正相关。纹状体中多巴胺与乙酰胆碱两种递质系统的功能相互拮抗，两者之间的平衡对基底核运动功能起着重要调节作用，纹状体中多巴胺递质的显著降低，造成乙酰胆碱系统功能相对亢进，引起一系列临床表现。

【临床表现】

起病缓慢，首发症状多为震颤，其次为步行障碍、肌强直和运动迟缓，病情进行性发展，至疾病晚期，常出现全身僵硬、活动困难，甚至不能起床，最后常死于肺炎等并发症。

1. 静止性震颤　多始于一侧上肢远端，典型表现为拇指与示指呈“搓丸”样动作。具有静止时明显，动作时减轻，紧张激动时加剧，入睡后消失等特征。少数患者可无震颤。

2. 肌强直　本病患者的肌强直表现为屈肌和伸肌肌张力均增高，被动运动关节时始终保持阻力增高，类似弯曲软铅管的感觉，故称“铅管样强直”；伴有震颤的患者因肌强直与静止性震颤叠加导致检查时感到均匀的阻力中出现断续停顿，如同转动齿轮，称为“齿轮样强直”。

3. 运动迟缓　患者随意动作减少、减慢、笨拙。体检可见面容呆板，双眼凝视和瞬目减少，称为“面具脸”；语速变慢，语音低调；书写时字越写越小，称为“写字过小征”；做快速重复性动作时表现为运动速度缓慢和运动幅度减小。

4. 姿势障碍 疾病早期走路时患侧上肢协同摆动的联合动作减少或消失，下肢拖步，病情进展，步伐变小变慢，启动和转弯时步态障碍尤为明显；由坐位、卧位起立困难；有时行走中全身僵住，不能动弹，称为“冻结”现象；有时迈步后步伐极小，越走越快，不能立刻停步，称为“慌张步态”或“前冲步态”。

5. 其他 早期可出现嗅觉减退、睡眠障碍，自主神经症状亦常见，如体位性低血压、多汗、流涎、便秘、性功能减退等。部分患者出现精神症状，如抑郁、焦虑、幻觉，甚至痴呆等。

【实验室及其他检查】

1. 影像学 CT、MRI 检查无特征性改变，PET 或 SPECT 检查有辅助诊断价值。

2. 脑脊液 脑脊液中的高香草酸（HVA）含量可降低。

3. 其他 嗅觉测试在疾病早期可发现嗅觉减退；经颅超声探测黑质回声，可发现大部分本病患者黑质回声增强。

【诊断要点】

中老年发病，病程缓慢进展，必备运动迟缓以及至少具备静止性震颤、肌强直、姿势障碍中的一项，偏侧起病，对左旋多巴治疗敏感即可作出临床诊断。

【治疗要点】

对 PD 应采取药物、手术、康复、心理治疗等综合治疗措施。

1. 药物治疗 适当的药物治疗可不同程度地减轻症状，但不能完全控制疾病的进展，且都存在长期应用后药物疗效衰减的缺点。

（1）抗胆碱能药 可协助维持纹状体的递质平衡，适用于震颤明显的年轻患者。常用药物有苯海索、东莨菪碱、甲磺酸苯扎托品等。

（2）金刚烷胺 能促进神经末梢释放多巴胺，并阻止其再吸收，对少动、强直、震颤有改善作用。

（3）复方左旋多巴 是治疗本病最基本、最有效的药物。对震颤、强直、运动迟缓均有较好疗效。由于多巴胺不能透过血－脑屏障进入脑内，对脑部多巴胺缺乏的替代疗法需应用其前体左旋多巴。复方左旋多巴有标准片、水溶片、缓释片三种剂型。

（4）多巴胺受体激动剂 能直接激动纹状体，产生和多巴胺相同的作用，从而减少和推迟运动并发症的发生。多巴胺受体激动剂包括麦角类和非麦角类，前者如溴隐亭、α－二氢麦角隐亭，后者常用的有吡贝地尔、普拉克索等。

（5）儿茶酚－氧位－甲基转移酶抑制剂 通过抑制左旋多巴在外周的代谢，使血浆左旋多巴浓度保持稳定，并能增加其入脑量。常用药物有恩他卡朋、托卡朋等。

（6）单胺氧化酶 B 抑制剂 通过抑制多巴胺分解代谢，增加脑内多巴胺含量，与复方左旋多巴制剂合用可增加疗效，同时对多巴胺能神经元有保护作用。常用药物有司来吉兰、雷沙吉兰等。

2. 外科治疗 对于长期药物治疗疗效明显减退，同时出现异动症的患者可以考虑手术治疗。手术方法有立体定向神经核毁损术和脑深部电刺激术（DBS）。DBS 因其微创、安全和可控性高而作为主要选择。

【常见护理诊断/问题】

1. 躯体活动障碍 与黑质病变、锥体外系功能障碍所致震颤、肌强直、运动迟缓、姿势障碍有关。

2. 自尊低下 与震颤、流涎、面具脸等身体形象改变有关。

3. 营养失调：低于机体需要量 与吞咽困难、饮食减少和肌强直、震颤所致机体消耗量增加等有关。

4. 语言沟通障碍 与咽喉部、面部肌肉强直及运动减少、减慢有关。

5. 知识缺乏　缺乏与帕金森病相关的治疗及护理方面的知识。

【护理措施】

1. 生活护理　指导和鼓励患者做自己力所能及的事情。做好个人卫生护理，勤换洗。卧床患者床上擦浴，协助翻身、拍背，预防压疮。下肢行动不便、起坐困难者准备有扶手的高脚椅、手杖、床铺护栏、走廊扶手等必要的设施，防治损伤。

2. 饮食护理　给予高热量、高维生素、高纤维素、低盐、低脂、适量优质蛋白的易消化饮食。多选粗粮，多食新鲜蔬菜、水果，多喝水（2000ml 以上），预防便秘；不宜给予过多的蛋白质，高蛋白饮食会降低左旋多巴类药物的疗效；避免食用槟榔，槟榔为拟胆碱能食物，可降低抗胆碱能药物的疗效。戒烟酒。

3. 病情观察　观察患者生命体征、意识；观察有无震颤、肌强直、运动迟缓、姿势障碍等，评估其严重程度；观察排便次数及性状，注意有无便秘；观察患者精神状态，注意有无焦虑、抑郁、幻觉等表现；发现异常，及时报告医生并配合处理。

4. 对症护理

（1）沟通　指导有效沟通，对言语不清、构音障碍的患者，指导其采用手势、书写等方式与他人沟通交流。

（2）预防便秘　注意保持大小便通畅，规律排便；多食富含纤维素的食物；多喝水；每天顺时针按摩腹部；必要时遵医嘱口服乳果糖、番泻叶等缓泻剂，或给予开塞露、灌肠、人工排便等。

（3）排尿困难的护理　指导排尿困难的患者按摩、热敷腹部，以刺激排尿；膀胱充盈且无法排尿时给予导尿和留置导尿管。

（4）运动护理　疾病早期坚持适当的运动锻炼，如散步、太极拳、体操等，保持身体和各关节的活动强度与最大活动范围。疾病中期躯体活动障碍加重的患者应坚持锻炼，可减缓运动功能的衰退，如患者从椅子上起立或坐下有困难，每日应反复多次练习起坐动作；步行时要目视前方，尽量抬高腿、跨大步，双臂摆动；必要时可在护士或家属的协助下进行锻炼。疾病晚期因运动障碍卧床不起者，应协助进行被动关节活动，按摩肢体。

5. 用药护理

（1）遵医嘱用药，服药过程中要仔细观察震颤、肌强直和其他运动功能、语言功能的改善程度，以确定药物疗效。常用药物见表 8－3。

表 8－3　治疗 PD 的常用药物

药物类型	常用药物	不良反应	注意事项
抗胆碱能药	苯海索、东莨菪碱、丙环定等	视物模糊、口干、便秘、排尿困难，严重者有幻觉、妄想	老年患者慎用，闭角型青光眼及前列腺肥大患者禁用
多巴胺能药物	苄丝肼左旋多巴、卡比多巴左旋多巴	恶心、呕吐、低血压、幻觉、异动症、症状波动	消化性溃疡慎用；闭角型青光眼、精神病患者禁用；于餐前 1h 或餐后 1.5h 服药
多巴胺受体激动剂	普拉克索、吡贝地尔	恶心、呕吐、直立性低血压、嗜睡、幻觉等精神症状	精神病患者禁用
单胺氧化酶 B 抑制剂	司来吉兰	恶心、呕吐、眩晕、疲倦、不自主动作	消化性溃疡患者慎用，禁与 5－羟色胺再摄取抑制剂合用
儿茶酚－氧位－甲基转移酶抑制剂	恩他卡朋、托卡朋	腹痛、腹泻、头痛、多汗、口干、转氨酶升高、尿黄	须严密监测肝功能
金刚烷胺	盐酸金刚烷胺	坐立不安、神志模糊、下肢网状青斑、踝部水肿	肾功能不全、癫痫、肝病、消化性溃疡患者慎用；哺乳期妇女禁用

（2）用药原则　长期或终身服药，从小剂量开始，缓慢加量；服药期间尽量避免使用维生素 B_6、氯氮䓬、利血平、氯丙嗪、奋乃静等药物，以免降低药效或导致直立性低血压。

（3）药物应用不良反应的处理

1）开关现象：长期应用左旋多巴类药物后出现药物疗效波动现象，“开”为症状突然缓解，活动正常；“关”为严重的帕金森症状，如突然出现肢体僵直，运动不能。处理比较困难，适当加用多巴胺受体激动剂，可以防止或减少发生。

2）剂末现象（疗效减退）：指每次服药后药物的有效作用时间缩短，症状随血药浓度发生规律性波动。处理方法包括适当增加服药次数或增加每次服药剂量，或改用缓释剂，或加用雷沙吉兰或恩他卡朋，也可加用多巴胺受体激动剂。

3）异动症：表现为舞蹈症或手足徐动的不自主运动、肌强直或肌阵挛，可累及头面部、四肢和躯干，有时表现为单调刻板的不自主动作或肌张力障碍。主要有 3 种表现形式。①剂峰异动症：在用药 1～2 小时血药浓度高峰期出现，与用药过量或多巴胺受体超敏有关。改善方法为减少复方左旋多巴的单次剂量，晚期患者需同时加用多巴胺受体激动剂。②双相异动症：指在剂初和剂末均出现异动症，机制不清。可通过增加复方左旋多巴单次用药剂量和服药次数，或加用多巴胺受体激动剂改善。③肌张力障碍：指足或小腿痛性肌痉挛，多发生于清晨服药之前。可于睡前加用复方左旋多巴控释片，或起床前服用复方左旋多巴标准片或水溶片。

6. 心理护理　PD 患者易产生自卑、焦虑、忧郁、恐惧、绝望等心理变化，回避与人交流，拒绝社交活动。护士应细心观察患者的心理反应，鼓励患者多与他人交往，引导家属关心体贴患者，创造良好的亲情氛围。

练一练8-1

患者，男，67 岁。双手颤抖和动作迟缓 6 年余。身体评估：面具脸，双手静止性震颤，左侧明显，左上肢肌张力高，呈齿轮样强直，慌张步态，诊断为帕金森病。关于该患者的治疗和护理措施，不正确的是（　）

答案解析

A. 目前以药物治疗为主

B. 鼓励患者加强主动运动

C. 药物治疗从大剂量开始，控制病情后逐渐减量

D. 给予低盐、低脂、低胆固醇、适量优质蛋白的清淡饮食

E. 服用复方左旋多巴时，避免同时服用维生素 B_6

【健康指导】

1. 疾病知识指导　指导患者及家属了解 PD 的临床表现、治疗方法及预后。鼓励患者进行适当的活动与体育锻炼，合理的运动有助于延缓肢体的退行性改变，促进肠蠕动，提高运动耐力。

2. 生活指导　指导和鼓励患者做自己力所能及的事情。指导患者家属护理运动障碍的患者，做好个人卫生，预防压疮；为患者提供生活便利，提高生活质量；指导言语不清、构音障碍的患者通过手势、书写等方式与他人进行沟通；指导患者及家属保持大小便通畅的方法。饮食上注意加强营养，多食用粗粮、新鲜蔬菜、水果等富含纤维素的食物，不宜进食过多的蛋白质，避免食用槟榔，戒烟酒。

3. 安全指导　指导患者避免从事有危险的工作，如登高和操作高速运转的机器；不单独使用锐利的器械及煤气灶，防止受伤；避免进食带刺的食物和使用易碎的器皿；避免快速坐起或下床，防止直

立性低血压引起跌倒；外出时需有人陪伴，应在其衣服口袋内放置“安全卡片”或佩戴手腕识别牌，注明患者的姓名、住址和联系电话等，以便得到及时的救治并以防走失。

4. 用药指导和病情监测　指导患者和家属遵医嘱用药，了解用药原则、给药方法、用药剂量、药物不良反应及注意事项。指导患者及家属注意观察病情变化，出现运动障碍加重或排便困难应及时就诊，做好门诊定期随访，监测血压，定期复查血常规、肝功能、肾功能等。

PPT

任务六　癫痫患者的护理

癫痫（epilepsy）是由多种病因导致脑部神经元高度同步化异常放电的临床综合征。临床表现具有发作性、短暂性、重复性及刻板性的特点。因异常放电的位置不同及波及范围不同，导致患者发作的表现形式多样。临床上每次发作称为痫性发作，同一患者可有一种或多种形式的痫性发作。

看一看

国际癫痫日

第一个国际癫痫日是2015年的2月9日。在国际癫痫病友会（IBE）和国际抗癫痫联盟（ILAE）联合倡议下，自2015年起，每年二月的第二个星期一，被确定为国际癫痫日（International Epilepsy Day，IED）。这是在全球120多个国家的IBE和ILAE分会联合倡导下确立的抗癫痫纪念日，可以让全世界的人们，包括癫痫患者的家人和照护者，借助这个纪念日来了解和面对癫痫。

癫痫是神经系统的常见疾病。流行病学资料显示癫痫的患病率约为7‰。全球癫痫患者超过5000万，我国约有900万以上癫痫患者，每年新发患者为20万~40万。

【病因与发病机制】

1. 病因　引起癫痫的病因非常复杂，根据病因不同可分为以下几类。

（1）症状性癫痫　又称继发性癫痫。由各种明确的中枢神经系统结构损伤或功能异常引起，如颅脑产伤、脑炎和脑膜炎、脑血管病、脑外伤、脑肿瘤、脑寄生虫病、蛛网膜下腔出血等脑部损害或尿毒症、肝性脑病、大出血、阿-斯综合征、一氧化碳中毒等全身性疾病。

（2）特发性癫痫　又称原发性癫痫。病因不明，可能与遗传因素密切相关，检查未发现脑部存在足以引起癫痫发作的结构性损伤或功能异常。多在某一特定年龄阶段起病，常于儿童或青年期首次发病，具有特征性临床表现及脑电图表现。

（3）隐源性癫痫　占全部癫痫的60%~70%，临床表现提示为症状性癫痫，但目前的检查手段不能发现明确的病因。

2. 影响因素

（1）年龄　特发性癫痫与年龄密切相关。婴儿痉挛症在1岁内起病，6~7岁是儿童失神发作的发病高峰，肌阵挛发作在青春期前后起病。各年龄段发生癫痫的病因也不同。

（2）遗传因素　特发性癫痫和症状性癫痫的近亲癫痫患病率高于普通人群。有报告单卵双胎儿童失神发作和全面强直-阵挛发作的一致率为100%。

（3）睡眠　癫痫发作与睡眠-觉醒周期关系密切，如全面强直-阵挛发作常发生于晨醒后，婴儿痉挛症多于醒后和睡前发作。

（4）内环境改变　有的患者可因电解质紊乱、内分泌失调及代谢异常导致痫性发作，如少数患者仅在经期或妊娠早期发作，称为月经期癫痫和妊娠性癫痫；疲劳、饥饿、便秘、饮酒、闪光、睡眠不足、情绪激动等亦可诱发痫性发作。

3. 发病机制 发病机制复杂，迄今为止未完全阐明。发病的电生理基础是神经元的异常放电，异常放电可诱发周边及远处神经元同步放电，引起异常电位的连续传播。异常放电可局限于某一脑区，也可向同侧半球或对侧半球扩散。不同脑区发生异常放电引起的临床表现也各不相同。

【临床表现】

癫痫发作均具有以下特征：①发作性：症状突然发生，持续一段时间后迅速恢复，间歇期正常。②短暂性：每次发作持续数秒钟或数分钟，很少超过 30 分钟（癫痫持续状态除外）。③刻板性：每次发作的临床表现几乎一样。④重复性：第一次发作后，经过不同间隔时间会有第二次或更多次的发作。癫痫的临床类型不同，其临床表现各异。

1. 部分性发作 是痫性发作的最常见类型，包括单纯部分性、复杂部分性、部分性继发全面性发作 3 类，单纯部分性发作为局限性发作，无意识障碍；后两者放电从局部扩展到双侧脑部，有意识障碍。

（1）单纯部分性发作 发作持续时间一般不超过 1 分钟，无意识障碍。可分为部分运动性发作、部分感觉性发作、自主神经性发作及精神性发作四种类型。

1）部分运动性发作：表现为身体的某一局部发生不自主抽动，多见于一侧眼睑、口角、手指或足趾，也可波及一侧面部或肢体。

2）部分感觉性发作：躯体感觉性发作表现为一侧肢体麻木感和针刺感，多发生于口角、手指、足趾等部位；特殊感觉性发作可表现为视觉性、听觉性、嗅觉性和味觉性发作；眩晕性发作表现为飘动感、坠落感、水平/垂直运动感等。

3）自主神经性发作：表现为多汗、呕吐、腹痛、欲排尿感、瞳孔散大、皮肤苍白或潮红等，易扩散出现意识障碍，成为复杂部分性发作的一部分。

4）精神性发作：表现为各种类型的记忆障碍、情感障碍、错觉、复杂幻觉等。精神性发作可单独出现，亦为复杂部分性发作的先兆，也可继发全面强直－阵挛发作。

（2）复杂部分性发作 也称为精神运动性发作，占成人癫痫发作的 50% 以上。病灶多在颞叶，又称颞叶癫痫。临床表现差异较大，主要有意识障碍及自动症。

（3）部分性发作继发全面性发作 单纯或复杂部分性发作均可泛化为全面强直－阵挛发作。

2. 全面性发作 最初的症状和脑电图提示发作起源于双侧脑部，多在发作初期就有意识丧失。

（1）全面强直－阵挛发作 过去称为“大发作”。主要临床特征为意识丧失、双侧强直后出现阵挛。早期出现意识丧失、跌倒，其后发作过程分为以下三期。

1）强直期：表现为全身骨骼肌持续性收缩。眼肌收缩致上眼睑上牵，眼球上翻或凝视；咀嚼肌收缩导致张口，随后突然闭合，可咬伤舌；喉部肌肉和呼吸肌收缩致患者尖叫一声，呼吸停止；颈部和躯干肌肉收缩使颈和躯干先屈曲，后反张；上肢由上举后旋转为内收旋前，下肢先屈曲后猛烈伸直。常持续 10～20 秒转入阵挛期。

2）阵挛期：肌肉收缩和松弛交替出现，呈现一张一弛的抽动，抽动频率逐渐减慢，松弛期逐渐延长，在一次剧烈阵挛后发作停止，进入发作后期。此期持续 30～60 秒或更长。

以上两期均可发生呼吸停止、心率增快、血压升高、唾液和支气管分泌物增多、瞳孔扩大及对光反射消失等。

3）发作后期：此期尚有短暂阵挛，造成牙关紧闭。呼吸首先恢复，心率、血压和瞳孔逐渐恢复正常。本期全身肌肉松弛，括约肌松弛可发生大小便失禁。意识从发作开始至恢复历时 5～10 分钟。清醒后患者对抽搐过程不能回忆。

（2）失神发作 又称“小发作”。典型失神发作儿童期起病，青春期前停止发作，表现为突然短暂的意识丧失或停止正在进行的活动，两眼凝视，呼之不应，可伴咀嚼、吞咽等不自主动作，或伴有失张力等。发作持续 5 ~ 10 秒，清醒后可继续原来的活动，对发作无记忆。

（3）强直性发作 睡眠中发作较多。表现为与全面强直 - 阵挛发作中强直期相似的全身骨骼肌强直性收缩，常伴有面色苍白等自主神经症状，发作时处于立位者可突然倒地。发作持续数秒至数十秒。

（4）阵挛性发作 多见于婴幼儿。特征为重复阵挛性抽动伴意识丧失，之前无强直期，持续 1 分钟至数分钟。

（5）肌阵挛发作 可见于任何年龄。表现为快速、短暂、触电样肌肉收缩，可遍及全身或限于某个肌群、某个肢体，声、光刺激可诱发。

（6）失张力发作 部分或全身肌肉张力突然降低，导致垂颈、张口、肢体下垂和跌倒。持续数秒至 1 分钟。

3. 癫痫持续状态 或称为癫痫状态，指癫痫连续发作之间意识未完全恢复又频繁再发，或一次癫痫发作持续 30 分钟以上未能自行停止。可见于任何类型的癫痫，其中全面强直 - 阵挛发作最常见，目前观点认为，全面强直 - 阵挛发作持续时间超过 5 分钟就应考虑癫痫持续状态的诊断。癫痫持续状态是内科常见急症，若不及时治疗可因高热、循环衰竭、电解质紊乱导致永久性脑损害，甚至死亡。癫痫状态可由不规范的使用抗癫痫药物、脑卒中、脑炎、药物中毒、感染、精神刺激、过度劳累、饮酒导致，个别患者原因不明。

【实验室及其他检查】

1. 脑电图（EEG） 有助于明确癫痫的诊断及分型，是诊断癫痫最重要的辅助检查方法。部分癫痫患者的脑电图正常，可应用 24 小时长程脑电图监测提高发现痫性放电的可能性。

2. 神经影像学检查 包括 CT 和 MRI，可确定脑结构异常或发现脑部器质性病变。功能影像学检查，如 SPECT、PET 等能辅助癫痫灶的定位。

【诊断要点】

癫痫诊断主要依据为发作时的临床表现及脑电图检查的异常发现。通过神经系统检查、生化检查、脑血管造影、CT 和 MRI 等进一步明确病因。

【治疗要点】

包括药物治疗、手术治疗等，目前以药物治疗为主。药物治疗的目的包括控制发作或最大限度地减少发作次数；长期治疗无明显不良反应；使患者保持或恢复其原有的生理、心理和社会功能状态。

1. 病因治疗 有明确病因者首先进行病因治疗，如手术切除颅内肿瘤，药物治疗颅内感染，纠正低血糖、低血钙等。

2. 发作时治疗 立即让患者就地平卧，预防受伤；保持呼吸道通畅，吸氧；防治并发症；应用地西泮或苯妥英钠等控制发作。

3. 发作间歇期治疗 根据癫痫类型服用抗癫痫药物，常用抗癫痫药物有卡马西平、苯妥英钠、苯巴比妥、乙琥胺、托吡酯、拉莫三嗪等。

4. 癫痫持续状态的治疗 应迅速控制发作、对症处理、防治并发症、去除病因和诱因，迅速控制发作是治疗的关键，否则可危及生命。控制发作：①首选地西泮 10 ~ 20mg，以不超过 2mg/min 的速度静脉注射。如有效，可将地西泮 60 ~ 100mg 溶于 5% 葡萄糖盐水中，于 12 小时内缓慢静脉滴注。②苯妥英钠、10% 水合氯醛等药物亦可控制发作。③发作控制后，可使用苯巴比妥 0.1 ~ 0.2g 肌内注射，每日 2 次，巩固和维持疗效。

5. 手术治疗 患者经过长期正规单药治疗，或先后使用两种抗癫痫药达到最大耐受剂量，以及经过一次正规的联合治疗仍不见效，可考虑手术治疗。

【常见护理诊断/问题】

1. 有窒息的危险 与癫痫发作时意识丧失、喉部痉挛、口腔和气道分泌物增多有关。

2. 有受伤的危险 与癫痫发作时意识突然丧失、跌倒有关。

3. 知识缺乏 缺乏与癫痫相关的治疗及护理方面的知识。

4. 潜在并发症 脑水肿、酸中毒、水电解质紊乱。

练一练8-2

患者，男，24 岁。患者无明显诱因突然出现意识丧失、全身抽搐、口吐白沫、大小便失禁。患者有癫痫病史 5 年。下列处理措施中首要的是（ ）

A. 建立静脉通道，遵医嘱给药控制急性发作

B. 注意保暖

C. 急诊 CT 检查，明确病因

D. 发作时注意安全，不要按压肢体

E. 保持呼吸道通畅，预防窒息

答案解析

【护理措施】

1. 生活护理 指导患者避免导致癫痫发作的诱发因素，如戒烟禁酒，避免疲劳、饥饿、便秘、声光刺激等。给患者创造安全、安静的休养环境，床旁桌上不放置热水瓶、玻璃杯等危险物品，做好意外防范准备。

2. 饮食护理 合理饮食，给予足够热量、高维生素、高纤维素、适量蛋白的易消化饮食，避免暴饮暴食，禁止饮酒。癫痫发作时禁止饮食。

3. 病情观察 癫痫发作时密切观察生命体征及意识、瞳孔变化，注意发作过程中有无心率增快、血压升高、呼吸暂停、瞳孔散大、牙关紧闭、大小便失禁等；观察并记录发作类型、发作频率与发作持续时间；观察发作停止后患者有无头痛、疲乏及行为异常等。

4. 对症护理

（1）保持呼吸道通畅 置患者于头低侧卧位或平卧位头偏向一侧；松开领带和衣扣，解开腰带；取下活动性义齿，及时清除口腔和鼻腔分泌物；必要时备好床旁吸引器、气管插管及气管切开包。

（2）发作期安全护理 告知患者有前驱症状时立即平卧，如在活动状态时发作，陪伴者应立即将患者缓慢置于平卧位，避免受伤；用软垫对跌倒时易受伤的头部、关节加以保护；切忌用力按压患者抽搐肢体，以防骨折和脱臼；将压舌板或筷子、纱布等置于口腔一侧上下臼齿之间，防止舌、口唇和颊部被咬伤；癫痫持续状态、极度躁动或发作停止后意识恢复过程中有短时躁动的患者，应由专人守护，必要时用约束带适当予以保护性约束。

5. 用药护理

（1）注意预防和观察药物的不良反应，用药前进行血常规、尿常规、肝功能、肾功能检查，用药期间每月复查血常规、尿常规，每季度复查肝功能、肾功能，至少持续半年；嘱餐后服用，以减少胃肠道反应；剂量较大时于睡前服药以减少白天的镇静作用。

（2）用药原则 ①确定是否用药：半年内发作 2 次以上者，一经诊断即应用药。首次发作或间隔半年以上发作 1 次者，酌情用药。②主要根据癫痫发作类型选择药物。③尽可能单药、从小剂量开始，

缓慢增量，以能最大限度控制癫痫发作而无不良反应或不良反应很轻的最低有效剂量为宜。④合理联合用药：尽量避开不良反应、化学结构相同的药物联合应用，注意药物相互作用。⑤增减药物剂量：增药可适当的快，减药要慢，逐一增减。⑥换药原则：换用药物在控制发作或达到最大可耐受剂量后逐渐减掉原有的药物，换药的过渡期为5～7天。⑦规律用药：控制发作后不宜随意减量或停药，如全面强直－阵挛性发作完全控制4～5年后可考虑停药，停药前应缓慢减量，1～1.5年无发作者方可停药。

6. 心理护理　癫痫患者易产生紧张、焦虑、抑郁等不良心理问题。护士应注意观察患者的表现，关心、理解、尊重患者，鼓励患者表达自己的心理感受，指导患者面对现实，采取积极的应对方式，配合治疗。

【健康指导】

1. 疾病知识指导　向患者和家属介绍疾病的相关知识和自我护理的方法。告知患者避免劳累、睡眠不足、饥饿、饮酒、便秘、情绪激动、妊娠与分娩、强烈的声光刺激、惊吓等诱发癫痫发作的因素。

2. 生活指导　指导患者充分休息，环境安静适宜，劳逸结合。告知患者独自外出时应携带个人信息卡（内容有姓名、住址、联系电话及疾病诊断），以备发作时及时联系与急救。告知患者饮食宜清淡，少量多餐，避免辛辣刺激性食物，戒烟酒。勿从事攀高、驾驶、游泳等有危险的工作。

3. 用药指导与病情监测　告知患者遵医嘱规律用药，切忌突然停药、减药、漏服及自行换药。告知患者要定期复查，注意观察抗癫痫药物的疗效和不良反应。当患者发生病情变化时应及时就诊。

4. 婚育指导　特发性癫痫且有家族史的女性患者，婚后不宜生育；双方均有癫痫，或一方有癫痫，另一方有家族史者不宜生育。

任务七　重症肌无力患者的护理

PPT

重症肌无力（myasthenia gravis，MG）是一种由于神经－肌肉接头突触后膜上乙酰胆碱受体受损引起的神经－肌肉接头传递功能障碍的获得性自身免疫性疾病。主要临床表现为患者感觉局部或全身骨骼肌乏力、极易疲劳，活动后症状加重，休息和应用胆碱酯酶抑制剂后症状减轻。

【病因与发病机制】

重症肌无力的发生是由体液免疫介导，细胞免疫、补体参与，导致神经－肌肉接头的突触后膜上乙酰胆碱受体被自身抗体攻击受损而引起的自身免疫性疾病。

【临床表现】

1. 临床特征

（1）发病年龄　各年龄阶段均可发病，有两个高峰期，一个是20～40岁，此阶段女性发病率高于男性；第二个是40～60岁，此阶段以男性发病居多。

（2）起病形式和诱因　多起病隐匿，呈波动性无力和易疲劳性。部分患者有感染、精神创伤、过度劳累、手术、妊娠、分娩、全身性疾病等诱因。

（3）发病时间　患者在肌肉连续收缩后出现肌无力，休息后症状减轻。肌无力在下午或傍晚加重，晨起或休息后减轻，这种现象称为“晨轻暮重”。

（4）受累肌肉的分布和表现　全身骨骼肌均可受累，眼外肌最易受累，为一侧或双侧眼外肌麻痹，是MG最常见的首发症状，表现为上睑下垂、斜视、复视、眼球活动受限甚至固定，但瞳孔不受影响。面部肌肉受累可表现为眼睑闭合无力、鼓腮漏气、鼻唇沟变浅、苦笑面容。咽喉部肌肉受累时出现吞咽困难、饮水呛咳、声音嘶哑、构音障碍等。胸锁乳突肌和斜方肌无力表现为抬头困难，转头、耸肩无力。四肢肌群受累以近端肌肉无力为主，表现为抬臂困难、上楼梯困难。呼吸肌无力可导致呼吸困难。偶有心肌受累，可引起猝死。

（5）重症肌无力危象　约10%的MG患者可出现危象。重症肌无力危象是MG患者最危急的状态，是指患者在某些诱因的作用下突然发生严重的呼吸困难而危及生命。易发生于口咽肌和呼吸肌无力的患者，常存在诱因，如感染、手术、精神紧张等。危象包括三种类型：①肌无力危象：最常见，为疾病严重发展的表现，注射新斯的明后显著好转为其特点。②胆碱能危象：系胆碱酯酶抑制剂过量引起的呼吸困难，常伴瞳孔缩小、多汗、唾液分泌增多等。注射新斯的明无效，症状反而加重。③反拗危象：系在服用胆碱酯酶抑制剂期间，对胆碱酯酶抑制剂不敏感而出现严重的呼吸困难。

2. 临床分型　按照Osserman分型，MG可分为三大类，即成年型、儿童型、少年型。

（1）成年型

1）Ⅰ型（眼肌型）：病变仅限于眼外肌，表现为上睑下垂和复视。

2）Ⅱa型（轻度全身型）：病情进展缓慢，且较轻，可累及眼、面和四肢肌肉，咽喉肌受累不明显，生活多能自理。

3）Ⅱb型（中度全身型）：严重肌无力伴延髓肌受累，患者四肢肌群受累明显，常伴眼外肌受累，并有咀嚼、吞咽困难、构音障碍，呼吸肌受累不明显，生活自理有一定困难。

4）Ⅲ型（急性重症型）：起病急，常在起病数周内累及延髓肌、肢带肌、躯干肌和呼吸肌，有肌无力危象，需呼吸机辅助呼吸，死亡率高。

5）Ⅳ型（迟发重症型）：病程在2年以上，症状同Ⅲ型，死亡率较高，常合并胸腺瘤。

6）Ⅴ型（肌萎缩型）：表现为肌无力伴有肌萎缩。

（2）儿童型　约占我国MG患者的10%。多数患者仅限于眼外肌麻痹，交替出现双侧上睑下垂。约1/4可自然缓解，少数患者累及全身骨骼肌。

（3）少年型　10岁后起病，表现多为单纯眼外肌麻痹，部分伴吞咽困难及四肢无力。

【实验室及其他检查】

1. 重复神经电刺激　是常用的具有确诊价值的检查方法。采用低频重复电刺激神经干，如面神经、尺神经、腋神经、副神经等。MG典型改变为动作电位波幅第5波比第1波递减程度在10%以上。90%的MG患者低频刺激时为阳性，且与病情轻重相关。此检查应在停用胆碱酯酶抑制剂12～18小时后进行，以免假阳性。

2. 单纤维肌电图　使用特殊的单纤维针电极测量同一运动单位内肌纤维产生动作电位的时间是否延长来反映神经－肌肉接头处的功能，MG表现为间隔时间延长。

3. 新斯的明试验　新斯的明1.0～1.5mg肌内注射，10～20分钟后症状明显减轻为阳性。为防止新斯的明的毒蕈碱样反应，一般同时注射阿托品0.5mg。

4. 抗乙酰胆碱受体抗体测定　50%～60%眼肌型患者、85%～90%的全身型重型MG患者血清中可检测到抗乙酰胆碱受体抗体。且抗体滴度与临床症状的严重程度并不完全一致。

5. 疲劳试验（Jolly试验）　患者持续上视出现上睑下垂或两臂持续平举后出现上臂下垂，休息后恢复者为阳性。用于病情不严重，尤其是症状不明显者。

【诊断要点】

根据病变所累及的骨骼肌在活动后出现疲劳无力，休息后减轻和晨轻暮重的特点，肌疲劳和新斯的明试验阳性，血清中抗乙酰胆碱受体抗体滴度增高，重复电刺激提示波幅递减，可作出诊断。应行胸腺CT、MRI检查确定有无胸腺增生或胸腺瘤。

【治疗要点】

1. 药物治疗

（1）胆碱酯酶抑制剂　治疗 MG 的基本药物，主要作用是改善症状。通过抑制胆碱酯酶而减少乙酰胆碱的水解，使突触间隙的乙酰胆碱存留时间延长而改善神经－肌肉接头间信号的传递，增加肌力。最常用的是溴吡斯的明，是初始治疗 MG 的首选药物，根据病情与激素及其他非激素类免疫抑制剂联合使用。

（2）糖皮质激素　可抑制自身免疫反应，为目前治疗 MG 的一线药物，适用于各种类型的 MG，尤其是危重症。常用的是泼尼松、甲泼尼龙等。

（3）免疫抑制剂　适用于不能耐受大剂量激素或疗效不佳的 MG 患者。可选用硫唑嘌呤、他克莫司、吗替麦考酚酯、环孢素、甲氨蝶呤或环磷酰胺等。

（4）大剂量静脉注射免疫球蛋白　外源性免疫球蛋白可以影响乙酰胆碱受体与抗乙酰胆碱受体抗体的结合，保护乙酰胆碱受体不被抗体阻断。

2. 血浆置换　用正常人血浆或血浆代用品置换患者血浆，清除 MG 患者血浆中的抗乙酰胆碱受体抗体、补体及免疫复合物，适用于肌无力危象和难治性 MG。该治疗起效快，近期疗效好，但不持久，疗效维持 1 周至 2 个月。

3. 危象患者的处理　首先要保护呼吸道通畅，经早期治疗病情无好转时应立即行气管插管或气管切开，应用人工呼吸器辅助呼吸；筛查危险诱因，如是否感染或使用加重肌无力的药物等；通过静脉给予糖皮质激素或大剂量丙种球蛋白；必要时进行血浆置换。根据危象的类型不同采取相应处理方法：肌无力危象者加大新斯的明用量；胆碱能危象和反拗危象者暂停胆碱酯酶抑制剂并对症治疗。

4. 胸腺治疗　主要用于胸腺肿瘤、胸腺增生和药物治疗困难者。包括胸腺切除和胸腺放射治疗。前者适用于大多数患者，后者主要用于少数不能进行手术或术后复发者。

【常见护理诊断/问题】

1. 自理缺陷　与全身肌无力致运动、语言等功能障碍有关。

2. 营养失调：低于机体需要量　与咀嚼无力、吞咽困难所致进食量减少有关。

3. 恐惧　与呼吸肌麻痹和气管切开有关。

4. 潜在并发症　重症肌无力危象、呼吸衰竭。

【护理措施】

1. 生活护理　患者生活起居要规律，保持充足睡眠，活动宜选择清晨、休息后或肌无力症状较轻时，避免熬夜、过度劳累，自我调节活动量，以不感到疲劳为原则。可协助患者行进食、洗漱、穿衣等日常活动，鼓励患者做力所能及的事情。长期卧床者进行关节的被动运动、按摩躯干四肢，预防关节挛缩和压疮。注意保暖，避免受凉，预防上呼吸道感染。

2. 饮食护理　给予高蛋白、高热量、高维生素、富含钾和钙，清淡易消化的饮食。避免摄入干硬粗糙食物；为患者安排充足的进餐时间；如感到咀嚼无力、吞咽困难，可嘱患者在用药后 15 ~ 30 分钟药效较强时进餐；重症患者给予鼻饲流质饮食。必要时遵医嘱静脉补充营养。

3. 病情观察　密切观察病情，观察肌无力发生的部位、出现的时间、加重和缓解的因素。注意观察有无咀嚼无力、吞咽困难、饮水呛咳等。注意观察有无呼吸频率、节律与深度的改变，判断呼吸困难的严重程度。观察是否存在感染、外伤、精神紧张等使病情加重的诱因。

4. 对症护理　鼓励患者咳嗽和深呼吸，抬高床头，及时吸痰，清除口腔和鼻腔分泌物，遵医嘱给予氧气吸入。备好新斯的明、人工呼吸机等抢救药品和器材，尽快解除危象，必要时配合行气管插管、气管切开和人工辅助呼吸。

5. 用药护理　遵医嘱用药，告知患者常用药物的服用方法、不良反应与用药注意事项，避免因用药不当而诱发肌无力危象、胆碱能危象。

（1）胆碱酯酶抑制剂　从小剂量开始，逐渐加量，以能维持日常起居为宜。应严格掌握用药剂量，以防用药不足引起肌无力危象或用药过量导致胆碱能危象。治疗期间如出现呕吐、腹痛、出汗、流涎等毒蕈碱样反应时，可用阿托品对抗。

（2）糖皮质激素　应用大剂量糖皮质激素进行冲击治疗，症状明显减轻、消失后逐渐减量，以5～15mg/d维持治疗至少1年以上。长期服药者，可出现高血压、消化性溃疡出血、血糖升高、骨质疏松、股骨头坏死、神经精神症状等并发症，监测血压、血糖和电解质。

（3）免疫抑制剂　环磷酰胺等免疫抑制剂可导致外周血白细胞减少、血小板减少、胃肠道反应、肝肾损害、脱发、出血性膀胱炎等，应监测血常规、肝功能、肾功能的变化，出现异常及时报告医生并配合处理。

（4）用药禁忌　避免应用可能使肌无力加重的药物，包括阻滞神经－肌肉传递的药物，如氨基糖苷类抗生素、多黏菌素等；降低肌膜兴奋性的药物，如奎宁、奎尼丁等；镇静剂，如地西泮、苯巴比妥、氯丙嗪等。

练一练8-3

患者，女，42岁。咳嗽、咳黄痰3天，近1日晨练后出现抬臂费力、上楼梯困难，无吞咽困难、构音障碍，初步诊断为"重症肌无力、急性支气管炎"。需使用抗生素治疗，下列抗生素中避免使用的是（　）

答案解析

A. 青霉素　B. 阿莫西林　C. 头孢拉定　D. 庆大霉素　E. 磺胺嘧啶

6. 心理护理　MG病程长、病情反复，患者易产生焦虑、烦躁、抑郁的心理反应。鼓励患者向医护人员和家属表达自己的感受和需求，耐心倾听患者的表述，为存在构音障碍的患者提供纸、笔等交流工具，指导患者采用文字和肢体语言进行沟通。

【健康指导】

1. 疾病知识指导　帮助患者及家属了解疾病的临床特征、治疗方法。告知患者避免呼吸道感染、精神创伤、外伤等导致病情加重的诱因，保持情绪稳定，以防诱发危象。

2. 生活指导　指导患者充分休息、合理活动，活动量以不感到疲劳为原则。卧床者，注意预防压疮、肌肉萎缩、关节强直。饮食上注意加强营养，预防便秘。避免摄入干硬不宜咀嚼的食物，出现吞咽困难时及时就医，必要时鼻饲流质饮食或通过静脉补充营养。

3. 用药指导和病情监测　介绍所用药物的名称、剂量、常见不良反应等，指导患者严格遵医嘱用药，避免漏服、自行增减药量或停药，防止因用药不足或过量导致病情加重，甚至发生危象。告知MG患者慎用或禁用可导致病情加重的药物。教会患者和家属观察病情变化，发现病情加重及时就诊，定期门诊复查。

目标检测

答案解析

单项选择题

1. 核上瘫的表现不包括（　）

A. 病灶对侧鼻唇沟变浅或消失　B. 病灶对侧额纹消失

C. 伸舌时，舌尖偏向病灶对侧　D. 鼓腮漏气

E. 病灶对侧口角低垂

2. 下列不符合上运动神经元瘫痪表现的是（　）

A. 瘫痪分布范围较广　　B. 无明显的肌萎缩

C. 肌张力降低　　D. 腱反射亢进

E. 病理反射阳性

3. 浅昏迷和深昏迷的主要区别在于（　）

A. 能否被唤醒

B. 有无定向力障碍

C. 有无自主运动

D. 角膜反射、瞳孔对光反射及防御反射是否存在

E. 对声、光刺激的反应

4. 低颅压性头痛的特点是（　）

A. 剧烈疼痛，伴有喷射状呕吐

B. 立位时出现或加重，卧位时减轻或消失

C. 疼痛部位局限于眼眶周围和前额

D. 头痛前有视物模糊

E. 常伴有乳突的压痛

5. 下列关于短暂性脑缺血发作的叙述，错误的是（　）

A. 属于缺血性脑血管疾病

B. 大多患者遗留轻微的神经功能缺损表现

C. 常反复发作，每次发作症状相似

D. 好发于中老年人

E. 头颅 CT 或 MRI 检查大多正常

6. 关于脑血栓形成的临床特点，正确的叙述是（　）

A. 常见于 20 ~ 40 岁的青壮年

B. 常在情绪激动时发病

C. 神经系统局灶性表现多在数小时或 1 ~ 2 天内达到高峰

D. 属于出血性脑卒中

E. 迅速出现严重的意识障碍

7. 护士为脑出血患者静脉滴注 20% 甘露醇，不正确的做法是（　）

A. 不与电解质溶液混用　　B. 有结晶需加温溶解冷却后使用

C. 缓慢静脉滴注　　D. 避免药液外渗

E. 注意观察有无水、电解质紊乱

8. 蛛网膜下腔出血特征性的体征是（　）

A. 三偏征　　B. 感觉障碍　　C. 动眼神经麻痹　D. 脑膜刺激征　　E. 病理反射阳性

9. 患者，男，72 岁。因手抖、走路小步前冲就诊，诊断为“帕金森病”。护士嘱该患者不宜进食过多的蛋白饮食，原因是（　）

A. 导致营养过剩　　B. 加重肾脏负担

C. 降低左旋多巴类药物的疗效　　D. 导致震颤症状加重

E. 导致肌张力增高

10. 患者，女，42 岁。因“重症肌无力”入院治疗，该患者通常不会出现（　）

A. 晨轻暮重
B. 全身骨骼肌均可受累
C. 多起病隐匿
D. 适当活动后症状减轻
E. 抗乙酰胆碱受体抗体测定滴度增高

11. 某重症肌无力患者在服用胆碱酯酶抑制剂后出现流涎、呕吐、腹痛、出汗，此时可给予（　）治疗。

A. 新斯的明
B. 依酚氯铵
C. 阿托品
D. 毛果芸香碱
E. 苯巴比妥

12. 患者，女，23 岁。因对称性双下肢乏力就诊，以“急性炎症性脱髓鞘性多发性神经病”收入院，其脑脊液检查可能会出现（　）

A. 细胞数正常，蛋白降低
B. 糖含量降低，细胞数增多
C. 脑脊液压力高，混浊
D. 细胞数正常，蛋白含量增高
E. 细胞数增多，以红细胞为主

13. 患者，男，23 岁。因“急性脊髓炎”入院，该患者通常不可能出现的表现是（　）

A. 脊髓横贯性损伤
B. 脊髓休克
C. 脑脊液蛋白增高
D. 压颈试验通畅
E. 眼球震颤

14. 患者，女，51 岁。因双下肢无力逐渐加重 5 天入院，诊断为“急性炎症性脱髓鞘性多发性神经病”护士向患者及家属介绍本病的相关知识时，正确的说法是（　）

A. 大多会留有肢体瘫痪的后遗症
B. 今后还会复发
C. 本病是由细菌感染引起的
D. 大多预后好，可以完全康复
E. 本病属于中枢神经系统疾病

15. 患者，男，40 岁。近 3 天出现颈背部疼痛，四肢无力。身体评估：四肢肌力 3 级，肌张力减低，C_4平面以下痛觉减退，尿潴留。2 周前患“感冒”，已痊愈。目前的初步诊断为（　）

A. 急性炎症性脱髓鞘性多发性神经病
B. 重症肌无力
C. 脑卒中
D. 急性脊髓炎
E. 脊髓压迫症

16. 患者，女，72 岁。因晨起出现右侧肢体活动不灵，吐字不清就诊，诊断为“脑血栓形成”。下列护理措施不妥的是（　）

A. 取侧卧位，头部抬高 15° ~30°
B. 遵医嘱给予尿激酶，注意观察有无出血的表现
C. 头部禁用冷敷
D. 给予低盐、低脂、低胆固醇的饮食
E. 向患者解释吐字不清的原因

17. 患者，女，35 岁。风湿性心脏病病史 7 年，今日下午突然出现右侧肢体瘫痪，失语，右侧偏身感觉障碍。心电图提示心房颤动，最有可能是发生了（　）

A. 脑栓塞
B. 脑血栓形成

C. 短暂性脑缺血发作　　D. 蛛网膜下隙出血

E. 脑出血

18. 某帕金森病患者一直坚持口服药物治疗。近日来无明显诱因出现突然的不能活动和突然的行动自如，并交替出现。考虑可能是下列哪种药物所致（　）

A. 东莨菪碱　　B. 左旋多巴

C. 溴隐亭　　D. 司来吉米

E. 金刚烷胺

19. 患者，女，在商场突然意识丧失倒地，随后出现四肢痉挛性抽搐，口吐白沫，口唇发绀。目前该患者首要的护理诊断是（　）

A. 有受伤的危险　　B. 有窒息的危险

C. 知识缺乏　　D. 有皮肤完整性受损的危险

E. 焦虑

20. 患者，男，30 岁。原有癫痫大发作病史 1 年，口服苯妥英钠治疗，近 4 个月从未发作，故自行停药。今晨起突然出现多次抽搐发作，发作间歇期意识不清、小便失禁，遂来院急诊。首选的紧急治疗措施是（　）

A. 鼻饲抗癫痫药　　B. 静脉推注地西泮

C. 肌内注射苯巴比妥　　D. 10% 水合氯醛灌肠

E. 20% 甘露醇静脉滴注

书网融合……

重点回顾　　微课 1　　微课 2　　微课 3　　习题

项目九　传染病患者的护理

学习目标

知识目标：

1. **掌握**　常见传染病的临床表现和护理措施。
2. **熟悉**　常见传染病辅助检查的方法、意义及治疗要点。
3. **了解**　常见传染病的病因和发病机制。

技能目标：

能按照护理程序给传染病患者提供整体护理和健康指导。

素质目标：

具有高度的工作责任感和奉献精神。

导学情景

情景描述：患者，男，16岁。1周前无明显诱因出现畏寒、发热、乏力、食欲不振、厌油腻食物，恶心，呕吐，退热后尿色逐渐加深，呈浓茶样改变，大便颜色正常，无腹胀、腹痛、无关节疼痛等症状。既往无“肝炎”病史，无血吸虫疫接触史。体检：急性病容，一般情况可，皮肤巩膜明显黄染，未见肝掌、蜘蛛痣，心脏听诊无异常，腹平软，肝右肋下2cm，有压痛，脾肋下未触及，移动性浊音，下肢不肿。

情景分析：患者起病急，初期有畏寒、发热、乏力等病毒血症，消化道症状较为明显，继而尿色加深，皮肤巩膜黄染明显，肝右肋下2cm，提示我们病变器官发生在肝脏。

讨论：

1. 该患者可能的医疗诊断是什么？
2. 为了确诊我们需要做哪些实验室检查？
3. 应该采取哪些护理措施？

学前导语：综合上述症状和体征，考虑患者可能是病毒性肝炎。作为传染病中的常见病，都有哪些临床表现？又该如何治疗与护理呢？下面我们就一同学习传染病的相关知识。

PPT

任务一　概　述

传染病（infectious diseases）是由病原体感染所引起的一组具有传染性、在一定条件下可造成流行的疾病。目前如病毒性肝炎、肺结核、肾综合征出血热等仍广泛存在；同时，1970年以来新发的一些传染病，如新型冠状病毒肺炎、严重急性呼吸综合征（SARS）、人感染高致病性禽流感、甲型H1N1流感、艾滋病等也已经成为全球高度重视的公共卫生问题，它们对整个人类社会构成了严重的威胁。

【感染与免疫】

1. 感染　是指病原体和人体之间相互作用、相互斗争的过程。病原体能否被清除或定植下来，主要取决于病原体的致病力和人体免疫功能，感染过程有以下五种表现。

（1）病原体被清除　一般病原体被清除多见于机体的免疫力较强，或侵入的病原体数量不足或毒力较弱，或入侵机体的部位不合适，病原体被机体免疫系统清除，而不发生感染。

（2）隐性感染（inapparent infection）　又称为亚临床感染，指病原体进入人体后，仅引起机体发生特异性免疫应答，病理变化轻微，未表现出明显的临床症状、体征和生化改变，只能通过免疫学检查才能发现。在大多数传染病中，隐性感染是最常见的表现，其数量远远超过显性感染。其中有少数病例转变为病原携带状态，病原体持续存在于体内，成为无症状携带者。

（3）显性感染（apparent infection）　又称为临床感染，多见于机体免疫力较弱，侵入的病原体毒力较强，数量较多时，机体受到严重损害，不但引起机体发生免疫应答，而且通过病原体本身的作用或机体的变态反应，导致组织损伤，引起病理改变和临床表现。在大多数传染病中，显性感染只占受感染者的一小部分，但是在麻疹、水痘等少数传染病中，大多数病例表现为显性感染。

（4）病原携带状态（carrier state）　是指病原体在人体内生长、繁殖，并可排出体外，但人体并不出现疾病的临床表现。由于患者不表现出临床症状而携带病原体，所以它是许多传染病的重要传染源。按病原体种类不同，可分为带菌者、带病毒者或带虫者等。

（5）潜伏性感染（latent infection）　病原体感染机体后寄生于某些部位，由于机体免疫功能足以将病原体局限化而不引起显性感染，但不足以将病原体清除时，病原体便可长期潜伏起来，待机体免疫功能下降时，则可引起显性感染，如结核分枝杆菌和梅毒螺旋体所引起的感染。

以上感染的五种形式，在不同的传染病中会有不同表现，且在一定条件下可以相互转换。通常隐性感染最常见，病原携带状态次之，二者是重要的传染源；显性感染出现比例最少，且一旦出现容易识别。

2. 感染过程中病原体的致病作用

病原体的致病力包括：

（1）侵袭力　是指病原体侵入机体并在体内生长、繁殖的能力。

（2）毒力　毒力包括毒素和其他毒力因子，其中毒素包括以白喉杆菌、破伤风杆菌和霍乱弧菌为代表的外毒素和以伤寒杆菌、痢疾杆菌为代表的内毒素。

（3）数量　在同一种传染病中，入侵病原体的数量一般与致病能力成正比。

（4）变异性　病原体可因遗传或环境或药物等因素而发生变异，变异的结果可使病原体的毒力增强或减弱。

3. 感染过程中免疫应答的作用　免疫应答包括非特异性免疫应答和特异性免疫应答。

（1）非特异性免疫　又称为先天性免疫或自然免疫，是指人体对入侵的各种病原体及其他异物的一种清除机制，如皮肤、黏膜和血－脑屏障等天然屏障、吞噬作用以及体液因子等。

（2）特异性免疫　是指机体由于对抗原特异性识别而产生的免疫，是一种后天获得的主动免疫，分别是由 T 淋巴细胞介导的细胞免疫和 B 淋巴细胞介导的体液免疫。

病原体侵入人体后能否最终引起疾病，一方面取决于病原体的致病能力，另一方面取决于机体免疫应答的作用。

【传染病的流行过程及影响因素】

1. 传染病流行过程的基本条件

（1）传染源

1）患者：患者是重要的传染源，在同一传染病的不同阶段，患者的传染性强弱不同，其中发病期传染性最强。

2）病原携带者：包括病后病原携带者和无症状病原携带者，由于病原携带者不易被发现，因此是非常重要的传染源，也具有重要的流行病学意义。

3）隐性感染者：隐性感染者由于无任何症状、体征而不易被发现，因此在病原体被完全清除前也是重要的传染源，如脊髓灰质炎、流行性脑脊髓膜炎等。

4）受感染的动物：由动物体内排出病原体传播给人类发病，称为动物源性传染病，如鼠疫、狂犬病等。

（2）传播途径

1）呼吸道传播：病原体通过患者咳嗽、打喷嚏或讲话以飞沫的形式排放到空气中，或是地面的痰液干燥后在空气中形成气溶胶状，均可被易感者吸入呼吸系统而感染，如麻疹、流行性脑脊髓膜炎、结核病和 SARS 等。

2）消化道传播：病原体污染水源、食物或食具后，易感者进食时可获得感染，如细菌性痢疾。

3）血液、血制品、体液传播：某些患者或携带者的血液、体液中长期存在病原体，通过应用血制品、分娩或性交等途径传播，如乙型病毒型肝炎、丙型病毒型肝炎和艾滋病等。

4）接触传播：病原体污染水或土壤后，易感者接触时可获得感染，如血吸虫病和钩端螺旋体病等。此外，乙型病毒型肝炎、丙型病毒型肝炎等也可通过日常生活的密切接触而获得感染。

5）虫媒传播：见于以吸血节肢动物（如蚊子、人虱、羌螨等）为中间宿主的传染病，在叮咬时把病原体传给易感者，可引起疟疾、流行性斑疹伤寒和羌虫病等。

（3）人群易感性　对某种传染病缺乏特异性免疫力的人称为易感者。当易感者在某一特定人群的比例达到一定数量时，则很容易发生该传染病。如新生人口增加、易感者的集中或部队的新兵入伍，均易引起传染病流行。患者病后获得的特异性免疫、人群发生隐性感染、人工免疫预防等均可使人群易感性降低，不易引起传染病流行或终止其流行，如天花、脊髓灰质炎、乙型脑炎和麻疹等。

2. 影响流行过程的因素

（1）自然因素　主要指地理、气候和生态等条件。大部分虫媒传染病和某些自然疫源性传染病，有较严格的地区和季节性。如我国北方的黑热病地方性流行区和南方的血吸虫病地方性流行区。

（2）社会因素　主要与人民的生活水平、社会卫生保健事业的发展、预防普及的程度密切相关。生活水平低，工作与卫生条件差，可致机体抗病能力低下，增加感染的机会，也是构成传染病流行的条件之一。

练一练9-1

关于病原携带者的论述，正确的是（　）

A. 所有的传染病均有病原携带者

B. 病原携带者不是重要的传染源

C. 发生于临床症状之前者称为健康携带者

D. 病原携带者不显出临床症状而能排出病原体

E. 处于潜伏性感染者就是病毒携带者

答案解析

【传染病的特征】

1. 基本特征　传染病与其他疾病的主要区别是具有以下基本特征。

（1）有病原体　每种传染病都是由特异性病原体所引起的，诊断传染病时病原体检查具有重要临床意义。

(2) 有传染性　病原体由宿主体内排出，通过各种传播途径传染给他人，这种特性称为传染性，这是传染病与其他感染性疾病的主要区别。传染病患者有传染性的时期称为传染期，每一种传染病的传染期相对固定，可以作为隔离患者的依据之一。

(3) 有流行病学特征　传染病的流行过程在自然因素和社会因素影响下，具有流行性、地方性、季节性等特征。

(4) 有感染后免疫　人体感染病原体后，无论是显性感染还是隐性感染，均能产生针对该病原体及其产物的特异性免疫。但是由于病原体的种类不同，感染后所获免疫的强弱和持续时间长短不一。

2. 临床特点

(1) 病程发展的阶段性　急性传染病的发生、发展和转归一般分为以下四个阶段。

1) 潜伏期　从病原体侵入人体到受感染者开始出现临床症状为止的时期，称为潜伏期。各种传染病潜伏期长短不一，但一般都有一个相对不变的限定时间（最短时间到最长时间）。潜伏期是确定传染病检疫期及密切接触者医学观察期的重要依据。

2) 前驱期　从起病到该病出现明显症状为止的一段时间，称为前驱期。患者多表现为头痛、发热、乏力、食欲不振、肌肉酸痛等非特异性临床表现，一般持续 1 ~3 天。

3) 症状明显期　某些传染病如麻疹、水痘患者度过前驱期后，大多数转为症状明显期，病情逐渐加重到达顶峰。在此期间该传染病所特有的症状和体征大都能明显地表现出来。

4) 恢复期　当机体的免疫力增加到一定程度，体内病理生理过程基本终止，症状和体征基本消失时，称为恢复期。但是此期患者体内可能还有残余病理或生化改变，病原体还未被完全清除，仍具有传染性。

(2) 常见症状和体征　传染病的常见症状体征有发热、发疹和毒血症状等。其中发热是传染病最常见、最突出的症状，许多传染病在发热的同时还伴有发疹，如水痘、风疹的皮疹多在发病后第 1 天出现。此外，患者还可出现全身不适、疲乏、厌食、头痛及全身肌肉、骨骼、关节疼痛等毒血症状。

【传染病的预防】

1. 管理传染源

(1) 对患者的管理　早发现、早诊断、早报告、早隔离和早治疗是预防和控制传染病的重要步骤和措施，要注意彻底治疗患者，做好消毒、隔离工作。

(2) 对接触者的管理　与传染源密切接触过的健康人，在该病的最长潜伏期内称为接触者。对接触者应根据具体情况采取检疫措施、医学观察、预防接种或药物预防。

(3) 对病原携带者的管理　对病原携带者应做好登记，加强管理，并随访观察，必要时应调整工作岗位或隔离治疗。

(4) 对动物传染源的管理　应根据动物的病种和经济价值，采取隔离、治疗或杀灭等措施。

2. 切断传播途径　根据不同传染病的传播途径采取相应的措施，如消化道传染病，应重点做好水源、粪便的管理，加强饮食卫生、个人卫生，消灭苍蝇、蟑螂、老鼠等。此外，做好消毒工作，也是切断传播途径的重要措施。

3. 保护易感人群

(1) 提高非特异性免疫力　养成良好的生活习惯、加强体育锻炼、科学饮食、改善营养、保持心情愉快等均可以增强个体的非特异性免疫力。

(2) 提高特异性免疫力　人体可通过接种疫苗、菌苗及类毒素等获得主动特异性免疫，也可以通过接种抗毒素、特异性高价免疫球蛋白等使机体产生被动特异性免疫。

【传染病的隔离与消毒】

1. 传染病的隔离 隔离是指采用各种方法、技术，防止病原体从传染源传播给他人的措施，隔离种类有呼吸道隔离、消化道隔离、接触隔离、血液/体液隔离等。

2. 传染病的消毒 消毒是指通过物理、化学或生物学方法，消除或杀灭由传染源排出到外环境中的病原体的一系列方法。具体包括以下两种。

（1）疫源地消毒 指对有传染源存在或曾经存在过传染源的场所进行消毒，包括终末消毒和随时消毒两种，目的是为了消灭由传染源排放到外界环境中的病原体。

（2）预防性消毒 指未发现传染源，对可能受到病原体污染的物品和场所进行的消毒，如对饮用水源、餐具、食物的消毒以及对病房、手术室和医护人员手的消毒。

任务二 流行性出血热患者的护理

PPT

流行性出血热（epidemic hemorrhagic fever，EHF），也称为肾综合征出血热，是由汉坦病毒引起的自然疫源性传染病，鼠为主要传染源，临床表现主要有发热、出血、充血、休克和急性肾衰竭。

【病原学】

汉坦病毒为 RNA 病毒，引起我国流行的主要是Ⅰ型汉坦病毒（野鼠型）和Ⅱ型汉坦病毒（家鼠型）。该病毒不耐热、不耐酸，高于 37℃或 pH <5.0 易被灭活，100℃ 1 分钟即可灭活，对紫外线、乙醇和碘酒等消毒剂敏感。

【流行病学】

1. 传染源 许多脊椎动物均可携带汉坦病毒，主要宿主是啮齿类动物，如我国的黑线姬鼠、褐家鼠，林区主要以大林姬鼠为主。其他动物如家兔、猫、犬等也可携带该病毒。患者仅在疾病早期的血液和尿液中携带病毒，但一般不会造成传染，所以人并不是主要传染源。

2. 传播途径

（1）呼吸道传播 鼠类携带病毒的排泄物，如粪便、尿液、唾液等污染尘埃后形成的气溶胶，可通过吸入呼吸道而感染。

（2）消化道传播 进食被鼠类携带病毒的排泄物污染的食物，可经口腔或胃肠道黏膜而感染。

（3）接触传播 被携带病毒的鼠类咬伤或人体破损的伤口接触其血液或排泄物而感染。

（4）垂直传播 孕妇感染本病后经胎盘将病毒传播给胎儿。

（5）虫媒传播 我国从恙螨和柏次禽刺螨中分离到汉坦病毒，但其传播作用尚有待进一步证实。

3. 人群易感性 人群普遍易感，在流行区隐性感染率达到了 3.5%～4.3%。

4. 流行特征 主要分布在亚洲，我国是重疫区，虽然四季均能发病，但有较明显的高峰季节。此外，该病以男性青壮年农民和工人发病率较高。

【发病机制】

至今仍未完全阐明，考虑与以下因素有关。

1. 病毒直接作用 病毒直接作用于感染细胞，导致结构和功能损害。

2. 免疫损伤 病毒入侵人体后引起一系列的免疫应答，其中有Ⅲ型变态反应（免疫复合物损伤型），病毒抗原与机体产生的特异性抗体结合后形成免疫复合物，该复合物沉积在患者皮肤小血管壁、肾小球基底膜、肾小管等处，激活补体，因此造成机体小血管壁及肾脏的病变。

【临床表现】

本病潜伏期 4～46 天，一般为 7～14 天，以 2 周多见。典型病例有以下五期经过。

1. 发热期

（1）发热　多数患者起病急骤，体温在 39～40℃之间，以稽留热和弛张热多见，热程多持续 3～7 天，一般体温越高，热程越长，病情越重。

（2）全身中毒症状　主要表现为全身酸痛、头痛和腰痛，少数患者也可出现眼眶疼痛，其中头痛、腰痛和眼眶痛统称为“三痛”。头痛是由于脑血管扩张充血所致；腰痛与肾周围组织充血、水肿和腹膜后水肿有关；眼眶痛则是由于眼球周围组织水肿所致。多数患者由于胃肠道充血、水肿，还可出现食欲减退、恶心、呕吐、腹痛、腹泻等消化系统症状，部分患者可出现烦躁不安、嗜睡、谵妄或抽搐等神经系统症状，此时可发展为重型。

（3）毛细血管损害征　主要表现为充血、出血和渗出水肿。皮肤充血可出现“三红”，即面部、颈部和胸部皮肤潮红，重者可呈“酒醉貌”。出血则表现为皮肤黏膜的出血点，以腋下、胸背部最为突出，呈条索状或搔抓样。渗出水肿表现为眼睑、球结膜水肿，甚者出现腹腔积液。

2. 低血压休克期　一般发生于病程第 4～6 天，多持续 1～3 天，其持续时间的长短与病情轻重、治疗措施是否及时有关。患者主要表现为面色苍白、口唇发绀、四肢厥冷、脉搏细速、尿量减少、血压下降等表现，大脑供血不足则会出现烦躁、谵妄以及神志恍惚等表现。少数顽固性休克患者，由于长时间组织灌注不良，可促使 DIC、脑水肿、ARDS 和急性肾衰竭的发生。

3. 少尿期　一般发生于病程第 5～8 天，多持续 2～5 天，可以继低血压休克期出现，也可由发热期直接进入少尿期。本期主要表现为少尿或无尿、尿毒症、酸中毒和水、电解质紊乱。尿毒症表现为厌食、恶心、呕吐、

4. 多尿期　一般发生于病程第 9～14 天，持续 7～14 天。根据尿量和氮质血症情况可分为移行期、多尿早期和多尿后期。在移行期每日尿量由 500ml 增加到 2000ml，但血尿素氮和肌酐升高，症状加重，部分患者死于此期；当每日尿量超过 2000ml 时，患者的氮质血症并未得以缓解，所以症状仍重；当每日尿量超过 3000ml 时，随着氮质血症的逐渐好转，患者的精神、食欲等逐渐恢复。

5. 恢复期　多尿期后，一般情况逐渐好转，尿量逐渐恢复至 2000ml/d 或以下，患者还需要 1～3 个月体力才能完全恢复。

6. 并发症

（1）内脏出血　如消化道大出血、腹腔出血、颅内出血、阴道出血、肺出血等。

（2）肺部并发症　如肺水肿、ARDS。

（3）中枢神经系统并发症　如脑水肿、脑膜炎、脑炎等。

（4）其他　继发感染、自发性肾破裂、心肌损害等。

【实验室及其他检查】

1. 血常规　白细胞计数增多，可达 $(15\sim30)\times10^9/L$，重者白细胞计数增多更加明显，有幼稚细胞，呈类白血病反应。分类计数早期以中性粒细胞为主，病后 4～5 天淋巴细胞增多，并出现较多的异型淋巴细胞。血红蛋白和红细胞可因血液浓缩而明显升高。血小板从病后第 2 天起即有不同程度下降。

2. 尿常规　显著蛋白尿为本病主要特征之一。病程第 2 天即可出现，到少尿期达高峰。少数病例尿中出现膜状物，系血细胞、尿蛋白和脱落上皮细胞的凝聚物，尿镜检可见颗粒管型、红细胞和巨大融合细胞。

3. 血液生化检查　血尿素氮、血肌酐多在低血压休克期开始上升。休克期及少尿期可出现代谢性酸中毒。血钾在发热期、休克期处于低水平，少尿期升高，多尿期又降低，但少尿期也可出现低血钾。

4. 血清学检查 可用 ELISA、免疫荧光法检测尿沉渣及血清特异性抗原及血中特异性抗体 IgM 和 IgG。IgM 1∶20 为阳性，IgG 1∶40 为阳性，1 周后滴度上升 4 倍以上有诊断价值。

5. 病原学检查 血清、血细胞可行病毒分离及 RT－PCR 法检测汉坦病毒 RNA。

【诊断要点】

根据患者的流行病学资料以及临床表现，结合实验室及其他检查可确诊，特别是血清、外周血细胞及尿沉渣细胞中检查 EHF 病毒抗原，血清中检出特异性 IgM 抗体，或 IgG 抗体滴度升高 4 倍以上有诊断意义。

【治疗要点】

本病以综合治疗为主，以早发现、早休息、早期治疗和就近治疗的“三早一就”为治疗原则。具体治疗要点如下。

1. 发热期

（1）抗病毒 在发病后 1 周内尽早使用利巴韦林 700～1000mg/d。

（2）减轻外渗 早期卧床休息并及时补充血容量，应用芦丁和维生素 C 等可以降低血管通透性，每日输注平衡盐液或葡萄糖盐水 1000ml 左右，高热、大汗、呕吐或腹泻者可适当增加补液量。

（3）减轻中毒症状 高热患者以物理降温为主，中毒症状重时可给予地塞米松静脉滴注，频繁呕吐者可给予甲氧氯普胺肌内注射。

（4）预防 DIC 适当给予低分子右旋糖酐或丹参注射液静滴，以降低血液黏稠度，必要时给予肝素。

2. 低血压休克期

（1）补充血容量 早期、快速和适量。争取在 4 小时内稳定血压。液体应晶体、胶体结合，晶体以平衡盐液为主，胶体以低分子右旋糖酐、血浆和白蛋白等为主。

（2）纠正酸中毒 常用制剂为 5% 碳酸氢钠溶液，既能纠正酸中毒，又能发挥扩容作用。

（3）改善微循环 可应用血管活性药，如多巴胺等。

3. 少尿期

（1）严格控制入液量，稳定内环境 供给充分的热量，以减少蛋白质分解；如确定是肾性少尿，入液量为前一天排尿量加 500～700ml，同时根据血生化检查结果，纠正酸中毒、高钾或低钾血症。

（2）利尿和导泻 常用呋塞米利尿，从小剂量开始；导泻常用甘露醇、硫酸镁以及中药大黄、番泻叶等导泻。

（3）透析疗法 24 小时以上持续无尿或少尿 4 天以上，氮质血症明显，高血钾或高血容量综合征者，应尽早进行血液透析或腹膜透析。

4. 多尿期 移行期及多尿早期治疗同少尿期。多尿后期应注意维持水、电解质平衡，防治继发感染。

5. 恢复期 应加强营养，继续休息至出院后 1～3 个月，定期复查肾功能等。

练一练9-2

流行性出血热“三痛”是指（　）

A. 头痛、眼眶痛、骨关节痛　　B. 腹痛、腰痛、骨关节痛

C. 头痛、腰痛、眼眶痛　　D. 腹痛、骨关节痛、肌痛

E. 以上都不是

答案解析

【常见护理诊断/问题】

1. 组织灌注无效　与全身小血管广泛损害、血浆外渗、出血及 DIC 有关。

2. 体温过高　与病毒血症有关。

3. 体液过多　与肾脏功能损害有关。

4. 组织完整性受损　与血管壁损伤造成出血有关。

5. 潜在并发症　出血、肾功能不全、继发感染等。

【护理措施】

1. 生活护理　发病后绝对卧床休息，且不可过多活动以免加重血浆外渗及脏器的出血，缓解期仍要注意休息，逐渐增加活动量。

2. 饮食护理　给予高热量、高维生素、清淡易消化的流质或半流质饮食。患者发热期要注意适当补充液体，少尿期要限制水、钠盐和蛋白质的摄入，以免加重水钠潴留和氮质血症，多尿期要注意液体和钾盐的补充。

3. 病情观察　密切观察患者生命体征的变化，特别是体温、血压和意识状态的变化；观察充血、渗出以及出血的表现，如有无“三红”“三痛”的表现；密切观察患者有无脏器出血、尿毒症和继发感染表现，准确记录 24 小时出入量，及时了解化验结果，如血、尿常规及血清电解质等。

4. 对症护理　发热的患者以物理降温为主，但注意不能采用酒精或温水擦浴，以免加重皮肤损害，同时不能用强烈退热药，以免患者大量出汗进入休克期。若患者出现肾功能衰竭，则要严格控制液体入量，在利尿导泻的同时，密切观察患者排尿、排便的颜色、性状及量，并做好记录，必要时配合医生做好血液透析或腹膜透析工作。

5. 用药护理　及时建立有效的静脉通路，保证早期、快速、适量输液。严格遵照医嘱输液。在应用血管活性药物时注意滴数，勿致血压过高或过低。

6. 心理护理　由于本病全身中毒症状重，疗程长，死亡率高，患者及家属容易产生恐惧、焦虑、紧张的情绪，护理过程中，应注意多关心和鼓励患者，帮助患者及家属积极树立战胜疾病的信心。

【健康指导】

1. 疾病预防指导　加强卫生宣传教育，禁止直接捕鼠、玩鼠、不吃疑为鼠类污染或咬过的食品，使群众意识到灭鼠和防鼠是预防本病的关键。由于本病病情变化快且危重，目前又无特效治疗药物，应让患者及家属积极配合医护人员进行治疗，争取早日康复。

2. 保护易感人群　对于野外作业、疫区工作的重点人群，应指导其及时接种沙鼠肾细胞灭活疫苗（Ⅰ型汉坦病毒）和地鼠肾细胞灭活疫苗（Ⅱ型汉坦病毒）。

3. 疾病知识指导　介绍本病发生发展的过程，由于肾功能完全恢复需要较长时间，告知患者出院后要继续休息 1～3 个月，并定期复查。

任务三　流行性乙型脑炎患者的护理

PPT

流行性乙型脑炎（epidemic encephalitis B）简称乙脑，是由嗜神经的乙型脑炎病毒所致的中枢神经系统急性传染病。经蚊等吸血昆虫传播，流行于夏秋季，多发生于儿童，临床上以高热、意识障碍、惊厥、呼吸衰竭及脑膜刺激征为特征。部分患者留有严重后遗症，重症患者可有呼吸衰竭，病死率较高。

乙脑于 1935 年在日本发现，故又称为日本乙型脑炎。在我国 1940 年从脑炎死亡患者的脑组织中分离出乙型脑炎病毒，证实本病存在。

【病原学】

乙型脑炎病毒（简称乙脑病毒）属虫媒病毒乙组的黄病毒科，呈球形，主要含糖基化蛋白（E）和非糖基化蛋白（M），其中E蛋白是病毒的主要抗原成分，具有诱导中和抗体和凝集红细胞的能力。该病毒100℃ 2min或56℃ 30min即可灭活，但耐低温和干燥。乙脑病毒为嗜神经病毒，在细胞质内繁殖，可在小鼠脑内传代，在鸡胚、猴肾和Hela细胞中生长繁殖。人与动物感染病毒后，可产生补体结合抗体、中和抗体及血凝抑制抗体，有助于临床诊断和流行病学调查。

【流行病学】

1. 传染源 乙脑是人畜共患的自然疫源性疾病，由于人感染乙脑病毒后血中病毒数量较少，病毒血症短暂，因此不是本病的主要传染源。猪、牛、马、羊、狗等家畜、鸡、鸭、鹅等家禽和鸟类也可感染乙脑病毒，特别是猪，感染后血中病毒数量多，病毒血症期长，因此猪是本病的主要传染源。此外，蝙蝠也可作为本病的传染源和长期储存宿主。

2. 传播途径 本病主要通过蚊虫叮咬而传播。传播本病的蚊种有库蚊、伊蚊和按蚊中的某些种，其中三带喙库蚊为主要媒介。蚊虫是乙脑病毒的长期储存宿主，可带病毒越冬，病毒可经蚊卵传代。

3. 人群易感性 人群普遍易感，感染后多数呈隐性感染，可获得较持久和稳定的免疫力。

4. 流行特征 本病流行于亚洲东部的热带、亚热带及温带地区。我国除东北、西北的边远地区及高原地区外，均有不同程度流行，但农村发病率高于城市，山区高于沿海地区。本病全年均可发生，80%左右患者为10岁以下儿童，2～6岁组发病率最高。

【发病机制与病理改变】

当人体被带病毒的蚊虫叮咬后，病毒即进入血循环中。发病与否，一方面取决于病毒的毒力与数量，另一方面取决于机体的反应性及防御功能。当人体抗病能力强时，病毒即被消灭；如人体抵抗力降低，而感染病毒量大，毒力强时，病毒经血循环可突破血脑屏障侵入中枢神经系统，并在神经细胞内复制增殖，导致中枢神经系统广泛病变。病变广泛存在于大脑及脊髓，但主要位于脑部，且一般以间脑、中脑等处病变为主。肉眼观察可见软脑膜大小血管高度扩张与充血，脑的切面上可见灰质与白质中的血管高度充血、水肿，有时见粟粒或米粒大小的软化坏死灶。显微镜下可见：

1. 血管病变 脑内血管扩张、充血，小血管内皮细胞肿胀、坏死、脱落。血管周围环状出血，重者有小动脉血栓形成及纤维蛋白沉着。血管周围有淋巴细胞和单核细胞浸润，可形成"血管套"。

2. 神经细胞变性、肿胀与坏死 神经细胞变性，胞核溶解，细胞浆虎斑消失，重者呈大小不等点、片状，神经细胞溶解坏死形成软化灶。

3. 胶质细胞增生 主要是小胶质细胞增生，呈弥漫性或灶性存在血管旁或坏死崩解的神经细胞附近。

【临床表现】

潜伏期为4～21天，一般为10～14天。典型的临床经过分为4期，部分患者可有后遗症及并发症。

1. 初期 起病急，体温在1～2天内升至39～40℃，伴头痛、恶心和呕吐及嗜睡。可有颈部强直及抽搐，此期持续为1～3天。

2. 极期 病程为4～10天，除初期症状加重外，突出表现为脑实质受损表现。

（1）高热 高热是乙脑必有的症状，体温高达40℃以上，热程通常持续7～10天。发热越高，热程越长，病情越重。

（2）意识障碍 意识障碍加重，表现为嗜睡、谵妄、昏迷。神志不清最早可见于病程第1～2天，常持续1周，重者可长达4周。

（3）惊厥或抽搐　是病情严重的表现，可有局部小抽搐、肢体阵挛性抽搐、全身抽搐或强制性痉挛，持续数分钟至数十分钟，均伴有意识障碍。频繁抽搐可加重缺氧和脑实质损伤，导致呼吸衰竭。

（4）呼吸衰竭　是乙脑最严重的表现，多发生于重症病例。由脑实质炎症、脑水肿、脑疝、颅内高压和低血钠脑病所致，其中以脑实质病变为主要原因。主要表现为中枢性呼吸衰竭，其特点为呼吸节律不规则及幅度不均，可为双吸气、叹息样呼吸、潮式呼吸等，最后呼吸停止。此外，因脊髓病变致呼吸肌瘫痪可发生周围性呼吸衰竭，其特点为呼吸先快后慢，呼吸表浅，但呼吸节律规则。

高热、惊厥及呼吸衰竭是乙脑极期的严重症状，三者相互影响，尤其呼吸衰竭常为致死的主要原因。

（5）颅内高压　患者表现为剧烈头痛、呕吐、血压升高和脉搏变慢。婴幼儿常有前囟隆起，重者发展为脑疝，常有小脑幕切迹疝（主要压迫中脑）及枕骨大孔疝（压迫延髓）。脑疝表现为颅内高压症状、昏迷加深，频繁抽搐，瞳孔忽大忽小、对光反射消失，最后出现呼吸突然停止。

（6）神经系统症状和体征　多在病程10天内出现，第2周后就很少出现新的神经症状。常表现为浅反射减退或消失，深反射先亢进后消失；有病理反射，如巴氏征阳性；出现脑膜刺激征，但婴幼儿前囟隆起，脑膜刺激征可缺如；由于自主神经受累引起膀胱和直肠麻痹，常出现大小便失禁或尿潴留。昏迷患者可有肢体强直性瘫痪，偏瘫或者全瘫，伴肌张力增高。

3. 恢复期　极期过后体温逐渐下降，精神、神经系统症状逐渐好转。重症患者仍可有神志迟钝、痴呆、失语、吞咽困难、面部瘫痪、四肢强直性痉挛或扭转痉挛等，少数患者也可有软瘫。经积极治疗，大多数症状可在半年内好转。

4. 后遗症期　虽经积极治疗，但发病半年后仍留有精神、神经系统症状者，称为后遗症。5%～20%患者留有后遗症，均见于高热、昏迷、抽搐等重症患者。主要有失语、瘫痪、意识障碍及痴呆、癫痫等表现。癫痫后遗症可持续终生。

临床上根据发热、意识障碍、抽搐程度、病程长短、有无后遗症等病情轻重不同，把乙脑分为轻型、普通型、重型及极重型。

5. 并发症　支气管肺炎最为常见，因患者神志不清，呼吸道分泌物不易咳出，导致支气管肺炎和肺不张。其次有枕骨后压疮、皮肤脓疖、口腔感染和败血症等。重型患者可因应激性溃疡而发生上消化道大出血。

【实验室及其他检查】

1. 血常规　白细胞计数一般在（10～20）×10^9/L，中粒细胞增至80%以上，核左移，嗜酸性粒细胞可减少。

2. 脑脊液检查　外观澄清或微混，白细胞计数增加，多数在（50～500）×10^6/L之间，个别患者可达1000×10^6/L以上，或始终正常；在病初以中性粒细胞占多数，以后逐渐以淋巴细胞为多。蛋白稍增加，糖定量正常或偏高，氯化物正常。

3. 血清学检查　①特异性IgM抗体测定：该抗体在病后4天即可出现，2周时达高峰，故可用于早期临床诊断。②补体结合试验：补体结合抗体为IgG抗体，具有较高特异性，但是抗体水平可维持1年以上，因此不能用于早期诊断。③血凝抑制试验：血凝抑制抗体在病后第5天出现，2周时达高峰，抗体水平也可以持续1年以上。该试验阳性率高，操作简单，可用于临床诊断及流行病学调查。

4. 病原学检查　从病程第一周内死亡病例的脑组织中可分离到病毒，血及脑脊液中不易分离出病毒。

【诊断要点】

本病大多数病例集中在7、8、9三个月，10岁以下儿童多见；患者以突然起病，高热、头痛、呕吐、意识障碍、抽搐，病理反射征阳性等脑实质病变表现为主；实验室检查主要包括血白细胞及中性粒细胞增高，脑脊液检查呈无菌性脑膜炎改变；血清学检查特别是特异性IgM抗体测定可明确诊断。

【治疗要点】

目前无特效抗病毒药物，早期可试用利巴韦林、干扰素。

1. 对症治疗

（1）高热　采用综合降温措施，以物理降温为主，药物降温为辅，以减轻抽搐、脑缺氧和脑水肿。

（2）抽搐　去除病因，镇静止痉。高热患者及时降温治疗，脑水肿患者加强脱水治疗，因呼吸道分泌物堵塞致脑组织缺氧者应吸痰给氧，保持呼吸道通畅，由脑实质病变引起的抽搐，可选用适当的镇静剂止痉。

（3）呼吸衰竭　呼吸衰竭是本病主要死亡原因，应给予及时处理。保持呼吸道通畅，吸氧，中枢性呼吸衰竭时可应用呼吸兴奋剂，如洛贝林、尼可刹米等。选用山莨菪碱等血管扩张药可以改善脑内微循环，减轻脑水肿，解痉和兴奋呼吸中枢。

（4）颅内压增高　早期足量给予脱水治疗。

2. 中医治疗　白虎汤加减、清瘟败毒饮等，成药可选用安宫牛黄丸等。

3. 抗菌治疗　有继发细菌感染时，可根据病情选用抗生素。

4. 恢复期及后遗症治疗　加强营养，防止压疮，避免继发感染，进行吞咽、语言和肢体功能训练，可结合理疗、针灸、高压氧治疗；肢体瘫痪时应协助其肢体保持功能位，按摩和被动运动，防止肌肉挛缩和功能障碍。

【常见护理诊断/问题】

1. 体温过高　与病毒血症及脑部炎症有关。

2. 意识障碍　与中枢神经系统受损有关。

3. 气体交换受损　与呼吸衰竭有关。

4. 潜在并发症　呼吸衰竭、继发感染。

【护理措施】

1. 生活护理　保持病室安静整洁，避免不必要的刺激；病室有防蚊和降温设备，室温控制在28℃以下；保持口腔及皮肤的清洁，防止发生压疮。

2. 饮食护理　加强营养，给予高热量、高蛋白、清淡易消化的饮食，昏迷者遵医嘱给予鼻饲或静脉滴注高营养制品，以保证其热量需要。

3. 病情观察　注意观察患者的意识状态、体温、脉搏、血压以及瞳孔的变化，早期发现脑疝的临床表现。同时注意观察惊厥发作先兆，如烦躁不安、口角抽动、两眼凝视、肌张力增高等表现。

4. 对症护理　高热的患者每4小时测体温1次，并以测肛温为宜。因呼吸道阻塞所致缺氧者及时吸痰、吸氧，保持呼吸道通畅，必要时行气管切开。

5. 用药护理　遵医嘱用药，密切观察药物的不良反应及药物疗效。

6. 心理护理　在护理过程中多与患者及家属沟通，积极给予心理支持和帮助，鼓励患者及家属共同树立战胜疾病的信心，争取早日康复。

【健康指导】

1. 疾病预防指导　宣传预防乙脑的知识，防蚊灭蚊是防止乙脑传播的重要措施。加强对家畜管理，尤其是幼猪，搞好牲畜饲养场所的环境卫生。对10岁以下儿童和新进入流行区的人员进行疫苗接种。

2. 保护易感人群　对儿童及从非流行区迁入的成人进行乙脑灭活疫苗接种，流行区儿童1岁时首次免疫2针，间隔1～2周；2岁时加强免疫1针；6～10岁时再加注1针。疫苗免疫后1个月免疫力达高峰，故应在乙脑流行期开始前1个月完成接种。

3. 疾病知识指导　在乙脑流行季节如出现高热、头痛、意识障碍等症状，应考虑乙脑的可能性并立即就医，争取早期治愈，并减少后遗症的发生。对于乙脑恢复期、后遗症期遗留有精神、神经症状者，鼓励患者坚持康复训练和治疗，使残障减到最低程度。

任务四　获得性免疫缺陷综合征患者的护理

PPT

获得性免疫缺陷综合征（acquired immunodeficiency syndrome，AIDS），又称为艾滋病，是由英文缩写AIDS音译过来的。本病是由人类免疫缺陷病毒（human immunodeficiency virus，HIV）感染所引起的以人体免疫功能严重损害为特征的慢性致命性传染病。本病主要通过性接触、血液及母婴传播。HIV主要侵犯、破坏辅助性T淋巴细胞，导致机体免疫功能严重缺陷，最终并发各种严重机会性感染和肿瘤。

【病原学】

HIV为单链RNA病毒，属于反转录病毒科。根据HIV基因的差异，可将HIV分为HIV－1型和HIV－2型，世界各地多由HIV－1型所致，此型复制能力更高，传播概率更强，所致临床症状更重。HIV－2主要在西部非洲和西欧，传染性和致病性均较低。HIV对外界的抵抗力不强，对热、酸和常用消毒剂均敏感，56℃ 30分钟就可灭活，能被75%乙醇、0.2%次氯酸钠以及漂白粉灭活；对0.1%甲醛、紫外线和γ射线均不敏感。HIV感染人体后能刺激人体产生抗体，但中和抗体很少，作用极弱，病毒和抗体可同时存在，故仍有传染性。

【流行病学】

1. 传染源　患者及HIV携带者是传染源。HIV存在于血液、精液和阴道分泌物中，唾液、眼泪、乳汁、脑脊液、胸腹腔积液和羊水中也存在HIV。病毒阳性而HIV抗体阴性的窗口期感染者是重要的传染源，此窗口期通常为2～6周。无症状而HIV抗体阳性的HIV感染者更具有传染病学意义。

2. 传播途径

（1）性接触传播　是本病最重要的传播途径，占成人的3/4。同性恋和异性恋均可传播本病。精液含HIV量远高于阴道分泌物，但是在性传播疾病高发区，男女发病无明显差异。

（2）血液传播　药瘾者共用注射针头，输入被HIV污染的血液或血制品，介入性医疗操作均可受感染。

（3）母婴传播　感染HIV的孕妇可经胎盘传给胎儿，或是在分娩过程中经过产道及产后血性分泌物、喂奶等途径传给婴儿。

（4）其他　应用HIV感染者的器官移植、人工授精，医务人员被HIV污染的针头刺伤或破损皮肤受污染也可感染。

3. 人群易感性　人群普遍易感，15～49岁发病者占到患病总人数的80%，男性同性恋、多个性伴侣者、静脉药瘾者、血友病、多次输血制品者以及HIV/AIDS感染的母亲所生婴儿均为本病高危人群。

4. 流行特征　艾滋病仍是一个重大的全球公共卫生问题，迄今在全球已经夺去3300万人的生命。

自1981年美国首次报道AIDS，目前至少有199个国家和地区发现HIV感染者。近年调查显示，全球艾滋病累及发病超过4千万例，亚洲HIV感染者快速增加，已经超过1000万人。我国艾滋病防控工作经过多年努力已经取得了显著成效，但形势依然严峻，正在从高危人群向一般人群扩散，而且老年群体成为我国艾滋病感染者报告数年增长率最高的群体。中国2019年新诊断报告的60岁及以上艾滋病感染者人数，占当年新报告所有感染者的25%。

【发病机制与病理改变】

HIV侵入人体后，$CD4^+T$淋巴细胞等被大量破坏，最终导致各种严重机会性感染和肿瘤。

1. 杀伤靶细胞 HIV表面gp120与$CD4^+T$细胞受体结合黏附于靶细胞表面，在嗜淋巴细胞受体、趋化因子受体等协助下穿透靶细胞膜，HIV去外壳与靶细胞膜融合，其核心蛋白及HIV RNA即进入细胞浆。这种细胞嗜性是由于病毒表面有gp120及gp41，前者可与上述细胞的CD4分子结合，后者促进病毒的膜与受累细胞膜融合，从而使细胞受到感染。

2. $CD4^+T$淋巴细胞受损

（1）病毒直接损伤 HIV感染宿主免疫细胞后每天以$10^9 \sim 10^{10}$颗粒的速度繁殖，直接溶解破坏$CD4^+T$淋巴细胞。

（2）非感染细胞受损 受感染$CD4^+T$淋巴细胞表达gp120，与未感染$CD4^+T$淋巴细胞的CD_4分子结合，形成融合细胞，发生溶解破坏。

（3）免疫损伤 游离的gp120使$CD4^+T$淋巴细胞成为机体免疫攻击的靶细胞，数量减少和功能损伤。

（4）来源减少 HIV可感染骨髓干细胞，使$CD4^+T$淋巴细胞产生减少。HIV外膜蛋白gp120可抑制原始T淋巴细胞向$CD4^+T$淋巴细胞转化，导致$CD4^+T$淋巴细胞减少。

3. $CD8^+T$淋巴细胞异常 HIV感染急性期$CD8^+T$淋巴细胞减少，3～4周后恢复到正常或至更高水平，表示抗－HIV细胞毒性淋巴细胞增加；AIDS后期$CD8^+T$淋巴细胞减少，表示机体对T淋巴细胞自身稳定功能失调。在HIV感染各阶段，$CD8^+T$淋巴细胞抗病毒细胞毒性功能均降低。

4. 单核－巨噬细胞功能异常 单核－巨噬细胞表面也有CD4分子，也可被HIV感染。

5. B细胞功能异常 B淋巴细胞表面低水平CD_4分子表达，可被HIV感染。感染HIV的B细胞功能异常，表现为多克隆化，IgG和IgA增高，循环免疫复合物存在等。

6. 自然杀伤细胞（NK细胞）异常 HIV感染者早期即有NK细胞数量减少。可因细胞因子产生障碍或HIV通过gp41直接抑制NK细胞的监视功能，使HIV感染者易出现肿瘤细胞。

7. HIV感染后免疫应答 HIV感染后首先经历短暂的急性感染期，然后进入数年的潜伏阶段，最终发展为AIDS。

8. 病理改变 由于免疫缺陷，机会性感染病原体多而组织炎症反应少；主要病变发生在淋巴结和胸腺等免疫器官，淋巴结病变可以表现为滤泡增生性淋巴结肿，也可以表现为肿瘤性病变，如卡氏肉瘤、非霍奇金淋巴瘤等。胸腺可有萎缩、退行性病变或炎性病变。中枢神经系统可出现神经胶质细胞灶性坏死、血管周围炎以及脱髓鞘等。

【临床表现】

1. 临床分期 本病潜伏期长短不一，短至数月，长达15年，一般2～10年可发展为艾滋病。根据感染后临床表现及症状严重程度，分为四期。

（1）急性感染期 通常发生在初次感染HIV后2～4周，早期一般无症状，部分患者可出现发热、全身不适、头痛，畏食、恶心、呕吐、肌肉关节疼痛以及全身广泛淋巴结轻度肿大等表现。此期症状较轻，易被忽略。血清检查可检出HIV RNA及p24抗原，但抗HIV阴性。$CD4^+T$淋巴细胞减少，

$CD8^+$T 淋巴细胞计数增高，CD4/ CD8 比例倒置。

（2）无症状感染期 由原发感染或急性感染症状消失后延伸而来，无任何症状。血清学检查可检出 HIV RNA 以及 HIV 抗体。此期持续 2 ~ 10 年或更长。

（3）艾滋病期 此期是感染 HIV 后的最终阶段，临床表现复杂，因免疫功能严重缺陷，易发生机会性感染及恶性肿瘤，可累及全身各个系统及器官，且常有多种感染和肿瘤并存。主要表现为持续 1 个月以上的发热、盗汗、腹泻，体重减轻 10% 以上。部分患者会出现记忆力减退、性格改变、头痛、癫痫、下肢瘫痪以及进行性痴呆等神经精神症状。另外还可出现淋巴结肿大，表现为除腹股沟淋巴结以外，全身其他部位两处或两处以上淋巴结肿大，直径 1cm 以上，质地柔韧，无压痛，能自由活动，持续肿大 3 个月以上。活检可见淋巴结反应性增生，一般无自觉症状。

2. 各系统的临床表现

（1）肺部 以肺孢子菌肺炎最为多见，且是本病因机会性感染而死亡的主要原因，表现为间质性肺炎。念珠菌、疱疹和巨细胞病毒、结核菌、卡氏肉瘤均可侵犯肺部。

（2）消化系统 以念珠菌、疱疹和巨细胞病毒引起口腔和食管炎症或溃疡最为常见，表现为吞咽疼痛和胸骨后烧灼感。胃肠黏膜常受到疱疹病毒、隐孢子虫、鸟分枝杆菌和卡氏肉瘤的侵犯，引起腹泻和体重减轻。鸟分枝杆菌、隐孢子虫、巨细胞病毒感染肝脏，可表现肝大及肝功能异常。

（3）中枢神经系统 ①机会性感染：如脑弓形虫病、隐球菌脑膜炎、巨细胞病毒脑炎等；②机会性肿瘤：如原发性脑淋巴瘤和转移性淋巴瘤；③HIV 直接感染中枢神经系统：引起艾滋病痴呆综合征、无菌性脑炎。临床可表现为头晕、头痛、癫痫、进行性痴呆、脑神经炎等。

（4）皮肤黏膜 肿瘤性病变，如卡氏肉瘤最为多见，可引起紫红色或深蓝色浸润或结节。机会性感染，如白色念珠菌或疱疹病毒所致口腔感染等。外阴疱疹病毒感染、尖锐湿疣也较常见。

（5）眼部 巨细胞病毒视网膜炎及弓形虫视网膜脉络膜炎常见，可表现为眼底絮状白斑。眼睑、眼板腺、泪腺、结膜及虹膜等常受卡氏肉瘤侵犯。

【实验室及其他检查】

1. 血常规检查 可有不同程度贫血，白细胞总数减少，血小板减少，淋巴细胞计数 $<1.0\times10^9$L。

2. 免疫学检查 T 淋巴细胞绝对值下降，$CD4^+$T 淋巴细胞计数下降，CD4/CD8 比值 <1.0（正常 1.2 ~ 1.5）。检测 $CD4^+$T 淋巴细胞绝对数量，可以了解 HIV 感染者机体免疫状况和病情进展，确定疾病分期和治疗时机，判断治疗效果和临床合并症。

3. 血清学检查 ①HIV - 1 抗体、HIV - 2 抗体检查：筛查方法包括 ELISA、化学发光或免疫荧光试验、快速检测等，补充试验常用的方法有蛋白印迹法（western blot）。p24 和 gp120 抗体连续两次阳性，经蛋白印迹法或固相放射免疫沉淀法（SRIP）证实阳性可确诊。②HIV 抗原检测：可用 ELISA 检测 p24 抗原。

4. HIV RNA 的检测 可用蛋白印迹法或 RT - PCR 法。定量检测既有助于诊断，又可判断治疗效果及预后。

5. 病毒分离 可从血浆、单核细胞和脑脊液中分离，但操作复杂，仅用于科研。

【诊断要点】

流行病学史（包括不安全性生活史、静脉注射毒品史、输入未经抗 HIV 抗体检测的血液或血制品、HIV 抗体阳性者所生子女或职业暴露史等）、临床表现和实验室检查等进行综合分析，慎重做出诊断。

1. 急性感染期 患者近期内有流行病学史和临床表现，结合实验室 HIV 抗体由阴性转为阳性即可诊断，或仅有实验室检查 HIV 抗体由阴性转为阳性即可诊断。

2. 无症状感染期 有流行病学史，结合 HIV 抗体阳性即可诊断，或仅有实验室检查 HIV 抗体阳性即可诊断。

3. 艾滋病期 患者有流行病学史，实验室检查 HIV 抗体阳性，加上下述各项中的任何一项，即可诊断为艾滋病。或者 HIV 抗体阳性，而 $CD4^+$T 淋巴细胞数 < $200/mm^3$，也可诊断为艾滋病。

（1）原因不明的持续不规则发热 38℃以上，>1 个月。

（2）慢性腹泻次数多于 3 次/天，>1 个月。

（3）6 个月内体重下降 10% 以上。

（4）反复发作的口腔白色念珠菌感染。

（5）反复发作的单纯疱疹病毒感染或带状疱疹病毒感染。

（6）反复发作的细菌性肺炎。

（7）肺孢子菌肺炎。

（8）活动性结核或非结核分枝杆菌病。

（9）中枢神经系统占位性病变。

（10）中青年人出现痴呆。

（11）深部真菌感染。

（12）活动性巨细胞病毒感染。

（13）弓形虫脑病。

（14）青霉菌感染。

（15）反复发生的败血症。

（16）皮肤黏膜或内脏的卡氏肉瘤、淋巴瘤。

【治疗要点】

1. 抗病毒治疗 目前治疗艾滋病的重要手段，治疗目标是最大限度地抑制病毒复制，保存和恢复免疫功能，降低病死率和 HIV 相关性疾病的发病率，提高患者的生活质量，减少艾滋病的传播。目前抗反转录病毒有六类 30 余种，分为核苷类反转录酶抑制剂、非核苷类反转录酶抑制剂、蛋白酶抑制剂、融合抑制剂、整合酶抑制剂和 CCR5 抑制剂，我国目前主要使用以下四类。

（1）核苷类反转录酶抑制剂　此类药物能选择性与 HIV 反转录酶结合，并掺入正在延长的链中，使 DNA 链终止，从而起到抑制 HIV 复制和转录的作用。如齐多夫定、双脱氧肌苷、拉米夫定、阿巴卡韦等，其中齐多夫定是治疗本病的首选药，口服吸收好，血清半衰期为 1 小时。

（2）非核苷类反转录酶抑制剂　主要作用于 HIV 反转录酶某位点使其失去活性。常用药物有尼维拉平、施多宁、依非韦伦、依曲韦林等。

（3）蛋白酶抑制剂　抑制蛋白酶，阻断 HIV 复制和成熟过程中所必需的蛋白质合成。常用药物有利托那韦、沙奎那韦、奈非那韦等。

（4）整合酶抑制剂　拉替拉韦等。

2. 免疫治疗 可用白细胞介素 -2 等，以提高免疫功能。

3. 并发症治疗 根据机会性感染的病原体不同而采取针对性的治疗，如肺孢子菌肺炎可用戊烷脒治疗，卡氏肉瘤可用齐多夫定与 α - 干扰素联合治疗。

4. 支持及对症治疗 加强营养，补充维生素 B_{12} 和叶酸。酌情输血或淋巴细胞，或骨髓移植。

5. 预防性治疗 HIV 感染而结核菌素试验阳性者应服用异烟肼 4 周。$CD4^+$T 淋巴细胞 < 0.2×10^9/L 者可用戊烷脒 300mg 每月雾化吸入 1 次预防肺孢子菌肺炎。

想一想

请思考如何从三级预防的角度预防艾滋病？

答案解析

【常见护理诊断/问题】

1. 有感染的危险　与免疫功能受损有关。

2. 营养失调：低于机体需要量　与长期发热、腹泻致消耗过多、食欲减退等因素有关。

3. 皮肤完整性受损　与机体免疫功能低下、继发皮肤黏膜感染或肿瘤有关。

4. 活动无耐力　与长期发热、消耗过多、体质虚弱有关。

5. 社交孤立　与艾滋病患者被他人歧视有关。

6. 潜在并发症　各种机会性感染。

练一练9-3

HIV 感染后对免疫系统造成损害，主要的机制是损害（　）

A. 中性粒细胞　　B. B 淋巴细胞

C. $CD4^+T$ 淋巴细胞　　D. $CD8^+T$ 淋巴细胞

E. 自然杀伤细胞（NK 细胞）

答案解析

【护理措施】

1. 生活护理　急性感染期和艾滋病期应卧床休息，以减轻症状；无症状感染期可以正常工作，避免劳累。

2. 饮食护理　给予高热量、高蛋白、高维生素、清淡易消化的食物，并注意食物的色、香、味，设法增进患者的食欲；不能进食者给予鼻饲或按医嘱予静脉高营养。注意维持水、电解质的平衡。

3. 病情观察　严密监测病情，评估患者的生命体征及精神状态，如体温、神志、营养状况、体重等。注意有无肺部、胃肠道、皮肤黏膜感染。疾病后期，出现机会性感染和恶性肿瘤等各种并发症时，严密观察，详细记录病情变化，及时与医师联系，采取相应的治疗和护理措施。

4. 对症护理　当患者出现发热、咳嗽、呼吸困难等症状时，遵医嘱给予积极处理。长期卧床者应定时翻身，防止压疮。长期腹泻者做好肛周皮肤的护理。呕吐者，遵医嘱给予止吐措施。

5. 用药护理　告知患者抗病毒治疗需终生服药，应按时、足量、遵医嘱用药，以免降低疗效及产生耐药。齐多夫定可引起骨髓抑制，出现贫血、中性粒细胞和血小板减少，亦可出现恶心、呕吐、头痛等症状，应定期检查血象。

6. 心理护理　艾滋病是一个慢性致死性疾病，除对症治疗护理外，患者在病程中会遇到各种心理问题。大部分患者面对死亡、社会孤立、人们的歧视做出的反应包括否认、愤怒、抑郁以及自杀倾向等。护士应理解尊重患者，多与患者进行沟通，帮助患者正视现实，建立自尊和自信。同时，也要注意保护患者的隐私，维护感染者和患者的尊严、权力和利益，并为他们提供疾病有关信息及服务。

【健康指导】

1. 疾病预防指导　对艾滋病患者建立网络监测，加强对高危人群的监测及国境检疫，及时发现患者及无症状病毒携带者。对患者及无症状病毒携带者应注意隔离，并对其血液、排泄物、分泌物进行严格消毒处理。加强性道德教育，严禁卖淫、嫖娼等活动。严格检查血液制品，大力推广一次性医疗用品，不共用针头和注射器。对医疗器械如胃镜、肠镜等应严格消毒，防止医源性感染。

2. 保护易感人群 加强对公用生活用品及公用医疗器械的消毒。对医护人员和密切接触者应加强自身防护，定期检查。

3. 疾病知识指导 教育患者，使患者充分认识本病的基本知识、传播方式、预防措施及保护他人和自我监控的方法。让患者认识到抗病毒治疗时按时、足量及终身服药的重要性。由于患者免疫功能低下，常由于机会性感染使病情恶化乃至死亡，应教给患者及家属预防或减少机会性感染的方法。已感染 HIV 的育龄妇女应避免妊娠、生育。

任务五 病毒性肝炎患者的护理

PPT

病毒性肝炎（viral hepatitis）是由多种不同肝炎病毒引起的一组以肝脏损害为主的传染病。根据病原学诊断，肝炎病毒至少有 5 种，即甲、乙、丙、丁、戊型肝炎病毒，分别引起甲、乙、丙、丁、戊型病毒性肝炎，各型肝炎临床上均以乏力、食欲减退、肝大以及肝功能异常为主要表现，部分病例出现黄疸。其中甲型和戊型肝炎主要表现为急性肝炎，乙型、丙型和丁型肝炎大部分呈慢性感染，少数病例可发展为肝硬化和肝细胞癌。

【病原学】

1. 甲型肝炎病毒（HAV） 属于微小 RNA 病毒科的嗜肝病毒属，感染后在肝细胞内复制。HAV 只有一个血清型和一个抗原抗体系统。感染后早期出现 IgM 型抗体，一般持续 8～12 周，IgG 型抗体可长期存在。

HAV 对外界抵抗力较强，耐酸碱，室温下可存活 1 周，在贝壳类动物、污水、淡水、海水和泥土中能存活数月。加热 60℃ 30min 仍具有传染性，80℃ 5min 或 100℃ 1min 才能完全灭活。对甲醛、氯等消毒剂和紫外线敏感。

2. 乙型肝炎病毒（HBV） HBV 属于嗜肝 DNA 病毒科。在电镜下观察，感染者血清中存在大球形颗粒（又名 Dane 颗粒）、小球形颗粒和丝状或核状颗粒。其中大球形颗粒是完整的 HBV 颗粒，分为包膜和核心两部分，包膜内含乙型肝炎表面抗原（HBsAg）、糖蛋白和细胞脂质。核心部分包含环状双股 DNA、DNA 聚合酶（DNAP）和核心抗原（HBcAg），是病毒复制的主体。

HBV 对外界抵抗力很强，对热、低温、干燥、紫外线及一般浓度的消毒剂均能耐受。在 37℃ 可以存活 7 天，－20℃ 可保存 20 年。100℃ 10 分钟或 65℃ 10 小时可使 HBV 传染性消失，对 0.2% 新洁尔灭和 0.5% 过氧乙酸敏感。

3. 丙型肝炎病毒（HCV） 属于黄病毒科丙型肝炎病毒属，是一种 RNA 病毒，目前可分为 6 个不同的基因型及亚型，如 1a、2b、3c 等。其中基因 1 型呈全球性分布，占所有 HCV 感染的 70% 以上。

该病毒对有机溶剂敏感，如 10% 氯仿可杀灭 HCV。血清经 100℃ 5 分钟或 60℃ 10 小时或 1/1000 福尔马林 37℃ 6 小时熏蒸等均可使 HCV 传染性丧失。

4. 丁型肝炎病毒（HDV） 是一种有缺陷的病毒，其生物周期的完成要依赖于 HBV 的辅助才能复制、表达抗原及引起肝脏损害，因此丁型肝炎不能单独存在，必须在 HBV 存在的条件下才能感染和引起疾病。血清或肝组织中 HDV RNA 是诊断 HDV 感染最直接的证据。

5. 戊型肝炎病毒（HEV） 为单股正链 RNA 病毒，外观呈二十面对称体圆球形颗粒，无包膜。HEV 主要在肝细胞内复制，通过胆道排出。HEV 在碱性环境下较稳定，对高热、氯仿、氯化铯敏感。

【流行病学】

1. 传染源

（1）甲型和戊型肝炎　急性患者和隐性感染者是传染源，后者数量远较前者多。甲型肝炎患者在起病前2周至血清谷丙转氨酶高峰期后1周从粪便中排出HAV数量最多，传染性最强，少数患者可延长至起病后30天。

（2）乙型、丙型、丁型肝炎　主要是急、慢性患者和无症状病毒携带者，其中慢性患者和无症状病毒携带者是主要的传染源。

2. 传播途径

（1）甲型和戊型肝炎　以粪－口途径传播为主，因带病毒的粪便直接或间接污染食物而传播，水源污染和水生贝类（如毛蚶）受污染可造成爆发流行。1988年上海31万人曾由于食用了被HAV污染的未煮熟的毛蚶而爆发流行了甲型肝炎。

（2）乙型肝炎　①血液、体液传播：血液中HBV含量很高，微量的污染血液进入人体即可造成感染，患者接受输血及血制品、注射、手术、拔牙、血液透析、器官移植等均可造成传播；此外，精液、阴道分泌物、乳汁等体液中也含有HBV，因此，密切生活接触、性接触也是感染HBV的可能途径。②母婴传播：也是感染的重要传播途径，包括宫内感染、分娩过程感染以及分娩后传播。

（3）丙型、丁型肝炎　二者的传播途径与乙型肝炎相似，主要通过血液、血制品传播。

3. 易感人群

（1）甲型和戊型肝炎　抗－HAV阴性者为甲型肝炎易感人群，以幼儿、学龄前儿童发病最多，感染后可产生持久免疫。在我国，大多在幼儿、儿童、青少年时期获得感染，以隐性感染为主，成人抗－HAV IgG的检出率高达80%。戊型肝炎显性感染主要发生于成年人，但隐性感染者多见。

（2）乙型、丙型、丁型肝炎　抗－HBs阴性者均为乙型肝炎易感者。其中HBsAg阳性母亲的新生儿、HBsAg阳性者的家属、反复输血或血制品者、血液透析者、接触血液的医务工作者都是乙型肝炎的高危人群。人群对丙型肝炎和丁型肝炎普遍易感。

【发病机制与病理改变】

1. 发病机制

①甲型肝炎：HAV经消化道进入人体后，由肠道侵入血流，引起短暂的病毒血症，随之进入肝细胞并在里面复制，约2周后随胆汁排出体外。HAV引起肝细胞损伤的机制尚未完全明了，引起肝细胞损伤的机制认为与病毒直接损伤和免疫损伤有关。

②乙型肝炎：HBV侵入人体后，未被单核－巨噬细胞系统清除的病毒到达肝脏，病毒包膜与肝细胞膜融合，导致病毒侵入。HBV进入人体后，迅速通过血液到达肝脏和其他器官，如胰腺、胆管等肝外组织，引起肝脏及肝外相应组织的病理改变和免疫功能改变，以肝脏病变最为突出。

肝细胞的病变取决于机体的免疫状态，机体免疫功能正常者感染HBV后多表现为急性肝炎，最终机体得以清除HBV而获得痊愈；机体处于免疫耐受状态时，不发生免疫应答，多成为无症状携带者；机体免疫功能低下、不完全免疫耐受、自身免疫反应产生、HBV基因突变逃避免疫清除等时，可导致慢性肝炎；机体处于超敏反应，大量抗原－抗体复合物产生并激活补体系统，并在肿瘤坏死因子、白细胞介素等参与下，肝细胞大片坏死时，发生重型肝炎。

③丙型肝炎：HCV引起肝细胞损伤的机制与HCV的直接致病作用及免疫损伤有关。HCV感染后50%～80%的患者易转为慢性，可能与病毒在血中水平低、抗原性弱、高度变异性等特点有关。

④丁型肝炎：HDV的复制率高，感染肝细胞内含大量HDV。HDV的外壳是HBsAg成分，其发病机制与乙型肝炎类似，但目前观点认为HDV对肝细胞有直接致病性。

⑤戊型肝炎：戊型肝炎的发病机制可能与甲型肝炎相似，细胞免疫是引起肝细胞损伤的主要原因。

2. 病理改变 病毒性肝炎以肝损害为主，部分病例肝外器官可有一定损害。各型肝炎的病理改变基本相同，表现为肝细胞变性、坏死，伴有不同程度的炎症细胞浸润、间质增生和肝细胞再生。其中肝细胞变性表现为气球样变和嗜酸性变；肝细胞坏死可分为单细胞坏死、点状坏死、灶状坏死等；而炎症细胞浸润可作为判断炎症活动度的一个重要指标。慢性病例可见到肝纤维增生形成纤维间隔，肝衰竭时可见大量肝细胞坏死。

【临床表现】 微课

各型肝炎的潜伏期长短不一，甲型肝炎为2～6周（平均1个月）；乙型肝炎为1～6个月（平均约3个月）；丙型肝炎为2周～6个月（平均40天）；丁型肝炎为4～20周；戊型肝炎为2～9周（平均6周）。甲型和戊型肝炎主要表现为急性肝炎，乙、丙、丁型肝炎除了表现为急性肝炎外，慢性肝炎更常见。

按临床经过分为以下5型。

1. 急性肝炎 根据有无黄疸分为急性黄疸型肝炎和急性无黄疸型肝炎。

（1）急性黄疸型肝炎　病程可分为3个阶段，总病程2～4个月。

①黄疸前期：一般平均为5～7天，持续1～21天。多数起病缓慢，可有畏寒、发热，主要症状为疲乏无力、食欲减退、恶心、呕吐、肝区胀痛、腹胀、腹痛、腹泻等。少数病例有发热、头痛、上呼吸道感染症状。本期末有小便颜色加深。

②黄疸期：本期病程为2～6周。巩膜、皮肤出现黄染，约1周达到高峰，部分患者短期内可出现肝内梗阻性黄疸表现，黄疸日益加深，皮肤瘙痒，大便颜色变浅。体检常见肝大、质软，有压痛、叩击痛。部分患者脾大。肝功能检查有明显异常。

③恢复期：本期持续2周至4个月，平均1个月。黄疸逐渐消退，食欲好转，精神和体力也逐渐恢复，肝脾回缩，肝功能恢复正常。

（2）急性无黄疸型肝炎　较黄疸型常见，约占急性肝炎90%以上。临床症状较轻，仅有乏力、食欲不振、恶心、肝区痛、腹胀等症状，多无发热，亦不出现黄疸。常不易被发现而成为重要的传染源。

2. 慢性肝炎 病毒性肝炎病程超过6个月称为慢性肝炎。根据病情轻重可分为轻、中、重3度。

（1）轻度　病情较轻，可反复出现肝区不适、厌食、恶心、疲乏等症状，肝稍大有轻压痛，可有轻度脾大，部分患者也可无明显症状和体征，肝功能指标1～2项轻度异常。

（2）中度　症状、体征和实验室检查介于轻度和重度之间。病程超过半年，厌食、恶心、呕吐、腹胀、腹泻、乏力、头晕、失眠及肝区痛等症状明显，肝大，可伴有蜘蛛痣、肝掌、毛细血管扩张或肝病面容，进行性脾大，肝功能持续异常。肝活检有中度慢性活动性肝炎的病理改变。

（3）重度　除上述临床表现外，还具有早期肝硬化的肝活检病理改变与临床上代偿期肝硬化的表现。同时出现肝外器官损害表现。

3. 重型肝炎 是病毒性肝炎中最严重的一种类型，发生率为0.2%～0.5%，预后差，病死率高。重型肝炎的发生与重叠感染、机体免疫状况、妊娠、过度疲劳、精神刺激、应用损伤肝脏药物等因素有关。

（1）急性重型肝炎（又称暴发性肝炎）　病情发展迅猛，出现极度疲乏、严重的消化道症状和神经精神症状。主要表现：①黄疸急剧加深，血清胆红素高于171μmol/L，呈"酶－胆分离"；②凝血酶原活动度<40%，有出血倾向；③肝脏进行性缩小、出现肝臭；④迅速出现腹腔积液、中毒性鼓肠；⑤肝肾综合征：出现少尿或无尿，血尿素氮增高；⑥肝性脑病：早期可出现计算能力下降、定向障碍、精神行为异常、烦躁不安等症状，晚期可发生昏迷、深反射消失。

（2）亚急性重型肝炎（又称亚急性肝坏死）　以急性黄疸型肝炎起病，15 天到 24 周出现极度乏力、食欲缺乏、频繁呕吐、腹胀等症状，黄疸进行性加深，肝性脑病Ⅱ度以上，有明显出血现象，凝血酶原时间显著延长及 PTA <40%。患者晚期可出现脑水肿、消化道大出血、严重感染等严重并发症。

（3）慢性重型肝炎　在慢性肝炎或肝硬化的基础上，发生肝组织较大面积坏死，预后差，病死率高。

4. 淤胆型肝炎　又称毛细胆管型肝炎，是一种以肝内胆汁淤积为主要表现的特殊临床类型。起病类似急性黄疸型肝炎，但自觉症状较轻，黄疸较深，持续 3 周以上，全身皮肤瘙痒，粪便颜色变浅或灰白色。

5. 肝炎后肝硬化　根据肝脏炎症情况分为静止性和活动性两型。①静止性肝硬化：虽有上述体征，但无慢性肝炎活动的表现，临床症状轻或无特异性，可较长时间维持生命；②活动性肝硬化：有慢性肝炎活动表现，出现明显的消化系统症状、黄疸、肝功能异常和白蛋白下降，伴有腹壁、食管静脉曲张、腹腔积液、脾大等门静脉高压表现。

【实验室及其他检查】

1. 血清酶　谷丙转氨酶（ALT）在肝功能检测中最为常用，是临床判断肝细胞损害最敏感、最常用的指标。慢性肝炎和肝硬化可持续或反复升高，谷草转氨酶（AST）/谷丙转氨酶（ALT）>1，比值越大，预后越差；急性黄疸型肝炎常明显升高；重型肝炎因大量肝细胞坏死，ALT 随黄疸加深反而下降，呈现“酶－胆分离”。此外，乳酸脱氢酶（LDH）、碱性磷酸酶（ALP）等在肝炎时也可升高。

2. 血清蛋白　肝功能持续损害，肝脏合成白蛋白减少，血浆白蛋白（A）下降、球蛋白（G）升高、A/G 比值下降或倒置，这对判断慢性肝炎后期和肝硬化有一定参考价值。

3. 凝血酶原活动度（PTA）　对重型肝炎的临床诊断和预后判断有重要意义。PTA 高低与肝损害程度成反比，重型肝炎时如 PTA <40% 提示肝损害严重，PTA 越低，预后越差。

4. 血清和尿胆红素　黄疸型肝炎时尿胆原、尿胆红素、血清总胆红素、直接和间接胆红素均升高。尿胆红素和尿胆原的检测是早期发现黄疸型肝炎简易有效的方法，并有助于黄疸的鉴别诊断；而瘀胆型肝炎则以血直接胆红素、尿胆红素增加为主，尿胆原减少或阴性。

5. 肝炎病毒标志物检测

（1）甲型肝炎　血清抗－HAV IgM 阳性，是早期诊断甲型肝炎可靠的血清学标志，提示近期有 HAV 感染；血清抗－HAV IgG 阳性，提示机体对 HAV 已产生了免疫力，见于甲肝疫苗接种后或既往感染者，是一种保护性抗体。

（2）乙型肝炎

①表面抗原（HBsAg）与表面抗体（抗－HBs）：HBsAg 阳性见于 HBV 感染者，感染后 3 周血中首先出现 HBsAg。如无任何临床表现，肝功能正常而 HBsAg 持续 6 个月以上阳性者为慢性乙肝病毒携带者。抗－HBs 是一种保护性抗体，阳性表示对 HBV 有免疫力，主要见于预防接种乙型肝炎疫苗后或过去感染 HBV 并产生免疫力的恢复者。

②e 抗原（HBeAg）与 e 抗体（抗－HBe）：HBeAg 稍晚于（或同时）HBsAg 在血液中出现，是 HBV 复制活跃和传染性强的标志。抗－HBe 在 HBeAg 消失后出现，其阳性表示 HBV 复制减少或停止，传染性减低，患者的病情趋于稳定。但少数也可因为 HBV 前 C 区基因发生变异而呈阳性，此时病毒复制仍然活跃，传染性较强，甚至病情加重。

③核心抗原（HBcAg）与核心抗体（抗－HBc）：HBcAg 主要存在于受感染的肝细胞核内，因检测难度较大，所以临床较少检测。若检测到 HBcAg，则表明病毒呈复制状态，有传染性。抗－HBc 出现于 HBsAg 出现后的 3～5 周，有抗－HBc IgM 和抗－HBc IgG 两型。抗－HBc IgM 存在于急性期或慢性

乙型肝炎急性发作期，抗－HBc IgG 表示既往感染或近期低水平感染。

④乙型肝炎病毒脱氧核糖核酸（HBV DNA）：是病毒复制和传染性的直接标志，位于 HBV 的核心部分，HBV DNA 定量对于判断病毒复制程度、传染性大小、抗病毒药物疗效等有重要意义。

（3）丙型肝炎

①丙型肝炎病毒核糖核酸（HCV RNA）：病程早期即可出现，是病毒感染和复制的直接标志，定量检测有助于了解病毒复制程度以及疗效的判断。其基因分型有助于判断治疗的难易程度以及制定个体化治疗方案。

②抗－HCV：为非保护性抗体，阳性是 HCV 感染的标志，分为 IgM 型和 IgG 型。抗－HCV IgM 阳性见于丙型肝炎急性期，低滴度抗－HCV IgG 提示病毒处于静止状态，高滴度抗－HCV IgG 提示病毒复制活跃。

（4）丁型肝炎　HDV Ag 和 HDV RNA 存在于血清或肝组织中，HDV Ag 阳性是 HDV 感染的直接证据，但在血液中仅出现数天，接着出现抗－HDV IgM，持续时间也较短，高滴度抗－HDV IgG 见于慢性丁型肝炎。

（5）戊型肝炎　抗－HEV IgM 和抗－HEV IgG 阳性，是近期 HEV 感染的指标。

【诊断要点】

进食未煮熟的海产品、饮用受污染的水或食用不洁食物均有助于甲型、戊型肝炎的诊断；接受过输血、血制品及有过不洁注射史、手术史、拔牙、血液透析、器官移植、与 HBV 感染者接触史等，有助于乙型、丙型、丁型肝炎的诊断。

患者主要有食欲减退、恶心、呕吐、厌油腻、乏力等症状，体征有肝大、轻压痛，脾大、肝功能损害等表现，肝炎病毒病原学检测有助于确诊疾病。

【治疗要点】

病毒性肝炎目前缺乏特效治疗，以休息、营养为主，辅以适当药物，避免饮酒、过劳和损害肝脏的药物。

1. 急性肝炎　一般为自限性，多可完全康复，以一般治疗及对症支持治疗为主。急性期应进行隔离，症状明显和有黄疸者应卧床休息，恢复期可逐渐增加活动量。给予清淡易消化饮食，适当补充维生素，避免饮酒及服用损伤肝脏的药物，同时辅以药物治疗以恢复肝功能，但用药不宜太多，以免加重肝脏负担。一般不采用抗病毒治疗，但由于急性丙型肝炎易转为慢性，则应尽早进行抗病毒治疗，应用干扰素可取得满意疗效。

2. 慢性肝炎　应根据患者具体情况采用综合性治疗方案，包括休息与合理饮食、心理平衡、改善和恢复肝功能，调节机体免疫，抗病毒，抗纤维化等治疗。

（1）一般治疗　活动期应注意休息，辅以适当药物，稳定期可从事较轻工作，以不感觉疲乏为度。慢性肝炎临床表现消失、肝功能恢复正常 3 个月以上者可恢复原工作。给予高热量、高蛋白、高维生素的易消化饮食，避免饮酒，以利于修复肝脏，但应避免过分强调高营养，以防发生脂肪肝。

（2）药物治疗　合理用药，避免损害肝脏的药物。

①非特异性保肝药：如维生素、还原性谷胱甘肽，葡萄糖醛酸内酯等。

②降转氨酶药：五味子类（联苯双酯、双环醇等），山豆根类（苦参碱等），垂盆草冲剂等。

③退黄药物：丹参、茵栀黄等。

④免疫调节药物：如胸腺肽、转移因子、特异性免疫核糖核酸等。

⑤抗肝纤维化药物：主要有丹参、冬虫夏草、核仁提取物等。

⑥抗病毒药物：目的是抑制病毒复制，减少传染性，减轻肝损害，延缓肝硬化，常用干扰素和核

苷类抗病毒药物。对于 HBV DNA 阳性的慢性乙型肝炎、肝硬化患者，可以使用α干扰素，常用制剂有普通干扰素、聚乙二醇干扰素，基本疗程 6 个月；也可以使用拉米夫定、阿德福韦酯等核苷类抗病毒药物。对于 HCV RNA 阳性的慢性丙型肝炎患者，首先选用聚乙二醇干扰素和利巴韦林治疗。

3. 重型肝炎

（1）一般支持疗法　强调卧床休息的重要性，密切观察病情，尽可能减少饮食中蛋白质的摄入，以减少肠内氨的来源。静滴葡萄糖，注意补充足量维生素 B、维生素 C、维生素 K，注意维持水、电解质及酸碱平衡，禁用对肝、肾有损害的药物。

（2）促进肝细胞再生　可应用肝细胞生长因子（HGF）。

（3）并发症的防治

①肝性脑病的防治：注意低蛋白饮食，保持大便通畅，口服诺氟沙星抑制肠道菌群，口服乳果糖以酸化肠道，从而减少氨的产生和吸收；维持氨基酸比例平衡，可以静滴复方氨基酸注射液；也可以静滴左旋多巴或保留灌肠，恢复正常神经递质；应用 20% 甘露醇快速静滴，防治脑水肿。

②出血的防治：使用止血药物如垂体后叶素、生长抑素等，也可输入新鲜血浆、血小板或凝血因子等，必要时内镜下直接止血。

③继发感染的防治：重型肝炎极易合并感染，部分为院内感染，因此必须加强护理，严格消毒隔离。一旦出现，应及早应用抗菌药物，根据细菌培养结果及临床经验选择抗生素。

④肝肾综合征的防治：避免使用损害肾脏的药物，避免引起血容量降低的各种因素，如消化道出血、过度利尿等，可试用多巴胺和呋塞米等。

（4）人工肝和肝移植　人工肝是指借助一个体外的机械、理化或生物反应装置，消除患者血中的毒性物质及补充生物活性物质，暂时辅助或替代已丧失的肝功能，以此提高患者的生存率或为肝移植争取更多的时间。目前临床上应用较为成熟的是非生物型人工肝。对于肝衰竭及晚期肝硬化患者可应用肝移植手术治疗。

（5）干细胞治疗　干细胞治疗肝衰竭是具有应用前景的研究方向，但其机制仍未阐明。

【常见护理诊断/问题】

1. 活动无耐力　与肝功能受损、能量代谢障碍有关。

2. 营养失调：低于机体需要量　与食欲下降、摄入减少、呕吐、消化和吸收障碍有关。

3. 有皮肤完整性受损的危险　与长期卧床、胆盐沉着刺激皮肤神经末梢引起瘙痒有关。

4. 潜在并发症　肝性脑病、出血、感染、肝肾综合征等。

【护理措施】

1. 生活护理　休息是治疗急性肝炎的重要措施。在肝炎症状明显期，特别是有黄疸的患者，应以卧床休息为主，以活动后不觉疲劳为度。卧床时肝血流量明显增加，利于炎症病变恢复。但是不能过分强调卧床休息，若活动太少，又营养过度，可使体重持续增加，有形成脂肪肝的可能。肝功能正常 1 ~ 3 个月后可恢复日常活动及工作，但仍应避免过度劳累和重体力劳动。重症肝炎患者应绝对卧床休息，保持情绪稳定。

2. 饮食护理　合理饮食也是治疗急性肝炎的重要措施。急性肝炎早期，应给予清淡易消化饮食，保证摄入足够的热量、蛋白质及维生素 C。因酒精损害肝脏，所以肝炎患者应禁饮酒。重型肝炎患者应给予低脂、低盐、高糖、高维生素、清淡易消化的流食或半流食，限制蛋白质的摄入。由于患者食欲不振，可采用少量多餐，增加食物色、香、味等方法促进食欲。

3. 病情观察　密切观察患者的精神状态，严密监测患者的生命体征，观察有无恶心、呕吐、食欲不振等消化道症状，有无黄疸；观察患者皮肤黏膜情况，有无瘀点、瘀斑，有无出血倾向；有无并发症等，一旦发现病情变化，立即报告医生，积极配合治疗。对于重型肝炎患者，应记录24小时尿量，监测尿比重、血肌酐及血清钠、钾等的变化。

4. 用药护理 按医嘱服用药物，禁止使用损害肝功能的药物，不可随意更改服用药物的疗程、剂量，服药期间注意服药的疗效及其不良反应。服用干扰素时，应向患者讲解干扰素的作用、不良反应及其持续时间，使患者做好充分的心理准备，配合治疗，尽量避免用药不当引起病毒变异或药物不良反应增加。服用干扰素早期的不良反应主要为流感样综合征和血液系统不良反应，中长期不良反应主要为消化道症状、皮肤过敏样症状或神经精神症状。

5. 心理护理 患者病程长，病情反复，易出现各类并发症，容易产生焦虑、抑郁等心理反应，医护人员应积极主动关心患者，动态了解患者的心理变化，帮助患者树立战胜疾病的信心，从而更好地配合治疗护理。

练一练9-4

患者，男，36岁。患急性黄疸型肝炎入院，下列护士制定的护理措施有误的是（ ）

A. 与患者接触时穿隔离衣、戴口罩

B. 告知家属探视应穿隔离衣，注意防护，避免感染

C. 给予低脂肪高蛋白饮食

D. 吃剩的饭菜可倒入垃圾桶扔掉

E. 护理患者前后均要洗手

答案解析

【健康指导】

1. 疾病预防指导 甲型、戊型肝炎应预防消化道传播，加强粪便和水源的管理，严格饮用水消毒，加强食品卫生以及食具消毒，阳性者禁止献血和从事饮食、托幼和自来水工作；乙型、丙型、丁型肝炎应重点预防通过血液和体液传播，加强血源管理，保证血液、血制品及生物制品的安全生产与供应，对献血员进行严格筛选，不合格不能献血。提倡使用一次性注射用具，加强托幼单位和服务行业卫生管理，采取主动和被动免疫阻断母婴传播。

2. 保护易感人群 甲型肝炎的易感人群接种甲肝疫苗进行主动免疫，甲型肝炎患者密切接触者，肌肉注射人血清免疫球蛋白预防发病。乙型肝炎易感人群接种乙肝疫苗进行主动免疫，全程需按照0、1、6个月3针的程序进行全程接种。新生儿接种越早越好，在出生后24小时内完成第一次接种。母亲HBVAg阳性者，其新生儿出生后应立即安排注射高效价的乙肝免疫球蛋白（HBIG），同时在不同部位注射乙肝疫苗，在1个月和6个月时分别接种第2针和第3针乙肝疫苗完成全程免疫，以降低母婴传播概率。HBIG对于暴露于HBV的易感者也适用。

看一看

甲肝疫苗

甲肝疫苗，是一种用来预防甲型肝炎的疫苗，主要有甲肝灭活疫苗和减毒活疫苗两大类。其中甲肝灭活疫苗是世界卫生组织推荐使用的疫苗之一。通俗地讲灭活疫苗就是一种被杀死的病毒，将其输入人体，既不会使人染病，又可以使人体产生抗体，抵御病毒入侵。

甲肝疫苗具有良好的免疫保护作用，接种甲肝疫苗后8周左右便可产生很高的抗体，获得良好的免疫力。目前在中国其已经成为儿童接种的主要疫苗之一，凡是对甲肝病毒易感者，年龄在1周岁以上的儿童、成人均应接种。

3. 疾病知识指导　向患者及其亲属介绍病毒性肝炎的自我保健知识和家庭护理，强调急性肝炎彻底治愈的重要性，实施恰当的治疗计划，促进疾病的早日康复。嘱咐患者避免暴饮暴食、过度劳累、酗酒、不合理用药等，规律生活，劳逸结合，加强营养，并严格遵照医嘱用药，接受输血、手术应用血制品的患者，出院后应定期检测肝功能及肝炎病毒标记物。

答案解析

目标检测

单项选择题

1. 传染病的特点是（　）

A. 由病毒引起　　B. 具有一定的区域性
C. 具有流行性和传染性　　D. 通过呼吸道传播
E. 以上都不是

2. 预防传染病的一般措施是（　）

A. 控制传染源　　B. 切断传播途径
C. 保护易感人群　　D. 切断三个基本环节中的任何一个
E. 以上都不是

3. 增强特异性免疫力的措施为（　）

A. 体育锻炼　　B. 调节饮食
C. 预防接种　　D. 改善居住条件
E. 良好卫生习惯

4. 流行性出血热最易侵犯的器官是（　）

A. 心　B. 肝　C. 脾　D. 肺　E. 肾

5. 流行性乙型脑炎的传播途径是（　）

A. 粪－口传播　B. 虫媒传播　C. 血液体液传播　D. 母婴传播　E. 飞沫传播

6. 流行性乙型脑炎最常见的并发症为（　）

A. 循环衰竭　B. 肺不张　C. 支气管肺炎　D. 败血症　E. 尿路感染

7. 艾滋病患者肺部感染最多见的病原体是（　）

A. 新型隐球菌　　B. 卡氏肺孢子虫
C. 支原体　　D. 白色念珠菌
E. 巨细胞病毒

8. 患者，男，36岁。不规则发热、咳嗽、伴间断性腹泻、食欲减退及明显消瘦2个月，既往有静脉吸毒史。体格检查：体温38℃，全身淋巴结肿大，质韧、无触痛，能活动。血白细胞 $4.0\times10^9/L$，血清抗－HIV（＋）。此患者最可能的疾病是（　）

A. 支气管肺癌　B. 艾滋病　C. 白血病　D. 败血症　E. 淋巴病

9. 一孕妇，30岁。既往体健，近1年来发现HBsAg阳性，但无任何症状，肝功能正常。此孕妇目前病情所处状态是（　）

A. 无症状HBsAg携带者　　B. 轻度慢性乙型肝炎
C. 中度慢性乙型肝炎　　D. HBV既往感染
E. 急性无黄疸型乙型肝炎

10. 某护士在给 HBeAg 阳性的慢性肝炎患者采血时，不慎刺破左手拇指，此时需紧急采取的措施是（　）

A. 立即注射乙肝疫苗

B. 立即进行酒精消毒

C. 定期复查肝功能和 HBV – IgM

D. 立即注射高效价乙肝免疫球蛋白，查血 HBsAg 和 HBsAb

E. 立即接种乙肝疫苗，1 周内注射高效价乙肝免疫球蛋白

书网融合……

重点回顾　　微课　　习题

参考文献

[1] 尤黎明，吴瑛. 内科护理学. 第6版. 北京：人民卫生出版社，2017.
[2] 崔焱，仰曙芬. 儿科护理学. 第6版. 北京：人民卫生出版社，2017.
[3] 陈丽云，李锦萍. 内科护理. 北京：人民卫生出版社，2019.
[4] 贾建平，陈生弟. 神经病学. 第8版. 北京：人民卫生出版社，2018.
[5] 李丹，冯丽华. 内科护理学. 第3版. 北京：人民卫生出版社，2018.
[6] 汪芝碧，钟云龙. 内科护理学. 北京：北京大学医学出版社，2019.
[7] 万学红，卢学峰. 诊断学. 第9版. 北京：人民卫生出版社，2018.
[8] 葛均波，徐永健，王辰. 内科学. 第9版. 北京：人民卫生出版社，2018.
[9] 全国护士执业资格考试用书编写专家委员会. 2021全国护士执业资格考试指导. 北京：人民卫生出版社，2020.
[10] 罗先武，王冉. 2021全国护士执业资格考试轻松过. 北京：人民卫生出版社，2020.
[11] 洪霞，王刚. 内科护理学. 第2版. 北京：中国医药科技出版社，2019.
[12] 陈艳成. 传染病学. 第3版. 北京：人民卫生出版社，2018.
[13] 王美芝. 传染病护理学. 第3版. 北京：人民卫生出版社，2018.
[14] 冯丽华，史铁英. 内科护理学. 第4版. 北京：人民卫生出版社，2018.